2011年度国家出版基金资助项目

中华医学统计百科全书

徐天和／总主编

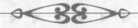

单变量推断统计分册

颜 虹／主 编

中国统计出版社
China Statistics Press

（京）新登字 041 号

图书在版编目(CIP)数据

　　中华医学统计百科全书．单变量推断统计分册/颜虹主编．
—北京：中国统计出版社，2011.12
　ISBN 978－7－5037－6469－1

　　Ⅰ.①中…　Ⅱ.①颜…　Ⅲ.①医学统计－中国－百科
全书②医学统计－统计推断　Ⅳ.①R195.1－61

　　中国版本图书馆 CIP 数据核字(2012)第 000700 号

单变量推断统计分册

作　　者/颜　虹
责任编辑/梁　超
装帧设计/杨　超　李雪燕
出版发行/中国统计出版社
通信地址/北京市西城区月坛南街 57 号　邮政编码/100826
办公地址/北京市丰台区西三环南路甲 6 号　邮政编码/100073
网　　址/www.stats.gov.cn/tjshujia
电　　话/邮购(010)63376907　书店(010)68783172
印　　刷/河北天普润印刷厂
经　　销/新华书店
开　　本/787×1092mm　1/16
字　　数/480 千字
印　　张/21
版　　别/2012 年 3 月第 1 版
版　　次/2012 年 3 月第 1 次印刷
书　　号/ISBN 978－7－5037－6469－1/R.12
定　　价/53.00 元

序　言

国家统计局局长　马建堂

　　随着时代前进和科学技术的进步，我国的统计科学和医学统计工作的发展进入了一个崭新的阶段。统计科学既是认识社会现象与自然现象数量特征的手段，又是获取信息和进行科学研究的重要工具，历来为人们所重视。自20世纪20年代起，统计学理论与方法日益广泛地被应用于医学领域。近些年来，随着基因组学、蛋白质组学、药物开发、公共卫生、计算机和信息等学科的迅猛发展，统计学与医学学科的交叉融合不断深入，统计科学在医学领域中的应用与发展提高到了一个新水平。

　　医学统计是统计科学的重要分支，也是国民经济和社会发展统计的重要组成部分，它关系到人民健康水平的提高和国家的长足发展。医学是强国健民学科，医学研究的对象是人及人群的健康，具有复杂性、特殊性及变异性等特点，这无疑需要全面系统的统计分析方法的支持与帮助。随着统计科学的迅猛发展，一些新的统计方法如遗传统计、多水平模型、结构方程模型、健康量表等不断涌现。一方面这些新的统计方法和理论亟需在医学科学领域内推广应用，为医学发展提供支持和帮助，另一方面，医学科研工作者为了科学研究工作的需要也迫切要求了解和掌握一些最新的、全面系统的统计方法和理论。因此，对当代医学科学研究中的统计分析方法进行全面系统的研究与介绍，是十分重要的一件事情，《中华医学统计百科全书》正是在这样的背景下编纂而成的，它满足了当前医学科学发展的需要，不失为一部好的大型医学统计参考书。

　　《中华医学统计百科全书》自2009年1月开始编写，由国内外著名医学院校的统计学教授和专家担任主编和编委，可谓编写力量强大，在编写过程中，他们本着精益求精的精神，精雕细琢，采百家之所长，融国内外华人统计学专家之所成。历时三年，终成其册。本套书内容浩繁，共八个分册，包含描述性统计分册、单变量推断统计分册、多元统计分册、非参数统计分册、管理与健康统计分册、医学研究与临床统计设计分册、健康测量分册和遗传统计分册。各分册在内容上相互衔接并互为补充,贯穿"从简单到复杂","从一般、传统到先进、前沿"的循序渐进的编纂思路,一改目前医学统计著述中普遍存在的方法之间或评价指标之间缺乏相互联系、过于分散和单一的状况,使医学统计理论与方法更加具备了系统性、完整性与时代前沿性。本套书结构严谨,层次分明,科学性强,既突破了传统的辞典式编撰方法,又吸取了辞典的某些特点,在实用性、知识性、可读性、可查性等方面均具独到之处。

《中华医学统计百科全书》适应了我国医学科学研究发展对统计分析方法的需要,本书的出版,势必会大大促进我国现代医学的发展。本书既是我国医学统计工作者、医疗卫生统计信息工作者、高等医学院校师生以及广大医务工作者必备的大型医学统计参考工具书,也适合于医学各不同层次和不同专业的读者阅读。我相信本书的出版,不仅对于促进我国医学统计发展,促进我国与国际生物医学统计间的交流,繁荣社会主义先进文化具有重要意义,而且该书也必定会成为广大医学科学研究工作者的良师益友,故欣然为之作序。

编者的话

近年来,医学统计科学发展迅速,如遗传统计、多水平模型、结构方程模型、健康量表等新的统计理论与方法不断涌现,并被应用到医学科研实践中。这些新的统计理论与方法在医学科学研究中的不断拓展应用,要求广大的医学科技工作者在工作中必须学习和掌握这些新知识。所以,怎样使这些新的统计理论与方法易于被广大的医学科技工作者接受和使用,以提高医疗卫生工作质量,成为统计学专家的首要解决的任务。为此,组织编纂一部适合于广大医学科技工作者学习和使用的工具书,成为当前形势之必需。《中华医学统计百科全书》(下文简称"全书")正是基于这样的背景而孕育产生的。

编纂"全书"的想法一经提出,就得到了国内高等医学院校和科研院所的统计学专家们的赞同。专家们云集一堂,进行商讨,达成共识——要集全国高等医学院校和科研院所的统计学专家之力,编纂出一部内容全面、概念精确、表述完整、接近世界医学统计学先进水平、编辑形式简洁的大型医学统计学工具书。2008 年,"全书"开始酝酿筹备,几经讨论,搭成框架条目,确定编写格式,并开始全面着手编写,终于于 2011 年初编纂出初稿。值得欣喜的是,在中国统计出版社的大力支持下,"全书"项目先后成功申报了国家出版基金(项目编号 2011C$_2$—003)和全国统计科学研究(计划)课题(立项编号 2011LY080),皆荣获批准。有了国家出版基金和全国统计科学研究(计划)课题的支持,"全书"的编纂工作如虎添翼,更上台阶。

通过国内外数十所大学、医学院校与医学科研院所近百位统计学专家教授的共同努力,"全书"终于能够付梓成册,得以与广大读者见面,编者倍感欣慰。"全书"既全面介绍了医学统计学的基本理论、基本知识与方法,又介绍了大量新的统计理论与方法,对生物医学统计的传统方法及最新进展进行了全面梳理,同时还改变了目前医学统计著述中普遍存在的统计方法或指标之间缺乏相互联系,过于分散与单一的现象。这就形成了"全书"的特点:全面、系统、实用、前沿。

"全书"共 8 个分册:描述性统计分册、单变量推断统计分册、多元统计分册、非参数统计分册、管理与健康统计分册、医学研究与临床统计设计分册、健康测量分册、遗传统计分册,均由著名高校医学统计学教授担纲主编,同时聘请国内外知名医学统计教授担任顾问。可谓举全国名校之力,集百家精英之长。在编写过程中,专家们严谨认真,精益求精,在注重科学性、知识性、先进性、可读性的前提下,紧紧把握医学科学研究与医疗卫生工作的特殊性和复杂性,精心研究论证各种统计理论与方法在医学领域的适用性与应用条件。为了便于读者学习和理解应用,书中不仅有理论分析,还提供了实例运用,并把计算机软件程序应用于其中,对统计方法或体系的科学性与可行性进行检验,使统计理论与医学实际得到紧密结合。在每一分册的内容安排上,遵循从简单到复杂、从一般到先进、从传统到前沿的原则,使各分册在内容上既相互衔接补充,融为一体,又能各自独立成册。为方便读者查阅,书中各条目层次分明,结构严谨,醒目易读,是广大医学科学工作者学习和使用、必备案头的大型医学统计工具用书。

"全书"在编写过程中,引用了相关专著及教材的部分资料,在此对引用资料的原作者表示衷心感谢!引用资料中多数已在书中注出,也有部分没有一一注出,对于没有注出的部分,在此敬请原作者给予谅解!中国统计出版社教材编辑部和滨州医学院的领导及同仁们为"全书"的编辑和出版付出了大量心血,在此致以诚挚感谢!

由于编者水平有限,书中难免会存在错误和不足之处,恳请广大读者提出宝贵意见。

最后,感谢您学习和使用"全书",希望它能使您开卷有益。

总主编　徐天和

前　言

　　统计推断是根据样本信息来推断总体特征的过程。本分册所介绍的单变量统计推断是通过单个变量的信息认识总体特征的统计方法,主要包括单变量的参数估计和假设检验。单变量统计推断既是统计推断的基本方法,也是多变量统计推断的基础,应用时常与单变量统计描述相结合,是数据分析不可或缺的内容。

　　本分册以条目形式介绍了单变量推断的常用方法,全书共计 101 个条目,每一条目尽可能地包含单变量推断的统计思想和原理、应用条件、实例分析等三部分内容。其中计量资料的假设检验以参数检验方法为主,如检验和方差分析,也包含了以方差分析为主的不同实验设计分析方法,同时还涉及到一些多变量分析的方法,如析因设计、交叉设计和正交设计等。圆形分布资料的分析方法以单样本资料区间估计和两样本资料假设检验为主,多为非参数统计方法。此外还涉及统计推断基本概念和统计量的介绍以及变量变换和剂量反应等方法的应用。另外,本分册注重介绍数据分布特征在统计推断中的应用,以区别于《描述性统计分册》;介绍方法的同时又结合实例分析,使本册实用性更强,更具参考价值。

　　本分册在编写过程中,力求简单、实用、易懂,语言文字简练,公式避繁就简,所用实例皆来源于医学科研和日常医疗卫生工作,易于理解和掌握,有较强的实用性。书中每一条目既与其他条目相互关联呼应,又可独立成节,易于检索。因此,该书可作为医学工作者进行数据分析的必备参考书。

　　本分册成稿之际,谨对各位编者和为本书付出心血的人士表示衷心感谢,同时感谢本书中所引用的有关专著和教材的作者。限于水平有限,加之时间仓促,书中难免存在不足之处,恳请同行和广大读者不吝赐教。

颜　虹

2011 年 10 月

目　录

参数估计

　　医学研究中常采用抽样研究的方法,即从某总体中随机抽取一个样本来进行研究,并根据样本提供的信息推断总体的特征。抽样研究中,总体参数(population parameter)是未知的,因此只能通过样本数据计算样本统计量,再用样本统计量来估计总体参数。例如用样本均数 $\bar{x}$ 估计总体均数 μ、样本方差 S^2 估计总体方差 σ^2 等。参数估计就是指用样本指标值(样本统计量)推断总体指标值(总体参数)。参数估计有点(值)估计(point estimation)和区间估计(interval estimation)两种方法。点估计就是用相应样本统计量直接作为其总体参数的估计值。区间估计是按预先给定的概率$(1-\alpha)$所确定的很可能包含未知总体参数的一个范围。

(曾令霞　潘媞华)

参数的点估计

　　设 θ 为总体参数,从该总体中随机抽取含量为 n 的样本 $x_1,x_2,x_3,\cdots,x_n$,得样本统计量 $\hat{\theta}$,直接用 $\hat{\theta}$ 来估计总体参数 θ,这就是总体参数的点估计。例如直接用随机样本的样本均数 $\bar{x}$ 作为总体均数 μ 的点估计值。例如,某市 2008 年所有 7 岁正常男童的身高值是一个总体,但总体的参数 μ——平均身高值未知。为此,随机抽取该市 10 名 7 岁正常男童,计算其平均身高 $\bar{x}=121.45(\text{cm})$,标准差 $S=5.75(\text{cm})$,这两个均为样本统计量。若用样本均数 $\bar{x}$ 作为总体均数 μ 的一个估计,用样本的标准差 S 作为总体标准差 σ 的一个估计,即认为该市所有 7 岁正常男童的平均身高为 $121.45(\text{cm})$,标准差为 5.75(cm)。这就是点估计。

　　总体参数 μ 是未知的,但它是固定的值,并不是随机变量;而样本统计量是随机的,不同的样本所得结果是不相同的。如果另有一个研究者作同样的研究,随机抽取该市另外 10 名 7 岁正常男童,计算其平均身高为 $\bar{x}=119.78$(cm),并以此作为总体身高的点估计,也是可以的。点估计方法简单,但未考虑抽样误差,无法评价其估计错误的概率。

(曾令霞　潘媞华)

抽样误差

从同一总体中随机抽取样本量相同的若干样本来进行研究,由于总体中各观察单位间存在变异,样本只包含了总体中的部分观察单位,且每次抽样时抽到的观察单位不尽相同,因此,每次计算的样本统计量与总体参数间一般会存在差异;而且,来自同一总体的若干样本统计量(如多次抽样的均数)间,一般也会存在差异;这种由个体变异和抽样引起的差异,称抽样误差(sampling error)。因此,只要有个体变异,抽样就必将产生抽样误差,即抽样误差是不可避免的,但只要我们遵循随机化原则进行抽样,则抽样误差的分布有一定的规律,抽样误差的大小是可以估计的。

现通过一个均数的抽样实验的例子,具体说明抽样误差的规律及其度量方法。假设将 100 名正常非孕、未哺乳妇女血红蛋白含量(g/L)为实验总体,其 $\mu=129.97$g/L、$\sigma=11.43$g/L。见表 1。

表 1　实验总体 ($\mu=129.97$g/L、$\sigma=11.43$g/L)

编号	血红蛋白含量(g/L)	编号	血红蛋白含量(g/L)	编号	血红蛋白含量(g/L)	编号	血红蛋白含量(g/L)	编号	血红蛋白含量(g/L)
1	131	13	138	25	133	37	127	49	138
2	127	14	144	26	138	38	120	50	131
3	121	15	129	27	121	39	152	51	116
4	149	16	135	28	151	40	125	52	121
5	126	17	114	29	138	41	130	53	145
6	118	18	125	30	119	42	126	54	113
7	115	19	112	31	119	43	122	55	118
8	114	20	127	32	111	44	129	56	134
9	133	21	139	33	112	45	138	57	133
10	156	22	136	34	143	46	149	58	138
11	130	23	143	35	148	47	116	59	133
12	130	24	146	36	113	48	112	60	123

续表

编号	血红蛋白含量(g/L)	编号	血红蛋白含量(g/L)	编号	血红蛋白含量(g/L)	编号	血红蛋白含量(g/L)	编号	血红蛋白含量(g/L)
61	113	69	140	77	138	85	154	93	112
62	136	70	115	78	142	86	123	94	139
63	122	71	125	79	128	87	136	95	134
64	120	72	126	80	124	88	136	96	129
65	132	73	131	81	130	89	129	97	114
66	123	74	142	82	144	90	133	98	114
67	138	75	112	83	116	91	134	99	143
68	142	76	143	84	134	92	130	100	148

采用完全随机抽样的方法,随机抽取 $n=10$ 的样本。

例

编号	34	55	63	64	67
血红蛋白含量(g/L)	143	118	122	120	138
编号	73	77	88	89	96
血红蛋白含量(g/L)	131	138	136	129	129

求得 $\bar{x}=130.40$ g/L, $S=8.45$ g/L。

第二个样本:

编号	3	8	34	41	54
血红蛋白含量(g/L)	121	114	143	130	113
编号	56	72	89	92	94
血红蛋白含量(g/L)	134	126	129	130	139

求得 $\bar{x}=127.90$ g/L, $S=9.80$ g/L。

如此反复抽取 100 个 $n=10$ 样本,其均数如表 2。

表 2　100 个样本均数

130.4	124.2	123.6	128.5	128.5	129.6	135.0	129.0	127.5	137.0
127.9	135.3	135.0	132.6	131.5	124.9	129.1	125.4	132.0	129.9
130.3	130.3	130.5	129.6	129.5	121.5	125.3	133.3	129.3	129.9
132.0	130.5	127.3	123.9	127.1	128.0	125.7	135.6	127.1	124.1
132.1	130.3	125.6	128.1	128.1	131.5	130.8	127.8	134.8	131.3
137.3	126.1	131.8	130.6	133.8	127.4	132.3	125.7	129.1	125.9
129.7	132.1	127.8	126.6	127.6	128.6	125.1	131.3	132.5	128.7
128.6	127.0	131.6	132.2	129.1	129.6	129.8	132.3	129.1	124.2
128.4	141.5	126.4	125.1	128.2	132.7	129.3	133.3	127.9	137.7
130.0	136.0	133.8	132.4	129.3	131.9	128.3	133.9	128.1	128.9

采用眄法进行正态性检验，$D=0.064$，$P=0.2$，说明样本均数呈正态分布。即，从正态总体中随机抽样含量相同的样本，样本均数的分布呈正态分布。当总体不是正态分布，只要样本含量足够大，样本均数的分布亦呈正态分布，因此我们可用样本均数的离散程度的指标，样本均数的标准差 $\sigma_{\bar{x}}$（又称标准误）来衡量抽样误差的大小。

$$\sigma_{\bar{x}} = \sqrt{\frac{\sum (\bar{x} - \mu)^2}{k}}$$

其中 k 为抽样次数，本例 $k=100$，$\sigma_{\bar{x}}=3.462$ g/L，表示从该实验总体中随机抽取 $n=10$ 的样本，其抽样误差为 3.462 g/L。

（曾令霞　潘媞华）

标准误

通常，将样本统计量的标准差称为标准误（standard error，SE）。样本均数的标准差也称均数的标准误（standard error of mean，SEM），它反映样本均数间的离散程度，也反映样本均数与相应总体均数间的差异，因而说明了均数抽样误差的大小。进行抽样研究时，通常我们只有一个样本，理论上均数的标准误为：

$$\sigma_{\bar{x}} = \frac{\sigma}{\sqrt{n}} \tag{1}$$

前述抽样实验中，$\sigma=11.43$g/L，$n=10$，按公式（1）得 $\sigma_{\bar{x}}=3.61$g/L。实际工作中，由于总体标准差 σ 通常未知，用样本标准差 S 来估计。因此均数标准误的估计值为：

$$S_{\bar{x}} = \frac{S}{\sqrt{n}} \tag{2}$$

如抽样实验的第一个样本，$\bar{x}=130.40$g/L，$S=8.45$g/L，代入公式（2），得 $S_{\bar{x}}=\dfrac{8.45}{\sqrt{10}}=2.67$。

标准误可反映抽样误差的大小，可以用它来求总体均数的可信区间及均数间比较的假设检验。

（曾令霞　潘媞华）

区间估计

区间估计是根据抽样误差的大小,按预先给定的概率$(1-\alpha)$所确定的很可能包含未知总体参数的一个范围。

总体均数的区间估计是按一定的概率$(1-\alpha)$用一个区间来估计总体均数,这个区间称作可信度为$(1-\alpha)$的可信区间(confidence interval, CI),又称置信区间;预先给定的概率$1-\alpha$称为可信度或置信度(confidence level),常取95%或99%,如没有特别说明,一般取双侧95%。可信区间通常由两个数值即可信限/置信限(confidence limit, CL)构成,其中较小的值称可信下限(lower limit, L),较大的值称可信上限(upper limit, U),一般表示为L~U。

总体均数可信区间估计的理论基础是样本均数的抽样分布规律。总体均数可信区间的计算方法,随总体标准差σ是否已知而异。

1　总体标准差σ已知

根据标准正态分布的原理可得:

$$P(-u_{\frac{\alpha}{2}}<\frac{\overline{X}-\mu}{\sigma}<u_{\frac{\alpha}{2}})=1-\alpha$$

即

$$P(\overline{X}-u_{\frac{\alpha}{2}}\sigma<\mu<\overline{X}+u_{\frac{\alpha}{2}}\sigma)=1-\alpha$$

故总体均数的可信度为$(1-\alpha)$的可信区间为:

$$(\overline{X}-u_{\frac{\alpha}{2}}\sigma,\overline{X}+u_{\frac{\alpha}{2}}\sigma) \tag{1}$$

其中$u_{\frac{\alpha}{2}}$为双侧尾部面积为α的u界值。

2　总体标准差σ未知

根据t分布的原理可得:

$$P(-t_{\frac{\alpha}{2},\nu}<\frac{\overline{X}-\mu}{S_{\overline{X}}}<t_{\frac{\alpha}{2},\nu})=1-\alpha$$

即

$$P(\overline{X}-t_{\frac{\alpha}{2},\nu}S_{\overline{X}}<\mu<\overline{X}+t_{\frac{\alpha}{2},\nu}S_{\overline{X}})=1-\alpha$$

故总体均数的可信度为$(1-\alpha)$的可信区间为：

$$(\overline{X}-t_{\frac{\alpha}{2},\nu}S_{\overline{X}},\overline{X}+t_{\frac{\alpha}{2},\nu}S_{\overline{X}}) \tag{2}$$

其中$t_{\frac{\alpha}{2},\nu}$为自由度是ν、双侧尾部面积为α的t界值。

3　总体标准差 σ 未知，但 n 足够大时

当n足够大时，t分布近似标准正态分布，故可用标准正态分布代替t分布进行近似计算，总体均数的可信度为$(1-\alpha)$的可信区间为：

$$(\overline{X}-u_{\frac{\alpha}{2}}S_{\overline{X}},\overline{X}+u_{\frac{\alpha}{2}}S_{\overline{X}}) \tag{3}$$

（曾令霞　潘媞华）

估计量的评价准则

当进行参数估计时，常常会有几个估计量，这时就要决定哪一个估计量为最佳。这就是估计量的评价准则。一般从以下几方面来评价。

1　无偏性

估计量与参数间存在误差，但要求它在参数左右摆动。如果一个估计量$\hat{\theta}$的数学期望等于被估计的参数θ，即$E(\hat{\theta})=\theta$，则称此估计量$\hat{\theta}$为该参数θ的无偏估计量。如$E(\overline{X})=\mu$，所以$\overline{X}$是μ的无偏估计量。有时估计量的期望值不等于参数，如$E\left[\sum\limits_{i=1}^{n}(X_i-\overline{X})^2/n\right]\neq\sigma^2$，但当$n\rightarrow\infty$时，估计量的极限是参数的无偏估计量。如$\lim\limits_{n\rightarrow\infty}E\left[\sum\limits_{i=1}^{n}(X_i-\overline{X})^2/n\right]=\sigma^2$，则称$\sum\limits_{i=1}^{n}(X_i-\overline{X})^2/n$是$\sigma^2$的渐近无偏估计量。而样本方差$\sum\limits_{i=1}^{n}(X_i-\overline{X})^2/(n-1)$才是$\sigma^2$的无偏估计量。

证明：$E(S^2)=E\left[\dfrac{1}{n-1}\sum\limits_{i=1}^{n}(X_i-\overline{X})^2\right]=\dfrac{1}{n-1}E\left(\sum\limits_{i=1}^{n}X_i^2-n\overline{X}^2\right)$

$$=\dfrac{1}{n-1}\sum\limits_{i=1}^{n}E(X_i^2)-\dfrac{n}{n-1}E(\overline{X}^2)$$

对于随机变量 X_i 及 $\overline{X}$,分别有:

$$\sigma^2 = E(X_i^2) - \mu^2, \sigma^2/n = E(\overline{X}^2) - \mu^2$$

或

$$E(X_i^2) = \sigma^2 + \mu^2, E(\overline{X}^2) = \sigma^2/n + \mu^2$$

所以

$$E(S^2) = \frac{1}{n-1}\sum_{i=1}^{n}(\sigma^2+\mu^2) - \frac{n}{n-1}\left(\frac{\sigma^2}{n}+\mu^2\right) = \frac{1}{n-1}(n\sigma^2+n\mu^2) - \frac{n}{n-1}\left(\frac{\sigma^2}{n}+\mu^2\right)$$

$$= \frac{n}{n-1}\sigma^2 - \frac{1}{n-1}\sigma^2 = \sigma^2$$

因此 $\sum_{i=1}^{n}(X-\overline{X})^2/(n-1)$ 是 σ^2 的无偏估计值。

2 一致性

设 $\hat{\theta}$ 为未知参数 θ 的估计量,若样本含量 n 充分大,当 $n\to\infty$ 时,$\hat{\theta}$ 很靠近 θ 的概率近于 1,即对任意的 $\varepsilon>0$,满足:

$$\lim_{n\to\infty}P(|\hat{\theta}-\theta|<\varepsilon)=1$$

或

$$\lim_{n\to\infty}E(\hat{\theta}-\theta)^2=0$$

则称 $\hat{\theta}$ 为 θ 的一致估计值。

以上两条实际上要求估计值一方面围绕着未知参数摆动,另一方面当样本含量无限增大时,估计量应趋近于未知参数,即 $\hat{\theta}$ 的方差随着样本含量增大而逼近于零。

3 有效性

设 $\hat{\theta}_1$、$\hat{\theta}_2$ 为 θ 的两个无偏、一致估计量,若其方差不同,$D(\hat{\theta}_1)<D(\hat{\theta}_2)$ 或 $E(\hat{\theta}_1-\theta)^2<E(\hat{\theta}_2-\theta)^2$,则称 $\hat{\theta}_1$ 比 $\hat{\theta}_2$ 更有效。例如 $\overline{X}$ 是 μ 的无偏估计量,而 $\sum_{i=1}^{n}a_iX_i$($a_i>0$,$a_i\neq\frac{1}{n}$ 且 $\sum_{i=1}^{n}a_i=1$)也是 μ 的无偏估计量,但因 $D(\overline{X})<D(\sum_{i=1}^{n}a_iX_i)$,所以 $\overline{X}$ 是比 $\sum_{i=1}^{n}a_iX_i$ 更有效的 μ 的估计量。

4 稳健性

在参数点估计时,除从上面三方面评价外,还应考虑稳健性。因为实际情况比较复杂,有时没有足够根据去确定资料的分布类型;即使有相当根据去确定其分布时,往往也只是近似此分布。例如根据正态分布原理所构成的统计方法,虽然在理论上有良好的性能,但在实际使用时可能不全这样。当一种统计方法的性能在模型发生微小变化时,反应不敏感,这叫做统计方法的稳健性。另一方面,每一个统计方法,均要根据样本的观察值计算统计量,并用此统计量来估计参数。若在样本观察值中出现个别异常值(可能是因某种原因造成的过失误差)时,对统计量影响不大,具有这种性质的统计量的统计方法称为有稳健性。

(曾令霞　潘媞华)

矩估计

矩(moment)在统计中被用于定量测量数据特征和分布状态,分为原点矩和中心矩两种。若总体 X 为连续型随机变量,它的概率密度函数为 $f(x,\theta)$,θ 是待估参数,如果下列广义积分收敛,称为总体 X 的 k 阶原点矩:

$$EX^k = \int_{-\infty}^{+\infty} x^k f(x,\theta) dx$$

如果下列广义积分收敛,则称为总体 X 的 k 阶中心矩:

$$E(X-\mu)^k = \int_{-\infty}^{+\infty} (x-\mu)^k f(x,\theta) dx$$

若总体 X 为离散型随机变量,X 可能的取值为 $x_i (i=1,2,\cdots)$,且 $P(X=x_i)=p_i$,则 X 的 k 阶原点矩为:

$$EX^k = \sum_{i=1}^{n} x_i^k p_i$$

总体 X 的 k 阶中心矩为:

$$E(X-\mu)^k = \sum_{i=1}^{n} (x_i-\mu)^k p_i$$

对于样本的各观测值 $x_1, x_2, \cdots, x_n$ 的 k 次方的平均值,称为样本的 k 阶原点矩:

$$M^k = \frac{1}{n} \sum_{i=1}^{n} x_i^k$$

算术平均数就是一阶原点矩；

用观测值减去平均数得到的离均差的 k 次方的平均数称为样本的 k 阶中心矩：

$$\hat{\mu}_k = \frac{1}{n} \sum_{i=1}^{n} (x_i - \bar{x})^k$$

样本方差 $\frac{1}{n} \sum_{i=1}^{n} (x_i - \bar{x})^2$ 就是二阶中心矩。

利用矩可以构造统计量用于描述总体或样本。如，用于描述总体或样本分布状态的统计量偏度（skewness）用三阶中心矩 μ_3 来度量，峰度（kurtosis）用四阶中心矩 μ_4 来度量。为消除在不同分布之间进行比较时由于单位不同造成的影响，分别用偏度系数和峰度系数作测度。

偏度系数（coefficient of skewness）是指三阶中心矩与标准差的 3 次方之比：

$$\gamma_1 = \frac{\mu_3}{\sigma^3}$$

偏度系数 $\gamma_1 = 0$ 表示分布呈正态；$\gamma_1 > 0$ 表示分布呈正偏态，分布向大于平均数方向偏斜；$\gamma_1 < 0$ 表示分布呈负偏态，分布则向小于平均数方向偏斜；当偏度系数的绝对值大于 2 时，分布的偏斜程度严重。

由样本计算的偏度系数为：

$$CS = \hat{\mu}_3 / \hat{\sigma}^3 = \frac{1}{n} \sum_{i=1}^{n} (X_i - \bar{X})^3 \left/ \left[\frac{1}{n} \sum_{i=1}^{n} (X_i - \bar{X})^2 \right]^{\frac{3}{2}} \right.$$

峰度系数（coefficient of kurtosis）是指 4 阶中心矩与标准差的 4 次方之比与 3 之差。

$$\gamma_2 = \frac{\mu_4}{\sigma^4} - 3$$

峰度系数 $\gamma_2 = 0$ 表示分布呈正态峰；当 $\gamma_2 > 0$ 时，呈尖峭峰，峰态尖陡，当 $\gamma_2 < 0$ 时，呈平阔峰，峰态低平。由样本计算的偏度系数为：

$$CK = \hat{\mu}_4 / \hat{\sigma}^4 - 3 = \frac{1}{n} \sum_{i=1}^{n} (X_i - \bar{X})^4 \left/ \left[\frac{1}{n} \sum_{i=1}^{n} (X_i - \bar{X})^2 \right]^{\frac{4}{2}} \right. - 3$$

在抽样研究中常需要用样本数据来估计总体的参数，即作总体参数的点估计和区间估计，而矩估计和最大似然估计是构造总体参数的点估计量的两种方法。所谓矩估计就是利用样本各阶矩或矩的函数来估计总体相应各阶矩或矩的同一函数的方法，它最初由英国统计学家 K. Pearson 在 1894 年提出。下面就通过构造正态分布 $N(\mu, \sigma^2)$ 参数 μ 和 σ^2 的点估计来认识矩估计的过程。

设 X 来自正态总体 $N(\mu, \sigma^2)$，$x_1, x_2, \cdots, x_n$ 为其随机样本，首先，按定义正态分布总体的 1 阶原点矩为：

$$E(X) = \int_{-\infty}^{+\infty} x f(x) dx = \int_{-\infty}^{+\infty} x \cdot \frac{1}{\sqrt{2\pi}\sigma} e^{-\frac{(x-\mu)^2}{2\sigma^2}} dx = \mu$$

2 阶中心矩为：

$$E\big[(X-\mu)\big]^2 = \int_{-\infty}^{+\infty}(x-\mu)^2 f(x)dx = \int_{-\infty}^{+\infty}(x-\mu)^2 \cdot \frac{1}{\sqrt{2\pi}\sigma}e^{-\frac{(x-\mu)^2}{2\sigma^2}}dx = \sigma^2$$

然后样本 $X_1, \cdots, X_n$ 的 1 阶原点矩和 2 阶中心矩分别为：

$$M^1 = \frac{1}{n}\sum_{i=1}^{n}x_i = \overline{x}, \hat{\mu}_2 = \frac{1}{n}\sum_{i=1}^{n}(x_i-\overline{x})^2 = S^2$$

最后，用矩估计即作样本矩，作为总体参数的估计获得总体平均数和方差的矩估计：

$$\hat{\mu} = \frac{1}{n}\sum_{i=1}^{n}x_i = \overline{x}, \hat{\sigma}^2 = \frac{1}{n}\sum_{i=1}^{n}(x_i-\overline{x})^2 = S^2$$

故正态总体参数 μ 即总体平均数和总体参数 σ^2 即方差的矩估计分别为样本平均数和分母为 n 的样本方差。

（毕育学　潘媞华）

极大似然法

极大似然法（the method of maximum likelihood）或极大似然法估计（maximum likelihood estimation）是进行参数估计的基本方法之一。1821 年首先由德国数学家 C・F・Gauss 提出，1912 年至 1922 年间，英国的统计学家 R. A. Fisher 在他的论文再次提出了这个思想，并且首先探讨了这种方法的一些性质，并给其命名为极大似然估计[1]。这一方法目前仍然得到广泛应用，它是建立在极大似然原理基础上的一个统计方法，我们通过一个实例来理解极大似然原理。话说一天一个猎人和村民进山打猎，一声枪响之后打中了猎物。怎么推测这一枪是谁打的？因为猎人有多年打猎经验，只发一枪便打中猎物的可能性远大于村民，所以我们更有理由认为这一枪是猎人打的。即在一次试验中，出现结果 A，则一般认为使 A 出现最有利即出现的概率最大的选择是最似然的选择。极大似然估计就是建立在这样的思想上的。

若已知某个随机样本满足某种概率分布，但其参数是未知的，如何利用极大似然原理对参数进行估计呢？一般做法是通过若干次试验，观察其结果，利用所收集的数据推算出能使这个样本出现的概率最大的参数的值作为参数的估计值。当然极大似然估计是参数的一种点估计，必要时还要计算其区间估计。

求极大似然估计的一般步骤：

(1)建立包括参数的表达式称为似然函数(likelihood function);

(2)根据收集的数据求出似然函数达极值时的参数估计值。具体求解过程是:对似然函数取对数,并整理;然后求导数令其为 0 建立方程,最后求解方程得参数估计值。

设总体 X 为离散型随机变量,其分布律为 $P(X=x)=p(x,\theta),\theta\in\Theta,\theta$ 为未知参数,$X_1,X_2,\cdots,X_n$ 是来自 X 的一组样本,$x_1,x_2,\cdots,x_n$ 是相应的样本值,事件$\{X_1=x_1,X_2=x_2,\cdots,X_n=x_n\}$发生的概率为:

$$L(\theta)=L(x_1,x_2,\cdots,x_n;\theta)=\prod_{i=1}^{n}p(x_i,\theta),\quad\theta\in\Theta$$

若总体 X 为连续型,其概率密度为 $f(x,\theta),\theta\in\Theta,\theta$ 为未知参数,相应地:

$$L(\theta)=L(x_1,x_2,\cdots,x_n;\theta)=\prod_{i=1}^{n}f(x_i,\theta),\quad\theta\in\Theta$$

$L(\theta)$ 称为样本的似然函数。按照极大似然原理,θ 的估计值 $\hat{\theta}$ 应使似然函数达到最大值:

$$L(x_1,x_2,\cdots,x_n;\hat{\theta})=\max_{\theta\in\Theta}L(x_1,x_2,\cdots,x_n;\theta)$$

这样得到的 $\hat{\theta}(x_1,x_2,\cdots,x_n)$ 称为参数 θ 的极大似然估计值,而相应的统计量 $\hat{\theta}(X_1,X_2,\cdots,X_n)$ 称为参数 θ 的极大似然估计量。为此一般通过求解下述所谓的对数似然方程:

$$\frac{d\ln L}{d\theta}=0$$

即可求得参数 θ 的极大似然估计量;

若总体分布中含有多个未知参数 $\theta_i(i=1,2,\cdots,k)$时,似然函数就是这些参数的多元函数 $L(\theta_1,\theta_2,\cdots,\theta_k)$,则需求解下述所谓的对数似然方程组:

$$\frac{\partial\ln L}{\partial\theta_i}=0,\quad i=1,2,\cdots,k$$

即可求得参数 $\theta_i(i=1,2,\cdots,k)$ 的极大似然估计量。

下面通过正态分布 $N(\mu,\sigma^2)$ 的参数 μ,σ^2 的极大似然估计来了解对参数进行极大似然估计的过程。设 $X_1,X_2,\cdots,X_n$ 是正态总体 $N(\mu,\sigma^2)$ 的随机样本,对于连续型随机变量,似然函数是每个独立随机观测值的概率密度函数的乘积,则似然函数为:

$$L(\mu,\sigma^2)=\prod_{i=1}^{n}\frac{1}{\sqrt{2\pi}\sigma}\exp\left[-\frac{(X_i-\mu)^2}{2\sigma^2}\right]=\left(\frac{1}{2\pi\sigma^2}\right)^{\frac{n}{2}}\exp\left[-\frac{1}{2\sigma^2}\sum_{i=1}^{n}(X_i-\mu)^2\right]$$

取对数,得:

$$\ln L(\mu,\sigma^2)=-\frac{n}{2}\ln(2\pi)-\frac{n}{2}\ln\sigma^2-\frac{1}{2\sigma^2}\sum_{i=1}^{n}(X_i-\mu)^2$$

求导并建立方程组为:

$$\begin{cases} \dfrac{\partial}{\partial \mu} \ln L(\mu, \sigma^2) = \dfrac{1}{\sigma^2} \sum_{i=1}^{n} (X_i - \mu) - 0 \\ \dfrac{\partial}{\partial \sigma^2} \ln L(\mu, \sigma^2) = -\dfrac{n}{2\sigma^2} + \dfrac{1}{2\sigma^4} \sum_{i=1}^{n} (X_i - \mu)^2 = 0 \end{cases}$$

解方程组得参数估计：

$$\begin{cases} \mu = \dfrac{1}{n} \sum_{i=1}^{n} X_i = \overline{X} \\ \sigma^2 = \dfrac{1}{n} \sum_{i=1}^{n} (X_i - \mu)^2 \end{cases}$$

参考文献

[1] R A Fisher. On the mathematical foundations of theoretical statistics，reported in Contributions to Mathematical Statistics. New York：John Wiley & Sons，1950.

（毕育学　潘媞华）

最小二乘法

最小二乘法是由法国数学家 A·M·勒让德（Adrien－Marie Legendre，1752－1833）和德国数学家 C·F·高斯分别独立提出。虽然勒让德是第一个在 1806 年发表它的，但高斯在 1809 年发表的正态误差理论对于最小二乘法用于数理统计发挥了重要作用。它是通过最小化误差的平方和来寻找数据最佳拟合模型的技术，常用于线性模型中的参数估计。下面就二维直角平面坐标系中的散点拟合线性模型的过程来说明最小二乘法。

设 $(X_1, Y_1), (X_2, Y_2), \cdots, (X_n, Y_n)$ 是一组数据，如果这组数据在二维直角平面坐标系上对应的散点具有"直线化"趋势，那么可以确定一个直线 $Y = a + bX$ 方程来表达 X，Y 之间的关系。问题是如何来确定 a 和 b，使得所确定直线方程与这组数据误差最小。最小二乘法给出的这一问题的解答，其原理就是要使各散点到直线的纵向距离的平方和最小，即下式达到最小：

$$Q = \sum_{i=1}^{n} (y - \hat{y})^2 = \sum_{i=1}^{n} (y - a - bx)^2$$

根据微积分学中的求极值的方法，令 Q 对 a、b 的一阶偏导数等于 0，可得：

$$\frac{\partial Q}{\partial a} = -2\sum_{i=1}^{n}(y-a-bx) = 0$$

$$\frac{\partial Q}{\partial b} = -2\sum_{i=1}^{n}(y-a-bx)x = 0$$

整理就得到了高斯称之为的关于 a、b 的正规方程组：

$$\begin{cases} an + b\sum_{i=1}^{n}x = \sum_{i=1}^{n}y \\ a\sum_{i=1}^{n}x + b\sum_{i=1}^{n}x^2 = \sum_{i=1}^{n}xy \end{cases}$$

解正规方程组：

$$b = \frac{\sum_{i=1}^{n}(X-\overline{X})(Y-\overline{Y})}{\sum_{i=1}^{n}(X-\overline{X})^2}, \quad a = \overline{Y} - b\overline{X}$$

利用最小二乘法建立的简单的线性表达式在误差正态的假定下,具有较完善的小样本统计推断理论,且有关的概率可加以计算。这些特性奠定了最小二乘法在数理统计学中的显赫地位。

(毕育学　潘媞华)

贝叶斯估计法

贝叶斯(Thomas Bayes,1702—1763)英国数学家,是贝叶斯统计理论的创史人。贝叶斯估计法是指利用贝叶斯在 1763 年提出来的贝叶斯公式做出估计的方法。贝叶斯公式为：

设 $D_1, D_2, \cdots, D_n$ 为互不相容的事件,如果以 $P(D_i)$ 表示事件 D_i 发生的概率,且 $P(D_i) > 0 (i=1,2,\cdots,n)$。对于任一事件 $X, P(X) > 0$,则有：

$$P(D_i \mid X) = \frac{P(D_i)P(X \mid D_i)}{\sum_{i=1}^{n}P(D_i)P(X \mid D_i)}$$

其中 $P(D_i|X)$、$P(X|D_i)$ 为条件概率。

在面对实际问题时,$D_1,D_2,\cdots,D_n$ 通常是出现某个结果的若干可能的前提,$P(D_i)$ 是人们事先对各前提条件出现可能性大小的估计,称之为先验概率。如果这个过程得到了一个结果 X,那么贝叶斯公式为我们提供了根据 X 的出现而对前提条件做出新估计的方法。$P(D_i|X)$ 即是对以 X 为前提下 D_i 的出现概率的重新认识,称 $P(D_i|X)$ 为后验概率。下面结合实例介绍这一方法的使用。

例 1 根据遗传学的规律,在各种不同父母血型的配合下,所出生子女的血型的概率如表1。

表 1 子代得 O 型个体的概率

父母血型	O 型子女的概率	父母血型	O 型子女的概率
O/O	1.0000	B/A	0.0625
A/O	0.2500	AB/K	0.0000
B/O	0.2500	B/B	0.0625
AB/O	0.0000	AB/B	0.0000
A/A	0.0625	AB/AB	0.0000

现有一人血型为 O 型,其母血型亦是 O,其父已故,不知血型。试估计其父亲各种血型的条件概率。

解:根据题意,子女为 O 型血为事件 X,其父 4 种血型为事件 D_O、D_A、D_B、D_{AB}。现根据 Bayes 公式计算其相应的条件概率 $P(D_i|X)$。根据调查该地区人群中 4 种血型出现的概率,$P(D_O)=0.37$,$P(D_A)=P(D_B)=0.28$,$P(D_{AB})=0.07$,从表中得 $P(X|D_O)=1.0000$,$P(X|D_A)=P(X|D_B)=0.2500$,$P(X|D_{AB})=0.0000$。

代入公式:

$$P(D_O \mid X) = \frac{P(D_O)P(X \mid D_O)}{\sum_{i=1}^{4} P(D_i)P(X \mid D_i)}$$

$$= \frac{0.37 \times 1.0000}{0.37 \times 1.0000 + (0.28+0.25) \times 2 + 0.07 \times 0.000} = 0.7255$$

同理得:$P(D_A|X)=P(D_B|X)=0.1373$,$P(D_{AB}|X)=0.0000$。

所以认为其父最大可能为 O 型血,绝不可能是 AB 型血。

临床上常用 Bayes 公式作为有同样临床表现的疾病的鉴别诊断。先要了解这几种疾病在人群中发生概率(一般用发生频率代替),是事先知道的称先验概率。如上例中各种血型在人群中的出现概率 $P(D_i)$。然后了解包括年龄、性别、体征、症状、化验结果等各事件在各种疾病中出现的概率。最后根据某一病人出现的条件,用 Bayes 公式求各种疾病的条件概率(事后概率),看哪一种疾病的事后概率最大,就将其诊断为患相应的疾病。如果各症状相互独立,则 Bayes 诊断公式为:

$$P(D_i \mid S_1 S_2 \cdots S_m) = \frac{P(D_i)P(S_1 \mid D_i)P(S_2 \mid D_i)\cdots P(S_m \mid D_i)}{\sum_{k=1}^{K} P(D_k)P(S_1 \mid D_k)P(S_2 \mid D_k)\cdots P(S_m \mid D_k)} \quad (1 \leqslant i \leqslant K)$$

其中 D_i 为疾病、S_k 为症状。下面通过实例说明判断过程。

例 2　研究者根据所收集的资料得到 3 种确认的疾病和 2 个症状之间关系的数据：

表 2　3 种疾病的 2 个症状下的分布

症状		疾病 D_1	疾病 D_2	疾病 D_3
S_1	无	172(86.0%)	133(83.1%)	7(14.0%)
	有	28(14.0%)	27(16.9%)	43(86.0%)
S_2	无	97(48.5%)	74(46.3%)	4(8.0%)
	有	103(51.5%)	86(53.8%)	46(92.0%)

当地患 3 种疾病的先验概率 $P(D_1)=0.5431$，$P(D_2)=0.3152$，$P(D_3)=0.1214$。

现有一求诊者，经检查 2 个症状都有。诊断结果是什么？

解：据题可知：患 3 种疾病的先验概率 $P(D_1)=0.5431$，$P(D_2)=0.3152$，$P(D_3)=0.1214$。从表 2 可得到各条件概率（以频率代替）$P(S_k|D_i)$。将数据代入公式：

$$P(D_1|S_1S_2)=\frac{P(D_1)P(S_1|D_1)P(S_2|D_1)}{\sum_{k=1}^{3}P(D_k)P(S_1|D_k)P(S_2|D_k)}$$

$$=\frac{0.5431\times0.14\times0.515}{0.5431\times0.14\times0.515+0.3152\times0.169\times0.538+0.1214\times0.86\times0.92}$$

$$=0.2390$$

同理计算可得 $P(D_2|S_1S_2)=0.1749$，$P(D_3|S_1S_2)=0.5862$。

根据所算得结果认为该求诊者最可能有关的疾病为 D_3，此为诊断结果。

（毕育学　潘媞华）

总体率的估计

在抽样研究中，通过样本的数据直接计算可能得到样本率 p，而总体率 π 只能通过获得的数据来估计。对总体率可进行点估计和区间估计。点估计即用样本率作为总体率的估计值。计算公式为：

$$\hat{\pi}=p$$

区间估计即根据抽样误差，在给定的可信程度（又称置信度）的条件下，确定的总体率的可能范围。

1　正态近似法

当 n 足够大,且 np 与 $n(1-p)$ 均大于 5 时,p 的抽样分布就近似正态分布,即:

$$p \sim N(\pi, \pi(1-\pi)/n)$$

可按下式计算总体率 $(1-\alpha)$ 的可信区间:

$$(p-u_{\alpha/2}S_p, p+u_{\alpha/2}S_p) \text{ 或 } p \pm u_{\alpha/2}S_p$$

式中 S_p 为率的标准误 σ_p 的估计值,$S_p = \sqrt{\dfrac{p(1-p)}{n}}$,$u_{\alpha/2}$ 为正态分布界值。

下面通过一个实例说明估算过程。

例 1　为研究某药物的疗效,随机抽取了 300 名患者进行试验,结果为 275 人有效,有效率为 91.67%。该药总体有效率的 95% 的可信区间可如下估算:

解:由题可知:$n=300$,$p=0.9167$,因此 np 与 $n(1-p)$ 均大于 5。

将数据代入公式:

$$S_p = \sqrt{\frac{p(1-p)}{n}} = \sqrt{\frac{0.9167(1-0.9167)}{300}} = 0.01596 = 1.596\%$$

该药总体有效率的 95% 的可信区间

$$p \pm u_{\alpha/2}S_p = 0.9167 \pm 1.96 \times 0.01596 = (0.8854, 0.9480) = (88.54\%, 94.80\%)$$

该药总体有效率的 95% 的可信区间是 $(88.54\%, 94.80\%)$。

2　查表法

当 p 的抽样分布不近似正态分布时,特别是样本例数较小(如行≤50),p 很接近 0 或 1 时。可利用根据二项分布的原理编制的百分率的可信区间表(附表 3),直接用样本含量 n 及阳性数 X 查出总体率的 95% 或 99% 可信区间。有 3 种情况分述如下:

(1)n 及 X 均可在表中直接查到时,如 $n=20$,$X=6$,在表中找到 $n=20$ 的行和 $X=6$ 列两者相交处 95% 可信区间为 $(12\%, 54\%)$。

(2)n 可查到,但 X 查不到时,可用反推法。如 $n=18$,$X=12$,可先查得 $n=18$ 及 $X=20-12=8$ 的可信区间为 $(22\%, 69\%)$,再从 100% 中减去此数,可得到所求 95% 可信区间为 $(31\%, 78\%)$。

(3)n 查不到或 n 与 X 均查不到时,可用邻近值通过线性插值的方法求得可信区间近似值,或查更详细的可信区间表。

在小样本情况下也可用 Fisher 提出的辅助量 p 来进行近似估计。

因为 $\pi = \sin^2 \dfrac{\theta}{2}$,所以 $\theta = 2\arcsin\sqrt{\pi}$

θ 以弧度为单位表示。因为 θ 的分布近似正态分布,其标准误为 $\sigma_\theta = \dfrac{1}{\sqrt{n}}$。

下面通过实例说明计算过程。

例2 在某单位随机抽取职工 40 人,查得 HBsAg 阳性人数为 2 例。试计算该单位职工 HBsAg 的阳性率 95% 的可信区间。

解:因为 $n=40, X=2$,阳性率 $p=2/40=5\%$,用 p 代替 π,代入公式得:

$$\theta = 2\arcsin\sqrt{p} = 2\arcsin\sqrt{0.05} = 0.4510$$

再根据公式:$\sigma_\theta = \dfrac{1}{\sqrt{n}} = \dfrac{1}{\sqrt{40}} = 0.1581$

总体 θ 的 95% 可信区间下限为:$\hat{\theta}_L = \theta - 1.96\sigma_\theta = 0.4510 - 1.96 \times 0.1581 = 0.1411$

上限为:$\hat{\theta}_U = \theta + 1.96\sigma_\theta = 0.4510 + 1.96 \times 0.1581 = 0.7609$

将上面数据代入公式:

$$\hat{\pi}_L = \sin^2\frac{\theta}{2} = \sin^2\frac{0.1411}{2} = 0.0050, \quad \hat{\pi}_U = \sin^2\frac{\theta}{2} = \sin^2\frac{0.7609}{2} = 0.1379$$

则总体率的 95% 可信区间为 $(0.50\%, 13.79\%)$。

3 两总体率差值的估计

已知两样本含量 n_1 与 n_2 均较大,经假设检验,认为两总体率有差别,若需进一步估计两总体率差值的大小,当 n_1 与 n_2 均较大,且 p_1、$1-p_1$ 及 p_2、$1-p_2$ 均不太小,一般认为,当 $n_1 p_1$,$n_1(1-p_1)$,$n_2 p_2$,$n_2(1-p_2)$ 均大于 5 时,可利用样本率的分布近似正态分布,可用两样本率之差 p_1-p_2 作为两总体率之差 $\pi_1-\pi_2$ 的点估计;两总体率之差的区间估计可采用正态近似法按下列公式计算:

$$((p_1-p_2)-z_{\alpha/2}S_{p_1-p_2}, (p_1-p_2)+z_{\alpha/2}S_{p_1-p_2}) \text{ 或 } (p_1-p_2) \pm z_{\alpha/2}S_{p_1-p_2}$$

其中 $S_{p_1-p_2}$ 为率之差的标准误,计算公式为:$S_{p_1-p_2} = \sqrt{\dfrac{p_1(1-p_1)}{n_1} + \dfrac{p_2(1-p_2)}{n_2}}$。

例3 对甲、乙两种降脂药进行临床疗效评价,将研究期间入院的高血脂病人随机分为两组,每组均为 120 人。甲药治疗组 100 位患者有效,乙药治疗组 60 位患者有效,试估计两种降压药有效率之差的 95% 可信区间。

解:将甲、乙两药治疗组的患者数、治疗有效数分别以 n_1, X_1 和 n_2, X_2 表示,则 $n_1 p_1$,$n_1(1-p_1)$,$n_2 p_2$,$n_2(1-p_2)$ 均大于 5,$p_1 = 100/120 = 83.33\%$,$p_2 = 60/120 = 50\%$。按公式:

$$S_{p_1-p_2} = \sqrt{\frac{0.8333(1-0.8333)}{120} + \frac{0.5(1-0.5)}{120}} = 0.0569$$

将数据代入公式 $((p_1-p_2)-z_{\alpha/2}S_{p_1-p_2}, (p_1-p_2)+z_{\alpha/2}S_{p_1-p_2})$,即:

$$((0.8333-0.5)-1.96 \times 0.0569, (0.8333-0.5)+1.96 \times 0.0569)$$

计算得:两种降脂药有效率之差的 95% 可信区间为 $(0.2217, 0.4449)$ 或 $(22.17\%, 44.49\%)$。

(毕育学　潘媞华　万崇华)

标准化率的标准误

标准化率(standardized rate)是指为消除构成的不同,对每个比较的率按统一的标准计算所得的调整率。因其是相对于所确定的标准,故称为标准化率。医学研究中常见的是消除年龄构成不同对人群患、发病率或死亡率的影响,按确定的标准计算的标准化率。常用的计算方法有直接法和间接法。由于标准化率亦存在抽样误差,表示标准化率的抽样误差的指标为标准化率的标准误。

如果用直接法计算标准化率,则其标准误的计算公式为:

$$S_{PE_D} = \frac{1}{N} \sqrt{\sum_{i=1}^{K} N_i^2 \frac{p_i q_i}{n_i}} \tag{1}$$

其中 S_{PE_D} 为直接标准化率的标准误;N 为标准人口;N_i 为第 i 组的标准人口;p_i 为第 i 组的发生率;$q_i = (1-p_i)$,n_i 为第 i 组的人口数。

下面通过实例来说明用法。

例 某研究在两个县各调查 4000 人了解某地方病的患病情况。收集的数据和计算的患病率见表1。试计算标准化率的标准误。

表 1 甲、乙两县某地方病的患病情况

分组	甲县			乙县		
	调查人数	患者人数	患病率(%)	调查人数	患者人数	患病率(%)
青年人	1800	12	0.67	700	4	0.57
中年人	1400	20	1.43	1700	28	1.65
老年人	800	24	3.00	1600	50	3.13
合计	4000	56	1.40	4000	82	2.05

解:因两县被调查人群内部构成不同,现以两县被调查人数之和为标准,对两县患病率进行标准化,得标准化率甲疗法 $p_{D1} = 72.44\%$,乙疗法 $p_{D2} = 65.56\%$。$N = 8000$,$k = 3$,$p_1 = 0.67\%$,$q_1 = 1 - p_1 = 99.33\%$,$p_2 = 1.43\%$,$q_2 = 1 - p_2 = 98.57\%$,$p_3 = 3.00\%$,$q_3 = 1 - p_3 = 97.00\%$,$n_1 = 1800$,$n_2 = 1400$,$n_3 = 800$,$N_1 = 2500$,$N_2 = 3100$,$N_3 = 2400$。将数据代入公式(1)得甲县标准误:

$$S_{PE_{D甲}} = \frac{1}{N}\sqrt{\sum_{i=1}^{K} N_i^2 \frac{p_i q_i}{n_i}}$$

$$= \frac{1}{8000}\sqrt{2500^2 \frac{0.0067 \times 0.9933}{1800} + 3100^2 \frac{0.0143 \times 0.9857}{1400} + 2400^2 \frac{0.0300 \times 0.9700}{800}}$$

$$= 0.23\%$$

同理得乙县标准误：

$$S_{PE_{DZ}} = \frac{1}{N}\sqrt{\sum_{i=1}^{K} N_i^2 \frac{p_i q_i}{n_i}}$$

$$= \frac{1}{8000}\sqrt{2500^2 \frac{0.0057 \times 0.9943}{700} + 3100^2 \frac{0.0165 \times 0.9835}{1700} + 2400^2 \frac{0.0313 \times 0.9688}{1600}}$$

$$= 0.20\%$$

如果用间接法计算标准化率，则其标准误的计算公式为：

$$S_{PE_I} = p\sqrt{\frac{\sum_{i=1}^{K} n_i p_i q_i}{\left(\sum_{i=1}^{K} n_i p_i\right)^2}} \tag{2}$$

其中：S_{PE_I} 为间接法标准化率的标准误；p 为总的标准率；p_i 为第 i 层的标准率；$q_i = 1 - p_i$，n_i 为 i 层治疗人数。

如果前例中不知道各层次的治愈人数，只知甲疗法治疗青年人 80 人，老年人 120 人，共治愈 136 人，治愈率 68%。乙疗法治疗青年人 200 人，老年人 50 人，共治愈 175 人，治愈率 70%。这时因不了解各层治愈人数，无法求出各层治愈率，则不能用直接法计算标准化率。但可用间接法计算标准化率。

现以青年人的治愈率为 82%，老年人的治愈率为 65%，总治愈率为 70%，为标准治愈率，可先求得标准化治愈比（SIR）。

$$SIR_甲 = \frac{实际治愈人数}{期望治愈人数} = \frac{136}{143.6} = 0.947$$

标准化率 $p_{1甲} = SIR \times 标准总治愈率 = 0.947 \times 0.70 = 0.6629 = 66.29\%$

同理得 $SIR_Z = 175/196.5 = 0.891$

标准化率 $p_{1Z} = 0.891 \times 0.70 = 0.6234 = 62.34\%$

$$S_{PE_n} = p\sqrt{\frac{\sum_{i=1}^{K} n_i p_i q_i}{\left(\sum_{i=1}^{K} n_i p_i\right)}} = 0.7\sqrt{\frac{80 \times 0.82 \times 0.18 + 120 \times 0.65 \times 0.35}{(80 \times 0.82 + 120 \times 0.65)^2}} = 0.0303 = 3.05\%$$

同理

$$S_{PE_{l2}} = p\sqrt{\frac{\sum_{i=1}^{K} n_i p_i q_i}{\left(\sum_{i=1}^{K} n_i p_i\right)}} = 0.7\sqrt{\frac{200 \times 0.82 \times 0.18 + 50 \times 0.65 \times 0.35}{(200 \times 0.82 + 50 \times 0.65)^2}} = 0.0228 = 2.28\%$$

（毕育学　潘媞华）

总体百分位数估计

百分位数 P_x 是一种位置指标,常用于描述样本或总体观察值序列在某百分位置的水平,P_x 将总体或样本的全部观察值分为两部分,理论上有 $x\%$ 的观察值比它小,有 $(100-x)\%$ 的观察值比它大。当 $P_1, P_2, \cdots, P_{98}, P_{99}$ 确定后,一个由小到大的有序观察值序列即被分为 100 等分,各含有 1% 的观察值。适用于偏态资料、分布不明的资料和分布两端无确定值资料的统计描述。

总体百分位数(包括中位数,即第 50 位百分位数)估计有点估计和区间估计。

1 点估计

点估计是用样本百分位数来估计总体百分位数。

常采用频数表法计算样本百分位数 P_x,先将观察值编制频数表,再按公式(1)或(2)计算样本百分位数 P_x。

$$P_x = L + \frac{i}{f_x}\left(\frac{nx}{100} - \sum f_L\right) \tag{1}$$

$$P_x = U - \frac{i}{f_x}\left(\frac{n(100-x)}{100} - \sum f_U\right) \tag{2}$$

式中,f_x 为 P_x 所在组段的频数,i 为组距,L 为该组段的下限,U 为该组段的上限,$\sum f_L$ 为小于 L 的各组段的累计频数,$\sum f_U$ 为大于 U 的各组段的累计频数。同一频数表资料由式(1)或式(2)算得的结果相等,因为式(1)式(2)都是根据补插法原理,两个补插的"点"在理论上应重合。应用时,当 P_x 的 $x < 50$ 时用式(1)较方便,$x > 50$ 时用式(2)较方便。

2　区间估计

区间估计是求出总体百分位数的可能范围,即某一置信度 $1-\alpha$ 时的置信区间。求 P_x 置信区间的方法步骤如下:

(1)按式(3)或式(4)求置信区间的上、下限的百分位 $x\%$。

$$
\begin{cases}
上限\ x\% = \dfrac{(2nP-1+u_\alpha^2)-u_\alpha\sqrt{\dfrac{(2nP-1)(2n-2nP+1)}{n}+u_\alpha^2}}{2(n+u_\alpha^2)} \\[4ex]
下限\ x\% = \dfrac{(2nP-1+u_\alpha^2)+u_\alpha\sqrt{\dfrac{(2nP-1)(2n-2nP+1)}{n}+u_\alpha^2}}{2(n+u_\alpha^2)}
\end{cases}
\tag{3}
$$

$$
\begin{cases}
上限\ x\% = P-u_\alpha\sqrt{\dfrac{P(1-P)}{n}} \\[3ex]
下限\ x\% = P+u_\alpha\sqrt{\dfrac{P(1-P)}{n}}
\end{cases}
\tag{4}
$$

式中,n 为样本含量,P 为所求总体百分位数的百分位,u_α 为置信度为 $1-\alpha$ 时 α 水准的标准正态(离)差,可由 u 界值表(附表1)查得。如求总体第5百分位数的 95% 置信区间则 $P=0.05$,$u_{0.05}=1.96$。这两个公式基于二项分布原理得到,因此用此公式估计百分位数置信区间的方法被称为二项分布近似法。

求 $x\%$ 的方法随 n 及 P 的大小而异:

①n、P(和 $1-P$)较小时,根据 P 的二项分布原理,按式(3)计算;

②n、P(和 $1-P$)较大时,根据 P 的二项分布原理,按式(4)计算较为简便。

(2)求 $x\%$ 相应的百分位数 P_x。

将式(1)或(2)求得的上、下限 x 值(不妨称为 x_1、x_2)代入百分位数计算公式即可求得相应的总体百分位数置信区间(P_{x_1},P_{x_2})。

例　现有275例某种沙门菌食物中毒患者的潜伏期(h),其频率分布见表1,求中位数及其 95% 置信区间。

表1　某地区 275 名食物中毒患者潜伏期频率分布表

潜伏期(h)	频数 f_x	频率(%)	累计频数	累计频率(%)
0～12	41	14.9	41	14.9
12～24	101	36.7	142	51.6
24～36	64	23.3	206	74.9
36～48	39	14.2	245	89.1
48～60	19	6.9	264	96.0
60～72	9	3.3	273	99.3
72 以上	2	0.7	275	100.0

本例 $n=275$，中位数即第 50 位百分位数，按式(1)得到：

$$P_{50} = L + \frac{i}{f_x}\left(\frac{nx}{100} - \sum f_L\right) = 12 + \frac{12}{101}\left(\frac{275 \times 50}{100} - 41\right) \approx 23.5(h)$$

现求其 $x\%$ 相应的百分位数 P_x。按 $P=0.5$，$u_{0.05}=1.96$ 代入式(4)得到：

$$\begin{cases} 上限\ x\% = 0.5 - 1.96\sqrt{\dfrac{0.5 \times (1-0.5)}{275}} = 0.4409 \\[3mm] 下限\ x\% = 0.5 + 1.96\sqrt{\dfrac{0.5 \times (1-0.5)}{275}} = 0.5591 \end{cases}$$

根据累计频率可知，在组段 12~24 内，按百分位数计算式(1)分别计算 $P_{44.09}$ 和 $P_{55.91}$ 得：

$$P_{44.09} = L + \frac{i}{f_x}\left(\frac{nx}{100} - \sum f_L\right) = 12 + \frac{12}{101}\left(\frac{275 \times 44.09}{100} - 41\right) \approx 21.5$$

$$P_{55.91} = L + \frac{i}{f_x}\left(\frac{nx}{100} - \sum f_L\right) = 24 + \frac{24}{64}\left(\frac{275 \times 55.91}{100} - 142\right) \approx 28.4$$

于是，总体中位数的 95% 置信区间为 (21.5,28.4)。

（张晋昕　万崇华　潘媞华）

总体方差的估计

总体方差的估计有点估计和区间估计。

1　总体方差的点估计

设从正态分布总体中随机抽取含量为 n 的样本 $X_1, X_2, \cdots, X_n$，当总体均数 μ 为已知时，则 $S^2 = \sum\limits_{i=1}^{n} \dfrac{(X_i - \mu)^2}{n}$ 为总体方差的无偏、一致、有效估计量。但一般情况下 μ 为未知，用样本均值 $\overline{X}$ 代替，则 $S^2 = \sum\limits_{i=1}^{n} \dfrac{(X_i - \overline{X})^2}{(n-1)}$ 为总体方差的无偏、一致估计量，而 $\sum\limits_{i=1}^{n} \dfrac{(X_i - \overline{X})^2}{n}$ 只为总体方差的渐进无偏、一致估计量。

例 1　某内科医生调查得到 100 名 40~50 岁健康男子总胆固醇值，资料服从正态分布，总体均数未知，样本均值 $\overline{X} = 207.4\text{mg/dl}$，标准差 $S = 29.82\text{mg/dl}$，则样本方差 $S^2 = 29.82^2 = 889.21$ 是总体 σ^2 的点估计值。

2 总体方差的区间估计

按数理统计理论,当总体均数 μ 已知时,标准正态随机变量的平方和服从自由度 ν 为 n 的 χ^2 分布,即:

$$\chi^2 = \sum_{i=1}^{n}\left(\frac{X_i - \mu}{\sigma}\right)^2 = \frac{\sum_{i=1}^{n}(X_i - \mu)^2}{\sigma^2}$$

根据 χ^2 分布曲线可知 $\chi^2_{(1-\frac{\alpha}{2})(n)}$,$\chi^2_{(\frac{\alpha}{2})(n)}$ 点以外的面积为 α,所以在此两界值内的面积为 $1-\alpha$:

$$P\left[\chi^2_{(1-\frac{\alpha}{2})(n)} < \frac{\sum_{i=1}^{n}(X_i - \mu)^2}{\sigma^2} < \chi^2_{(\frac{\alpha}{2})(n)}\right] = 1-\alpha$$

置信度为 $1-\alpha$ 时总体方差的置信区间公式为:

$$\left(\frac{\sum_{i=1}^{n}(X_i - \mu)^2}{\chi^2_{(\frac{\alpha}{2})(n)}}, \frac{\sum_{i=1}^{n}(X_i - \mu)^2}{\chi^2_{(1-\frac{\alpha}{2})(n)}}\right) \tag{1}$$

或者写成:

$$\left(\frac{nS^2}{\chi^2_{(\frac{\alpha}{2})(n)}}, \frac{nS^2}{\chi^2_{(1-\frac{\alpha}{2})(n)}}\right) \tag{2}$$

式中,$\chi^2_{(1-\frac{\alpha}{2})(n)}$ 及 $\chi^2_{(\frac{\alpha}{2})(n)}$ 可从 χ^2 界值表(附表 4)查得,$S^2 = \sum_{i=1}^{n}\frac{(X_i - \mu)^2}{n}$。

一般情况下 μ 为未知,用样本均值 $\overline{X}$ 代替,此时标准正态随机变量的平方和服从自由度 ν 为 $n-1$ 的 χ^2 分布,即:

$$\chi^2 = \sum_{i=1}^{n}\left(\frac{X_i - \overline{X}}{\sigma}\right)^2 = \frac{\sum_{i=1}^{n}(X_i - \overline{X})^2}{\sigma^2} = \frac{(n-1)S^2}{\sigma^2}$$

同理,置信度为 $1-\alpha$ 时总体方差的置信区间公式为:

$$\left(\frac{\sum_{i=1}^{n}(X_i - \overline{X})^2}{\chi^2_{(\frac{\alpha}{2})(n-1)}}, \frac{\sum_{i=1}^{n}(X_i - \overline{X})^2}{\chi^2_{(1-\frac{\alpha}{2})(n-1)}}\right) \tag{3}$$

或者写成

$$\left(\frac{(n-1)S^2}{\chi^2_{(\frac{\alpha}{2})(n-1)}}, \frac{(n-1)S^2}{\chi^2_{(1-\frac{\alpha}{2})(n-1)}}\right) \tag{4}$$

式中,$\chi^2_{(1-\frac{\alpha}{2})(n-1)}$ 及 $\chi^2_{(\frac{\alpha}{2})(n-1)}$ 可从 χ^2 界值表查得,$S^2 = \sum_{i=1}^{n}\frac{(X_i - \overline{X})^2}{(n-1)}$。

例 2 以例 1 为基础计算总体方差的 95% 置信区间，$S^2 = 29.8^2 = 889.21$。因 $1-\alpha = 0.95, \alpha = 0.05$，查 χ^2 界值表 $\nu = 100-1 = 99, \chi^2_{0.025(99)} = 128.422, \chi^2_{0.975(99)} = 73.361$。

按公式(5)：

$$\frac{889.21 \times (100-1)}{128.422} = 685.49$$

$$\frac{889.21 \times (100-1)}{73.361} = 1199.98$$

因此，总体方差的 95% 置信区间为 (685.49, 1199.98)。

（张晋昕　潘媞华　万崇华）

最可能数

最可能数(most probable number)，简写为 MPN，是用来估计水(牛乳)中细菌密度的最可能数的一种方法，即不是直接计数水(牛乳)中细菌数，而是通过稀释法来估计最可能数。1915 年，McCrady 首次发表了用该法来估算细菌密度，这是一种应用概率理论来估算细菌密度的方法。目前，我国仍普遍将 MPN 法用于大肠菌群、大肠杆菌等的检测。一般来说，最可能数法所得数值不如平板法精确，但是当样品中准备检测的某种细菌数极低，且又混杂在其他的细菌中时，无法采用平板法菌落计数方法进行计数，在这种情况下特别是极少的菌数时最可能数法很有用处。

用稀释法估计水(牛乳)中细菌密度，先应有两个假设：①水中细菌分布均匀无凝集或排斥的趋势；②样本中只要有一个细菌，接种在培养基上经一定温度培养，一定得到阳性结果。即培养基和培养技术是可靠的，才可用稀释法来估计水(牛乳)中细菌密度。

MPN 的数理根据如下：设液体的总容积为 V 毫升，而样本液体容积为 v 毫升，在此液体中加有 a 个细菌，根据上面的假设只有标本中无细菌才出现阴性结果，则求标本中不含细菌的概率：

$$P = (1 - v/V)^a \tag{1}$$

按数学公式 $\lim_{X \to 0}(1-X)^{1/X} = 1/e = e^{-1}$，$e$ 是自然对数底，其值约为 2.71828，当 v/V 很小时，公式(1)可写成 $P = [(1-v/V)^{V/v}]^{av/V} = e^{-av/V}$。

a/V 为每毫升的细菌个数，用 λ 表示，即所要估计的最可能数。所以式(1)又可以写成：

$$P = e^{-v\lambda} \tag{2}$$

先从一个稀释度求最可能数。设取 k 个标本，每个标本取 v 容积，若有 X 个标本为无菌，$X < k$，求最可能数。

因为 $P = X/k$，由公式(2)知 $X/k = e^{-v\lambda}$，两边取对数 $\ln(X/k) = -v\lambda$，故

$$\lambda = -\frac{1}{v}\ln\frac{X}{k} \tag{3}$$

λ 为每毫升水(牛乳)中最可能数。

例1 取 5 个锥形瓶，每瓶取混匀样本 10ml，经 50℃，24 小时培养后，有 2 瓶长菌，3 瓶不长。试求该样品中大肠杆菌的最可能数：

将 $P = X/k = 3/5$ 代入式(3)，得：

$$\lambda = -\frac{1}{v}\ln\frac{X}{k} = -\frac{1}{10}\ln\frac{3}{5} = 0.05108 \approx 0.0511$$

即每升水中含大肠杆菌 51.1 个。

实际上因一个稀释度下如各个标本均长或均不长时，得不出最可能数，所以一般取不同稀释度。如在作自来水中大肠杆菌值估计时，取 100ml、50ml、10ml、0.1ml 等不同稀释度。下面介绍不同稀释度下如何估计最可能数。

若稀释度有 $n(n = 2, 3, \cdots)$ 种，如何求 n 种稀释度下均为阴性的概率。根据二项分布的概率密度函数：

$$P(X) = \frac{k!}{X!\,(k-X)!}P^X(1-P)^{k-X} \tag{4}$$

将公式(2) $P = e^{-v\lambda}$ 代入公式(4)得：

$$P(X) = \frac{k!}{X!\,(k-X)!}e^{-vX\lambda}(1-e^{-v\lambda})^{k-X}$$

如果 n 个稀释度各取容积 $v_1, v_2, \cdots, v_n$。n 个稀释度的阴性标本为 $X_1, X_2, \cdots, X_n$。此事件同时出现的概率 P，根据概率的乘法定理为：

$$P = P(X_1)P(X_2)\cdots P(X_n) = \prod_{i=1}^{n}\frac{k!}{X_i!(k-X_i)!}P^{X_i}(1-P)^{k-X_i} \tag{5}$$

将公式(2) $P = e^{-v\lambda}$ 代入公式(5)得：

$$P(\lambda) = \prod_{i=1}^{n}\frac{k!}{X_i!(k-X_i)!}e^{-X_iv_i\lambda}(1-e^{-v_i\lambda})^{k-X_i} \tag{6}$$

将 $P(\lambda)$ 取对数并求 λ 的导数，令其导数为 0，则得下式：

$$\sum_{i=1}^{n}X_iv_i = \sum_{i=1}^{n}\frac{(k-X_i)v_ie^{-v_i\lambda}}{1-e^{-v_i\lambda}} \tag{7}$$

由此解出最可能数 λ。

可以验证,当 $n=1$ 时,由式(7)解出的 λ 与式(3)相同。

例 2 取 3 个稀释度 1ml、0.1ml、0.01ml,各取 3 个试管,培养结果的阳性数分别为 2、0、0,求该水样中细菌的最可能数。

$n=3,k=3,X_1=1,X_2=3,X_3=3,\nu_1=1ml,\nu_2=0.1ml,\nu_3=0.01ml$,代入公式(7):

$$1\times1+3\times0.1+3\times0.01$$

$$=\frac{(3-1)\times1\times e^{-\lambda}}{1-e^{-\lambda}}+\frac{(3-3)\times0.1\times e^{-0.1\lambda}}{1-e^{-0.1\lambda}}+\frac{(3-3)\times0.01\times e^{-0.01\lambda}}{1-e^{-0.01\lambda}}$$

$$\lambda=0.91779$$

该水样中每 100ml 平均含细菌 91.78 个。

近似法:$MPN=\dfrac{\sum(k-X)}{\sqrt{NA}}\times100$,其中,$N$ 为样本总容量,A 为阴性样本总容量。

当 $A/N>0.05$ 时,用近似法效果满意。

例 3 欲检查牛奶中细菌含量,现取 3 个稀释度为 10ml、1ml、0.1ml。各用 2 个试管培养。培养结果显示,10ml 管 2 个阳性,1ml 管 1 个阳性,其余均为阴性。

$n=3,k=2,X_1=0,X_2=1,X_3=2,\nu_1=10ml,\nu_2=1ml,\nu_3=0.1ml$,代入公式(7):

$$1+0.2=\frac{10\times2e^{-10\lambda}}{1-e^{-10\lambda}}+\frac{1\times1e^{-\lambda}}{1-e^{-\lambda}}$$

$$1.2=\frac{20e^{-10\lambda}}{1-e^{-10\lambda}}+\frac{e^{-\lambda}}{1-e^{-\lambda}}$$

试算法:

令 $\lambda=0.5$,右侧等于 $1.677>1.2$;

$\lambda=0.8$,右侧等于 $0.820<1.2$;

$\lambda=0.7$,右侧等于 $1.005<1.2$;

$\lambda=0.6$,右侧等于 $1.266>1.2$;

$\lambda=0.65$,右侧等于 $1.122<1.2$;

$\lambda=0.62$,右侧等于 1.205 接近 1.2。

每 100ml 牛奶中含细菌的最可能数为 62 个。

本例 $A=1.2,N=22.2,A/N=0.054>0.05$,可采用近似法计算最可能数。

$$MPN=\frac{\sum(k-X)}{\sqrt{NA}}\times100=\frac{3}{\sqrt{22.2\times1.2}}\times100=58.12$$

每 100ml 牛奶中含细菌的最可能数为 59 个,与试算法接近。

求最可能数的可信区间,对于以 10 为倍数的稀释度系列,每种稀释度用 m 管,重复检验的 MPN 服从对数正态分布。故总体 MPN 的 95% 可信区间的对数值可按式(8)计算,取反对数即得真数值。

$$\left(\lg MPN-1.96\frac{0.55}{\sqrt{m}},\lg MPN+1.96\frac{0.55}{\sqrt{m}}\right) \tag{8}$$

例 4　取三种稀释度 10ml,1ml,0.1ml 的检样,各用三个试管,培养得大肠菌阳性管数分别为 3,1,1,算得 MPN 为 75 个/100ml,求 95% 可信区间。按式(8):

$$\left(\lg 75 - 1.96\frac{0.55}{\sqrt{3}}, \lg 75 + 1.96\frac{0.55}{\sqrt{3}}\right) = (1.253, 2.497)$$

取反对数得(18,314)。本检品每 100ml 中大肠菌 MPN 的 95% 可信区间为(18, 314)。

（张晋昕　潘媞华）

率的直接标准化法

当两组或多组率之间比较时,若各比较组内部观察对象的构成存在差异,如年龄、性别、病情的轻重程度等,且这种构成差异直接影响到率的可比性,则不能直接比较两组或多组的总率,此时,可选择一标准的人口构成,以清除由于构成明显差异造成的对率的影响,使算得的标准化率具有可比性。

如果已知标准组的各层人口数(N_i)或人口构成比(N_i/N),可采用直接标准化法计算标准化率。

直接法标准化率 p' 的计算:

已知标准组各层人口数时:$p' = \dfrac{\sum N_i p_i}{N}$ 　　　　　(1)

已知标准组人口构成比时:$p' = \sum\left(\dfrac{N_i}{N}\right)p_i$ 　　　　　(2)

例　有两个煤矿的工人尘肺患病率资料如下,计算标准化患病率。

表 1　甲、乙两矿不同工龄工人尘肺人数及患病率

工龄(年)	甲矿			乙矿		
	检查人数	尘肺人数	患病率(%)	检查人数	尘肺人数	患病率(%)
<5	14000	120	0.86	1000	2	0.20
5~9	4000	168	4.20	2000	8	0.40
≥10	3000	316	10.53	1000	117	11.70
合计	21000	604	2.88	4000	127	3.18

表 2 计算标准化率的数据符号

工龄(年)	标准组			被标化组		
	人口数	发生数	率(%)	人口数	发生数	率(%)
1	N_1	R_1	P_1	n_1	r_1	p_1
2	N_2	R_2	P_2	n_2	r_2	p_2
⋮	⋮	⋮	⋮	⋮	⋮	⋮
i	N_i	R_i	P_i	n_i	r_i	p_i
⋮	⋮	⋮	⋮	⋮	⋮	⋮
k	N_k	R_k	P_k	n_k	r_k	p_k
合计	N	R	P	n	r	p

标准组的选择应根据研究目的,选择有代表性的、较稳定的、数量较大的人群,也可选择相互比较的人群合并或其中较大的人口作为标准。本例中采用合并人口作为标准组。

表 3 按式(1)用直接法计算标准化患病率

工龄(年)	标准人口数 (N_i)	甲矿		乙矿	
		原患病率(%) (p_i)	预期患病数 $(N_i p_i)$	原患病率(%) (p_i)	预期患病数 $(N_i p_i)$
<5	15000	0.86	129	0.20	30
5~9	6000	4.20	252	0.40	24
≥10	4000	10.53	421	11.70	468
合计	25000(N)		802($\sum N_i p_i$)		522($\sum N_i p_i$)

$$甲矿标准化患病率\ p' = \frac{802}{25000} = 3.21\%$$

$$乙矿标准化患病率\ p' = \frac{522}{25000} = 2.09\%$$

可见,经标准化后,甲矿患病率高于乙矿。

表 4 按式(2)用直接法计算标准化患病率

工龄(年)	标准人口构成比(N_i/N)	甲矿		乙矿	
		原患病率(%) (p_i)	分配患病率 $((N_i/N)p_i)$	原患病率(%) (p_i)	预期患病数 $((N_i/N)p_i)$
<5	0.600	0.86	0.52	0.20	0.12
5~9	0.240	4.20	1.01	0.40	0.10
≥10	0.160	10.53	1.68	11.70	1.87
合计	1.000		3.21(p')		2.09(p')

甲矿标准化患病率 $p' = 3.21\%$

乙矿标准化患病率 $p' = 2.09\%$

(曾令霞)

率的间接标准化法

已知标准组的率时,可采用间接法计算标准化率。

$$\text{间接法标准化率}\ p' = p \times \frac{r}{\sum n_i p_i} = p \times SMR \tag{1}$$

其中,SMR 为标准化死亡比(standard mortality ratio)。

表1　按式(1)用间接法计算标准化患病率

工龄(年)	标准组患病率 (p_i)	甲 矿		乙 矿	
		人口数(n_i)	预期患病数 ($n_i p_i$)	人口数(n_i)	预期患病数 ($n_i p_i$)
<5	0.81	14000	113	1000	8
5~9	2.93	4000	117	2000	59
≥10	10.83	3000	325	1000	108
合计	2.92	21000	555($\sum n_i p_i$)	4000	175($\sum n_i p_i$)

甲矿标化患病比 $SMR = \dfrac{604}{555} = 1.09$

甲矿标准化患病率 $p' = 2.92\% \times 1.09 = 3.18\%$

乙矿标化患病比 $SMR = \dfrac{127}{175} = 0.73$

乙矿标准化患病率 $p' = 2.92\% \times 0.73 = 2.13\%$

(曾令霞)

总体标准化率估计

总体标准化率最常用的估计有点估计和区间估计。点估计是用样本标准化率来估计总体标准化率;区间估计是求出总体标准化率的可能范围,即某一可信度 $1-\alpha$ 时的可信区间。

总体直接法标准化率的区间估计为:

$$(p'-u_\alpha s_{p'}, p'+u_\alpha s_{p'}) \tag{1}$$

其中,

$$s_{p'} = \sqrt{\frac{\sum \dfrac{N_i^2 p_i(1-p_i)}{n_i}}{(\sum N_i)^2}} \tag{2}$$

式中 p' 为直接法求得的标准化率;$s_{p'}$ 为 p' 的标准误;u_α 为可信度为 $1-\alpha$ 时的标准正态(离)差,如取 95% 可信区间,$1-\alpha=0.95$,$\alpha=0.05$,$u_{0.05}=1.96$;取 99% 可信区间时,$u_{0.01}=2.58$。

N_i 为第 i 组的标准人口数;n_i 为样本中第 i 组的人口数;p_i 为样本中第 i 组的率。

例1 甲乙两煤矿的工人尘肺患病率资料见表1。以两矿各工龄组合并检查人数为标准,用直接法求得甲矿工人标准化患病率为 3.29%,乙矿为 1.88%。分别求两矿工人标准化患病率的 95% 可信区间。

表1 直接法标准化率 $s_{p'}$ 的计算

工龄(年)	标准人数 N_i	甲矿			乙矿		
		检查人数 n_i	患病率 p_i	$\dfrac{N_i^2 p_i(1-p_i)}{n_i}$	检查人数 n_i	患病率 p_i	$\dfrac{N_i^2 p_i(1-p_i)}{n_i}$
<5	15000	14000	0.0086	136.5743	1000	0.0020	449.1000
5~9	6000	4000	0.0420	362.1240	2000	0.0040	71.7120
≥10	4000	3000	0.1053	502.6039	1000	0.1170	1652.9760
合计	25000			1001.3022			2173.7880

$$甲矿\ s_{p'} = \sqrt{\frac{1001.3022}{(25000)^2}} = 0.13\%$$

$$乙矿\ s_{p'} = \sqrt{\frac{2173.7880}{(25000)^2}} = 0.19\%$$

今 $u_{0.05}=1.96$，甲矿 $p'=3.21\%$，乙矿 $p'=2.09\%$，则两矿标准化尘肺患病率 π' 的 95%可信区间：

甲矿$(3.21\%-1.96\times0.13\%,\ 3.21\%+1.96\times0.13\%)=(2.96\%,3.46\%)$

乙矿$(2.09\%-1.96\times0.19\%,\ 2.09\%+1.96\times0.19\%)=(1.72\%,2.46\%)$

总体间接法标准化率的区间估计

可按式(1)计算：$(p'-u_a s_{p'},\ p'+u_a s_{p'})$ (3)

当 r_i 服从二项分布时：$s_{p'}=P\times\dfrac{\sqrt{\sum r_i(1-p_i)}}{\sum n_i P_i}$ (4)

当 r_i 服从 Poisson 分布时：$s_{p'}=P\times\sqrt{\dfrac{\sum r_i}{(\sum n_i P_i)^2}}$ (5)

上式中 r_i 为被标准化组实际年龄别死亡数(或患病数)，n_i 为被标准化组年龄别人口数，p_i 为被标准化组实际年龄别死亡率(或患病率)，P_i 为标准组年龄别死亡率(或患病率)。

例 2　甲乙两煤矿的工人尘肺患病率资料见表 1. 以两矿各工龄组合并检查人数为标准，用间接法求得甲矿工人标准化患病率为 3.18%，求甲矿工人标准化患病率的 95%可信区间。

表 2　甲矿工人间接法标准化率 $s_{p'}$ 的计算

工龄(年)	检查人数 n_i	尘肺人数 r_i	患病率 p_i	$r_i(1-p_i)$	P_i	$n_i P_i$
<5	14000	120	0.0086	118.97	0.0081	113.8667
5~9	4000	168	0.0420	160.94	0.0293	117.3333
≥10	3000	316	0.1053	282.71	0.1083	324.75
合计	21000	604	0.0288	562.63 $\sum r_i(1-p_i)$	0.0292	555.95 $\sum n_i P_i$

本例 r_i 服从二项分布，$s_{p'}=3.18\%\times\dfrac{\sqrt{562.63}}{555.95}=0.14\%$

今 $u_{0.05}=1.96$，甲矿 $p'=3.18\%$，则甲矿标准化尘肺患病率 π' 的 95%可信区间：
甲矿$(3.18\%-1.96\times0.14\%,\ 3.18\%+1.96\times0.14\%)=(2.91\%,3.45\%)$

(曾令霞)

标准化死亡比的假设检验

　　标准化死亡比(或标准化发病比等),即某人群实际死亡数与预期死亡数之比。预期死亡数是按间接法标准化法计算出来的,即某被标准化人群各年龄组人口数与标准人群相应的年龄别死亡率乘积的总和。理论上,若被标准化人群死亡率与标准人群死亡率相等,则实际数与预期数相等,标准化死亡比为1,但由于抽样误差的影响,比值大多不为1,因而需要进行假设检验。

　　一些罕见事件的发生率,如恶性肿瘤的发病率或死亡率很低,而观察人口数又较多,一般认为服从 Poisson 分布。当比较某人群的恶性肿瘤死亡率与标准人群恶性肿瘤死亡率时,可用标准化死亡比的假设检验,直接查表 1 得 P 值。查表时,先从表中找到样本"实际数"(即某人群恶性肿瘤实际死亡数)所在的行,若算得的死亡比:

　　(1)在 $P=0.05$ 的上、下界之间,则 $P>0.05$;

　　(2)在 $P=0.01$ 下界与 0.05 下界,或 0.05 上界与 0.01 上界之间,则 $0.01<P<0.05$;

　　(3)小于 $P=0.01$ 下界或大于 $P=0.01$ 上界,则 $P<0.01$;

　　(4)恰等于某一上界或下界,则 P 恰等于相应的 P 值。

　　查出 P 值后,按所取检验水准做出推断结论。

表 1　Poisson 分布中实际数与预期数之比的界值表

实际数	下界		上界		实际数	下界		上界	
	0.01	0.05	0.01	0.05		0.01	0.05	0.01	0.05
1	0.135	0.180	199.600	39.530	12	0.497	0.573	2.430	1.940
2	0.216	0.277	19.420	8.260	13	0.510	0.585	2.330	1.880
3	0.273	0.342	8.880	4.850	14	0.522	0.596	2.250	1.830
4	0.318	0.391	5.950	3.670	15	0.533	0.606	2.180	1.790
5	0.353	0.428	4.630	3.090	16	0.543	0.616	2.110	1.750
6	0.383	0.459	3.900	2.730	17	0.552	0.625	2.060	1.720
7	0.409	0.485	3.430	2.490	18	0.561	0.633	2.010	1.690
8	0.431	0.508	3.110	2.320	19	0.569	0.640	1.970	1.660
9	0.450	0.527	2.880	2.180	20	0.577	0.647	1.930	1.640
10	0.467	0.544	2.690	2.080	21	0.584	0.654	1.900	1.620
11	0.483	0.559	2.550	2.000	22	0.591	0.660	1.870	1.600

续表

实际数	下界		上界		实际数	下界		上界	
	0.01	0.05	0.01	0.05		0.01	0.05	0.01	0.05
23	0.598	0.666	1.840	1.580	350	0.873	0.901	1.152	1.114
24	0.604	0.672	1.810	1.560	400	0.880	0.907	1.142	1.106
25	0.610	0.678	1.790	1.550	450	0.887	0.912	1.133	1.099
26	0.615	0.682	1.760	1.530	500	0.892	0.916	1.125	1.094
27	0.621	0.687	1.740	1.520	600	0.901	0.923	1.114	1.085
28	0.626	0.692	1.720	1.500	700	0.908	0.929	1.105	1.078
29	0.631	0.696	1.710	1.490	800	0.913	0.933	1.097	1.073
30	0.635	0.700	1.690	1.480	900	0.918	0.937	1.091	1.069
35	0.656	0.719	1.620	1.440	1000	0.922	0.940	1.086	1.065
40	0.674	0.734	1.560	1.400	1200	0.929	0.945	1.079	1.059
45	0.689	0.747	1.520	1.370	1400	0.934	0.949	1.072	1.055
50	0.702	0.758	1.490	1.350	1600	0.938	0.952	1.067	1.051
60	0.723	0.777	1.430	1.310	1800	0.941	0.955	1.063	1.048
70	0.740	0.791	1.390	1.280	2000	0.944	0.957	1.060	1.045
80	0.754	0.803	1.360	1.260	2500	0.950	0.962	1.053	1.040
90	0.766	0.814	1.330	1.240	3000	0.954	0.965	1.049	1.037
100	0.777	0.822	1.310	1.230	3500	0.958	0.967	1.045	1.034
120	0.794	0.836	1.281	1.206	4000	0.960	0.969	1.042	1.032
140	0.807	0.847	1.257	1.189	5000	0.964	0.973	1.037	1.028
160	0.818	0.857	1.238	1.175	6000	0.967	0.975	1.034	1.026
180	0.827	0.864	1.222	1.164	7000	0.970	0.977	1.031	1.024
200	0.835	0.871	1.209	1.154	8000	0.972	0.978	1.029	1.022
250	0.851	0.883	1.184	1.137	10000	0.975	0.981	1.026	1.020
300	0.863	0.893	1.166	1.124					

录自 Bailar JC：Significance factors for the ration of a Poisson Variable to its expectation，Biometrics，20：640，1964.

例 某县为产煤基地，为研究空气污染与肺癌的关系，调查得该区在 3 年内肺癌死亡人数为 20 人，而以全省同一时期的肺癌年龄别死亡率做标准，算出该区肺癌死亡的预期数为 15.8，标准化死亡比为 1.27。问该县肺癌死亡率与全省的肺癌死亡率有无差别？

本例中肺癌实际死亡数为 20，标准化死亡比为 1.27，查表得 $P > 0.05$，按 $\alpha = 0.05$ 水准，不拒绝 H_0，尚不能认为该县与全省的肺癌死亡率有差别。

（曾令霞）

两样本标准化率比较

比较两个内部构成不同的样本率有无差别,需要先计算它们的标准化率(见条目"标准化率"),再做两标准化率比较的 u 检验或 χ^2 检验。

$$u \text{ 检验} \quad u = \frac{|p'_1 - p'_2|}{s_{p'_1 - p'_2}} \tag{1}$$

$$s_{p'_1 - p'_2} = \sqrt{\sum N_i^2 p_{ci}(1 - p_{ci})(\frac{1}{n_{1i}} + \frac{1}{n_{2i}}) / (\sum N_i)^2} \tag{2}$$

式中 p'_1 与 p'_2 分别为用直接法求得的两个样本标准化率,$s_{p'_1 - p'_2}$ 为两样本标准化率之差的标准误。i 为各年龄组或工龄组,p_{ci} 为第 i 组两样本的合并率。n_{1i}、n_{2i} 分别为两样本第 i 组的人数,N_i 为第 i 组的标准人口数。

χ^2 检验 两样本标准化率比较的 χ^2 检验,其自由度为1,$\sqrt{\chi^2} = u$,故 χ^2 检验与 u 检验等价。

例 甲乙两矿直接法标准化尘肺患病率分别为 3.21% 与 2.09%,试根据表1资料,比较两标准化率有无差别。

表1 两样本标准化率比较时 $s_{p'_1 - p'_2}$ 计算表

工龄(年)	甲矿检查人数 n_{1i}	乙矿检查人数 n_{2i}	N_i	两矿合并尘肺人数	合并尘肺患病率 p_{ci}	$N_i^2 p_{ci}(1-p_{ci})\left(\frac{1}{n_{1i}} + \frac{1}{n_{2i}}\right)$
<5	14000	1000	15000	122	0.0081	1936.862
5~9	4000	2000	6000	176	0.0293	767.921
≥10	3000	1000	4000	433	0.1083	2060.184
合计			25000			4764.966

用甲乙两矿合并人口作标准人口,则两标准化率之差的标准误为:

$$s_{p'_1 - p'_2} = \sqrt{\frac{4764.966}{(25000)^2}} = 0.002761$$

$$u = \frac{|0.0321 - 0.0209|}{0.002761} = 4.056$$

查 u 界值表(附表1),得 $P < 0.01$,按 $\alpha = 0.05$ 水准,拒绝 H_0,说明甲乙两矿标准化尘肺患病率有差别。

(曾令霞)

假设检验

参数估计(estimation of parameter)和假设检验(hypothesis test)是统计推断的两个重要领域。通过样本统计量来估计总体参数,称为参数估计,参数估计又包括点值估计和区间估计;对所推断的总体参数或分布作出某种假设,假设样本对应的总体参数与某个已知总体参数相同,然后根据某样本统计量的抽样分布规律,判断样本信息是否支持这种假设,并对假设作出取舍抉择,这一过程称为假设检验,亦称显著性检验(signifi-cance test)。假设检验可帮助研究者通过样本信息来对总体的参数或分布作出决策。

(林爱华)

假设检验的基本思想及步骤

假设检验的目的之一是通过样本统计量的差别来推断总体参数是否相等。样本统计量的差别有两种可能:(1)完全由抽样误差引起,即总体参数相等,称为差别无统计学意义。(2)除了由抽样误差引起外,还由总体参数的差别引起,即总体参数不等,称为差别有统计学意义。通过假设检验的以下步骤可达到推断总体参数是否相等的目的。

1 建立假设和确定检验水准

建立假设前,先要明确分析目的要求。不同类型的资料,往往分析的指标也不同,如计量资料常作均数间的比较,计数资料常作率或构成比间的比较。现以例子说明其意义。

例 据大量调查得知健康成年男子脉搏的均数为 72 次/分,某医生随机调查了 25 名健康成年男子,其脉搏均数为 73.7 次/分,标准差为 6.0 次/分,能否认为此成年男子脉搏均数与一般成年男子脉搏均数有差别?

根据前面的两种可能,建立两个假设:(1)无效假设(null hypothesis)或称零假设,用

H_0 表示;(2)备择假设(alternative hypothesis)或称对立假设,用 H_1 表示。两者都是根据统计推断目的而提出的对总体参数或分布特征的假设。H_0 是从反证法的思想提出的,其假设为总体参数相等,H_1 的假设为总体参数不等,H_1 和 H_0 是相互联系且相互对立的一对假设。

本例的无效假设 H_0 为此成年男子的平均脉搏数(μ)与一般成年男子的平均脉搏数(μ_0)相等,即 $\mu = \mu_0$;备择假设 H_1 为此成年男子的平均脉搏数与一般成年男子的平均脉搏数不等,即 $\mu \neq \mu_0$,为双侧检验(two-sided test);如从专业知识已知一种方法的结果不可能低于或高于另一种方法的结果,宜用单侧检验(one-sided test)(详见后)。

检验水准(significance level)是指假设检验作统计推断时可容忍的犯第一类错误的概率,记为 α,在实际工作中常取 0.05。

现以常用的样本均数的比较为例,用符号表示如下:

样本均数(其总体均数为 μ)与已知的总体均数 μ_0 作比较:

	目的	H_0	H_1
双侧检验	是否 $\mu \neq \mu_0$	$\mu = \mu_0$	$\mu \neq \mu_0$
单侧检验	是否 $\mu > \mu_0$	$\mu = \mu_0$	$\mu > \mu_0$
	是否 $\mu < \mu_0$	$\mu = \mu_0$	$\mu < \mu_0$

两样本均数(其总体均数分别为 μ_1 与 μ_2)比较:

	目的	H_0	H_1
双侧检验	是否 $\mu_1 \neq \mu_2$	$\mu_1 = \mu_2$	$\mu_1 \neq \mu_2$
单侧检验	是否 $\mu_1 > \mu_2$	$\mu_1 = \mu_2$	$\mu_1 > \mu_2$
	是否 $\mu_1 < \mu_2$	$\mu_1 = \mu_2$	$\mu_1 < \mu_2$

2 选定检验方法,计算检验统计量

根据研究目的要求、设计类型、资料类型和样本含量大小选用适当的检验方法。统计学的检验方法很多,各种方法常用其相应的检验统计量来命名。上例研究目的为比较此 25 例成年男子的平均脉搏数与一般成年男子的平均脉搏数的差异,设计为样本均数与总体均数的比较,资料类型是连续型数值变量,样本量较小,医学知识已知脉搏的分布服从正态分布,故选用 t 检验,t 检验的统计量为 t 值,t 值服从 t 分布,本例 $\overline{X} = 73.7$,$S = 6.0$,$n = 25$,按公式,统计量 t 的当前值为:

$$t = \frac{73.7 - 72}{6.0/\sqrt{25}} = 1.417, \quad \nu = 25 - 1 = 24$$

3 确定 P 值,作出统计推断结论

P 值是指从 H_0 所规定的总体作随机抽样,由样本数据计算出相应检验统计量等于或大于现值的概率。

当 $P \leqslant \alpha$，表示在 H_0 成立的条件下，出现等于及大于现有检验统计量值的概率是小概率。按定义，小概率事件在一次抽样中是不大可能发生的，即现有样本信息不支持 H_0，因而拒绝 H_0，接受 H_1，故认为总体参数不等，样本统计量的差别有统计学意义；相反，如 $P > \alpha$，即现有样本信息支持 H_0，因而没有理由拒绝 H_0，此时不拒绝 H_0，故认为总体参数相等，样本统计量的差别无统计学意义。做出统计学推断结论主要有两种方法：

3.1 采用统计软件(如 SPSS、SAS)进行假设检验时，通常直接输出具体的 P 值。

如果 $P \leqslant \alpha$，则结论为：按所取的 α 检验水准拒绝 H_0，接受 H_1，认为差异有统计学意义(statistical significance)；

如果 $P > \alpha$，则结论为：按所取的检验水准不拒绝 H_0，认为差异无统计学意义(no statistical significance)，即拒绝 H_0 的证据不足，不拒绝 H_0。

3.2 确定 P 值的传统方法是：在事先规定的检验水准 α 下，通过自由度等其他信息，由书后附表查找某种抽样分布(如标准正态分布、t 检验)中的临界值(如 $Z/2$、$t/2$ 等)，然后采用样本检验统计量与之进行比较。

如果样本统计量绝对值 $\geqslant$ 临界值，则 $P \leqslant \alpha$，拒绝 H_0，接受 H_1，认为差异有统计学意义；

如果样本统计量绝对值 $<$ 临界值，则 $P > \alpha$，不拒绝 H_0，认为差异无统计学意义，即拒绝 H_0 的证据不足，不拒绝 H_0 假设。

过去在计算机比较少的情况下，通常采用 3.2 做出统计推断；现在为计算机时代，做出统计推断常采用 3.1。实际工作中只需采用这两种判断方法中的一种即可。

最后根据统计推断结果，结合相应的专业知识，给出一个专业的结论。

本例取 $\alpha = 0.05$，根据 $\nu = 24$，查 t 界值表(附表 2)得 $t_{0.05,24} = 2.064$，由现有样本信息计算得到的检验统计量 $t < t_{0.05,24}$，$P > 0.05$，按 $\alpha = 0.05$ 的水准，不拒绝 H_0，故可认为此成年男子的平均脉搏数与一般成年男子的平均脉搏数相等。

进行假设检验时应注意：(1)资料来源必须遵循严密的随机抽样设计。(2)选用的假设检验方法应符合其适用条件。(3)正确理解结论的统计学意义。结论中拒绝 H_0，接受 H_1，只是表示样本统计量的差别有统计学意义，有时习惯称为"显著"，不应误解为差别很大，或在医学上有显著的实用价值；反之，不拒绝 H_0，只是表示样本统计量的差别无统计学意义，习惯称为"不显著"，不应误解为差别不大，或肯定无差别。例如两样本均数作比较时，拒绝 H_0：$\mu_1 = \mu_2$，接受 H_1：$\mu_1 \neq \mu_2$，不应误解为 μ_1 与 μ_2 的差别很大；不拒绝 H_0，不应误解为 μ_1 与 μ_2 的相差不大或一定相等。(4)结论不能绝对化。因为是否拒绝 H_0，决定于被研究事物有无本质差异和抽样误差的大小，以及检验水准的高低。实际工作中，对同一问题选用 α 的大小往往有一定的灵活性。有时按 $\alpha = 0.05$ 的水准拒绝 H_0，而按 $\alpha = 0.01$ 的水准有可能不拒绝 H_0；再者，取同一检验水准，就现有样本不拒绝 H_0，但增加样本例数，由于减少了抽样误差，有可能拒绝 H_0。因此 P 接近 α 时，下结论要慎重。此外，统计推断的结论是具有概率性质的，无论拒绝 H_0 或不拒绝 H_0，都有可能发生错误，即第一类错误或第二类错误(详见后)。(5)报告结论时，应列出由样本算得的检验统计量值；注明采用的是单侧检验还是双侧检验，以及 α 的水准，没有特殊专业知识说明的情况下，一般应采用双侧检验；并写出 P 值的确切范围或具体的 P 值，如 $0.05 > P > 0.02$，以便读者按自选的检验水准作出结论。另外,还应强调,检验水准 α 值,单侧检验或双侧检验及其检验方法等,都应在设计阶段事先确定,而不能在统计分析阶段中随意更改。

(林爱华)

两类错误

由假设检验作出的推断结论可能发生两种错误:(1)拒绝了实际上是成立的 H_0,这叫第一类错误(type I error),即 I 型错误。如图1,设 $H_0:\mu=0$,$H_1:\mu>0$。若 μ 确实为 0,则 H_0 实际上是成立的,但由于抽样的偶然性,得到了较大的 t 值,如 $t \geqslant t_\alpha$,$P \leqslant \alpha$,则按所取检验水准 α 拒绝 H_0,接受 H_1,结论为 $\mu>0$,此推断当然是错误的。(2)不拒绝实际上是不成立的 H_0,这叫第二类错误(type II error),即 II 型错误。如图1,设 $H_0:\mu=0$,$H_1:\mu>0$。若 μ 确实大于 0,则 H_0 实际上是不成立的,但由于抽样的偶然性,得到了较小的 t 值,如 $t<t_\alpha$,$P>\alpha$,则按所取检验水准 α 不拒绝 H_0,而未拒绝 $\mu=0$ 的错误假设,此推断当然也是错误的。

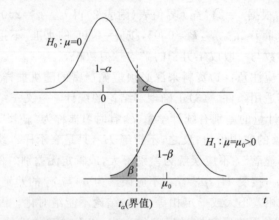

图 1 第一类错误与第二类错误示意图(以单侧检验为例)

第一类错误的概率用 α 表示,假设检验时,根据分析者的要求确定其大小,如确定 α $=0.05$,即第一类错误的概率为 0.05,理论上 100 次抽样中发生这样的错误有 5 次;第二类错误的概率用 β 表示,它只有与特定的 H_1 结合起来才有意义,但 β 值的大小一般难以确切估计,仅知当总体参数不变且样本含量确定时,α 愈小,β 愈大;反之 α 愈大,β 愈小。总结如表1。

表 1　两类错误的意义

真实情况	样本假设检验的结论	
	拒绝 H_0	不拒绝 H_0
H_0 正确	I 类错误 犯错误的概率为 α，即检验水准	推断正确
H_0 不正确	推断正确 正确的概率为 $1-\beta$，即检验功效	II 类错误 犯错误的概率为 β

　　α 和 β 可以根据分析要求适当控制。要同时减少 α 和 β，最有效的方法是增加样本含量；当样本含量确定后，虽然不能同时减少 α 和 β，但可以通过确定 α 值来控制 β。若要求重点在减少 α，一般取 $\alpha=0.01$；若要求重点在减少 β，一般取 $\alpha=0.05$，甚至 $\alpha=0.1$，因为 β 虽属未知，但在样本含量固定时，β 与 α 呈反比关系，因此 α 越大，β 越小。当然 α 亦可取其他水准，须视具体问题而定，不宜千篇一律。

（林爱华）

单双侧检验

　　在进行 t 检验时，如果我们的目的在于检验两个总体均数是相等（即 $\mu_1=\mu_2$）还是不相等（$\mu_1\neq\mu_2$），例如比较 A 药与 B 药的药效是否相等？就是说 A 药比 B 药好，或 A 药比 B 药差，都有可能。在这种情况下，只要 t 的绝对值大于 $t_{0.05,\nu}$，即可认为均数差别有统计学意义，统计上称这种检验为双侧检验。用图 1 来解释双侧检验的意义：自由度为 ν 时，$t_{0.05,\nu}$ 这个界限外的曲线下两侧面积分别为 0.025，两侧面积合计为 0.05。如果已知 A 药的药效不可能低于 B 药，比较 A 药的药效是否优于 B 药？这时无效假设为 $H_0:\mu_1=\mu_2$，备择假设为 $H_1:\mu_1>\mu_2$。因而，$t_{0.05,\nu}$ 的界限只需考虑一侧即可（右侧）；反之，如果已知甲组的均数不可能高于乙组，比较甲组的均数是否低于乙组？这时无效假设为 $H_0:\mu_1=\mu_2$，备择假设为 $H_1:\mu_1<\mu_2$。$t_{0.05,\nu}$ 的界限也只需考虑一侧即可（左侧），统计上称为单侧检验。见图 2。

　　单侧检验与双侧检验的关系：从图 2 可见，当 ν 一定时，单侧检验时的 $t_{0.05,\nu}$ 相当于双侧检验时的 $t_{0.10,\nu}$。以 $\nu=10$ 为例，单侧检验的 $t_{0.05,10}=1.812$，双侧检验的 $t_{0.05,10}=2.228$。如果算得的 $t=2.000$，则如为单侧检验结论为差别有统计学意义，而在双侧检验则差别无统计学意义。这是因为在同一 t 值的界限上，单侧检验的概率仅相当于双侧检

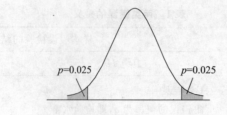

图 1 双侧检验 t 曲线下面积示意图

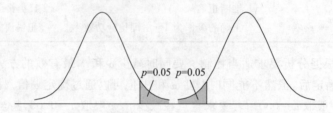

图 2 单侧检验 t 曲线下面积示意图

验概率的一半。因此,单侧检验比双侧检验更易得出差别有统计学意义的结论。如果医学专业知识能排除一侧的可能性,那么单侧检验效率更高。

因为对同一资料进行检验,往往双侧检验差别无统计学意义而单侧检验差别有统计学意义。如何选择单侧检验和双侧检验,完全取决于研究资料本身的性质和实验设计的规定,不能在取得资料之后,甚至已经算得 t 值以后再作主观选定。一般认为,如果没有充分的根据作单侧检验,还是应该作双侧检验,因为这时研究者并没有把握排除出现相反情况的可能性。如果本应作双侧检验而误用单侧检验,会导致发生第一类错误的可能性增加,即假阳性错误增加。我们作统计推断一般趋于保守和稳妥,因为假阳性结果危害更大,所以一般采用双侧检验为好。

(林爱华)

检验功效

拒绝不正确的 H_0 的概率,在统计学中称之检验功效(power of test),记为 $1-\beta$。检验功效的意义是:当两个总体参数间存在差异(如备择假设 $H_1 : \mu \neq \mu_0$ 成立时),所使用的统计检验能够发现这种差异(拒绝零假设 $H_0 : \mu = \mu_0$)的概率。一般情况下要求检验功效应在 0.8 以上。

当样本含量很小时,即使单组样本均数与某个已知总体均数相差很大或单组样本频率与某个已知总体频率相差很大,而且有较好的临床价值,如试验新药不仅起效快,而且有效率比已知总体常规药提高许多(如 15%),也可能获得较大的 P 值(即差异无统计学意义)。对于单组样本频率与某个已知总体频率相差如此之大,经假设检验后为什么会得出不拒绝 $H_0 : \pi = \pi_0$ 的结论呢?原来这与检验功效的影响因素有关。

下面以单组样本均数 Z 检验公式:

$$Z = \frac{\overline{X} - \mu_0}{\sigma / \sqrt{n}}$$

为例,分析影响检验功效的四个因素。

1 总体参数间差异越大,检验功效越大

总体参数间差异称为容许误差,在单组样本均数 Z 检验中,记容许误差 $\delta = \mu - \mu_0$。$|\delta|$ 越大,越有可能在抽样中获得较大差别的样本均数与某个已知总体均数的差值 $\overline{X} - \mu_0$。在其他条件相同的情况下,$|\delta|$ 越大,从概率意义上讲有 $|\overline{X} - \mu_0|$ 也越大,样本统计量 Z 越大,越有可能拒绝 H_0 得到样本均数与某个已知总体均数差别有统计学意义的结论。图 1 表明了其他条件相同情况下,若 $\delta_2 > \delta_1$ 情况下,便有 $(1 - \beta_2) > (1 - \beta_1)$。

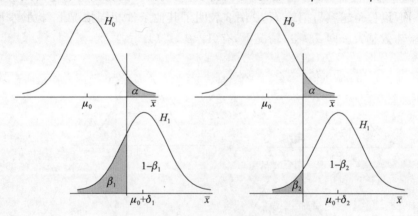

图 1   检验功效与总体均数间差异的关系

2 个体差异(总体标准差)越小,检验功效越大

总体个体差异越小,即总体标准差 σ 越小,从概率的意义上讲,样本标准差 S 越小。Z 检验公式中的分母 σ_X 就越小,样本统计量 Z 越大,越有可能拒绝 H_0 得到样本均数与某个已知总体均数差别有统计学意义的结论。图 2 表明了其他条件相同情况下,个体差异(总体标准差)越小,导致 σ_X 越小,最终导致了检验功效越大。

3 样本含量越大,检验功效越大

在单组样本均数 Z 检验中,样本例数 n 与 σ 呈反比。在其他条件相同的情况下,n 越大,S_X 越小,样本统计量 t 越大,越有可能拒绝 H_0 得到两总体间有差别的结论。同样见图 2。

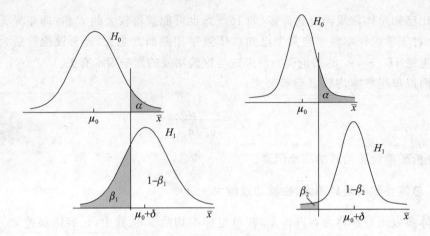

图 2   检验功效与标准误的关系

4   检验水准 α(即 I 类错误的概率)定得越大,检验功效越大

$\alpha=0.05$ 时的检验功效大于 $\alpha=0.01$ 时的检验功效。因为 α 定得越大,t 检验的检验界值越小,假设检验越容易拒绝 H_0。图 3 表明了其他条件相同情况下,检验水准 α 定得越大,检验功效越大。即 $\alpha_2 > \alpha_1$ 情况下,有 $(1-\beta_2) > (1-\beta_1)$。

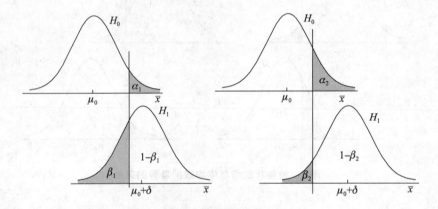

图 3   检验功效与检验水准 α 的关系

在以上影响检验功效的四个因素中,总体参数的差异 δ、总体标准差 σ、检验水准 α 通常是相对固定的,可以人为调整的因素主要是样本含量 n_1、n_2。所以如果检验功效不够大情况下,其中一个较好方法是增加样本含量。

(林爱华)

拟合优度检验

拟合优度检验(goodness of fit test)是关于"实际观测结果与理论期望结果一致"的拟合(或描述)效果的非参数假设检验。与一般显著性检验不同,拟合优度检验的结论不是简单的"否定"或"接受",而是对其检验对象拟合优度(即实际观测结果与理论期望结果接近程度)的度量。

设 $X_1, X_2, \cdots, X_n$ 是一随机样本,满足独立、同分布条件,其共同分布记为 F。拟合优度的检验就是检验无效假设 $H_0: F \in P_0$ 的方法,P_0 是具有特定性质的分布组成的分布族。备择假设可取作 $H_1: F \notin P_0$ 或 $H_1: F \in P_1$,$P_0 \cap P_1 = \phi$。

具体做法是首先确定两个分布 F_1 和 F_2 之间差异的度量函数 $m(F_1, F_2)$,该函数至少满足以下条件:

(1) $m(F_1, F_2) = 0 \Leftrightarrow F_1 \equiv F_2$;

(2) $m(F_1, F_2) \geqslant 0$,其值越大,F_1 与 F_2 间差异越大。

这里的 m 不一定是距离。以 F_n 记样本 $X_1, X_2, \cdots, X_n$ 的经验分布,选取 $F^* \in P_0$,使其满足:

$$m(F_n, F^*) = \min_{F \in P_0} m(F_n, F) \qquad (1)$$

记 $S = S(X_1, X_2, \cdots, X_n) = m(F_n, F)$。在假设 H_0 成立的条件下,求出 S 的渐近分布或精确分布。对给定显著性水平 α,由 S 的渐近分布或精确分布求出 $\xi(\alpha)$,使得:

$$P(S \geqslant \xi(\alpha) | H_0) \geqslant \alpha \qquad (2)$$

当由样本按式(1)计算的 $S > \xi(\alpha)$,则在显著性水平 α 下,拒绝 H_0;当 $S \leqslant \alpha$ 时,不拒绝 H_0,认为用给定分布族中的分布拟合观察数据是可以接受的。α 常取 0.1 与 0.3 之间的值,α 越小,拒绝 H_0 的根据越充分;α 越大,认可所选分布的理由越充分。

1900 年 Karl Pearson 提出的 χ^2 检验法是拟合优度检验中检验"总体分布为某一指定的分布"最常用的一种方法。不管总体的分布是什么类型,χ^2 检验法都可以用。其在列联表相互独立性检验,以及有限个总体具有同一分布的检验中效果很好。对于连续型的随机变量,1933 年 Kolmogorov 提出的 D_n 检验法及由此衍生出的若干类型的通用统计量的检验法,效果比 χ^2 检验法好。柯尔莫哥诺夫—斯米尔诺夫检验(Kolmogorov-Smirnov Test,简称 K—S 检验)也是用来检验一组样本观测结果的经验分布同某一指定的理论分布之间是否一致的拟合优度检验。针对诸如正态分布、指数分布、均匀分布等常见分布,亦有诸如偏度检验、峰度检验、Cramer-Von Mises 检验等专用统计量可以用来进行针对性检验,效度更高。下面只就其中一种方法给出具体实例。

例 某地 101 名 30～49 岁健康男子血清总胆固醇值(mmol/L)测定结果频数分布如表 1 第(1)、(2)栏,将该资料按正态分布处理,试用 K—S 检验考察拟合优度。（K—S 检验的基本思路为:将顺序分类数据的理论累积频率分布同观测的经验累积频率分布加以比较,求出它们最大的偏离值,然后在给定的显著性水平上检验这种偏离值是否属于偶然出现的。）

表 1 某地 101 名 30～49 岁健康男子血清总胆固醇值正态性检验

胆固醇值(mmol／L) (1)	频数 (2)	累计频数 (3)	累计频率 (4)	u (5)	理论频率 (6)	频率差的绝对值 (7)＝|(4)－(6)|
2.50～3.00	1	1	0.0099	－1.97	0.0244	0.0145
3.00～3.50	8	9	0.0891	－1.40	0.0808	0.0083
3.50～4.00	9	18	0.1792	－0.83	0.2033	0.0241
4.00～4.50	23	41	0.4059	－0.27	0.3936	0.0123
4.50～5.00	25	66	0.6535	0.30	0.6179	0.0356
5.00～5.50	17	83	0.8218	0.87	0.8078	0.0140
5.50～6.00	9	92	0.9109	1.43	0.9236	0.0127
6.00～6.50	6	98	0.9703	2.00	0.9772	0.0069
6.50～7.00	2	100	0.9901	2.57	0.9949	0.0048
7.00～7.50	1	101	1.0000	3.13	0.9991	0.0009

H_0:实际分布服从正态分布

H_1:实际分布不服从正态分布

$\alpha=0.20$

①计算样本的累计频数与累计频率,见第(3)、(4)列。

②计算样本均数和标准差,结果为:$\bar{x}=4.735$mmol/L,$S=0.882$mmol/L。

③将 $\bar{x}$ 与 S 代入下式求得第(5)列,X 为相应组段的上限值。

④$u=\dfrac{X-\bar{x}}{S}$。

⑤由正态分布表查出对应于各个 u 值的理论累计频率,见第(6)列。

⑥计算样本的实际累计频率与理论累计频率之差,并取绝对值。见第(7)列。

取第(7)列中最大者为 D,与 D 界值表(附表 5)作比较,超过相应界值时判定差别有统计学意义。

样本含量 $n>40$ 时,取 $D_{0.20}=1.0730/\sqrt{n}$,$D_{0.10}=1.2239/\sqrt{n}$,$D_{0.05}=1.3581/\sqrt{n}$,…。本例 $n=101$,求得第(7)列中最大者:$D=0.0356$,而 $D_{0.20}=0.1068$,故 $P>0.20$。不拒绝

H_0,将该资料依照正态分布处理是可行的。

拟合优度检验也可用在回归模型中。一旦一个模型被拟合出来,模型的拟合优度就可以通过多种方法来检验。如方差分析,残差的正态性检验的 Q-Q 图来看一个模型的拟合好坏。对于多元回归模型,如果有 k 个自变量,那么就可能出现 2^k 个模型。为了得到较合适的模型,引入决定系数来衡量模型的拟合程度以进行比较。决定系数是回归分析中重要的统计量,定义为回归平方和与总平方和之比,记为 R^2,$R^2 = \dfrac{SS_{回归}}{SS_{总}} = 1 - \dfrac{SS_{残差}}{SS_{总}}$,$0 \leqslant R^2 \leqslant 1$。这个数值反映了自变量对回归效果的贡献,一个好的回归模型体现在回归平方和与总平方和的接近程度也即 $SS_{残差}$ 越小越好以使 R^2 接近于 1,所以决定系数反映了一个回归模型的拟合效果。为了使这一指标还能反映自变量个数对回归模型的影响,需要调整 R^2,记为 $\tilde{R}^2$,$\tilde{R}^2 = 1 - \dfrac{SS_{残差}/(n-k-1)}{SS_{总}/(n-1)}$。此外,Mallows' C_p 统计量通过对各个模型在 n 个观测点的预测效果,也可以用来量化、检验模型的拟合优度。

(张晋昕　周倩)

似然比检验

似然比检验亦称概率比检验、广义似然比检验或最大似然比检验,由 Neyman 和 Pearson 提出,它是一种寻求检验方法的通用法则,适用范围极广,可用于选入或剔除因素,当样本量 n 较大时,否定域往往相当好(即犯第二类错误的概率比较小),一般而言,其稳健性优于得分检验,效度优于 Wald 检验。

以似然比做检验统计量的统计检验,其一般程序为:(1)提出基本假设 H_0,明确备择假设 H_1;(2)规定检验的显著性水平 α;(3)构造检验统计量似然比 λ,选择适当常数 λ_0,使在 H_0 成立的条件下,给出否定域;(4)搜集必要的统计数据(样本)并作出统计推断。

似然比检验的基本思想如下:设已知分布总体的密度函数形式且标志着总体分布的参数 θ 在 Θ 集合内取值,要检验的假设为 $H_0: \theta \in \Theta_0$,其中 Θ_0 为 Θ 的一个真子集,备择假设为 $H_1: \theta \in \Theta - \Theta_0$,又,对于子样 $(X_1, \cdots, X_n)$ 的似然函数为 $L(\theta)$。当 θ 在 Θ_0 内变动时,$L(\theta)$ 有一个最大值 $\max\limits_{\theta \in \Theta_0} L(\theta)$,$\hat{\theta}_0$ 是在原假设下的极大似然估计量。当 θ 在 Θ 内变动时,$L(\theta)$ 有一个最大值 $\max\limits_{\theta \in \Theta} L(\theta)$,$\hat{\theta}$ 是在对立假设下的极大似然估计量。它们都是子样 $(X_1, \cdots, X_n)$ 的观察值 $(x_1, \cdots, x_n)$ 的函数。把这两个最大值中的 $(x_1, \cdots, x_n)$ 用 $(X_1, \cdots, X_n)$ 代

替后,得到两个统计量。这两个统计量的比值:

$$\lambda = \frac{\max\limits_{\theta \in \Theta_0} L(\theta)}{\max\limits_{\theta \in \Theta} L(\theta)} = \frac{L(\hat{\theta}_0)}{L(\hat{\theta})}, \quad 0 \leqslant \lambda \leqslant 1 \tag{1}$$

也是一个统计量。称它为最大似然比。

由(1)式可以看出:

(1)两似然函数值之比值 λ 只是样本观察值的函数,不包含任何未知参数。

(2)$0 \leqslant \lambda \leqslant 1$。因为似然函数值不会为负;$\lambda$ 的分母为 θ 在 Θ 内变动时似然函数的极大值,分子则是 θ 在 Θ_0 内变动时似然函数的极大值,分母不会小于分子。

(3)直观上可以用 λ 来量化要检验的假设 $H_0 : \theta \in \Theta_0$ 的可靠程度:当 λ 较小时,$\theta \in \Theta_0$ 不太可靠;相反,当 λ 较大接近于 1 时,则 $\theta \in \Theta_0$ 比较可靠。因此,可以用子样空间内由不等式 $\lambda < \lambda_0$(λ_0 为一个正的常数)定出的区域作为否定域 D。即要求:

$$P_\theta((X_1, \cdots, X_n) \in D) \leqslant \alpha, \quad \theta \in \Theta_0 \tag{2}$$

成立。λ_0 应取得使:

$$P_\theta(\lambda < \lambda_0) \leqslant \alpha, \quad \theta \in \Theta_0 \tag{3}$$

要确定 λ 的界值 λ_0,必须知道当 H_0 成立时 λ 的分布。当不了解 λ 的分布或者它的分布太复杂时,就难以确定其界值 λ_0,此时可用下述统计原理:当样本含量 n 较大时,$-2\ln\lambda$(本书中用符号 G 表示)近似 χ^2 分布,甚至 n 较小时,这种近似的程度也是相当满意的;待检验参数有 k 个时,G 近似 $\chi^2(k)$ 分布。基于上述原理,统计中广泛应用对数似然比检验,通过计算统计量 G,按 χ^2 分布处理,不但计算方便,而且只要自由度大于 1,就不必考虑理论频数大小的问题。

例 1 对 15 位患有高血压的病人进行心脏舒张压检测,分别观测其服用某种新药两小时前后的血压。假定样本由随机抽样取得,并且服从均值 δ 与标准差 σ 均未知的正态分布。要检验该新药对血压是否有一定疗效,原假设为 $H_0 : \delta = 0$,对立假设即为 $H_1 : \delta \neq 0$。似然函数是:

$$L(\delta, \sigma) = \frac{1}{(2\pi)^{n/2} \sigma^n} \exp\left[-\frac{1}{2\sigma^2} \sum_{i=1}^n (x_i - \delta)^2\right]$$

n 是样本量,$x_i (i = 1, 2, \cdots, n)$ 是用药前后血压的差值。通过样本观测值可以算出:

$$L(\delta, \sigma) = \frac{1}{(2\pi)^{15/2} \sigma^{15}} \exp\left[-\frac{1}{2\sigma^2} (15\delta^2 + 278\delta + 2327)\right]$$

计算得出 $L(\hat{\delta}, \hat{\sigma}) = L(-9.27, 8.32)$,在原假设成立时,$L(0, \hat{\sigma}_0) = L(0, 12.46)$。于是 $-2\ln\lambda = -2\ln\left[\dfrac{L(0, \hat{\sigma}_0)}{L(\hat{\delta}, \hat{\sigma})}\right] = 12.10$。可以看出原假设对参数只有一个约束条件,因此自由度为 1。在 χ^2 界值表(附表 4)中查得估计的 P 值小于 0.001。故结论为:新药有效。

本题旨在给出常用的正态总体似然比检验的方法,其实此处似然比检验相当于 t 检验,可以证明 t 检验的结果与似然比检验的结果一致。

例 2　设有 X,Y,Z 三个离散型随机变量,与此对应的有一个三维列联表 $r\times c\times t$。作 n 次观测,在 (i,j,k) 格的观测频数为 n_{ijk},$i=1,\cdots,r$;$j=1,\cdots,c$;$k=1,\cdots,t$。观测值落入 (i,j,k) 格的概率为 p_{ijk}。$n_{ijk}(i=1,\cdots,r;j=1,\cdots,c;k=1,\cdots,t)$ 服从多项分布,其概率密度为:

$$\frac{n!}{\prod\limits_{i=1}^{r}\prod\limits_{j=1}^{c}\prod\limits_{k=1}^{t}n_{ijk}!}\cdot\prod\limits_{i=1}^{r}\prod\limits_{j=1}^{c}\prod\limits_{k=1}^{t}p_{ijk}^{n_{ijk}}$$

由于 $\sum\limits_{i=1}^{r}\sum\limits_{j=1}^{c}\sum\limits_{k=1}^{t}p_{ijk}=1$,所以参数空间:

$$\Theta=\{p_{ijk}:i=1,\cdots,r;j=1,\cdots,c;k=1,\cdots,t;p_{ijk}\geqslant 0,\sum\limits_{i=1}^{r}\sum\limits_{j=1}^{c}\sum\limits_{k=1}^{t}p_{ijk}=1\}$$

中独立参数只有 $r\cdot c\cdot t-1$ 个,p_{ijk} 的极大似然估计为:$\hat{p}_{ijk}=n_{ijk}/n$。

现给定 Z,考察 X 和 Y 是否相互条件独立。

若条件独立性成立,则有:

$$P(X=i,Y=j|Z=k)=P(X=i|Z=k)\cdot P(Y=j|Z=k)$$

从而有:

$$p_{ijk}=\frac{p_{i\cdot k}\cdot p_{\cdot jk}}{p_{\cdot\cdot k}}$$

其中 $p_{i\cdot k}$,$p_{\cdot jk}$ 和 $p_{\cdot\cdot k}$ 分别是 (X,Z),(Y,Z) 和 Z 边缘分布,由此推得,条件独立性成立时,p_{ijk} 的极大似然估计为:

$$\frac{\hat{p}_{i\cdot k}\cdot\hat{p}_{\cdot jk}}{\hat{p}_{\cdot\cdot k}}=\frac{n_{i\cdot k}\cdot n_{\cdot jk}}{n\cdot n_{\cdot\cdot k}}$$

则该检验问题的似然比统计量为:

$$\lambda=\frac{\prod\limits_{i=1}^{r}\prod\limits_{j=1}^{c}\prod\limits_{k=1}^{t}\left(\frac{n_{i\cdot k}\cdot n_{\cdot jk}}{n\cdot n_{\cdot\cdot k}}\right)^{n_{ijk}}}{\prod\limits_{i=1}^{r}\prod\limits_{j=1}^{c}\prod\limits_{k=1}^{t}\left(\frac{n_{ijk}}{n}\right)^{n_{ijk}}}$$

原假设成立时,$-2\ln\lambda$ 的极限分布为 $\chi^2(t(r-1)(c-1))$,在 $-2\ln\lambda\geqslant\chi^2_{1-\alpha}(t(r-1)(c-1))$ 时,即在

$$2\sum\limits_{i=1}^{r}\sum\limits_{j=1}^{c}\sum\limits_{k=1}^{t}n_{ijk}\cdot\ln\frac{n_{\cdot\cdot k}\cdot n_{ijk}}{n_{i\cdot k}\cdot n_{\cdot jk}}\geqslant\chi^2_{1-\alpha}(t(r-1)(c-1))$$

的时候,拒绝原假设。

就表 1 分析甲、乙两医院乳腺癌患者接受手术治疗后,5 年生存率之差别是否有统计意义。

表 1 甲、乙两医院乳腺癌手术后的 5 年生存率

腋下淋巴结转移	甲医院			乙医院		
	病例数	生存数	生存率(%)	病例数	生存数	生存率(%)
无	45	35	77.77	300	215	71.67
有	710	450	63.38	83	42	50.60
合计	755	485	64.24	383	257	67.10

这里,腋下淋巴结情况定义为变量 Z,就治医院及患者术后生存状况为 X 与 Y。代入上式,$\chi^2 = 5.78$,小于界值 $\chi^2_{(0.05,2)}$,$P > 0.05$,故 X 和 Y 相互独立,可以认为患者选择不同医院接受乳腺癌手术治疗,其 5 年生存率居于相同水平。

在原假设与对立假设都是简单假设的前提下,Neyman-Pearson 引理证明似然比检验在任何水平下都是最有效的。许多常见的检验都是由似然比或似然比的函数作统计量检验,如正态参数的 F 检验、t 检验、u 检验等。

(张晋昕　周　倩)

得分检验

得分检验(score test)又称梯度检验,一般用于筛选因素。其优点是不必求出未被引入的因素所对应参数 β 的估计值,就可判断是否应将该候选因素引入模型;其缺点是稳健性稍差,常不如似然比检验。

设已建立 p 个因素的模型,参数 β 的估计向量为 $B = (b_1, b_2, \cdots, b_p)$,该向量的方差—协方差矩阵为 V,是信息矩阵的逆矩阵。检验模型内参数向量 β 固定的条件下,增加第 k 个因素时,其对应参数 β_k 是否为 0。

H_0:模型内参数向量 β 固定,候选因素参数 $\beta_k = 0$

H_1:β 固定,$\beta_k \neq 0$

得分检验的统计量为:

$$u = s'(\tilde{\beta}) V s(\tilde{\beta}) \tag{1}$$

其基本思想是:设未加任何约束条件时在 $\hat{\beta}$ 处取得极大似然函数值,得分函数 $s(\beta)$ 的值在此处与 $s(0)$ 有最大差别,$s(0)$ 是参数向量为零向量时得分函数的值。如果事实上

H_0。不成立，则似然函数中 $\tilde{\beta}$ 取代 $\hat{\beta}$ 后，$s(\tilde{\beta})$ 仍会与 $s(0)$ 有显著差别。式(1)定义的统计量 u 可用来描述差别的程度。将模型参数 β 的估计值 $b_1, b_2, \cdots, b_p$ 及 $\beta_k = 0$ 代入式(1)，若结论是 u 小于相应界值($P < \alpha$)，则拒绝原假设，考虑将候选因素引入模型，否则不引入。

拉奥得分检验(Rao score test，简称 R－S 检验)是得分检验中常见的一种，设由 n 个观察值 $X_1, X_2, \cdots, X_n$ 组成的随机样本来自密度函数为 $f(X;\theta)$ 的总体，其中 θ 为 r 维未知参数向量。令 $L(X,\theta) = \prod\limits_{i=1}^{n} f(x_i, \theta)$，则得分函数为：

$$S(\theta) = [s_1(\theta), \cdots, s_r(\theta)]', \quad s_j(\theta) = \frac{1}{F}\frac{\partial L}{\partial \theta_j}, \quad j = 1, 2, \cdots, r \tag{2}$$

信息矩阵定义为：

$$I(\theta) = [i_{jk}(\theta)], \text{其中 } i_{jk}(\theta) = E(s_j(\theta)s_k(\theta)) \tag{3}$$

只讨论简单假设情形，设 R－S 检验的原假设 $H_0: \theta = \theta_0$，则 R－S 检验统计量为 $u = S(\theta_0)'[I(\theta_0)]^{-1}S(\theta_0)$。这个统计量渐进地服从 $\chi^2(r)$ 分布，r 为此分布的自由度。

（张晋昕　周　倩）

样本率与总体率比较

样本率(p)与总体率(π)比较的目的是推断样本率所代表的总体率与某个总体率(π_0)是否相等。比较时所采用的假设检验方法根据资料的不同而不同：①样本含量 n 较大，样本率的频数分布近似正态分布，$n\pi_0 \geq 5$ 且 $n(1-\pi_0) \geq 5$ 时，可用 u 检验或 χ^2 检验；②当样本率的频数分布不能服从近似正态分布，π_0 接近 0 或 1，或 π_0 很小时，可采用二项分布或 Poisson 分布的原理进行处理。

1 u 检验

H_0：样本率与所代表的总体率与某总体率相同($\pi = \pi_0$)

H_1：样本率与所代表的总体率与某总体率不同($\pi \neq \pi_0$)

$\alpha = 0.05$

计算统计量：$u = \dfrac{|p - \pi_0|}{\sqrt{\dfrac{\pi_0(1-\pi_0)}{n}}}$

p 为样本率，$p = x/n$，x 为样本阳性数，n 为样本量，π_0 为某总体率。若 $u \geq 1.96$，则

$P \leqslant 0.05$，结论为样本率与某总体率的差异不是抽样误差引起的，可能是本质上的差异；若 $u < 1.96$，则 $P > 0.05$，结论为样本率与某总体率的差异可能是由抽样误差引起的，本质上无差异。

2　χ^2 检验

$$H_0 : \pi = \pi_0$$
$$H_1 : \pi \neq \pi_0$$
$$\alpha = 0.05$$

计算理论频数：$T = n\pi_0$（阳性理论频数）
$$T = n(1 - \pi_0)\text{（阴性理论频数）}$$

计算统计量：$\chi^2 = \sum \dfrac{(A - T)^2}{T}$

A 为样本实际频率，若 $\chi^2 \geqslant \chi^2_{0.05, \nu}$（$\nu$ 为自由度），则 $P \leqslant 0.05$，结论为样本率与某总体率的差异不是抽样误差引起的，可能是本质上的差异；若 $\chi^2 < \chi^2_{0.05}$，则 $P > 0.05$，结论为样本率与某总体率的差异可能是由抽样误差引起的，本质上无差异。

（党少农）

两样本率比较

两样本率（p_1 和 p_2）比较的目的是推断两样本率所代表的两总体率（π_1 和 π_2）是否相等。常用的方法有：χ^2 检验、u 检验、对数似然比检验等。

1　χ^2 检验

该方法适用广泛，两个样本率可以列成如下四格表进行 χ^2 检验。

组别	阳性数	阴性	合计
A	a	b	$a+b$
B	c	d	$c+d$
合计	$a+c$	$b+d$	n

χ^2 检验的基本步骤：①建立假设：$H_0 : \pi_1 = \pi_2$；$H_1 : \pi_1 \neq \pi_2$；②确定检验水准：$\alpha = 0.05$；③计算检验统计量和自由度：

$$\chi^2 = \sum \frac{(A-T)^2}{T} \text{ 或 } \chi^2 = \frac{(ad-bc)^2 n}{(a+b)(c+d)(b+d)(a+c)}$$

自由度：$\nu = (R-1)(C-1)$

上式中，A 为实际观察频数，T 为理论频数，$T = n_R n_C / n$，n 为两样本的总例数，n_R 为所求理论频数所在的行的合计数，n_C 为所求理论频数所在的列的合计数，a,b,c,d 为四个格子的实际观察频数；④确定 P 值得出结论：若 $\chi^2 \geqslant \chi^2_{0.05,\nu}$，则 $P \leqslant 0.05$，两样本率的差异不是抽样误差引起的，可能是本质上的差异；若 $\chi^2 < \chi^2_{0.05,\nu}$，则 $P > 0.05$，结论为两样本率的差异可能是由抽样误差引起的，本质上无差异。

2　χ^2 值的连续性校正

χ^2 分布是一种连续型分布，而四格表中的资料属离散型分布，由此得到的 χ^2 统计量的抽样分布也是离散的。为改善 χ^2 统计量分布的连续性，英国统计学家 Yates F.(1934)提出 χ^2 公式的连续性校正(continuity correction)，即 Yates 校正。一般认为当总例数 n 较少，$1 < T < 5$ 时，χ^2 值校正的意义比较大；而当 $n < 40$ 或 $T < 1$ 时，宜选择确切概率法。χ^2 连续性校正的公式如下：

$$\chi^2 = \sum \frac{(|A-T|-0.5)^2}{T} \text{ 或 } \chi^2 = \frac{(|ad-bc|-n/2)^2 n}{(a+b)(c+d)(b+d)(a+c)}$$

3　u 检验

当两样本含量均比较大时，且分布服从近似正态分布，可采用 u 检验，其基本步骤为：(1)建立假设：$H_0 : \pi_1 = \pi_2$；$H_1 : \pi_1 \neq \pi_2$；(2)确定检验水准：$\alpha = 0.05$；(3)计算检验统计量：

$$u = \frac{|p_1 - p_2|}{\sqrt{p_c(1-p_c)(\frac{1}{n_1} + \frac{1}{n_2})}}, \quad p_c = \frac{x_1 + x_2}{n_1 + n_2}$$

上式中，p_1 和 p_2 为两样本率，p_c 为两样本率的合并率；(4)确定 P 值得出结论：若 $u \geqslant 1.96$，则 $P \leqslant 0.05$，两样本率的差异不是抽样误差引起的，可能是本质上的差异；若 $u < 1.96$，则 $P > 0.05$，结论为两样本率的差异可能是由抽样误差引起的，本质上无差异。

（党少农）

多个样本率的比较

多个样本率的比较是指比较两个及以上两分类总体率的差异是否具有统计学意义。在这种情况下形成 $R \times 2$ 表,见表1,进行 $R \times 2$ 表资料的 χ^2 检验。

表 1 多个样本率的比较

样本	阳性数	阴性	合计
A	A_1	$n_{R1} - A_1$	n_{R1}
B	A_2	$n_{R2} - A_2$	n_{R2}
C	A_3	$n_{R3} - A_3$	n_{R3}
合计	n_{C1}	n_{C2}	n

基本步骤为:(1)建立假设:$H_0 : \pi_1 = \pi_2 = \pi_3$;$H_1 : \pi_1 , \pi_2 , \pi_3$ 不全相等;(2)确定检验水准:$\alpha = 0.05$;(3)计算检验统计量和自由度:

$$\chi^2 = \sum \frac{(A - T)^2}{T} \text{ 或 } \chi^2 = \left(\sum \frac{A^2}{n_R n_C} - 1 \right) n$$

自由度:$\nu = (R-1)(C-1)$

上式中,A 为实际观察频数,T 为理论频数,$T = n_R n_C / n$,n 为多个样本的总例数,n_R 为实际频数 A 所在的行的合计数,n_C 为实际频数 A 所在的列的合计数;(4)确定 P 值得出结论:若 $\chi^2 \geqslant \chi^2_{0.05, \nu}$,则 $P \leqslant 0.05$,多个样本所代表的总体率不全相同,有必要进一步进行两两比较;若 $\chi^2 < \chi^2_{0.05, \nu}$,则 $P > 0.05$,结论为多个样本率的差异可能是由抽样误差引起的,本质上无差异。

(党少农)

多个样本率的两两比较

进行多个样本率比较时,若拒绝原假设,只能说明多个样本所代表的总体率不全相同,因此,有必要进一步进行多个样本率的两两比较。常用的方法有 Bonferroni 法和 χ^2 分割法,其中以 Bonferroni 法最为常用。该方法的基本思想是根据重复检验的次数重新规定检验水准 α',将犯 I 类错误的总概率控制在 0.05 的水平上。

Bonferroni 法的基本步骤为:(1)先对需要比较的行×列表资料进行分割,变成多个四格表;(2)对每个四格表进行 χ^2 检验;(3)采用 $\alpha' = \dfrac{\alpha}{比较次数}$ 计算调整的检验水准,其中 α 为事先确定的水准(通常为 0.05);(4)以调整 α' 作为检验水准,决定差异有无统计学意义。

通常有两种情况:

(1)多组间的两两比较。k 组样本间,任两组均进行比较时,比较次数为 $k(k-1)/2$,检验水准 α' 为:$\alpha' = \dfrac{\alpha}{k(k-1)/2}$。

(2)实验组与同一个对照组的比较。在 k 组样本中,指定对照组与其余各组比较时,比较次数为 $k-1$,检验水准 α' 为:$\alpha' = \dfrac{\alpha}{k-1}$。

例　为比较三种药物治疗某病的效果,将 254 名病人分成三组,分别接受三种药物,结果见表1,问三种药物治疗的有效率有无差别?

表 1　三种药物疗效的比较

药物	有效	无效	合计	有效率(%)
A	51	49	100	51.0
B	35	45	80	43.8
C	59	15	74	79.7
合计	145	109	254	57.1

以上资料经 χ^2 检验,结果为:$\chi^2 = 22.81$,$\nu = 2$,$P < 0.05$,在 $\alpha = 0.05$ 的检验水准下,拒绝 H_0,接受 H_1,认为三种药物治疗的有效率有差别。有必要进行两两比较,采用 Bonferroni 法,调整的检验水准 $\alpha' = \dfrac{\alpha}{3(3-1)/2} = 0.0167$。两两比较结果见表2。

表 2　三种药物疗效的两两比较

对比组	有效率对比(%)	χ^2	P
$A-B$	51.0 和 43.8	0.94	>0.0167
$A-C$	51.0 和 79.7	20.93	<0.0167
$B-C$	43.8 和 79.7	15.10	<0.0167

结论：A 药与 B 药比较，有效率没有显著性差别；A 药与 C 药比较，有效率有显著性差别；B 药与 C 药比较，有效率有显著性差别。

（党少农）

行×列表的关联性分析

行×列表（$R \times C$ 表）的关联性分析目的是推断两因素间有无关联关系（association）。常用 χ^2 检验。为了进一步确定关联的密切程度，常用 Pearson 列联系数、Cramer 氏 V 系数等指标来说明。χ^2 检验可用下列公式：

$$\chi^2 = \sum \frac{(A-T)^2}{T} \ \text{或} \ \chi^2 = (\sum \frac{A^2}{n_R n_C} - 1)n$$

$$\text{自由度：} \nu = (R-1)(C-1)$$

上式中，A 为实际观察频数，T 为理论频数，$T = n_R n_C / n$，n 为多个样本的总例数，n_R 为实际频数 A 所在的行的合计数，n_C 为实际频数 A 所在的列的合计数。当拒绝 H_0，说明行变量和列变量有关联。

在上述 χ^2 检验的基础上，可计算列联系数来衡量关联的密切程度。列联系数的值在 0、1 之间，1 表示完全相关，0 表示完全独立，愈近于 1，说明关系愈密切。常用的列联系数如下：

$$\text{Pearson 列联系数：} P = \sqrt{\frac{\chi^2}{n + \chi^2}}$$

$$\text{Cramer 氏 V 系数：} V = \sqrt{\frac{\chi^2}{n \cdot \min(R-1, C-1)}}$$

上式中，χ^2 为 $R \times C$ 表计算的 χ^2 值，n 为样本含量，$\min(R-1, C-1)$ 表示（行数－1）与（列数－1）中的较小值。

例 1　为了解不同民族血型分布情况，调查了 484 名不同民族人群的血型，获得的资料见表1,问民族与血型是否有关联?

表1　不同民族受检者的血型分布

民　族	血型				合　计
	A	B	O	AB	
汉　族	60	70	45	100	275
回　族	43	32	19	31	125
满　族	19	23	22	20	84
合　计	122	125	86	151	484

本例是484名不同民族的人群构成一个样本,其中每个观察单位调查两个变量,一是民族,二是血型,然后用这两个变量形成双向分类的列联表,目的是推断两个变量之间有无关系。

(1)推断关联性

H_0:民族与血型无关

H_1:民族与血型有关

$\alpha = 0.05$

利用 χ^2 检验公式,计算统计量:$\chi^2 = 15.35$,$\nu = 6$,$P < 0.05$,在 $\alpha = 0.05$ 的检验水准下,拒绝 H_0,接受 H_1,可认为民族与血型有关联性。

(2)确定关联程度

列联系数:$P = \sqrt{\dfrac{15.35}{484 + 15.35}} = 0.175$

Cramer 氏 V 系数:$V = \sqrt{\dfrac{15.35}{484 \times 2}} = 0.126$

(党少农)

配对分类资料的比较

配对分类资料是指对同一样本的每一观察单位分别用两种方法处理,观察其阳性或阴性结果。配对分类资料比较的目的是通过单一样本数据推断两种处理的结果是否有统计学意义。常用配对 χ^2 检验(McNemar 检验),其公式为:

$$\chi^2 = \frac{(b-c)^2}{b+c}, \quad \nu = 1$$

若 $b+c < 40$ 时,需要对上述公式进行校正:$\chi^2 = \dfrac{(|b-c|-1)^2}{b+c}$,$\nu=1$。

例 有 198 份样品,每份样品分别接种在 A、B 两种培养基上,问 A、B 两种培养基的阳性率是否不同?

A 培养基	B 培养基		合计
	+	−	
+	48(a)	24(b)	72
−	20(c)	106(d)	126
合计	68	130	198

$H_0:\pi_1=\pi_2$,A、B 两种培养基培养的总体阳性率相同

$H_1:\pi_1\neq\pi_2$,A、B 两种培养基培养的总体阳性率不同

$\alpha=0.05$

计算统计量:$\chi^2 = \dfrac{(24-20)^2}{24+20}=0.36$,$\nu=1$,$P>0.05$,在 $\alpha=0.05$ 的检验水准下,不拒绝 H_0,尚不能认为 A、B 两种培养基阳性率不同。

配对分类数据除了考察两种方法有无差别外,还可进行行列变量的关联性分析,此时,χ^2 检验利用的公式为 $\chi^2 = \sum \dfrac{(A-T)^2}{T}$,也可计算 Pearson 列联系数、Cramer 氏 V 系数等指标来说明联系的密切程度。

(党少农)

样本构成比的比较

两个或多个样本构成比比较的目的是推断各样本所代表的总体构成比是否相同。在这种情况下形成 $R \times C$ 行列表,如表 1 所示,比较样本 I 和样本 II 所代表的两个总体 ABO 血型的构成情况是否不同。常用 χ^2 检验或对数似然比检验(likelihood ratio test)。

表 1 多个样本 ABO 血型构成比的比较

样本	A	B	O	AB	合计
I	58	49	60	19	186
II	43	25	35	10	113

此时 χ^2 检验的方法与多个样本率比较的 χ^2 检验类似。基本步骤为:(1)建立假设:H_0:各总体构成比相同;H_1:各总体构成比不同;(2)确定检验水准:$\alpha = 0.05$;(3)计算检验统计量和自由度:

$$\chi^2 = \sum \frac{(A-T)^2}{T} \text{ 或 } \chi^2 = n(\sum \frac{A^2}{n_R n_C} - 1)$$

$$\text{自由度:}\nu = (R-1)(C-1)$$

上式中,A 为实际观察频数,T 为理论频数,$T = n_R n_C / n$,n 为多个样本的总例数,n_R 为实际频数 A 所在的行的合计数,n_C 为实际频数 A 所在的列的合计数;(4)确定 P 值得出结论:若 $\chi^2 \geqslant \chi^2_{0.05,\nu}$,则 $P \leqslant 0.05$,多个样本所代表的总体构成比率不相同;若 $\chi^2 < \chi^2_{0.05,\nu}$,则 $P > 0.05$,结论为多个样本所代表的总体构成比的差异可能是由抽样误差引起的,本质上无差异。

χ^2 检验要求理论频数不宜太小,否则将导致分析的偏性。对于 $R \times C$ 行列表不宜有 1/5 以上格子的理论频数小于 5,或者有任意一个格子的理论频数小于 1,如果实践中发生这样的情况,通常采取的措施为:(1)如果可能应增大样本含量以增加理论频数;(2)根据专业情况,可将太小理论频数所在的行或列中的实际频数与相近的邻行或邻列中的实际频数合并或删去理论频数太小的行或列;(3)可采用 Fisher 确切概率检验。

样本构成比的比较也可采用对数似然比检验,其公式为:

$$G = 2(\sum A\ln A - \sum n_R \ln n_R - \sum n_C \ln n_C + \sum n\ln n)$$

上式中,A 为实际观察频数,n 为多个样本的总例数,n_R 为实际频数 A 所在的行的合计数,n_C 为实际频数 A 所在的列的合计数。计算获得的 G 值后,查 χ^2 界值表确定 P 值。

如果 $R \times C$ 行列表呈现出单向有序 $R \times C$ 表时,即行或列变量表现为等级变化,χ^2 检验结果的解释需要谨慎,若研究目的是为了比较不同疗法的疗效(等级表示),此时 χ^2 检验是不适合的,而应选用秩和检验进行分析。

(党少农)

四格表的确切概率法

当分析四格表资料时,如果样本含量较少,如总例数 $n < 40$,或有一个格子内理论频数 $E < 1$ 时,χ^2 检验结果可能会有偏性。1934 年 R. A. Fisher 提出了直接计算概率的方法,称为四格表的确切概率法,也称 Fisher 确切概率检验(Fisher's exact probability test)。四格表确切检验的基本思想是:在周边合计数保持不变的条件下,四格表中的四个实际频数 a、b、c、d 有多种组合,各种组合情况下形成的四格表的概率可用超几何分布(hypergeometric distribution)公式计算。公式如下:

$$P = \frac{(a+b)!\ (c+d)!\ (a+c)!\ (b+d)!}{a!\ b!\ c!\ d!\ n!}$$

式中"!"表示阶乘,$n! = 1 \times 2 \times \cdots \times n$,数学上规定 $0! = 1$。a、b、c、d 为四格表四个基本数据,n 为总例数。在四格表周边合计数不变的条件下,共有"周边合计数中最小数$+1$"种组合。

表 1　四格表资料

组别	阳性	阴性	合计
A	a	b	$a+b$
B	c	d	$c+d$
合计	$a+c$	$b+d$	n

先列出实际频数 a、b、c、d 的所有组合,然后计算每种组合(四格表)的概率,将所有小于等于原样本四格表概率的所有四格表概率值相加,得到双侧检验 P 值。原样本四格表以左(包括原样本)的所有四格表概率之和为左侧概率,原样本四格表以右(包括原样本)的所有四格表概率之和为右侧概率,左侧概率与右侧概率中较小者为单侧检验 P 值。

例　某医生检测 A、B 两组标本的阳性情况,A 组 7 个样本,B 组 6 个样本,检测结果见表 2,问两组标本的阳性率有无差别?

表 2　A、B 两组标本的阳性情况

组别	阳性	阴性	合计
A	5	2	7
B	2	4	6
合计	7	6	13

本例 $n = 13 < 40$,故宜用 Fisher 确切概率法进行检验。周边合计中最小数为 6,它所对应的格子中共计可获得 $6+1 = 7$ 种组合的四格表,分别是:

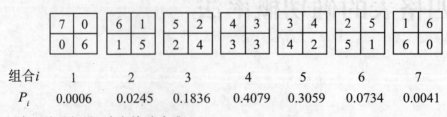

组合 i	1	2	3	4	5	6	7
P_i	0.0006	0.0245	0.1836	0.4079	0.3059	0.0734	0.0041

(1)建立检验假设,确定检验水准:

H_0:A、B 两组标本阳性率相同

H_1:A、B 两组标本阳性率不同

$\alpha=0.05$

（2）按上述公式计算各组合四格表对应的概率 P_i 值。

（3）确定 P 值，作出推断结论：

原样本四格表对应的概率 $P_3=0.1836$，小于或等于 P_3 的四格表为 $i=1,2,3,6,7$，故双侧检验 P 值为：

$$P=P_1+P_2+P_3+P_6+P_7=0.0006+0.0245+0.1836+0.0734+0.0041=0.2862$$

按 $\alpha=0.05$ 的水准，不拒绝 H_0，尚不能认为两组标本阳性率不同。

上述检验属于双侧检验，若要进行单侧检验，可只计算大于或小于现有样本四格表概率的和作为检验概率，本例为左侧概率较小，单侧检验概率为 0.2087（大于 0.05），按 $\alpha=0.05$ 的水准，不拒绝 H_0，尚不能认为两组标本阳性率不同。

（党少农）

两个四格表的交互作用

四格表资料（2×2 列表）常可用来分析行变量与列变量的联系性，也称独立性，即行变量是否与列变量有关。例如分析甲、乙两种治疗方法对某疾病的治疗效果，若两种治疗方法的治愈率有差别，即治疗方法与疾病疗效之间有联系，或称彼此不独立。若进一步分析成人与儿童不同治疗方法间的差别，即形成两个四格表，或 $2\times2\times2$ 的高维列表，此时可以分析这两个四格表的交互作用，即在不同人群中不同治疗方法的效果是有差异。

$2\times2\times2$ 的高维列表的交互作用的分析可采用 Logistic 回归分析或 Mantel-Haenszel 检验。以下就成人与儿童人群甲、乙两种治疗方法对某疾病的治疗效果的分析为例进行交互作用的说明，见表1。

表1　不同人群中甲、乙两种治疗方法疗效分析

	甲疗法			乙疗法		
	治愈	未治愈	治愈率(%)	治愈	未治愈	治愈率(%)
成人	32	8	80	49	21	70
儿童	40	40	50	12	18	40

该表形成了两个四格表，或称 $2\times2\times2$ 的高维列表，即三个因素（疗法、人群和治疗结果），每个因素各有2个水平。此时可以分析人群与疗法间是否存在交互作用，即不同人群中不同治疗方法的效果是否不同。Logistic 回归分析时，若考虑分析交互作用，则需

要在分析时构建疗法与人群的交互项,即疗法×人群。本例研究因素为 x_1 疗法(甲和乙);x_2 人群(成人和儿童),表 1 可以整理成下表:

	成人	儿童
甲疗法	$P_{11}=32/40$	$P_{10}=40/80$
乙疗法	$P_{01}=49/70$	$P_{00}=12/30$

做 Logistic 回归分析时,通过下式计算以 P_{00} 为基准的相对危险度的估计值 $\hat{OR}$,即 $\hat{OR}_{10}$,$\hat{OR}_{01}$,$\hat{OR}_{11}$,并建立 Logistic 回归方程。

$$\hat{OR}=e^{\hat{\beta}}=(\frac{p_{ij}}{1-p_{ij}}/\frac{p_{00}}{1-p_{00}})=\frac{P_{ij}Q_{00}}{p_{00}Q_{ij}}$$

$$\hat{\beta}_0=\ln\frac{p_{00}}{1-p_{00}}$$

$$\hat{\beta}_1=\ln\hat{OR}_{10}$$

$$\hat{\beta}_2=\ln\hat{OR}_{01}$$

$$\hat{\gamma}_{12}=\ln(\frac{\hat{OR}_{11}}{\hat{OR}_{10}\hat{OR}_{01}})(x_1,x_2 \text{ 的交互作用})$$

$$P_{x_1x_2}=\frac{e^{(\beta_0+\beta_1x_1+\beta_2x_2+\gamma_{12}x_1x_2)}}{1+e^{(\beta_0+\beta_1x_1+\beta_2x_2+\gamma_{12}x_1x_2)}}$$

Logistic 回归分析结果见表 2:

表 2　Logistic 回归分析结果

	β	S.E.	Wald	df	P	$\hat{OR}$
疗法	0.405	0.435	0.870	1	0.351	1.500
人群	1.253	0.455	7.585	1	0.006	3.500
疗法×人群	0.134	0.643	0.043	1	0.835	1.143
截距	−0.405	0.373	1.184	1	0.277	0.677

根据 Logistic 回归分析,交互项疗法×人群的 P 值为 0.835,大于 0.05,提示人群和疗法间没有交互作用,即不同人群中不同治疗方法的效果可能相似。此时,可以合并分析成人和儿童数据,获得对疗法的综合判断分析,其 $\hat{OR}$ 值为 1.596。

Mantel-Haenszel 检验也可以进行 $2\times2\times2$ 的高维列表的交互作用的分析。通过对不同 2×2 表的 $\hat{OR}$ 值的一致性检验(test of homogeneity of the odds ratio)来考察不同四格表 $\hat{OR}$ 值是否一致,从而判断四格表间是否存在交互作用。常用的检验包括 Breslow-Day 检验、Tarone's 检验或 woolf 卡方检验等。

(党少农)

Kappa 评价

　　1960 年 Cohen 等提出了用 Kappa 值作为评价判断的一致性程度的指标。实践证明,Kappa 值是描述判断一致性的较为理想的指标,因此,在疾病的流行病学调查和临床试验中得到广泛应用。一致性检验常用在以下几个方面:(1)诊断试验方法与金标准的一致性;(2)两种检测(诊断)方法对同一样本检测(诊断)的一致性;(3)同一医务工作者对同一观察对象进行两次观察结果的一致性;(4)两个或两个以上医务工作者对同一观察对象进行观察结果的一致性等。

1　Kappa 统计量的计算

$$\text{Kappa} = \frac{P_A - P_e}{1 - P_e}$$

上式中,P_A 为实际观察到的一致率,$P_A = (a+d)/n$,P_e 为期望的一致率,即由于机遇所造成的一致性,$P_e = [(a+b)(a+c) + (c+d)(b+d)]/n^2$。$a, b, c, d$ 的取值见表 1。Kappa 值分子为实际观察到的一致率与可能由机遇造成的一致率之差值,差值越大,说明观察到的一致率比由机遇造成的一致率高;分母为 1−期望一致率。Kappa 取值在 −1～+1,Kappa 值为 +1 说明两次判断(或两人判断)完全一致,Kappa 值为 −1 说明判断完全不一致,Kappa 值 =0 说明两次判断结果是由于机遇造成的。实际应用中 Kappa 值只有在 0～+1 时判断一致性才有意义。Kappa 值越大,说明一致性越好。一般说来,Kappa 值 ≥0.75,说明有极好的一致性;Kappa 值 <0.4,说明一致性不理想。

表 1　一致性评价的四格表资料

观察者 B	观察者 A		合计
	+	−	
+	a	b	$a+b$
−	c	d	$c+d$
合计	$a+c$	$b+d$	n

　　例 1　甲、乙两医生分别对同一批肺癌可疑者的 X 光平片进行有无肺癌的诊断,结果见表 2,试评价甲、乙两医生诊断的一致性。

表 2　甲、乙两医生对 X 光平片的诊断结果

乙医生	甲医生		合计
	+	−	
+	80	38	118
−	12	116	128
合计	92	154	246

两医生观察的一致率：$P_A = (80+116)/246 = 0.7967$

两医生期望的一致率：$P_e = (118 \times 92 + 128 \times 154)/246^2 = 0.5051$

$$\text{Kappa} = \frac{P_A - P_e}{1 - P_e} = \frac{0.7967 - 0.5051}{1 - 0.5051} = 0.5893$$

本例 Kappa 值>0.4，说明两医生诊断结果一致性尚可。

2　Kappa 值的抽样误差

由样本数据计算的 Kappa 值是样本统计量，存在着抽样误差，Kappa 值的抽样误差的计算公式如下：

$$\text{Kappa 值的标准误：} S_K = \frac{1}{(1-P_e)\sqrt{n}} \sqrt{P_e + P_e^2 - \frac{\sum R_i C_j (R_i + C_j)}{n^3}}$$

上式中，P_e 为期望的一致率，R_i 为第 i 行检查结果某分组的合计数，C_i 为第 j 列检查结果某分组的合计数。当观察例数较多时（$n>100$），Kappa 值的可信区间为：$K \pm u_a S_K$。

本例 $S_K = 0.0623$，95% Kappa 值的可信区间为（0.4672～0.7114）。

3　Kappa 值的假设检验

Kappa 值的假设检验是推断样本 Kappa 值是否来自 Kappa 值为 0 的总体。基本步骤为：

(1)建立假设：$H_0: K=0$；$H_1: K \neq 0$；

(2)确定检验水准：$\alpha = 0.05$；

(3)计算检验统计量：$u = \dfrac{K}{S_K}$，本例中 $u = \dfrac{K}{S_K} = 9.4591$；

(4)确定 P 值得出结论：本例 $u > u_{0.01}$，$P < 0.01$，在 $\alpha = 0.05$ 的检验水准下，拒绝 H_0，接受 H_1，可认为两医生诊断结果存在一致性。

4　加权 Kappa 值的计算

加权 Kappa 值（K_W）是将两次检查结果的每个观察值根据它们的一致程度赋予权重，然后再计算出的 Kappa 值，它考虑到每个观察值对一致性的影响，适用于多级分组的两次检查结果的资料。

　　为便于说明问题,仍以本例资料说明。若以两医生诊断结果完全一致的权重为1,相差一级的权重为0.5,计算加权 Kappa 值。

表3　甲、乙两医生对 X 光平片的诊断结果(加权)

乙医生	甲医生		合计
	+	－	
+	80(1)	38(0.5)	118
－	12(0.5)	116(1)	128
合计	92	154	246

　　(1)加权 Kappa 值的计算公式:

$$K_W = \frac{\sum W_{ij} P_{Aij} - \sum W_{ij} P_{eij}}{1 - \sum W_{ij} P_{eij}}$$

上式中,W_{ij} 为第 i 行第 j 列的格子按一致程度给予的权重;P_{Aij} 为该格子的观察频率(Q_{ij}/n);P_{eij} 为该格子的期望频率($R \times C/n_2$)。

　　(2)本例计算结果:$K_w = 0.5893$,说明两医生诊断结果一致性尚可。

　　Kappa 值是对不同检测方法(或不同观察者)一致性的考察,但在实际应用时应当对判断方法、仪器使用等进行控制,以使观察对象的非处理因素保持基本相同。

(党少农)

正态性检验

　　许多统计分析方法要求数据的分布是正态的,此时需要对数据进行正态性检验(normality test)。正态性检验的方法有两大类:一类是图示法,另一类是计算法。

1　图示法

　　图示法是一种简单易行的方法,通过图示,可以粗略了解观察资料是否服从正态分布。常用的方法主要有频率—频率图(proportion−proportion plot,P−P 图)和分位数—分位数图(quantile−quantile plot,Q−Q 图)。P−P 图是以实际观测值的累积频率(X)对被检验分布(如正态分布等)的理论或期望累积频率(Y)作图;Q−Q 图则是以实际观测值的分位数(X)对被检验分布的理论或期望分位数(Y)作图。上述图中若散点基本成直线,则可粗略认为观察资料服从正态分布。一般统计软件均提供 P—P 图和 Q—Q 图。

例 从某社区 2010 年的体检资料中获得 93 名正常成人的体重指数(kg/m²)的数据如下,试用图示法对其进行正态性检验。

27.9	25.8	24.8	24.0	23.3	22.9	22.2	21.8	21.0	20.1	19.3	18.6
27.0	25.6	24.6	24.0	23.3	22.6	22.2	21.7	20.9	20.1	19.3	18.4
26.7	25.2	24.6	23.9	23.2	22.6	22.1	21.5	20.9	20.0	19.0	18.0
26.7	25.1	24.4	23.8	23.2	22.5	22.1	21.5	20.7	19.9	19.0	17.7
26.6	25.0	24.2	23.7	23.1	22.5	22.0	21.4	20.6	19.8	18.9	17.4
26.3	25.0	24.2	23.6	23.1	22.4	22.0	21.4	20.5	19.5	18.8	17.4
26.0	24.9	24.2	23.6	23.0	22.4	21.9	21.1	20.3	19.4	18.8	16.8
25.9	24.9	24.0	23.4	23.0	22.3	21.8	21.1	20.2	.	.	.

图 1 和图 2 是对该例进行正态性检验的 P—P 图和 Q—Q 图。两图中散点基本成直线,可粗略认为体重指数服从正态分布。

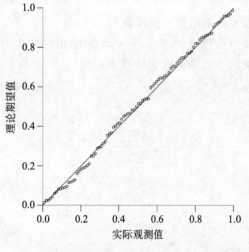

图 1 体重指数正态分布 P—P 图

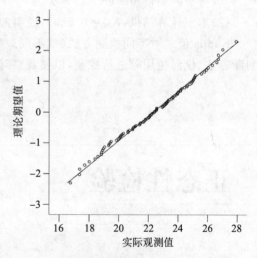

图 2 体重指数正态分布 Q—Q 图

2 计算法

计算法是通过计算反映正态分布特征的指标来评价资料是否服从正态分布。正态分布有 2 个特征:一是对称性,一是正态峰。分布不对称就是偏态,分左偏态和右偏态。比正态峰尖峭的曲线是尖峭峰,或正峰态;比正态峰平坦的曲线是平阔峰,或负峰态。

正态性检验的计算法有两大类:一类是对偏度(skewness)和峰度(kurtosis)各用一个指标来评定,常用矩法(method of moment);另一类是仅用一个指标来综合评定,常用 S. S. Shapiro 与 M. B. Wilk 提出的 W 检验法(Shapiro-Wilk 检验)和 Ralaph. B. D. Agostino 提出的 D 检验法(D Agostin 检验),其中 W 检验在 $3 \leqslant n \leqslant 50$ 时使用,D 检验在

$50 < n \leqslant 1000$ 时使用。此外，χ^2 检验也可用于频数分布的拟合优度检验，但效率不够高。

2.1 矩法

又称动差法，它是应用数学上的矩原理来检验偏度和峰度。偏度指分布不对称的程度和方向，用偏度系数（coefficient of skewness）衡量，总体偏度系数用 γ_1 表示，样本偏度系数用 g_1 表示；而峰度则指分布与正态曲线相比的尖峭程度或平阔程度，用峰度系数（coefficient of kurtosis）衡量，总体峰度系数用 γ_2 表示，样本峰度系数用 g_2 表示。理论上，总体偏度系数 $\gamma_1 = 0$ 为对称，总体峰度系数 $\gamma_2 = 0$ 为正态峰。当同时满足对称和正态峰两个条件时，即可认为该资料服从正态分布。g_1、g_2 及其标准误 σ_{g_1}、σ_{g_2} 的计算公式为：

$$g_1 = \frac{n \sum fX^3 - 3 \sum fX \sum fX^2 + 2(\sum fX)^3/n}{(n-1)(n-2)\sqrt{\{[\sum fX^2 - (\sum fX)^2/n]/(n-1)\}^3}} \tag{1}$$

$$g_2 = \frac{(n+1)[n \sum fX^4 - 4 \sum fX \sum fX^3 + 6(\sum fX)^2 \sum fX^2/n - 3(\sum fX)^4/n^2]}{(n-1)(n-2)(n-3)\{[\sum fX^2 - (\sum fX)^2/n]/(n-1)\}^2}$$
$$- \frac{3(n-1)^2}{(n-2)(n-3)} \tag{2}$$

$$\sigma_{g_1} = \sqrt{\frac{6n(n-1)}{(n-2)(n+1)(n+3)}} \tag{3}$$

$$\sigma_{g_2} = \sqrt{\frac{24n(n-1)^2}{(n-3)(n-2)(n+3)(n+5)}} \tag{4}$$

式中 X 为变量值，f 为相同 X 的个数，n 为样本含量。

由公式(1)、(2)计算的 g_1 及 g_2 的抽样分布近似正态分布，可用 u 检验对其进行检验来推论分布的正态性。

2.2 W 检验法

1965 年 S. S. Shapiro 与 M. B. Wilk 提出用顺序统计量 W 来检验分布的正态性。本法常用于小样本资料的正态性检验。检验统计量 W 的计算公式为：

$$W = \frac{\sum_{i=1}^{[n/2]} a_i (X_{(n+1-i)}^* - X_i^*)^2}{\sum_{i=1}^{n} (X_i - \overline{X})^2} \tag{5}$$

其中 X_i^* 为将 n 个观测值 X_i 重新按升序排列后的第 i 个观察值，$[n/2]$ 表示对 $n/2$ 取整，a_i 为系数，需查 W 检验专用系数 a_i 表。W 检验法计算较复杂，可借助统计软件计算检验统计量 W 和 P 值。

2.3 D 检验法

1971 年 Ralaph. B. D. Agostino 提出用顺序统计量 D 作正态性检验，统计量 D 的计算公式为：

$$D = \frac{\sum_{i=1}^{n} \left(i - \frac{n+1}{2}\right) X_i^*}{n^{3/2} \sqrt{\sum_{i=1}^{n} (X_i - \overline{X})^2}} \tag{6}$$

其中 X_i^* 是按照升序排列后的第 i 个数据。D 检验法同 W 检验法一样需要查阅专门的临界值表来确定 P 值，或利用统计软件进行计算。

（李　强）

序列的随机性检验

序列的随机性检验可以分析按时间顺序取得的数据是否具有某种长期趋势或周期性，例如随着年代的变化，动脉硬化的患病率是否呈递增趋势；营养保障项目实施后，营养不良情况的发生是否呈减少趋势；胃肠道疾病的发生是否存在季节的流行周期；每月某社区医院门诊患者数是否具有随机性等。

这里仅介绍适用于正态分布资料序列的随机性检验，此时可使用均方逐次差检验法。设有一组观察值 $x_1, x_2, \cdots, x_i, \cdots, x_n$，令：

$$S_d^2 = \frac{\sum_{i=1}^{n} x_i^2 - (\sum_{i=1}^{n} x_i)^2/n}{n-1}, \quad d^2 = \frac{\sum_{i=1}^{n} (x_{i+1} - x_i)^2}{n-1}$$

检验统计量的计算公式为：

$$Z = \frac{(d^2/2)/S_d^2 - 1}{\sqrt{(n-2)/(n^2-1)}}$$

例　某地水质监测机构为掌握当地枯水期和丰水期水中氯化物含量变化情况，每半月一次抽检当年 3 月至次年 2 月的水质，得到水中氯化物含量如表 1，试对表 1 中的数据进行随机性检验。

表 1　某地某年水中氯化物含量检测结果　　　　　　　单位：mg/L

顺序	结果	顺序	结果
1	38	6	30
2	36	7	24
3	34	8	22
4	31	9	24
5	29	10	21

续表

顺序	结果	顺序	结果
11	20	18	44
12	25	19	55
13	25	20	57
14	20	21	59
15	37	22	54
16	35	23	48
17	39	24	50

将每次检测数据代入公式可得：

$$S_d^2 = 158.65, d^2 = 28.43 \text{ 故 } Z = -4.65$$
$$|Z| = 4.65 > 2.58 = z_{0.01/2}, P < 0.01$$

结论为水中氯化物含量分布不随机，结合实际数据发现具有季节周期性。

（李强）

样本均数与总体均数比较

科学研究中，将从某未知总体中得到的随机样本的样本均数 $\overline{X}$ 和已知总体的总体均数或标准值（或理论值）μ_0 进行比较，从而判定样本所来自的总体的均数 μ 是否和已知的总体均数或标准值 μ_0 之间存在差异。

常用的比较方法是单样本均数的 t 检验（检验理论上要求样本所来自的总体服从正态分布，同时样本量比较小，如小于50）。当样本含量比较大（如大于50），或总体方差已知时，也可以用 Z 检验（亦称 u 检验）。

检验统计量 t 的计算公式为：

$$t = \frac{\overline{X} - \mu_0}{S_{\overline{X}}} = \frac{\overline{X} - \mu_0}{\dfrac{S}{\sqrt{n}}}, \quad \nu = n - 1$$

式中 $\overline{X}$ 为样本均数，μ_0 为已知的总体均数或标准值，$S_{\overline{X}}$ 为样本均数的标准误，S 为样本的标准差，ν 为自由度，n 为样本量。

检验统计量 Z 的计算公式为:

$$Z=\frac{\overline{X}-\mu_0}{S_{\overline{X}}}=\frac{\overline{X}-\mu_0}{\frac{S}{\sqrt{n}}} \text{ 或 } Z=\frac{\overline{X}-\mu_0}{\frac{\sigma_0}{\sqrt{n}}}$$

式中 σ_0 为已知的总体的标准差,其余符号含义同上。

计算出统计量 t 值后,查 t 界值表(附表 2),得到相应的 P 值,按所设定的检验水准 α 作出推断结论。计算出统计量 Z 值后,查标准正态分布界值表(附表 1),得到相应的 P 值,按所设定的检验水准 α 作出推断结论。也可以直接将 Z 值与界值(双侧 $z_{0.05/2}=1.96$、$z_{0.01/2}=2.58$,单侧 $z_{0.05/2}=1.64$、$z_{0.01/2}=2.33$)比较,判断 P 值和检验水准 α 的关系,然后作出结论。

例 1 中国居民膳食指南推荐居民每日食盐的摄取量为 6g。某研究者对当地随机抽取的 35 名居民进行了膳食调查,发现其食盐的平均摄入量为 11.8g,标准差为 4.1g。问此地居民食盐的摄入量是否超过推荐标准?

$H_0:\mu=6$

$H_1:\mu>6$

单侧 $\alpha=0.05$

$\overline{X}=11.8,\mu_0=6,S=4.1,n=35$,代入 t 检验公式得:

$$t=\frac{\overline{X}-\mu_0}{\frac{S}{\sqrt{n}}}=\frac{11.8-6}{\frac{4.1}{\sqrt{35}}}=8.37$$

据 $\nu=34$,查 t 界值表(附表 2),由 $t>t_{0.001}=3.348$ 得单侧概率 $P<0.001$。按单侧 $\alpha=0.05$ 水准,拒绝 H_0,认为当地居民膳食中食盐的摄入量超过了推荐标准。

例 2 经以往大量调查得知某地足月单胎新生儿的平均出生体重为 3.2kg。今在该地随机抽取部分孕妇进行了孕期的营养干预,干预后的 168 名足月单胎新生儿的平均出生体重为 3.34kg,标准差为 0.5kg。问孕期营养干预对新生儿的出生体重有无影响?

$H_0:\mu=\mu_0$

$H_1:\mu\neq\mu_0$

双侧 $\alpha=0.05$

$\overline{X}=3.34,\mu_0=3.2,S=0.5,n=168$,代入 Z 检验公式得:

$$Z=\frac{\overline{X}-\mu_0}{\frac{S}{\sqrt{n}}}=\frac{3.34-3.2}{\frac{0.5}{\sqrt{168}}}=3.63$$

查标准正态分布界值表(附表 1),由 $Z>z_{0.001}=3.09$ 得双侧概率 $P<0.001$。按双侧 $\alpha=0.05$ 水准,拒绝 H_0,认为孕期营养干预对新生儿的出生体重有影响,可以提高新生儿的出生体重。

(李 强 郑 平)

两样本均数比较

又称两独立样本均数的比较,即完全随机设计(也称成组设计)两样本均数的比较。它是先将全部 n 个受试对象完全随机地分配到两个组,再分别给予两种不同的处理,或者从两个不同的总体中分别随机抽取样本,然后进行测量或处理,最后比较两组的平均结果指标,其比较的目的是检验两独立样本均数所代表的未知总体均数是否有差别。两样本均数的比较可采用成组 t 检验,其应用条件是:(1)两组数据均来自正态分布总体且相互独立;(2)两组数据来自的两总体方差相等。若两组数据不满足这两个条件,首先应考虑做数据变换(参见条目"数据的变换"),如对数变换、平方根变换、平方根反正弦变换,使数据满足成组 t 检验的正态性和方差齐性要求。如果变换值不满足上述要求,可对原始数据进行近似 t 检验(即 t' 检验)或成组设计的两样本比较的基于秩次的非参数检验。在作 t 检验前,需要对两个前提条件进行推断。当两组样本含量较大时,可采用 Z 检验。

1　t 检验

用于两样本含量均小于 50,或其中任一样本含量小于 50 时。统计量 t 值的计算公式为:

$$t = \frac{\overline{X}_1 - \overline{X}_2}{S_{\overline{X}_1 - \overline{X}_2}} = \frac{\overline{X}_1 - \overline{X}_2}{\sqrt{S_C^2 \left(\frac{1}{n_1} + \frac{1}{n_2} \right)}} = \frac{\overline{X}_1 - \overline{X}_2}{\sqrt{\frac{(n_1-1)S_1^2 + (n_2-1)S_2^2}{n_1 + n_2 - 2} \left(\frac{1}{n_1} + \frac{1}{n_2} \right)}}$$

$$\nu = n_1 + n_2 - 2$$

式中 $\overline{X}_1$、$\overline{X}_2$ 分别为两样本均数,$S_{\overline{X}_1 - \overline{X}_2}$ 为均数之差的标准误,S_C^2 为合并方差,S_1^2、S_2^2 分别为两样本方差,ν 为自由度,n_1、n_2 分别为样本含量。其中合并方差与两样本各自的方差的关系为:

$$S_C^2 = \frac{(n_1-1)S_1^2 + (n_2-1)S_2^2}{n_1 + n_2 - 2}$$

计算出统计量 t 值后,查 t 界值表(附表 2),得到相应的 P 值,按所设定的检验水准 α 作出推断结论。

例　为探讨射线工作者的血象变化情况,某研究者分别对 30 名放射线医师(射线组)和 34 名近一年内未接受射线的医院工作者(对照组)的血象用常规法进行了测定,其中白细胞（WBC）的计数结果如下。试比较两组人群的 WBC 计数有无差别。

射线组 $n_1 = 30$，$\overline{X}_1 = 5.93 \times 10^9/L$，$S_1 = 2.31 \times 10^9/L$

对照组 $n_2 = 34$，$\overline{X}_2 = 7.63 \times 10^9/L$，$S_2 = 2.46 \times 10^9/L$

本例经检验满足方差齐性，可用两独立样本均数的 t 检验对两样本均数进行比较。

$H_0 : \mu_1 = \mu_2$

$H_1 : \mu_1 \neq \mu_2$

$\alpha = 0.05$

$$t = \frac{5.93 - 7.63}{\sqrt{\frac{(30-1) \times 2.31^2 + (34-1) \times 2.46^2}{30 + 34 - 2}\left(\frac{1}{30} + \frac{1}{34}\right)}} = -2.84$$

$\nu = 30 + 34 - 2 = 62$

查 t 界值表（附表 2），得双侧概率 $0.005 < P < 0.01$，按 $\alpha = 0.05$ 水准，拒绝 H_0，接受 H_1，差别有统计学意义，可以认为两组人群的 WBC 计数有差别。结合本例，射线组人群的 WBC 计数较低。

2 近似 t 检验

它是两总体方差不等时 t 检验的校正方法，见两总体方差不等时的均数比较条目。

3 Z 检验

在两样本含量均大于 50 时使用，见 Z 检验条目。

（李 强 郑 平）

两样本几何均数的比较

两样本几何均数的比较类似于两样本（算术）均数的比较，只是在比较前应先将所有原始数据转换为对数，然后按照两样本均数比较的方法进行检验即可，其检验结论就是该数据转换前的几何均数比较的结论，检验统计量值和 P 值也相同。

（李 强 郑 平）

两总体方差不等时的均数比较

两总体方差不等时欲推断两均数的差异,首先应考虑做数据变换,也可以采用近似 t 检验,亦称 t' 检验,它是两总体方差不等时 t 检验的校正方法,常用的三种方法为:

1　Cochran & Cox 法

此法是对临界值进行校正,统计量 t' 的计算公式为:

$$t' = \frac{|\overline{X}_1 - \overline{X}_2|}{\sqrt{\frac{S_1^2}{n_1} + \frac{S_2^2}{n_2}}}, \quad \nu_1 = n_1 - 1, \nu_2 = n_2 - 1$$

临界值校正公式为:

$$t'_a = \frac{S_{\overline{X}_1}^2 \cdot t_{a,\nu_1} + S_{\overline{X}_2}^2 \cdot t_{a,\nu_2}}{S_{\overline{X}_1}^2 + S_{\overline{X}_2}^2} = \frac{\dfrac{S_1^2}{n_1} \cdot t_{a,\nu_1} + \dfrac{S_2^2}{n_2} \cdot t_{a,\nu_2}}{\dfrac{S_1^2}{n_1} + \dfrac{S_2^2}{n_2}}$$

式中, $S_{\overline{X}_1}^2 = \dfrac{S_1^2}{n_1}$, $S_{\overline{X}_2}^2 = \dfrac{S_2^2}{n_2}$; S_1^2 、 S_2^2 分别为两样本方差; t_{a,ν_1} 、 t_{a,ν_2} 分别为 α 水平下,自由度为 ν_1 、 ν_2 时,由 t 界值表查到的 t 临界值。

将统计量 t' 与 t'_a 比较,若 $t' \geqslant t'_a$,则 $P \leqslant \alpha$,若 $t' \leqslant t'_a$,则 $P \geqslant \alpha$,由此可作出推断结论。

例 1　为研究脂肪肝与血脂含量的关系,研究者采用磷酸甘油氧化酶法分别对健康体检人群中 30 名脂肪肝患者(病人组)和 40 名健康人员(对照组)血中的甘油三酯含量进行了测定,结果如下。试比较两组人群血中甘油三酯含量有无差别。

病人组 $n_1 = 30, \overline{X}_1 = 2.30\text{mmol/L}, S_1 = 2.08\text{mmol/L}$

对照组 $n_2 = 40, \overline{X}_2 = 1.16\text{mmol/L}, S_2 = 0.84\text{mmol/L}$

本例经检验方差不齐,故不能用 t 检验进行两样本均数的比较,可采用近似 t 检验的方法进行比较。

$H_0: \mu_1 = \mu_2$

$H_1: \mu_1 \neq \mu_2$

$\alpha = 0.05$

$$t' = \frac{|\overline{X}_1 - \overline{X}_2|}{\sqrt{\dfrac{S_1^2}{n_1} + \dfrac{S_2^2}{n_2}}} = \frac{|2.30 - 1.16|}{\sqrt{\dfrac{2.08^2}{30} + \dfrac{0.84^2}{40}}} = 2.834$$

$$\nu_1 = n_1 - 1 = 30 - 1 = 29, \nu_2 = n_2 - 1 = 40 - 1 = 39$$

查 t 界值表（附表 2）得，$t_{0.05,29} = 2.045$，$t_{0.05,39} = 2.023$，

$$t'_\alpha = \frac{\dfrac{S_1^2}{n_1} \cdot t_{\alpha,\nu_1} + \dfrac{S_2^2}{n_2} \cdot t_{\alpha,\nu_2}}{\dfrac{S_1^2}{n_1} + \dfrac{S_2^2}{n_2}} = \frac{\dfrac{2.08^2}{30} \times 2.045 + \dfrac{0.84^2}{40} \times 2.023}{\dfrac{2.08^2}{30} + \dfrac{0.84^2}{40}} = 2.043$$

因 $t' \geqslant t'_{0.05}$，故 $P \leqslant 0.05$。按 $\alpha = 0.05$ 水准，拒绝 H_0，接受 H_1，差别有统计学意义。故可认为两组人群血中甘油三酯含量有差别。结合本例，脂肪肝患者血中的甘油三酯含量高于健康人。

2 Satterthwaite 法

此法是对自由度进行校正。统计量 t' 的计算公式仍为：

$$t' = \frac{|\overline{X}_1 - \overline{X}_2|}{\sqrt{\dfrac{S_1^2}{n_1} + \dfrac{S_2^2}{n_2}}}, \quad \nu_1 = n_1 - 1, \nu_2 = n_2 - 1$$

自由度校正公式为：

$$\nu' = \frac{(S_{\overline{X}_1}^2 + S_{\overline{X}_2}^2)^2}{\dfrac{S_{\overline{X}_1}^4}{n_1 - 1} + \dfrac{S_{\overline{X}_2}^4}{n_2 - 1}} = \frac{(S_1^2/n_1 + S_2^2/n_2)^2}{\dfrac{(S_1^2/n_1)^2}{n_1 - 1} + \dfrac{(S_2^2/n_2)^2}{n_2 - 1}}$$

式中符号的意义同上。

计算后将统计量 t' 与 $t_{\nu,\alpha'}$ 比较，若 $t' \geqslant t_{\nu,\alpha'}$，则 $P \leqslant \alpha$，若 $t' \leqslant t_{\nu,\alpha'}$，则 $P \geqslant \alpha$，由此可作出推断结论。

例 2 对例 1 用 Satterthwaite 法进行检验。

$$t' = 2.834, \nu_1 = 29, \nu_2 = 39$$

$$\nu' = \frac{(S_1^2/n_1 + S_2^2/n_2)^2}{\dfrac{(S_1^2/n_1)^2}{n_1 - 1} + \dfrac{(S_2^2/n_2)^2}{n_2 - 1}} = \frac{(2.08^2/30 + 0.84^2/40)^2}{\dfrac{(2.08^2/30)^2}{30 - 1} + \dfrac{(0.84^2/40)^2}{40 - 1}}$$

$$= 36.126 \approx 36$$

以 $\nu' = 36$ 查 t 界值表（附表 2），由 $t_{0.01,36} < t' < t_{0.005,36}$，得 $0.005 < P < 0.01$。结论同前。目前，Satterthwaite 法是统计软件中普遍使用的方法。

3 Welch 法

此法也是对自由度进行校正。统计量 t' 的计算公式依旧为：

$$t' = \frac{|\overline{X}_1 - \overline{X}_2|}{\sqrt{\dfrac{S_1^2}{n_1} + \dfrac{S_2^2}{n_2}}}, \quad \nu_1 = n_1 - 1, \nu_2 = n_2 - 1$$

自由度校正公式为：

$$\nu' = \frac{(S_{\overline{X}_1}^2 + S_{\overline{X}_2}^2)^2}{\dfrac{S_{\overline{X}_1}^4}{n_1 + 1} + \dfrac{S_{\overline{X}_2}^4}{n_2 + 1}} - 2 = \frac{\left(\dfrac{S_1^2}{n_1} + \dfrac{S_2^2}{n_2}\right)^2}{\dfrac{\left(\dfrac{S_1^2}{n_1}\right)^2}{n_1 + 1} + \dfrac{\left(\dfrac{S_2^2}{n_2}\right)^2}{n_2 + 1}} - 2$$

式中符号的意义同上。

计算后将统计量 t' 与 $t_{\nu,\alpha'}$ 比较，若 $t' \geq t_{\nu,\alpha'}$，则 $P \leq \alpha$，若 $t' \leq t_{\nu,\alpha'}$，则 $P \geq \alpha$，由此可作出推断结论。

例 3　对例 1 用 Welch 法进行检验。

$$t' = 2.834, \nu_1 = 29, \nu_2 = 39$$

$$\nu' = \frac{(S_1^2/n_1 + S_2^2/n_2)^2}{\dfrac{(S_1^2/n_1)^2}{n_1 + 1} + \dfrac{(S_2^2/n_2)^2}{n_2 + 1}} - 2 = \frac{(2.08^2/30 + 0.84^2/40)^2}{\dfrac{(2.08^2/30)^2}{30 + 1} + \dfrac{(0.84^2/40)^2}{40 + 1}} - 2$$

$$= 36.6 \approx 37$$

以 $\nu' = 37$ 查 t 界值表（附表 2），由 $t_{0.01,36} < t' < t_{0.005,36}$，得 $0.005 < P < 0.01$。结论同前。

（李　强　郑　平）

Z 检验

两独立样本均数比较，当两样本含量均大于 50 时，无论总体中的变量值是否服从正态分布，其样本均数的分布近似正态分布。此时，用 S 估计 σ 的误差较小，可按照近似正态原理进行 Z 检验。统计量 Z 值的计算公式为：

$$Z = \frac{\overline{X}_1 - \overline{X}_2}{\sqrt{S_{\overline{X}_1}^2 + S_{\overline{X}_2}^2}} = \frac{\overline{X}_1 - \overline{X}_2}{\sqrt{S_1^2/n_1 + S_2^2/n_2}}$$

计算出统计量 Z 值后，查标准正态分布的 Z 界值表（附表 1），得到相应的 P 值，按所设定的检验水准 α 作出推断结论。也可以直接将 Z 值与界值（双侧 $z_{0.05/2} = 1.96$，$z_{0.01/2} =$

2.58，单侧 $z_{0.05/2}=1.64$、$z_{0.01/2}=2.33$）比较，判断 P 值和检验水准 α 的关系，然后作出结论。

例 为研究某孕妇奶粉对胎儿体格发育的影响，将募集到的 116 名孕妇随机分为试验组和对照组，试验组在孕期添加孕妇奶粉，对照组在孕期添加普通奶粉，观察两组孕妇所生新生儿出生体重有无不同。两组的例数、均数、标准差分别为：补锌组 $n_1=58$，$\overline{X}_1=3428\mathrm{g}$，$S_1=448\mathrm{g}$；对照组 $n_2=58$，$\overline{X}_2=3462\mathrm{g}$，$S_2=434\mathrm{g}$。问孕妇奶粉对新生儿出生体重有无影响？

$$H_0:\mu_1=\mu_2$$
$$H_1:\mu_1\neq\mu_2$$
$$\alpha=0.05$$
$$Z=\frac{\overline{X}_1-\overline{X}_2}{\sqrt{S_1^2/n_1+S_2^2/n_2}}=\frac{3428-3462}{\sqrt{448^2/58+434^2/58}}=-0.415$$

查正态分布的 u 界值表（附表 1）得 $0.339<P<0.340$，按 $\alpha=0.05$ 水准，不拒绝 H_0，两组间差别没有统计学意义，根据本试验结果尚不能认为孕妇奶粉对新生儿出生体重有影响。

（李 强 郑 平）

配对计量资料的比较

在医学科学研究中，为了提高研究效率，减少非研究因素对研究结果的影响，在进行研究设计时可采用配对设计的研究方法。

配对设计（paired design）有两种情况：（1）同源配对：同一受试对象分别接受两种不同处理（如同一份血样分别用不同的方法化验）；（2）异源配对：为消除混杂因素的影响，先将实验对象按某些重要特征（重要的影响因素）如性别相同、年龄相近的原则配成若干对，然后将每对中的个体随机地分到两个不同处理组进行实验，如同性别、同窝的两只动物配成一对，分到不同组进行研究。配对设计下的数据具有一一对应的特征，组间的均衡性（可比性）很好，故而研究效率较高。

对于配对资料，若每对数据的差值总体上服从正态分布，则可用配对 t 检验。若不服从正态分布，可采取如下方法：（1）对差值做数据变换（如对数变换、平方根变换、平方根反正弦变换），若变换后数据服从正态分布，可用 t 检验对变换后的差值进行分析（配对设计受配对条件的限制，多为小样本资料）。（2）如果差值变换后仍不服从正态分布，可采用配对设计差值的符号秩和检验。

配对计量资料的 t 检验的基本原理是:若两处理因素的效应无差别,则理论上配对的差值 d 的总体均数 μ_d 应为 0,故可将该检验理解为样本均数 $\overline{d}$ 与总体均数 $\mu_d = 0$ 的比较。配对 t 检验的计算过程如下:

(1)计算每对数据的差值 d,如表 1 第(4)列。

(2)计算差值的均数 $\overline{d}$ 和标准差 S_d。

(3)计算检验统计量 t 值,公式如下:

$$t = \frac{\overline{d} - \mu_d}{S_{\overline{d}}} = \frac{\overline{d} - 0}{\frac{S_d}{\sqrt{n}}} = \frac{\overline{d}}{\frac{S_d}{\sqrt{n}}}, \quad \nu = n - 1$$

式中 d 为每对数据的差值,$\overline{d}$ 为差值的样本均数,S_d 为差值的标准差,$S_{\overline{d}}$ 为差值样本均数的标准误,ν 为自由度,n 为对子数。

(4)查 t 界值表,得到相应的 P 值,按所设定的检验水准 α 作出推断结论。

例 1 某医院用甲、乙两种血红蛋白测定仪器检测了 10 名健康成年男性的血红蛋白含量(g/L),检测结果见表 1 第(2)、(3)栏。问两种血红蛋白测定仪器的检测结果有无差别。

表 1　两种仪器检测 10 名健康男青年血红蛋白的结果　　　　　　单位:g/L

编号(1)	仪器甲(2)	仪器乙(3)	差值(4)=(2)-(3)
1	115	125	-10
2	125	139	-14
3	127	138	-11
4	120	132	-12
5	152	148	4
6	135	140	-5
7	115	125	-10
8	105	114	-9
9	128	135	-7
10	130	133	-3

$H_0: \mu_d = 0$

$H_1: \mu_d \neq 0$

$\alpha = 0.05$

由表中数据可得:$n = 10$,$\overline{d} = -7.70$,$S_d = 5.25$。

代入公式得:

$$t = \frac{\overline{d}}{S_d / \sqrt{n}} = \frac{-7.70}{5.25 / \sqrt{10}} = -4.34, \quad \nu = 10 - 1 = 9$$

查 t 界值表(附表 2),得双侧概率 $0.001 < P < 0.002$,按 $\alpha = 0.05$ 水准,拒绝 H_0,接受

H_1，有统计学意义。可认为甲、乙两种血红蛋白测定仪器检测结果有差异，乙仪器的检测结果较高。

例 2　某研究者采用配对设计进行实验，比较 A、B 两种抗癌药物对小白鼠肉瘤抑瘤效果。先将 12 只染有肉瘤小白鼠按体重大小配成 6 个对子，每个对子内 2 只小白鼠随机接受两种抗癌药物，以肉瘤的重量为指标，实验结果见表 2 第(2)、(3)栏。问 2 种不同药物的抑瘤效果有无差别？

表 2　不同药物作用后小白鼠肉瘤重量　　　　　　　　　　　单位:g

编号(1)	A 药(2)	B 药(3)	差值(4)＝(2)－(3)
1	0.86	0.63	0.23
2	0.73	0.51	0.22
3	0.78	0.62	0.16
4	0.54	0.33	0.21
5	0.40	0.21	0.19
6	0.66	0.48	0.18

$H_0: \mu_d = 0$

$H_1: \mu_d \neq 0$

$\alpha = 0.05$

由表中数据可得：$n=6, \bar{d}=0.198, S_d=0.026$。

代入公式得：

$$t = \frac{\bar{d}}{S_d/\sqrt{n}} = \frac{0.198}{0.026/\sqrt{6}} = 18.41, \nu = 6-1 = 5$$

查 t 界值表(附表 2)，得双侧概率 $P<0.001$，按 $\alpha=0.05$ 水准，拒绝 H_0，接受 H_1，差异有统计学意义。可认为两种不同的药物的抑瘤效果不同，B 药的抑瘤效果较好。

（李　强　郑　平）

两样本方差齐性检验

用 t 检验对两个样本均数进行差异的显著性检验的前提条件之一就是两总体方差相等（即 $\sigma_1^2 = \sigma_2^2$）。方差齐性检验常用的方法有 F 检验、Bartlett 检验、Levene 检验。F 检验和 Bartlett 检验要求资料服从正态分布；Levene 检验不依赖总体分布具体形式，更为稳健。F 检验只用于两样本方差齐性检验,Bartlett 检验和 Levene 检验既可用于两样本方差齐性检验也可用于多样本方差齐性检验。方差齐性检验时,检验水准 α 宜稍大,如取 $\alpha=0.10$,以减少假阴性错误的概率 β。

F 检验中统计量 F 值的计算公式为:

$$F=\frac{S_1^2(较大)}{S_2^2(较小)},\nu_1=n_1-1,\nu_2=n_2-1$$

式中,S_1^2 为较大的样本方差,S_2^2 为较小的样本方差,ν_1 为分子的自由度(即大方差的自由度),ν_2 为分母的自由度(即小方差的自由度)。

求得 F 值后,查 F 界值表(附表6)可得 P 值,然后按所取的 α 水准作出推断结论。

例 对"两样本均数比较"条目中的例2作方差齐性检验。

病人组 $n_1=30,\bar{X}_1=2.30\text{mmol/L},S_1=2.08\text{mmol/L}$

对照组 $n_2=40,\bar{X}_2=1.16\text{mmol/L},S_2=0.84\text{mmol/L}$

$H_0:\sigma_1^2=\sigma_2^2$

$H_1:\sigma_1^2\neq\sigma_2^2$

$\alpha=0.10$

$F=\frac{2.08^2}{0.84^2}=6.13,\nu_1=30-1=29,\nu_2=40-1=39$

查 F 界值表(附表6),得 $P<0.10$,按 $\alpha=0.10$ 水准,拒绝 H_0,差异有统计学意义。可以认为两总体的方差不齐。

(李 强 郑 平)

多样本方差齐性检验

用方差分析对多个样本均数进行差异的显著性检验的前提条件之一就是多个总体方差相等(即 $\sigma_1^2=\sigma_2^2=\cdots=\sigma_k^2$)。此时方差齐性检验常用的方法有 Bartlett 检验和 Levene 检验。其中 Bartlett 检验要求资料服从正态分布;Levene 检验不依赖总体分布具体形式,更为稳健。方差齐性检验时,检验水准 α 宜稍大,如取 $\alpha=0.10$,以减少假阴性错误的概率 β。

1 Bartlett 检验

本法的基本思想是构造合并方差,如果各组总体方差相等,那么各组方差与合并方差的差别不会很大,统计量 χ^2 的值也就不会很大,即出现较大 χ^2 值的概率比较小,按假设检验的小概率原理作出判断。

Bartlett 法建立的 χ^2 统计量的公式为:

$$\chi^2 = \frac{\sum_{i=1}^{g}(n_i-1)\ln\frac{S_c^2}{S_i^2}}{1+\frac{\sum_{i=1}^{g}(n_i-1)^{-1}-(N-g)^{-1}}{3(g-1)}}, \quad \nu = g-1$$

其中,合并方差 S_c^2 通过下式计算:

$$S_c^2 = \sum_{i=1}^{g}(n_i-1)S_i^2 \Big/ \sum_{i=1}^{g}(n_i-1)$$

式中,g 为要比较的组数,$S_i^2(i=1,2,\cdots,g)$ 为各组样本方差,$n_i(i=1,2,\cdots,g)$ 为各组样本含量,N 为总样本含量。

例 某研究得到如下三组资料,试检验其是否满足方差齐性条件要求。$n_1=n_2=n_3=12$,$S_1^2=33.562$,$S_2^2=25.086$,$S_3^2=41.195$。

$H_0:\sigma_1^2=\sigma_2^2=\sigma_3^2$,即三个总体方差全相等

H_1:各总体方差不全相等,即至少有两个总体方差不等

$\alpha=0.10$

按公式得合并方差为:

$$S_c^2 = \frac{33.562(12-1)+25.086(12-1)+41.195(12-1)}{11+11+11} = 33.281$$

$$\chi^2 = \frac{(12-1)\ln\frac{33.281}{33.562}+(12-1)\ln\frac{33.281}{25.086}+(12-1)\ln\frac{33.281}{41.195}}{1+\frac{[(12-1)^{-1}+(12-1)^{-1}+(12-1)^{-1}]-(36-3)^{-1}}{3(3-1)}} = 0.64$$

$$\nu = 3-1 = 2$$

查 χ^2 分布表(附表 4),$\chi^2_{0.10(2)}=4.61$,$\chi^2<\chi^2_{0.10(2)}$,得 $P>0.10$,按 $\alpha=0.10$ 水准,不拒绝 H_0,统计结论为差别无统计学意义,尚不能认为不同组的方差有差异,故可认为三个总体具有方差齐性。

注意 Bartlett 检验法要求资料具有正态性。

2 Levene 检验

Levene 检验法在用于方差齐性检验时,所分析的资料可不具有正态性,适用于任意分布的两组或多组资料。

设有从 g 个总体独立随机抽取的 g 个样本,记第 i 个样本例数为 n_i,其第 j 个观察值为 X_{ij},均数为 $\overline{X}_i(i=1,2,\cdots,g)$。

Levene 检验法建立的 F 统计量的公式为:

$$F = \frac{(N-g)\sum\limits_{i=1}^{g} n_i(\overline{Z}_i - \overline{Z})^2}{(g-1)\sum\limits_{i=1}^{g}\sum\limits_{j=1}^{n_i}(Z_{ij} - \overline{Z}_i)^2}, \quad \nu_1 = g-1, \nu_2 = N-g$$

式中 $N = n_1 + n_2 + \cdots + n_g$。

Z_{ij} 可根据资料选择下列三种计算方法：

(1) $Z_{ij} = |X_{ij} - \overline{X}_i|$。

(2) $Z_{ij} = |X_{ij} - M_{d_i}|$，其中 M_{d_i} 为第 i 个样本的中位数 ($i=1,2,\cdots,g; j=1,2,\cdots, n_i$)。

(3) $Z_{ij} = |X_{ij} - \overline{X}'_i|$，其中 $\overline{X}'_i$ 为第 i 个样本截除样本含量 10% 后的均数 ($i=1,2, \cdots, g, j=1,2,\cdots, n_i$)。

按 $\alpha = 0.10$ 水准，查 F 界值表（附表 6）得 $F_{\alpha,(g-1,N-g)}$，若 $F < F_{\alpha,(g-1,N-g)}$，则 $P > 0.10$。按 $\alpha = 0.10$ 水准，不拒绝 H_0；反之，若 $F \geqslant F_{\alpha,(g-1,N-g)}$，则 $P \leqslant 0.10$。拒绝 H_0，接受 H_1。

Levene 法的计算量较大，一般都借助统计软件来完成，例题从略。

（李 强 郑 平）

方差分析

样本均数比较时，如果分组因素只有一个，且研究仅按这个因素分了两组（即水平数为 2），此时两样本均数的比较常采用 t 检验或 u 检验。若因素的水平数 $k > 2$ 时，即多个样本均数比较时，常采用方差分析（analysis of variance, ANOVA）方法。方差分析是英国统计学家 R. A. Fisher 于 1928 年首先提出来的一种统计方法。其基本思想是在各总体为相互独立的正态总体且具有等方差的假设条件下，根据研究设计的类型，将全部测量值总的变异（用离均差平方和表示）及其自由度分解为两个或多个部分，每个部分的变异都由某个因素的作用（或某几个因素的交互作用）引起。通过比较不同变异来源的均方，借助 F 分布做出统计推断，从而推论各处理因素的效应及因素间的交互效应。

方差分析方法与研究设计类型有关。方差分析中分析的数据是按照特定研究设计进行试验所得的数据，不同的研究设计其总变异的分解有所不同。因此在应用方差分析时，要结合具体的研究设计方法来选择相应的方差分析方法。常用的方差分析方法有完全随机设计的方差分析、随机区组设计的方差分析、析因设计的方差分析以及拉丁方设计的方差分析等。

通过方差分析计算得到统计量 F 值,查 F 界值表(附表 6),得到相应的 P 值,按所设定的检验水准 α 作出推断结论。

(李 强 郑 平)

完全随机设计的方差分析

完全随机设计(completely random design)多组间均数比较的方差分析方法只有一个研究因素(这个研究因素有 g 个水平,$g \geqslant 2$),故又称为单因素设计的方差分析。其设计方法是将全部研究对象完全随机地分配到 g 个水平组,g 个组的样本含量可以相等也可以不相等。

通常,这类研究的数据可以整理成以下形式:

表 1   g 个处理组的研究结果

处理组	结果数据				统计量	
1 水平	X_{11}	X_{12}	$\cdots$	X_{1n_1}	n_1	$\overline{X}_1$
2 水平	X_{21}	X_{22}	$\cdots$	X_{2n_2}	n_2	$\overline{X}_2$
$\vdots$	$\vdots$	$\vdots$	$\vdots$	$\vdots$	$\vdots$	$\vdots$
g 水平	X_{g1}	X_{g2}	$\cdots$	X_{gn_g}	n_g	$\overline{X}_g$

表中 g 为处理组数,第 i 组的实验对象给予第 i 种处理($i=1,2,\cdots,g$),第 i 个处理组的样本含量为 n_i,各处理组的样本含量之和为 N($N=n_1+n_2+\cdots+n_g$)。用 X_{ij} 表示第 i 个处理组的第 j 个观察值($j=1,2,\cdots,n_i$)。各处理组均数为 $\overline{X}_i = \sum\limits_{j=1}^{n_i} X_{ij}/n_i$,总均数为 $\overline{X} = \sum\limits_{i=1}^{g}\sum\limits_{j=1}^{n_i} X_{ij}/N$。

方差分析过程:

(1)建立假设、确定检验水准

原假设 H_0 为 $\mu_1=\mu_2=\cdots=\mu_g$(即 g 组的总体均数相等),备择假设 H_1 为 $\mu_1,\mu_2,\cdots,\mu_g$ 不等或不全相等(即至少有两组间总体均数不等)。检验水准 α 常取 0.05。

(2)变异的分解

完全随机设计的数据中包含了三种性质不同的变异:①总变异:所有的 N 个数据大小不等,其变异称为总变异,用 $SS_{总}$ 表示,总变异为所有观察值 X_{ij} 与总均数 $\overline{X}$ 的离均差平方和,即 $SS_{总} = \sum_{i=1}^{g} \sum_{j=1}^{n_i} (X_{ij} - \overline{X})^2$。②组间变异:$g$ 个组的样本均数可能各不相同,其变异称为组间变异,用 $SS_{组间}$ 表示,其大小可以用各组均数与总均数的离均差平方和来表示,它反映了处理作用的大小,也包含随机误差成分(个体变异和测量误差),计算公式为 $SS_{组间} = \sum_{i=1}^{g} n_i (\overline{X}_i - \overline{X})^2$。③组内变异:每个组内的数据大小不等,称为组内变异,用 $SS_{组内}$ 表示,引起这种变异的原因仅来自于随机误差,即个体变异和测量误差。其大小可用各组内部所有数据 X_{ij} 与该组均数 $\overline{X}_i$ 的离均差平方和的和来表示。即 $SS_{组内} = \sum_{i=1}^{g} \sum_{j=1}^{n_i} (X_{ij} - \overline{X}_i)^2$。三种变异的关系为 $SS_{总} = SS_{组间} + SS_{组内}$,此关系式称为变异分解。

因此组内变异也可以用下面的公式求得:$SS_{组内} = \sum_{i=1}^{g} \sum_{j=1}^{n_i} (X_{ij} - \overline{X}_i)^2 = SS_{总} - SS_{组间}$。

(3)自由度分解

三种变异所对应的自由度的计算公式分别为:$\nu_{总} = N-1$,$\nu_{组间} = g-1$,$\nu_{组内} = N-g$,亦存在可加性,即 $\nu_{总} = \nu_{组间} + \nu_{组内}$。其中 g 为处理组数,N 为总例数。

(4)估计方差(均方)

各部分变异的大小不能直接比较,因为变异的大小除与离均差平方和有关外,还与其自由度有关。因此比较时须将各部分的离均差平方和除以相应的自由度,得到均方差,简称均方,然后再将均方进行比较。均方为平均的变异大小,组间均方和组内均方的公式分别为:$MS_{组间} = \dfrac{SS_{组间}}{\nu_{组间}}$,$MS_{组内} = \dfrac{SS_{组内}}{\nu_{组内}}$。组内均方由个体变异及测量误差引起,属于随机误差;组间均方反映处理效应,同时包含随机误差。

(5)计算 F 统计量

组间均方与组内均方的比值称为 F 统计量,计算公式为:$F = \dfrac{MS_{组间}}{MS_{组内}}$。当检验假设 H_0 成立时,即各组的总体均数相同,组间变异只由随机误差引起,组间均方与组内均方代表的都是随机误差,故两者的大小应比较接近,即比值接近于 1。但如果处理因素有作用,那么组间的变异就不仅与随机误差有关,更与处理因素相关,此时组间均方大于组内均方,两者比值大于 1。F 统计量服从包含两个自由度($\nu_1 = \nu_{组间}$ 和 $\nu_2 = \nu_{组内}$)的 F 分布。在给定的检验水准 α 下,若 $F \geqslant F_{\alpha(\nu_1, \nu_2)}$,则 $P \leqslant \alpha$,此时拒绝 H_0。反之,若 $F \leqslant F_{\alpha(\nu_1, \nu_2)}$,则 $P \geqslant \alpha$,此时 H_0 有可能成立,还不能拒绝。

方差分析的结果通常整理成表 2 的格式(表中为计算公式),当各处理组间的差别有统计学意义时,可进一步作均数间的多重比较(参见"多重比较"条目)。

例 为研究蘑菇多糖对急性缺氧小鼠存活时间的影响,将 42 只同种属小鼠随机分为 A、B、C 三组,每组 14 只,雌雄各半,每日分别以含低、中、高三种浓度不同剂量相同的蘑菇多糖饮料灌胃,40 天后对小白鼠进行耐缺氧存活试验,结果如表 3 所示。试比较不同浓度的蘑菇多糖饮料组小白鼠的存活时间是否有差别。

表2 完全随机设计的方差分析表

变异来源	df	SS	MS	F
组间	$g-1$	$\sum_{i=1}^{g} n_i(\overline{X}_i - \overline{X})^2$	$\dfrac{SS_{组间}}{\nu_{组间}}$	$\dfrac{MS_{组间}}{MS_{组内}}$
组内	$N-g$	$SS_总 - SS_{组间}$	$\dfrac{SS_{组内}}{\nu_{组内}}$	
总变异	$N-1$	$\sum_{i=1}^{g}\sum_{j=1}^{n_i}(X_{ij}-\overline{X})^2$		

表3 不同剂量的蘑菇多糖下急性缺氧小鼠的存活时间 单位:min

编号	A组	B组	C组	编号	A组	B组	C组
1	32.2	43.5	63.2	8	41.6	55.4	75.5
2	34.0	47.7	68.0	9	43.2	56.7	78.3
3	34.1	48.3	69.6	10	44.2	56.9	78.5
4	34.5	49.7	70.1	11	45.2	57.2	79.1
5	36.3	50.5	71.1	12	47.7	57.5	80.3
6	40.5	51.8	72.4	13	49.2	59.1	82.9
7	41.5	53.6	73.7	14	50.1	61.2	84.4

首先对数据进行正态性检验和方差齐性检验。经检验各组满足正态性和方差齐性,据题意,可以用完全随机设计的方差分析方法进行分析。

$H_0: \mu_1 = \mu_2 = \mu_3$

$H_1: \mu_1, \mu_2, \mu_3$ 不全相等

$\alpha = 0.05$

将表3的数据利用表2公式进行计算,得方差分析表(表4)。

表4 本例的方差分析表

变异来源	SS	df	MS	F	P
组间	8164.3	2	4082.1	124.1	<0.01
组内	1283.2	39	32.9		
总变异	9447.5	41			

以 $\nu_{组间}=2$ 和 $\nu_{组内}=39$ 查 F 界值表(附表6),得 $P<0.01$,按 $\alpha=0.05$ 水准拒绝 H_0,接受 H_1,差别有统计学意义,可认为不同浓度的蘑菇多糖饮料组小白鼠的存活时间有差别。

注意 方差分析的结果若拒绝 H_0,接受 H_1,不能说明各组总体均数两两间都有差别。如果要分析哪两组间有差别,要进行多个均数间的多重比较(见条目"多重比较")。当 $g=2$ 时,方差分析的结果与两样本均数比较的 t 检验等价,理论上有 $t^2=F$。

(李 强 郑 平)

多重比较

多组均数比较的方差分析若结论为差异有统计学意义,说明多组总体均数不全相等,但究竟是具体哪两组总体均数不等,哪两组总体均数相等,或是所有总体均数都不相等,则需要进一步对多个均数作两两比较,即多重比较(multiple conparision)。此时,人们常常首先想到两个样本均数比较的 t 检验,但对于多组均数的比较,t 检验方法并不适用,因为此时使用 t 检验会增加犯 I 类错误的概率,即"假阳性"的结果增多。例如 3 组均数的比较中,如果采用两样本均数比较的 t 检验进行多重比较,则总共需要两两比较 3 次,若每次都将 I 类错误 α 控制在 0.05 水准上,则 3 次比较后,所犯 I 类错误的概率就不是 0.05 了,而是 $1-(1-0.05)^3=0.14$ 了,变成了原来的近三倍。因此,不能简单的使用 t 检验来进行逐对比较。

除此之外,还应考虑在研究设计阶段,研究者是否事先提出了多重比较的计划。如果研究者在研究之前(即研究设计阶段)就已经提出了符合研究目的的假设,则在对研究结果进行多重比较时可按研究设计进行部分组的比较。例如,对 A、B、C 三种某疾病检测方法进行比较的研究中,方法 A 是常规方法,方法 B 和方法 C 是两种新的检测方法,研究的目的是比较两种新方法和常规方法有无差别,而对两种新方法之间是否有差别并不关心。此时使用的是部分组比较的检验假设,即 $H_0:\mu_A=\mu_B$ 和 $\mu_A=\mu_C$。这种部分比较也称为事先计划的比较,主要用于对假设的证实性实验研究;如果研究者事先没有具体的假设,即在研究前对研究结果不甚了解,属于探索性研究时,就应检验所有处理组的总体均数是否相等,即作全部组两两比较的检验假设,此时的检验假设是 $H_0:\mu_A=\mu_B$、$\mu_A=\mu_C$ 和 $\mu_B=\mu_C$。

均数多重比较方法有很多,它们各自有其有缺点。根据所控制的误差类型,这里介绍常用的几种多重比较方法。

1　最小有意义差异(least significant difference,*LSD*)法

又称 $LSD-t$ 检验法或最小显著差法,用于多组中某一对或几对在专业上有特殊意义的均数进行比较,也可用于多组均数间的两两比较。$LSD-t$ 检验与成组比较的 t 检验方法(参见条目"两样本均数比较")不同的是,在 $LSD-t$ 检验中,合并均方为方差分析中误差的均方,自由度为方差分析中误差的自由度。最小有意义差异法计算简单,但存在一定的缺点,即用此法进行两两比较大的次数越多,其犯 I 类错误的概率就越大。$LSD-t$ 检验的统计量 t 值的计算公式为:

$$t=\frac{|\bar{X}_A-\bar{X}_B|}{S_{\bar{X}_A-\bar{X}_B}}=\frac{|\bar{X}_A-\bar{X}_B|}{\sqrt{MS_{误差}\left(\frac{1}{n_A}+\frac{1}{n_B}\right)}},\quad \nu=\nu_{误差}$$

如果 $t=\dfrac{|\bar{X}_A-\bar{X}_B|}{\sqrt{MS_{误差}\left(\frac{1}{n_A}+\frac{1}{n_B}\right)}}\geqslant t_{a,\nu}$，即 $|\bar{X}_A-\bar{X}_B|\geqslant t_{a,\nu}\sqrt{MS_{误差}\left(\frac{1}{n_A}+\frac{1}{n_B}\right)}$ 时，则 $P\leqslant$

α，可认为在 α 水准上，所比较的两组均数 μ_A 和 μ_B 有差别。$t_{a,\nu}\sqrt{MS_{误差}\left(\frac{1}{n_A}+\frac{1}{n_B}\right)}$ 称为最

小有意义差异，记作：LSD。当各组样本含量相等时，$LSD=t_{a,\nu}\sqrt{\dfrac{2MS_{误差}}{n}}$。

上述各式中 $\bar{X}_A$、$\bar{X}_B$ 分别为两比较组的样本均数，$MS_{误差}$ 为方差分析中的误差均方，n_A、n_B 分别为两比较组的样本含量，n 为样本含量相等时每一组的样本含量，ν 为自由度。$t_{a,\nu}$ 为在 α 水准上，误差自由度为 ν 时，由 t 界值表查得的临界值。任意两个比较均数之差大于或等于其 LSD 时，在 α 水准上，都有统计学意义。

例1 用 LSD 法对"完全随机设计的方差分析"条目中的例子做均数间的两两比较。

$H_0:\mu_A=\mu_B$

$H_1:\mu_A\neq\mu_B$

$\alpha=0.05$

$n_A=n_B=14,MS_{误差}=32.9,\nu=\nu_{误差}=39$

故　$LSD_{0.05}=t_{a,\nu}\sqrt{\dfrac{2MS_{误差}}{n}}=2.021\sqrt{\dfrac{2\times32.9}{14}}=4.38$

$LSD_{0.01}=t_{a,\nu}\sqrt{\dfrac{2MS_{误差}}{n}}=2.704\sqrt{\dfrac{2\times32.9}{14}}=5.86$

各比较组均数差异的绝对值与 LSD 进行比较，结果如下：

$$|\bar{X}_A-\bar{X}_B|=|41.0-53.5|=12.5>LSD_{0.01},P<0.01$$
$$|\bar{X}_A-\bar{X}_C|=|41.0-74.8|=33.8>LSD_{0.01},P<0.01$$
$$|\bar{X}_B-\bar{X}_C|=|53.5-74.8|=21.3>LSD_{0.01},P<0.01$$

按 $\alpha=0.05$ 水准，各比较组间的差别都有统计学意义，拒绝 H_0，接受 H_1，可认为不同浓度的蘑菇多糖饮料组小白鼠的存活时间有差别，浓度越高，存活时间越长。

2　Tukey 法

该法是 J. W. Tukey 于 1953 年提出来的。可用于多组均数间的两两比较。Tukey 法能够将整个试验的误差控制在 α（如 $\alpha=0.05$）水准上，它与上述 LSD 法比较是保守的。用这种方法进行检验时，要求各组样本含量相等，其统计量的计算公式为：

$$T=q_{a(g,\nu)}\sqrt{\dfrac{MS_{误差}}{n}},\quad \nu=\nu_{误差}$$

式中，$q_{\alpha(g,\nu)}$ 为在 α 水准上，处理组数为 g 及误差自由度为 ν 时，由多重比较的 q 界值表中查得的 q 临界值（表中的组数 a 即为 g），其他符号的意义同上。

当比较的两组的均数差的绝对值 $|\bar{X}_A-\bar{X}_B|\geqslant T$ 时，$P\leqslant\alpha$，可认为在 α 水准上，所比较的两组均数 μ_A 和 μ_B 有差别。反之，尚不能认为 μ_A 和 μ_B 有差别。由多重比较的 q 界值表可见，$q_{\alpha(g,\nu)}$ 值的大小不仅与检验水准 α 和误差的自由度 ν 有关，还与组数 g 有关。当 α 和 g 不变时，随着误差自由度 ν 的增加，$q_{\alpha(g,\nu)}$ 值减少。但在 α 一定时，随着 g 的增加，$q_{\alpha(g,\nu)}$ 值也增加，因此，Tukey 法一般不会增加犯 I 类错误的概率。由于各组样本含量相等，故每一对比较的均数之差只需要和同一个 T 值进行比较，简化了计算。

例 2　用 Tukey 法对"完全随机设计的方差分析"条目中的例子做均数间的两两比较。

$H_0:\mu_A=\mu_B$

$H_1:\mu_A\neq\mu_B$

$\alpha=0.05$

$n=14,MS_{误差}=32.9,\nu=\nu_{误差}=39$

故　　$T_{0.05}=q_{\alpha(k,\nu)}\sqrt{MS_{误差}/n}=3.44\sqrt{32.9/14}=5.27$

$\qquad T_{0.01}=q_{\alpha(k,\nu)}\sqrt{MS_{误差}/n}=4.37\sqrt{32.9/14}=6.70$

各比较组均数差异的绝对值与 T 进行比较，结果如下：

$$|\bar{X}_A-\bar{X}_B|=|41.0-53.5|=12.5>T_{0.01},P<0.01$$

$$|\bar{X}_A-\bar{X}_C|=|41.0-74.8|=33.8>T_{0.01},P<0.01$$

$$|\bar{X}_B-\bar{X}_C|=|53.5-74.8|=21.3>T_{0.01},P<0.01$$

按 $\alpha=0.05$ 水准，各比较组间的差别都有统计学意义，拒绝 H_0，接受 H_1，可认为不同浓度的蘑菇多糖饮料组小白鼠的存活时间有差别。浓度越高，存活时间越长。

3　Scheffe 法

同 Tukey 法一样，Scheffe 法也可用于多组均数间的两两比较，并且能够将整个试验的误差控制在 α（如 $\alpha=0.05$）水准上。这种检验方法的统计量为 F，其计算公式为：

$$F=\frac{(\bar{X}_A-\bar{X}_B)^2}{MS_{误差}\left(\dfrac{1}{n_A}+\dfrac{1}{n_B}\right)(g-1)},\quad \nu_1=g-1,\nu_2=N-g$$

F 统计量服从包含两个自由度（ν_1 和 ν_2）的 F 分布。在给定的检验水准 α 下，若 $F\geqslant F_{\alpha(\nu_1,\nu_2)}$，则 $P\leqslant\alpha$，此时拒绝 H_0。反之，若 $F\leqslant F_{\alpha(\nu_1,\nu_2)}$，则 $P\geqslant\alpha$，此时 H_0 有可能成立，还不能拒绝。当各组样本含量一致时，比较可变换如下：

记 $\sqrt{F_{\alpha(\nu_1,\nu_2)}\dfrac{2MS_{误差}}{n}(g-1)}=S_a$，若 $|\bar{X}_A-\bar{X}_B|\geqslant\sqrt{F_{\alpha(\nu_1,\nu_2)}\dfrac{2MS_{误差}}{n}(g-1)}$，即若 $|\bar{X}_A-\bar{X}_B|\geqslant S_a$，则 $P\leqslant\alpha$。反之，若 $|\bar{X}_A-\bar{X}_B|\leqslant S_a$，则 $P\geqslant\alpha$。式中各符号的意义同上。

例 3　用 Scheffe 法对"完全随机设计的方差分析"条目中的例子做均数间的两两比较。

$H_0 : \mu_A = \mu_B$

$H_1 : \mu_A \neq \mu_B$

$\alpha = 0.05$

$n = 14, MS_{误差} = 32.9, \nu_1 = 2, \nu_2 = \nu_{误差} = 39$

故 $S_{0.05} = \sqrt{F_{\alpha(\nu_1, \nu_2)} \dfrac{2MS_{误差}}{n}(k-1)} = \sqrt{F_{0.05(2,39)} \dfrac{2 \times 32.9}{14}(3-1)} = 5.51$

$S_{0.01} = \sqrt{F_{\alpha(\nu_1, \nu_2)} \dfrac{2MS_{误差}}{n}(k-1)} = \sqrt{F_{0.01(2,39)} \dfrac{2 \times 32.9}{14}(3-1)} = 6.98$

各比较组均数差异的绝对值与 T 进行比较,结果如下:

$$|\overline{X}_A - \overline{X}_B| = |41.0 - 53.5| = 12.5 > S_{0.01}, P < 0.01$$

$$|\overline{X}_A - \overline{X}_C| = |41.0 - 74.8| = 33.8 > S_{0.01}, P < 0.01$$

$$|\overline{X}_B - \overline{X}_C| = |53.5 - 74.8| = 21.3 > S_{0.01}, P < 0.01$$

结论同前。

4 SNK(Student-Newman-Keuls)法

SNK 法又称多重极差检验(multiple range test),因其检验统计量为 q,又称 q 检验。可用于多组均数间的两两比较,统计量 q 的计算公式为:

$$q = \frac{|\overline{X}_A - \overline{X}_B|}{\sqrt{\dfrac{MS_{误差}}{2}\left(\dfrac{1}{n_A} + \dfrac{1}{n_B}\right)}}, \nu = \nu_{误差}$$

式中各符号的意义同上。

统计量 q 服从包含一个自由度 ν 和一个反映均数跨度信息 a(即比较的两组之间包括的组数,含比较组在内)的 q 分布。在给定的检验水准 α 下,其临界值 $q_{\alpha(a,\nu)}$ 可以通过查 q 界值表(附表 7)得到。若 $q \geq q_{\alpha(a,\nu)}$,则 $P \leq \alpha$,此时拒绝 H_0。反之,若 $q \leq q_{\alpha(a,\nu)}$,则 $P \geq \alpha$,此时 H_0 有可能成立,还不能拒绝。

例 4 用 SNK 法对"完全随机设计的方差分析"条目中的例子做均数间的两两比较。

$H_0 : \mu_A = \mu_B$

$H_1 : \mu_A \neq \mu_B$

$\alpha = 0.05$

$n = 14, MS_{误差} = 32.9, \nu = \nu_{误差} = 39$

计算是先将三个样本均数按从小到大的顺序依次排列,并编上组次,得:

组次	1	2	3
组别	A 组	B 组	C 组
均数	41.0	53.5	74.8

因各组样本含量相等,故计算公式中的分母相同,均为:

$$\sqrt{\frac{MS_{误差}}{2}\left(\frac{1}{n_A}+\frac{1}{n_B}\right)}=\sqrt{\frac{32.9}{2}\left(\frac{1}{14}+\frac{1}{14}\right)}=1.53$$

均数两两比较的计算结果见表1。

表1　3个样本均数之间的两两比较

比较组	两均数之差 $\|\bar{X}_A-\bar{X}_B\|$	q 值 $\|\bar{X}_A-\bar{X}_B\|/1.53$	组数 a	q 检验界值 $P=0.05$	$P=0.01$	P 值
1与2	12.5	8.2	2	2.86	3.82	<0.01
1与3	33.8	22.1	3	3.44	4.37	<0.01
2与3	21.3	13.9	2	2.86	3.82	<0.01

结论同前。

5　Duncan 法

Duncan 法又称新多极差检验法,其所对应的犯Ⅰ类错误的概率为 α,即多个均数之间两两比较的次数越多,犯Ⅰ类错误的概率越大。可用于方差分析后多组均数间的两两比较,其统计量为 q',计算公式为:

$$q'=\frac{|\bar{X}_A-\bar{X}_B|}{\sqrt{\frac{MS_{误差}}{2}\left(\frac{1}{n_A}+\frac{1}{n_B}\right)}},\quad \nu=\nu_{误差}$$

式中各符号的意义同上。

统计量 q' 所对应的临界值 $q'_{\alpha(a,\nu)}$ 包含一个自由度 ν 和一个反映均数跨度信息 a(即比较的两组之间包括的组数,含比较组在内)。在给定的检验水准 α 下,其临界值 $q'_{\alpha(a,\nu)}$ 可以通过查 q' 界值表(附表8)得到。若 $q'\geq q'_{\alpha(a,\nu)}$,则 $P\leq\alpha$,此时拒绝 H_0。反之,若 $q'\leq q'_{\alpha(a,\nu)}$,则 $P\geq\alpha$,此时 H_0 有可能成立,还不能拒绝。

由上述可见,Duncan 法除其临界值 $q'_{\alpha(a,\nu)}$ 要从多重比较的 q' 界值表(附表8)中查以外,其余方法步骤及计算公式均与 SNK 法相同。

例5　用 Duncan 法对"完全随机设计的方差分析"条目中的例子做均数间的两两比较。

$H_0:\mu_A=\mu_B$

$H_1:\mu_A\neq\mu_B$

$\alpha=0.05$

$n=14,MS_{误差}=32.9,\nu=\nu_{误差}=39$

计算是先将三个样本均数按从小到大的顺序依次排列,并编上组次,得:

组次	1	2	3
组别	A组	B组	C组
均数	41.0	53.5	74.8

因各组样本含量相等,故计算公式中的分母相同,均为:

$$\sqrt{\frac{MS_{误差}}{2}\left(\frac{1}{n_A}+\frac{1}{n_B}\right)}=\sqrt{\frac{32.9}{2}\left(\frac{1}{14}+\frac{1}{14}\right)}=1.53$$

均数两两比较的计算结果见表2。

表2　3个样本均数之间的两两比较

比较组	两均数之差 $|\overline{X}_A-\overline{X}_B|$	q'值 $|\overline{X}_A-\overline{X}_B|/2.17$	组数 a	q'检验界值 $P=0.05$	$P=0.01$	P值
1与2	12.5	8.2	2	2.86	3.82	<0.01
1与3	33.8	22.1	3	3.01	3.99	<0.01
2与3	21.3	13.9	2	2.86	3.82	<0.01

结论同前。

6　Dunnett 法

在实际科研工作中,有时仅需要了解各处理组的样本均数与对照组的样本均数之间有无显著性差别,而对各处理组间的差别并不感兴趣。此时,可使用多个实验组均数逐一与对照组均数进行比较的 Dunnett 法(即 Dunnett-t 检验方法),此法可控制全部比较和部分比较所犯 I 类错误的概率不超过事先给定的检验水准 α。

Dunnett 法的假设检验统计量计算公式为:

$$t=\frac{|\overline{X}_T-\overline{X}_C|}{\sqrt{MS_{误差}\left(\frac{1}{n_T}+\frac{1}{n_C}\right)}},\quad \nu=\nu_{误差}$$

式中 T 代表多个处理组,C 为对照组,$\overline{X}_T$ 和 $\overline{X}_C$ 分别为处理组与对照组的样本均数,n_T 和 n_C 分别为处理组与对照组的样本含量;分子为任意处理组与对照组样本均数之差值;分母是差值的标准误;$MS_{误差}$ 为前述方差分析中算得的误差均方,自由度为误差的自由度。Dunnett 法有单侧检验和双侧检验之分,可根据实际情况来选择。

例6　用 Dunnett 法对"完全随机设计的方差分析"条目中的例子做均数间的两两比较,设 A 组为对照组,B 组和 C 组为实验组。

$H_0:\mu_T=\mu_C$

$H_1:\mu_T\neq\mu_C$

$\alpha=0.05$

$n_T=n_C=14,MS_{误差}=32.9,\nu=\nu_{误差}=39$

计算是先将三个样本均数按从小到大的顺序依次排列,并编上组次,得:

组次	1	2	3
组别	A组	B组	C组
均数	41.0	53.5	74.8

因各组样本含量相等,故计算公式中的分母相同,均为:

$$\sqrt{MS_{误差}\left(\frac{1}{n_A}+\frac{1}{n_B}\right)}=\sqrt{32.9\left(\frac{1}{14}+\frac{1}{14}\right)}=2.17$$

均数两两比较的计算结果见表3。

表3 3个样本均数之间的两两比较

比较组	两均数之差 $\lvert \overline{X}_A-\overline{X}_B \rvert$	t 值 $\lvert \overline{X}_A-\overline{X}_B \rvert/2.17$	组数 a	t 检验界值 $P=0.05$	$P=0.01$	P 值
1与2	12.5	5.8	2	1.97	2.68	<0.01
1与3	33.8	15.6	3	2.13	2.82	<0.01

结论同前。

(李 强 郑 平)

配伍组设计的方差分析

配伍组设计又称为随机区组设计(randomized block design)、单位组设计,是配对比较 t 检验的推广,可校正某些混杂因素(对试验结果有较大影响的非研究因素)对研究结果的干扰,提高研究效率。随机区组设计的具体做法是:先按对试验结果有影响的非研究因素(如性别、年龄、体重、职业、病情等)将受试对象配成若干个区组(block),再分别将各区组内的受试对象随机分配到处理因素不同水平的各个组。随机区组设计是一种两因素的试验设计方法,两个因素分别指区组因素和处理因素,处理因素是研究者感兴趣的主要因素,而区组因素是会影响研究结果的干扰因素。其设计方法是将数据按区组和处理组两个方向进行分组,并对两个分组变量进行方差分析。

1 完全配伍组设计的方差分析

我们将随机区组设计的试验结果整理成下表(表1),表中第 $j(j=1,2,\cdots,n)$ 区组的 g

个受试对象被随机分配接受处理因素第 $i(i=1,2,\cdots,g)$ 水平的处理,试验结果用 X_{ij} 表示。

表 1　随机区组设计的试验结果

区组编号	处理因素(g 个水平)					
	1	2	$\cdots$	i	$\cdots$	g
1	X_{11}	X_{21}	$\cdots$	X_{i1}	$\cdots$	X_{g1}
2	X_{12}	X_{22}	$\cdots$	X_{i2}	$\cdots$	X_{g2}
$\vdots$	$\vdots$	$\vdots$		$\vdots$		$\vdots$
j	X_{1j}	X_{2j}	$\cdots$	X_{ij}	$\cdots$	X_{gg}
$\vdots$	$\vdots$	$\vdots$		$\vdots$		$\vdots$
n	X_{1n}	X_{2n}	$\cdots$	X_{in}	$\cdots$	X_{gn}

与方差分析方法相同,记总均数为 $\overline{X} = \sum\limits_{i=1}^{g}\sum\limits_{j=1}^{n}X_{ij}/N$,各处理组均数为 $\overline{X}_i = \sum\limits_{j=1}^{n}X_{ij}/n$,各区组均数为 $\overline{X}_j = \sum\limits_{i=1}^{g}X_{ij}/g$,总例数为 $N=n\times g$,n 为区组数,g 为处理组数。研究数据共有四种不同的变异,即①总变异:反映所有观察值之间的变异,记为 $SS_总$,计算公式为:$SS_总 = \sum\limits_{i=1}^{g}\sum\limits_{j=1}^{n}(X_{ij}-\overline{X})^2$。②处理间变异:由不同水平的处理因素作用和随机误差引起的变异,记为 $SS_{处理}$,计算公式为:$SS_{处理} = \sum\limits_{i=1}^{g}n(\overline{X}_i-\overline{X})^2$。③区组间变异:由不同区组作用和随机误差引起的变异,记为 $SS_{区组}$,计算公式为:$SS_{区组} = \sum\limits_{j=1}^{n}g(\overline{X}_j-\overline{X})^2$。④ 误差变异:完全由随机误差产生的变异,记为 $SS_{误差}$。各部分变异(离均差平方和)及自由度之间的关系为:$SS_总=SS_{处理}+SS_{区组}+SS_{误差}$,$\nu_总=\nu_{处理}+\nu_{区组}+\nu_{误差}$。因此,$SS_{误差}$ 的计算公式为 $SS_{误差}=SS_总-SS_{处理}-SS_{区组}$。

随机区组设计资料的方差分析见下表(表 2)。

表 2　随机区组设计资料的方差分析表

变异来源	自由度	SS	MS	F
处理间	$g-1$	$\sum\limits_{i=1}^{g}n(\overline{X}_i-\overline{X})^2$	$\dfrac{SS_{处理}}{\nu_{处理}}$	$\dfrac{MS_{处理}}{MS_{误差}}$
区组间	$n-1$	$\sum\limits_{j=1}^{n}g(\overline{X}_j-\overline{X})^2$	$\dfrac{SS_{区组}}{\nu_{区组}}$	$\dfrac{MS_{区组}}{MS_{误差}}$
误差	$(n-1)(g-1)$	$SS_总-SS_{处理}-SS_{区组}$	$\dfrac{SS_{误差}}{\nu_{误差}}$	
总变异	$N-1$	$\sum\limits_{i=1}^{g}\sum\limits_{j=1}^{n}(X_{ij}-\overline{X})^2$		

例 1　为研究某抗癌药物的效果,某研究者采用随机区组设计的方法,将 32 只癌症小鼠动物模型按体重和肿瘤大小分成 8 个区组,每组 4 只,随机分到空白对照、低剂量、

中剂量和高剂量 4 个治疗组,经两个周期的治疗后,切除肿瘤并进行称量,数据见表 3。问:(1)4 种不同剂量的效果是否相同?(2)不同区组之间的结果是否有差异?

表 3　不同组动物的肿瘤重量　　　　　　　　　　　单位:g

区组	处理组			
	空白对照	低剂量	中剂量	高剂量
1	1.45	1.29	1.13	0.83
2	1.57	1.38	1.23	1.03
3	1.48	1.30	1.13	0.85
4	1.54	1.35	1.18	0.95
5	1.56	1.36	1.20	0.98
6	1.50	1.33	1.15	0.95
7	1.58	1.40	1.25	1.08
8	1.62	1.43	1.28	1.10

对处理组

$H_0: \mu_A = \mu_B = \mu_C = \mu_D$

$H_1: \mu_A \, \mu_B \, \mu_C \, \mu_D$ 不全相等

对区组

$H_0: \mu_1 = \mu_2 = \cdots = \mu_8$

$H_1: \mu_1, \mu_2, \cdots, \mu_8$ 不全相等

$\alpha = 0.05$

将表 3 的数据利用表 2 公式进行计算,得方差分析表(表 4)。

表 4　例 1 的方差分析表

变异来源	SS	df	MS	F	P
处理间	1.390	3	0.466	746.181	<0.01
区组间	0.115	7	0.016	26.551	<0.01
误差	0.013	21	0.001		
总变异	1.518	31			

分别以 $\nu_{处理} = 3$ 和 $\nu_{误差} = 21$ 及 $\nu_{区组} = 7$ 和 $\nu_{误差} = 21$ 查 F 界值表(附表 6),得 $P < 0.01$,按 $\alpha = 0.05$ 水准拒绝 H_0,接受 H_1,差别有统计学意义,可认为不同剂量的抗癌效果有差别,不同区组之间的结果也有差别。

随机区组设计和完全随机设计的方差分析对变异的分解如下:

完全随机设计:$SS_{总} = SS_{处理} + SS_{组内}$

随机区组设计:$SS_{总} = SS_{处理} + SS_{区组} + SS_{误差}$

由此可见，随机区组设计的优点是：从组内变异中分离出区组变异，使误差变异减小，因而更容易发现处理组间的差别，提高统计效率。每个区组内的若干个受试对象间具有良好的同质性，组间的均衡性较强。

注意 方差分析的结果拒绝 H_0，接受 H_1，不能说明各组总体均数间两两都有差别。如果要分析哪两组间有差别，可进行多个均数间的多重比较（见条目"多重比较"）。当 $g=2$ 时，随机区组设计方差分析与配对设计资料的 t 检验等价，理论上有 $t^2=F$。

2 缺失数据的处理

研究过程中，由于意外原因，有时可能会造成一个或几个数据的缺失。有缺失数据时，随机区组设计的方差分析不能按上述方法直接进行分析，而须将缺失数据补齐后才能进行。

2.1 缺失一个数据的估计

缺失数据的估计原则是使补齐缺失数据后所得到的误差的平方和最小。估计缺失数据的计算公式为：

$$X=\frac{n\times C+g\times R-G}{(g-1)(n-1)}$$

式中，X 为缺失数据，C 和 R 分别为缺失数据所在的处理组和配伍组现有的其他观察值之和，G 为现有的其他观察值的总和，g 为处理组数，n 为区组数。

例2 表5中第2行，第3列的数据缺失，试作缺项估计。

表5 缺失一个数据估计表

配伍组	处理组				合计
	1	2	3	4	
1	25.54	35.12	38.76	50.93	150.35
2	28.71	33.87	X	54.84	$117.42+X$
3	30.11	31.81	42.44	57.14	161.50
4	25.96	28.97	45.36	53.94	154.23
合计	110.32	129.77	$126.56+X$	216.85	$583.50+X$

估计如下：

$$X=\frac{4\times126.56+4\times117.42-583.50}{(4-1)(4-1)}=43.60$$

2.2 缺失两个数据的估计

此时用缺失一个数据的估计公式对两个缺失数据进行连续交替估计。估计时先取总均数 $\overline{X}$（现有所有数据的总均数）作为第一项缺失数据的近似值，用缺失一个数据的估计公式估计第二个缺失数据项，计算出以后再次重新用缺失一个数据的估计公式估计第一个缺失数据项，然后重新估计第二个缺失数据项，如此反复迭代交替计算，直到所得到的新估计值与上一轮计算的估计值相近为止。

例 3 表 6 中缺失两个数据,试作缺项估计。

表 6　缺失两个数据估计表

配伍组	处理组				合计
	1	2	3	4	
1	25.54	35.12	38.76	50.93	150.35
2	28.71	33.87	X	54.84	$117.42+X$
3	30.11	31.81	42.44	57.14	161.50
4	25.96	Y	45.36	53.94	$125.26+Y$
合计	110.32	$100.80+Y$	$126.56+X$	216.85	$554.53+X+Y$

以总均数 $\overline{X}=\dfrac{554.53}{14}=39.61$ 作为近似值代替 Y,开始迭代:

第一轮:以 $Y=39.61$ 估计 X:

$$X=\frac{4\times126.56+4\times117.42-594.14}{(4-1)(4-1)}=42.42$$

以 $X=42.42$ 估计 Y:

$$Y=\frac{4\times100.8+4\times125.26-596.95}{(4-1)(4-1)}=34.14$$

第二轮:以 $Y=34.14$ 估计 X:

$$X=\frac{4\times126.56+4\times117.42-588.67}{(4-1)(4-1)}=43.03$$

以 $X=43.03$ 估计 Y:

$$Y=\frac{4\times100.8+4\times125.26-597.56}{(4-1)(4-1)}=34.08$$

第三轮:以 $Y=34.08$ 估计 X:

$$X=\frac{4\times126.56+4\times117.42-588.61}{(4-1)(4-1)}=43.03$$

以 $X=43.03$ 估计 Y:

$$Y=\frac{4\times100.8+4\times125.26-597.56}{(4-1)(4-1)}=34.08$$

第二、三轮的 X、Y 值已经相等,故两个缺项的估计值已经稳定,分别为 $X=43.03,Y=34.08$。

如果有三个及以上的数据缺失,则误差较大,多不予以估计。

由于补齐缺失数据后误差的平方和最小,因此,处理组间的离均差平方和是向上偏倚的。但是,若缺失数据不是很多的话,对处理组均数间的检验结果影响不会很大,故将一个或两个缺失数据补齐后,便可按一般的方差分析方法进行分析。需要注意的是,由于补齐数据毕竟不是真实的原始数据,故进行方差分析时,总自由度和误差自由度要减去所弥补的数据的个数。由于误差自由度的减少,使误差均方会增大,检验效率降低,因此研究中要尽量避免数据的缺失。

3 平衡不完全配伍组设计的方差分析

上述配伍组设计中,每个配伍组中所容纳的研究对象数等于处理因素的水平数(处理组数),研究安排结果为每个处理组中研究对象数等于配伍组数,称为完全配伍组设计。对于完全配伍组设计,从研究对象安排到数据分析都比较方便。但有时由于研究条件的限制,不能采用完全配伍组设计,如在使用配伍组设计时,处理因素的水平数大于每个配伍组中能容纳的研究对象数,即每个配伍组的研究对象随机分到处理组后,不能满足每处理组各一个,有些处理组是空白。在这种情况下,应该采用"平衡不完全配伍组设计",在不完全配伍组设计中如果能合理地将每个配伍组的研究对象分配到处理因素的各个水平上,使每种处理在每个配伍内最多只出现一次,而且每种处理在整个研究中出现的次数相同(每种处理样本含量相同),同时任何两种处理的组合共同出现的次数相同,这种设计称为"平衡不完全配伍组设计(balanced incomplete randomized block design)",简称 BIB 设计。此设计体现了处理组和配伍组之间的"平衡"性,消除了两者之间的相互影响,使处理组之间具有一定的可比性。

设计时,设 g 为处理组数,n 为配伍组数,k 为每个配伍组中包含的研究对象的个数(即每一配伍组内包含 k 种处理,$k<g$),r 为每种处理重复的次数,λ 为任何两种处理的组合共同出现的配伍组数(或任何两种处理的组合共同出现的次数)。研究的总观察数 $N=gr=nk$。$\lambda=\dfrac{r\times(k-1)}{g-1}$,$\lambda$ 为整数。根据研究的的 g、n、r、k 和 λ 值,可从附表平衡不完全配伍组设计(附表 11)给出的不同 g、n、r、k 和 λ 值的设计方案中选出适当的方案使用。如例 2,研究某抗癌药物的效果,考虑到动物体重和肿瘤大小对研究结果有影响,设计时将动物按体重和肿瘤大小分成了 8 个不同的配伍组(区组),假定动物有限,每个区组只有 3 只动物,即 $g=4$,$n=8$,$k=3$,由 $N=gr=nk=24$,得 $r=6$,此时 $\lambda=\dfrac{r\times(k-1)}{g-1}=\dfrac{6\times(3-1)}{4-1}=4$,根据以上各值,具体研究安排见表 7。

表 7　平衡不完全配伍组设计的试验安排

配伍组(j)	处理组(i)				配伍组合计 $X_{.j}$
	1	2	3	4	
1	X_{11}	X_{21}	X_{31}		$X_{.1}$
2		X_{22}	X_{32}	X_{42}	$X_{.2}$
3	X_{13}		X_{33}	X_{43}	$X_{.3}$
4	X_{14}	X_{24}		X_{44}	$X_{.4}$
5	X_{15}	X_{25}	X_{35}		$X_{.5}$
6		X_{26}	X_{36}	X_{46}	$X_{.6}$
7	X_{17}		X_{37}	X_{47}	$X_{.7}$
8	X_{18}	X_{28}		X_{48}	$X_{.8}$
处理组合计 $X_{i.}$	$X_{1.}$	$X_{2.}$	$X_{3.}$	$X_{4.}$	$\sum X$

注:表中 $X_{i.}$ 表示第 i 个处理组的合计,$X_{.j}$ 表示第 j 个配伍组的合计,$\sum X$ 表示总计。

平衡不完全配伍组设计数据的方差分析中各变异的计算如下：① $SS_总 = \sum_{i=1}^{g}\sum_{j=1}^{n}(X_{ij}$ $-\overline{X})^2$。②区组间变异：由不同区组作用和随机误差引起的变异，记为 $SS_配伍$，计算公式为：$SS_配伍 = \sum_{j=1}^{n}g(\overline{X_j}-\overline{X})^2$。③处理间变异：由于每种处理的 r 次重复不同的配伍组中，所以各处理组间的变异既包括了不同处理之间的变异，又包括了不同配伍组之间的变异。所以计算处理组间的变异时，需用回归方法进行调整，以消除不同配伍的影响。调整后处理组间的变异记为 $SS_{处理(调整)}$，计算公式为：$SS_{处理(调整)} = \dfrac{k}{\lambda \times g}\sum_{i=1}^{g}Q_i^2$。其中 Q_i 是被调整的第 i 处理组合计。$Q_i = X_{i.} - \dfrac{1}{k}\sum_{j=1}^{n}X_{.j}$ 例如表6中，$Q_1 = X_{1.} - \dfrac{1}{3}\sum(X_{.1}+X_{.3}$ $+X_{.4}+X_{.5}+X_{.7}+X_{.8})$，并有 $\sum Q_i = 0$。④误差变异：完全由随机误差产生的变异，记为 $SS_误差$。各部分变异（离均差平方和）及自由度之间的关系为：$SS_总 = SS_{处理(调整)} + SS_配伍$ $+SS_误差$，$\nu_总 = \nu_{处理(调整)} + \nu_配伍 + \nu_误差$。因此，$SS_误差$ 的计算公式为 $SS_误差 = SS_总 - SS_{处理(调整)}$ $-SS_配伍$。

表8　平衡不完全配伍组设计资料的方差分析表

变异来源	自由度	SS	MS	F
调整处理间	$g-1$	$\dfrac{k}{\lambda \times g}\sum_{i=1}^{g}Q_i^2$	$\dfrac{SS_{处理(调整)}}{\nu_{处理(调整)}}$	$\dfrac{MS_{处理(调整)}}{MS_误差}$
配伍间	$n-1$	$\sum_{j=1}^{n}g(\overline{X_j}-\overline{X})^2$	$\dfrac{SS_配伍}{\nu_配伍}$	$\dfrac{MS_配伍}{MS_误差}$
误差	$N-g-n+1$	$SS_总 - SS_{处理(调整)} - SS_配伍$	$\dfrac{SS_误差}{\nu_误差}$	
总变异	$N-1$	$\sum_{i=1}^{g}\sum_{j=1}^{n}(X_{ij}-\overline{X})^2$		

如果需要的话，可以计算各处理组效应的估计量：$a_i = \dfrac{k}{\lambda \times g}\sum_{i=1}^{g}Q_i$，并由各处理效应估计值求出调整处理均数：$\overline{X}_{i(调整)} = a_i + \overline{X}, \overline{X} = \dfrac{\sum X}{N}$，对各调整处理均数进行均数间的两两比较（参见条目"多重比较"），标准误差 $S = \sqrt{\dfrac{k \times MS_误差}{\lambda \times g}}$。

例4　上述例1资料，假定动物有限，每个区组只有 3 只动物，试用平衡不完全配伍组设计安排试验，并对试验结果进行统计分析。

本例，$g=4, n=8, k=3, N=24$，算得 $r=6, \lambda=4$，根据上述各值安排试验如表7，试验结果如表9。

表 9　不同组动物的肿瘤重量　　　　　　　　　　　　　　单位:g

区组	处理组			
	空白对照	低剂量	中剂量	高剂量
1	1.45	1.29	1.13	
2		1.38	1.23	1.03
3	1.48		1.13	0.85
4	1.54	1.35		0.95
5	1.56	1.36	1.20	
6		1.33	1.15	0.95
7	1.58		1.25	1.08
8	1.62	1.43		1.10

对处理组

$$H_0 : \mu_A = \mu_B = \mu_C = \mu_D$$
$$H_1 : \mu_A 、 \mu_B 、 \mu_C 、 \mu_D \ 不全相等$$

对区组

$$H_0 : \mu_1 = \mu_2 = \cdots = \mu_8$$
$$H_1 : \mu_1 , \mu_2 , \cdots , \mu_8 \ 不全相等$$
$$\alpha = 0.05$$

将表 9 的数据利用表 8 公式进行计算,得方差分析表(表 10)。

表 10　例 4 的方差分析表

变异来源	SS	df	MS	F	P
处理(调整)间	0.891	3	0.297	497.840	<0.01
区组间	0.082	7	0.012	19.562	<0.01
误　差	0.008	13			
总变异	1.072	23			

分别以 $\nu_{处理}=3$ 和 $\nu_{误差}=13$ 及 $\nu_{区组}=7$ 和 $\nu_{误差}=13$ 查 F 界值表(附表 6),得 $P<0.01$,按 $\alpha=0.05$ 水准拒绝 H_0,接受 H_1,差别有统计学意义,结论同例 2。

（李　强　郑　平）

协方差分析

在一些科学研究中,研究者已经知道某个或某些因素会影响到研究结果,但在研究中却不能够对其进行控制或者没有控制,例如比较两种减肥药的效果研究中,初始体重就是一个影响因素,即非研究因素的一个协变量,它对体重的下降有影响,但并不是研究者所关心的主要的研究因素。这种情况下研究者可以在研究处理前予以观测,然后在统计时运用协方差分析(analysis of covariance)来处理。

协方差分析是在分析中调整或控制协变量对因变量的影响,将协变量对因变量的影响从自变量中分离出去,从而更加有效地分析自变量处理效应的一种统计技术,可以提高研究的精确度和统计检验灵敏度。它也是对研究进行统计控制的一种综合的方差分析方法。

方差分析中的方差是用来度量单个变量"自身变异"大小的总体参数,方差越大,该变量的变异越大;协方差是用来度量两个变量之间"协同变异"大小的总体参数,即二个变量相互影响大小的参数,协方差的绝对值越大,二个变量相互影响越大。对于仅涉及一个自变量(即处理因素)的研究资料,由于其结果变量的总变异仅为"自身变异"(如单因素完全随机设计试验资料,"自身变异"是指由处理和随机误差所引起的变异),此时可以用方差分析法进行分析;对于涉及一个自变量和一个协变量的研究资料,由于结果变量的总变异既包含了"自身变异"又包含了"协同变异"(是指由协变量所引起的变异),此时须采用协方差分析法来进行分析,才能得到正确结论。

协方差分析的方法:

(1)回归模型的协方差分析 如果那些不能很好地进行控制的协变量因素是可测量的,且又和试验结果之间存在直线回归关系,就可利用这种直线回归关系将各处理的观测值都矫正到初始条件相同时的结果,使得处理间的比较能在相同基础上进行,而得出正确结论。这一做法在统计上称为统计控制。这时所进行的协方差分析是将回归分析和方差分析结合起来的一种统计分析方法,这种协方差分析称为回归模型的协方差分析。

(2)相关模型的协方差分析 方差分析中根据均方 MS 与期望均方 EMS 间的关系,可获得不同变异来源的方差分量估计值;在协方差分析中,根据均积 MP 与期望均积 EMP 间的关系,可获得不同变异来源的协方差分量估计值。这种协方差分析称为相关模型的协方差分析。

协方差的分析计算采用多元线性回归方法比较简便,只需在回归模型中增加协变量,见"多元线性回归"条目。

(李 强)

拉丁方设计的方差分析

配伍组设计是从误差变异中分解出配伍组变异,提高了试验的灵敏度。若在此基础上增加一个因素,且各个因素的水平数相等,可采用拉丁方设计(latin square design),拉丁方设计增加了均衡性,减少了误差,提高了效率。用 r 个拉丁字母排成 r 行 r 列方阵,使得每一行每一列这 r 个字母都恰好出现一次,称为拉丁方(latin square)。r 叫做拉丁方的阶,按拉丁方的字母、行和列来安排处理因素和两个被控制因素的试验称为拉丁方试验。如 $r=3$,称 3×3 拉丁方,如 $r=4$,称 4×4 拉丁方。

				A	B	C	D
A	B	C		B	A	D	C
B	C	A		C	D	B	A
C	A	B		D	C	A	B

3×3 拉丁方 4×4 拉丁方

1 简单拉丁方

拉丁方是在配伍组设计的基础上发展起来的一种三因素试验设计,其中一个是主要分析因素,另外两个是要加以控制的因素,常被看做行和列双配伍组设计。优点:(1)拉丁方设计在配伍组设计基础上,增加了一个控制因素,增加了均衡性,使试验误差减小,试验效率更高;(2)同时研究三个因素,大大减少实验次数,可用较少的实验获得较多的信息。缺点:(1)要求因素的水平数必须等于拉丁方的行(列)数;(2)不能显示因素间的交互作用;(3)数据缺失会增加统计分析难度,实际应用中有一定的局限性。

1.1 拉丁方设计的要求

(1)必须是三个因素,行、列和字母各安排一个因素,并且每个因素的水平数相等。

(2)三个因素间无交互作用。

(3)各行、列和字母的方差齐同。

1.2 设计时的具体步骤如下

(1)按水平数 r 选定标准拉丁方(若一个拉丁方的第一行或第一列是按拉丁字母顺序排列的,称标准拉丁方或基本型拉丁方)。(拉丁方可以从专业统计书籍中查到,也可自己编写)

(2)将选定的标准拉丁方随机化。目的在于提高随机性,增强试验的客观性。可将行行间、列列间相互调换，如 4×4 拉丁方的随机化。

$$
\begin{array}{cccc}
A & B & C & D \\
B & A & D & C \\
C & D & A & B \\
D & C & B & A
\end{array}
\xrightarrow{1、3列调换}
\begin{array}{cccc}
C & B & A & D \\
D & A & B & C \\
A & D & C & B \\
B & C & D & A
\end{array}
\xrightarrow{2、4行调换}
\begin{array}{cccc}
C & B & A & D \\
B & C & D & A \\
A & D & C & B \\
D & A & B & C
\end{array}
$$

(3)规定字母、行、列所代表的因素和水平，并安排拉丁方试验，获得数据后进行统计分析。

拉丁方设计不但可用于研究一个因素和两个配伍组因素，而且也可用于研究两个因素和一个配伍组因素及用于研究三个因素。拉丁方设计资料可用于方差分析方法进行分析。

1.3　拉丁方设计方差分析步骤

(1)建立假设、确定检验水准

分别假设各处理组、各行和各列的总体均数相等，给定检验水准 α。

(2)计算检验统计量 F 值

将 r^2 个观察值的总变异分解为处理、行、列和误差变异：

$$SS_总 = SS_{处理} + SS_行 + SS_列 + SS_{误差}$$

其自由度的关系为：

$$\nu_总 = \nu_{处理} + \nu_行 + \nu_列 + \nu_{误差}$$

表1中，X_k 为第 k 种处理(字母)合计，X_j 为第 j 行合计，X_i 为第 i 列合计。r 为拉丁方的阶，即行数、列数或处理数。

表1　拉丁方设计方差分析表

变异来源	SS	ν	MS	F
处理组	$\frac{1}{r}\sum X_k^2 - C$	$r-1$	$SS_{处理}/\nu_{处理}$	$MS_{处理}/MS_{误差}$
行区组	$\frac{1}{r}\sum X_j^2 - C$	$r-1$	$SS_行/\nu_行$	$MS_行/MS_{误差}$
列区组	$\frac{1}{r}\sum X_i^2 - C$	$r-1$	$SS_列/\nu_列$	$MS_列/MS_{误差}$
误差	$SS_总-SS_{处理}-SS_行-SS_列$	$(r-1)(r-2)$	$SS_误/\nu_误$	
总变异	$\sum X_{ijk}^2 - C$	r^2-1		

注：$C = (\sum X_{ijk})^2$。

(3)确定 P 值，作出推断结论

查 F 界值表(附表6)，确定 P 值，按给定的检验水准作出推断结论。在各处理组间差别有统计学意义的基础上，可作均数间的两两比较(参见"多重比较")。

例1 采用甲、乙、丙三种测试顺序,分别针对 A、B、C 三种试验角度,由三个受试对象坐于康复器材上时对血液流动进行测定。每个对象随机使用一种顺序,随机采用一种角度;进行现场测定。结果见表 2。试对角度、顺序及个体进行统计分析。

表 2 三种试验角度在三种测试顺序的血液流动测定值

受试者	甲	乙	丙	$\sum X_j$	$\bar{X}_j$
1	1.93(C)	1.14(B)	2.44(A)	5.51	1.84
2	1.38(B)	2.76(A)	1.57(C)	5.71	1.90
3	3.74(A)	1.82(C)	1.08(B)	6.64	2.21
$\sum X_i$	7.05	5.72	5.09		
$\bar{X}_i$	2.35	1.90	1.69		
	A	B	C		
$\sum X_k$	8.94	3.60	5.32		
$\bar{X}_k$	1.77	1.20	2.98		

建立检验假设,确定检验水准:

$H_{处理0}:\mu_A=\mu_B=\mu_C$　　　　即三种角度对测量压力作用相同

$H_{处理1}:\mu_A,\mu_B,\mu_C$ 不全相等　　即三种角度对测量压力作用不全相同

$H_{行0}:\mu_1=\mu_2=\mu_3$　　　　　即三个受试对象的测量压力相同

$H_{行1}:\mu_1,\mu_2,\mu_3$ 不全相等　　即三个受试对象的测量压力不全相同

$H_{列0}:\mu_甲=\mu_乙=\mu_丙$　　　　即三种测试顺序对测量压力作用相同

$H_{列1}:\mu_甲,\mu_乙,\mu_丙$ 不全相等　　即三种测试顺序对测量压力作用不全相同

$\alpha=0.05$

计算检验统计量 F 值

$$C = \frac{(\sum X)^2}{n} = \frac{17.86^2}{9} = 35.44$$

$$SS_总 = \sum X^2 - C = 41.43 - 35.44 = 5.99$$

$$SS_{处理} = \frac{1}{r}\sum X_k^2 - C = \frac{1}{3}(8.94^2 + 3.60^2 + 5.32^2) - 35.44 = 40.40 - 35.44 = 4.95$$

$$SS_行 = \frac{1}{r}\sum X_j^2 - C = \frac{1}{3}(5.51^2 + 5.71^2 + 6.64^2) - 35.44 = 0.24$$

$$SS_列 = \frac{1}{r}\sum X_i^2 - C = \frac{1}{3}(7.05^2 + 5.72^2 + 5.09^2) - 35.44 = 0.67$$

$$SS_{误差} = SS_总 - SS_{处理} - SS_行 - SS_列 = 5.99 - 4.95 - 0.24 - 0.67 = 0.13$$

$\nu_总 = 9-1 = 8, \nu_{处理} = 3-1 = 2, \nu_行 = 3-1 = 2, \nu_列 = 3-1 = 2$

$\nu_{误差} = 2$

计算结果列成方差分析表,如表 3。

表3　例1的方差分析表

变异来源	SS	ν	MS	F	P
处理	4.95	2	2.48	39.26	<0.05
行区组	0.24	2	0.12	1.92	>0.05
列区组	0.67	2	0.33	5.29	>0.05
误差	0.13	2	0.06		
总变异	5.99	8			

推断结论:对处理:按 $\alpha=0.05$ 水准拒绝 H_0,接受 H_1,差别有统计学意义,可认为角度对测量压力有影响。

对行区组:按 $\alpha=0.05$ 水准不拒绝 H_0,差别无统计学意义,尚不能认为受试对象影响测量压力。

对列区组:按 $\alpha=0.05$ 水准不拒绝 H_0,差别无统计学意义,尚不能认为测量顺序影响测量压力。

2　缺失数据的估计

2.1　缺失一个数据的估计

拉丁方设计对缺失数据估计的原则同配伍组设计。计算公式为:

$$X=\frac{r(R+C+T)-2G}{(r-1)(r-2)} \tag{1}$$

式中:R、C、T 分别为含有那个缺失数据的行、列和字母(处理)的现有其他数据之和。G 为现有数据总和。r 意义同上。

与配伍组设计相似,缺失数据补充后,可进行方差分析。但总自由度和误差自由度应减去1。同时处理组间的变异向上偏倚,故方差分析时应从处理组间的变异中减去向上偏倚的部分。偏倚值的计算公式为:

$$K=\frac{[G-R-C-(r-1)T]^2}{[(r-1)(r-2)]^2} \tag{2}$$

例2　若例1表2中第2行,第3列的数据缺失(见表4),试做缺失数据的估计。

表4　拉丁方设计缺失一个数据估计

区组号	甲	乙	丙	合计
1	1.93(C)	1.14(B)	2.44(A)	5.51
2	1.38(B)	2.76(A)	X(C)	$4.14+X$
3	3.74(A)	1.82(C)	1.08(B)	6.64
合计	7.05	5.72	$3.52+X$	
	A	B	C	
处理合计	8.94	3.60	$3.75+X$	

缺失数据估计：

$$X = \frac{3 \times (4.14 + 3.52 + 3.75) - 2 \times 16.29}{(3-1) \times (3-2)} = 0.975$$

处理组间变异向上偏倚值：

$$K = \frac{[16.29 - 4.14 - 3.52 - (3-1) \times 3.75]}{[(3-1) \times (3-2)]^2} = 0.28$$

2.2 缺失两个数据的估计

用式(1)对两个缺失数据交替进行估计。估计原则及方法与配伍组设计中缺失两个数据的估计方法类似。

3 重复拉丁方

拉丁方设计的优点之一是可以用较少的试验次数，获得较多的信息。然而为了提高试验的精确度，可将几个拉丁方结合起来使用，以增加重复次数，此称重复拉丁方。所谓重复是指将大小相同但排列不同的 m 个大小和排列完全相同的拉丁方结合。重复拉丁方的数据处理可用方差分析方法，分析时，可将数据的总变异分解为 m 个拉丁方间的变异（$SS_{拉丁方间}$），m 个拉丁方的方内行间变异（$SS_{方内行间}$）和方内列间变异（$SS_{方内列间}$），m 个拉丁方的 r 种处理间的变异（$SS_{处理间}$），m 个拉丁方与处理因素间的交互作用及误差变异。其相应的自由度分别为：$\nu_{总} = mr^2 - 1$，$\nu_{拉丁方间} = m-1$，$\nu_{方内行间} = m(r-1)$，$\nu_{方内列间} = m(r-1)$，$\nu_{处理间} = r-1$，$\nu_{方 \times 处理间} = (m-1)(r-1)$ 及 $\nu_{误差} = m(r-1)(r-2)$。

例3 某研究中采用三种不同的药物以三种不同给药剂量经鼻对小鼠给药，观察测试时间点的差异对结果的影响，故用拉丁方设计。为了提高提高试验的精确度，进行了三次重复试验。用三个不同的 3×3 拉丁方来安排试验，结果见表5。

表5 小鼠经鼻给药后不同测试点在 10 分钟内的活动距离 单位:cm

药物	受试(1)				受试(2)				受试(3)			
	甲	乙	丙	合计	甲	乙	丙	合计	甲	乙	丙	合计
BDNF	B	A	C		C	B	A		A	C	B	
	3433.0	2990.3	2296.3	8719.6	2361.0	2507.5	2716.8	7585.3	2949.9	2538.1	2305.7	7793.7
NAP	C	B	A		A	C	B		B	A	C	
	2183.1	2257.4	2303.1	6743.6	2632.9	2330.5	1695.2	6388.6	2454.7	2825.3	2522.1	7802.1
NS	A	C	B		B	A	C		C	B	A	
	2889.2	2071.2	1602.0	6562.4	2491.4	2618.1	1811.1	6920.6	1812.1	1711.1	2404.1	5927.2
合计	8505.3	7318.9	6201.4	22025.6	7215.3	7456.1	6223.1	20894.5	7216.7	7074.5	7231.9	21523.1
测试点	A	B	C		A	B	C		A	B	C	
合计	8182.6	7292.4	6550.5		7697.8	6694.1	6502.6		8179.3	6471.5	6872.3	

$$\sum X = 64443.1 \qquad \sum X^2 = 158662916.9$$

测试时间点（天）	A(1)	B(3)	C(7)
剂量(ul)	甲(5.0)	乙(25.0)	丙(50.0)
药物	1(BDNF)	2(NAP)	3(NS)

方差分析：

建立检验假设，确定检验水准：

H_0：三种不同测试点小鼠在 10 分钟内的活动距离相同

H_1：三种不同测试点小鼠在 10 分钟内的活动距离不全相同

$\alpha = 0.05$

$$C = \frac{(\sum X)^2}{n} = \frac{64443.1^2}{27} = 153811597.7$$

$$SS_{总} = \sum X^2 - C = 158662916.9 - 153811597.7 = 4851319.2$$

$$SS_{拉丁方间} = \frac{1}{9}(22025.6^2 + 20894.5^2 + 21523.1^2) - 153811597.7 = 71848.9$$

$$SS_{方内行间} = \frac{1}{3}(8719.6^2 + 6743.6^2 + 6562.4^2) - \frac{22025.6^2}{9}$$
$$+ \frac{1}{3} \times (7585.3^2 + 388.6^2 + 6920.6^2) - \frac{20894.5^2}{9}$$
$$+ \frac{1}{3} \times (7793.7^2 + 7802.1^2 + 5927.2^2) - \frac{21523.1^2}{9} = 1971411.1$$

$$SS_{方内列间} = \frac{1}{3}(8505.3^2 + 7318.9^2 + 6201.5^2) - \frac{22025.6^2}{9}$$
$$+ \frac{1}{3} \times (7215.3^2 + 7456.1^2 + 6223.1^2) - \frac{20894.5^2}{9}$$
$$+ \frac{1}{3}(7216.7^2 + 7074.5^2 + 7231.9^2) - \frac{21523.1^2}{9} = 1174945.9$$

$$SS_{处理间} = \frac{1}{9}\big[(8182.6 + 7697.8 + 8179.3)^2 + (7292.4 + 6694.1 + 6471.5)^2$$
$$+ (6550.5 + 6502.6 + 6872.3)^2\big] - 153811597.7 = 1124012.7$$

$$SS_{方\times处理间} = \frac{1}{3}(8182.6^2 + 7292.4^2 + 6550.5^2 + 7697.8^2 + 6694.1^2 + 6502.6^2$$
$$+ 8179.3^2 + 6471.5^2 + 6872.3 - 153811597.7 - 71848.9 - 1124012.7)$$
$$= 127129.1$$

$$SS_{误差} = SS_{总} - SS_{拉丁方间} - SS_{方内行间} - SS_{方内列间} - SS_{处理} - SS_{方\times处理间}$$
$$= 4851319.2 - 71848.9 - 1971411.1 - 1174945.9 - 1124012.7 - 127129.1$$
$$= 381971.5$$

表6 方差分析表

变异来源	SS	ν	MS	F	P
总变异	4851319.2	26			
拉丁方间	71848.9	2	35924.5	0.56	>0.05
方内行间(药物)	1971411.2	6	328568.5	5.16	<0.05
方内列间(剂量)	1174945.9	6	195824.3	3.08	>0.05
处理间(测定点)	1124012.7	2	562006.4	8.83	<0.05
方×处理间	127129.1	4	31782.3	0.50	>0.05
误差	381971.5	6	63661.9		

推断结论:不同测定点差异有统计学意义。本例如果用单一拉丁方设计,结果是不同测定点差异无统计学意义。三个拉丁方结果结合分析,提高了试验的精确度。

4 希腊拉丁方

在一个拉丁字母表示的 $r \times r$ 阶拉丁方上,再重合上一个用希腊字母表示的 $r \times r$ 阶拉丁方,即将希腊字母随机地安置到用拉丁字母表示的 $r \times r$ 阶拉丁方中。重合的两个拉丁方中,每个希腊字母与每个拉丁字母在每行、每列处恰好各出现一次。这种设计称为希腊拉丁方(Graeco-Latin square design)。表7即为一个 4×4 希腊拉丁方。

表7 4×4希腊拉丁方

行	列			
	1	2	3	4
1	Aα	Bβ	Cγ	Dδ
2	Dγ	Cδ	Bα	Aβ
3	Bδ	Aγ	Dβ	Cα
4	Cβ	Dα	Aδ	Bγ

用希腊拉丁方设计,可系统地控制三个非处理因素所引起的变异,为三配伍组设计。也可用于四个因素的研究(行、列、拉丁字母、希腊字母各安排一个因素),每个因素有 r 个水平。共做 r^2 次试验。同拉丁方设计一样,希腊拉丁方也要求行、列、拉丁字母及希腊字母之间不存在交互作用。实际上希腊拉丁方是拉丁方设计的扩展。

希腊拉丁方的方差分析方法与拉丁方的方差分析基本相同。在希腊拉丁方中,检验假设为:各行、列、拉丁方字母及希腊字母的总体均数相等。由于多设置了一个配伍组,故试验误差进一步缩小,试验效率进一步提高。

希腊拉丁方设计资料的总变异由以下5项组成:

$SS_{总} = SS_{拉丁字母} + SS_{希腊字母} + SS_{行} + SS_{列} + SS_{误差}$,自由度为 $\nu_{总} = \nu_{拉丁字母} + \nu_{希腊} + \nu_{行} + \nu_{列} + \nu_{误差}$。见表8。

表 8　希腊拉丁方设计的方差分析表

变异来源	SS	ν	MS	F
拉丁字母间	$\frac{1}{r}\sum X_k^2 - C$	$r-1$	$SS_{拉丁}/\nu_{拉丁}$	$MS_{拉丁}/MS_{误差}$
希腊字母间	$\frac{1}{r}\sum X_l^2 - C$	$r-1$	$SS_{希腊}/\nu_{希腊}$	$MS_{希腊}/MS_{误差}$
行间	$\frac{1}{r}\sum X_j^2 - C$	$r-1$	$SS_{行}/\nu_{行}$	$MS_{行}/MS_{误差}$
列间	$\frac{1}{r}\sum X_i^2 - C$	$r-1$	$SS_{列}/\nu_{列}$	$MS_{列}/MS_{误差}$
误差	$SS_{总}-SS_{拉丁}-SS_{希腊}-SS_{行}-SS_{列}$	$(r-1)(r-3)$	$SS_{误}/\nu_{误}$	
总	$\sum X^2 - C$	r^2-1		

表 8 中，X_l 为第 l 种希腊字母小计，其余同表 1。

例 4　假定例 1 扩展为采用甲、乙、丙、丁四种测试顺序，分别针对 A、B、C、D 四种试验角度，由四个受试对象坐于 $\alpha、\beta、\gamma、\delta$ 四种震动频率的康复器材上时对血液流动进行测定。为了从误差变异中分离出不同频率所造成的差异，可采用希腊拉丁方设计。结果见表 9。

表 9　不同试验角度下的血液流动测定的希腊拉丁方设计

区组号	甲	乙	丙	丁	$\sum X_j$
1	0.84(Dγ)	1.10(Bβ)	1.45(Cα)	2.66(Aδ)	6.05
2	3.15(Aα)	1.62(Cδ)	1.05(Dγ)	1.15(Bβ)	6.97
3	1.18(Bδ)	1.00(Dα)	2.54(Aβ)	1.40(Cγ)	6.12
4	1.88(Cβ)	2.02(Aγ)	1.05(Bδ)	0.98(Dα)	5.93
$\sum X_i$	7.05	5.74	6.09	6.19	
	A	B	C	D	
$\sum X_k$	10.37	4.48	6.35	3.87	
	α	β	γ	δ	
$\sum X_l$	6.58	6.67	5.31	6.51	

方差分析：

$$C = \frac{(\sum X)^2}{n} = \frac{25.07^2}{16} = 39.28$$

$$SS_{总} = \sum X^2 - C = 46.55 - 39.28 = 7.27$$

$$SS_{拉丁} = \frac{1}{4}(10.37^2 + 4.48^2 + 6.53^2 + 3.87^2) - 39.28 = 6.44$$

$$SS_{行} = \frac{1}{4}(6.05^2 + 6.67^2 + 6.12^2 + 5.93^2) - 39.28 = 0.17$$

$$SS_{列} = \frac{1}{4}(7.05^2 + 5.74^2 + 6.09^2 + 6.19^2) - 39.28 = 0.23$$

$$SS_{希腊} = \frac{1}{4}(6.58^2 + 6.67^2 + 5.31^2 + 6.51^2) - 39.28 = 0.31$$

$$SS_{误差} = SS_{总} - SS_{拉丁} - SS_{希腊} - SS_{行} - SS_{列} = 7.27 - 6.44 - 0.17 - 0.23 - 0.31 = 0.12$$

表 10　方差分析表

变异来源	SS	ν	MS	F	P
拉丁间	6.44	3	2.15	53.67	<0.01
希腊间	0.31	3	0.10	2.58	>0.05
行区组	0.17	3	0.06	1.42	>0.05
列区组	0.23	3	0.08	1.92	>0.05
误差	0.12	3	0.04		
总	7.27	15			

由表 10 可以看出,扣除了振动频率引起的变异后,误差变异进一步降低。

5　Youden 方

又称不完全拉丁方(Youden square)。在拉丁方试验中,由于种种原因,可能会造成一行或几行、一列或几列、一种处理或几种处理中的全部数据缺失,又没有补救的可能性。为了能充分利用现有的数据,可采用 Youden 方设计,对不完全数据进行处理。具体步骤如下:

(1)计算各行、列、字母(处理)现有数据的合计,见表 11。

(2)根据现有数据计算校正数 C、$SS_{总}$、$SS_{行}$ 和 $SS_{列}$ 及其相应的自由度(计算公式参见条目"配伍组设计")。

(3)计算处理间的变异 $SS_{处理}$,为了计算方便,可用下列公式计算处理间差异:

$$SS_{处理} = \frac{\sum T_i^2}{r \times (r-1)(r-2)} - \frac{(\sum X)^2}{(r-1)(r-2)} \tag{3}$$

式中,$T_i = \sum X_{i(行或列)} + (r-1)\sum X_{(处理)}$ 　　　　　　　　(4)

$\nu_{处理} = r - 1$

公式(3)、(4)中,$\sum X$ 为所有数据之和;$\sum X_i$(行或列)为缺失行(或列)中第 i 列(或第 i 行)处理现有数据之和。

(4)计算误差变异:$SS_{误差} = SS_{总} - SS_{处理} - SS_{行} - SS_{列}$,$\nu_{误差} = (r-1)(r-3)$。

(5)计算统计量 F 值,查 F 界值表(附表 6),得 P 值,按给定的检验水准作出推断结论。

例 5　采用甲、乙、丙、丁四种测试顺序,分别针对 A、B、C、D 四种试验角度,由四个受试对象坐于康复器材上时对血液流动进行测定。每个对象随机使用一种顺序,随机采用一种角度进行现场测定。如第一个人的数据缺失,见表 11,试用 Youden 方设计。

表 11 坐于康复器 A、B、C、D 四种角度上的血液流动测定值

受试者	甲		乙		丙		丁		合计
1	C		B		A		D		
2	B	1.38	C	1.57	D	2.22	A	2.76	7.93
3	A	3.74	D	2.43	C	1.82	B	1.08	9.07
4	D	2.35	A	3.50	B	1.18	C	1.84	8.87
合计		7.47		7.50		5.22		5.68	25.87
角度合计		A		B		C		D	
		10.00		3.64		5.23		7.00	

$$\sum X = 25.87 \qquad \sum X^2 = 63.84$$

方差分析:

建立检验假设,确定检验水准:

$H_{处理0}:\mu_A = \mu_B = \mu_C = \mu_D$ 　　　　即四种角度对测量压力作用相同

$H_{处理1}:\mu_A, \mu_B, \mu_C, \mu_D$ 不全相等 　　即四种角度对测量压力作用不全相同

$H_{行0}:\mu_1 = \mu_2 = \mu_3 = \mu_4$ 　　　　　即四个受试对象的测量压力相同

$H_{行1}:\mu_1, \mu_2, \mu_3, \mu_4$ 不全相等 　　　即四个受试对象的测量压力不全相同

$H_{列0}:\mu_甲 = \mu_乙 = \mu_丙 = \mu_丁$ 　　　即四种测试顺序对测量压力作用相同

$H_{列1}:\mu_甲, \mu_乙, \mu_丙, \mu_丁$ 不全相等 　即四种测试顺序对测量压力作用不全相同

$\alpha = 0.05$

$C = \dfrac{25.87^2}{12} = 55.77$

$SS_{总} = 63.84 - 55.77 = 8.07$

$SS_{受试} = 1/4(7.93^2 + 9.07^2 + 8.87^2) - 55.77 = 0.19$

$SS_{顺序} = 1/3(7.47^2 + 7.50^2 + 5.22^2 + 5.68^2) - 55.77 = 1.42$

先用式(4)计算出 T_i,然后代入式(3)中,求出 $SS_{浓度}$:

$T_1 = 7.47 + 3 \times 5.23 = 23.16$

$T_2 = 7.50 + 3 \times 3.64 = 18.42$

$T_3 = 5.22 + 3 \times 10.00 = 35.22$

$T_4 = 5.68 + 3 \times 7.00 = 26.68$

$SS_{角度} = \dfrac{23.16^2 + 18.42^2 + 35.22^2 + 26.68^2}{4 \times (4-1) \times (4-2)} - \dfrac{25.87^2}{(4-1) \times (4-2)} = 6.29$

$SS_{误差} = SS_{总} - SS_{受试} - SS_{顺序} - SS_{角度} = 8.07 - 0.19 - 1.42 - 6.29 = 0.17$

列出方差分析结果,见表 12。

表 12　方差分析结果

变异来源	SS	ν	MS	F	P
总	8.07	11			
受试间	0.10	2	0.05	0.58	>0.05
顺序组	1.42	3	0.47	5.46	>0.05
角度组	6.29	3	2.10	24.19	<0.05
误差	0.17	3	0.06		

参考文献

[1]　郭祖超.医用数理统计方法.3 版.北京:人民卫生出版社,1988:282.

（王全丽　郑　平）

交叉设计的方差分析

1　两种处理交叉设计

将 A、B 两种处理先后施于同一批试验对象(要求试验对象数为偶数)。具体做法是:将试验分为两个阶段,在 Ⅰ 阶段,随机将一半试验对象施以 A 处理,另一半试验对象施以 B 处理;当中停止试验一段时间为清洗期,以消除 Ⅰ 阶段的影响;在 Ⅱ 阶段,交换一下(此阶段无随机过程),将 Ⅰ 阶段接受 A 处理的,改为 B 处理,Ⅰ 阶段接受 B 处理的,改为 A 处理。由于在试验的两个阶段中,A、B 两种处理有个"交叉"过程,故称为交叉试验设计(crossover experiment design)。优点:(1)在交叉试验中由于每个试验对象都先后接受了 A,B 两种处理,属于自身对照,可以控制较多干扰因素,降低了试验对象之间的个体变异水平。(2)每个试验对象,在 Ⅰ、Ⅱ 阶段接受 A 处理或接受 B 处理的机会是均等的,排除了阶段因素对试验效应的影响,从而可以确切地评定每一试验对象对不同处理的反应,减少了误差变异;与此同时能节省一半受试对象,节省了样本含量,提高了试验效率。缺点:(1)Ⅰ、Ⅱ 阶段之间一般要有一定的时间间隔,以便经 Ⅰ 阶段处理后产生的效应完全消失,而避免经 Ⅰ 阶段处理产生的效应影响到 Ⅱ 阶段的处理效应,从而使 Ⅱ 阶段与 Ⅰ 阶段的起始条件一致。但 Ⅰ、Ⅱ 两阶段的时间间隔不能持续过久。如果经过 Ⅰ 阶段处理后,有些试验对象已痊愈、好转或死亡,则无法进入 Ⅱ 阶段,此种情况,不宜作交叉试验。(2)不能得到因素之间交互作用的信息。处理因素、阶段、个体间不存在交互作用。如果交叉试验中处理因素、时期、个体有交互作用,这些交互作用效应就会归入误差项中,从而降低试验的精确性。

例1　为了研究帕罗西汀和文拉法辛的抗抑郁作用,对 8 只雄性近交系小鼠进行随机交叉试验,交叉试验间隔两周,于注射后 1 小时测试强迫游泳不动时间(s)。

将 8 只小鼠进行动物编号,然后从随机排列表(附表 10)上抄录随机数字,并将大于 8 的数字舍去,再依次将随机数字写在动物编号下。规定随机数字为奇数者,Ⅰ阶段接受 A 处理(帕罗西汀),Ⅱ阶段接受 B 处理(文拉法辛);随机数字为偶数者,Ⅰ阶段接受 B 处理,Ⅱ阶段接受 A 处理。

动物编号	1	2	3	4	5	6	7	8
随机数字	3	8	4	5	7	6	2	1
用药顺序	AB	BA	BA	AB	AB	BA	BA	AB

结果 1,4,5,8 号动物先接受 A 处理,后接受 B 处理;2,3,6,7 号动物先接受 B 处理,后接受 A 处理。试验结果见表 1。交叉试验设计资料可用方差分析或秩和检验方法进行分析,二者结果一致。

表 1　注射两种药物强迫游泳不动时间　　　　　　　　单位:s

编号(i)	阶段 Ⅰ		阶段 Ⅱ		合计(T_i)
1	A	131.00	B	116.00	247.00
2	B	99.00	A	117.00	216.00
3	B	227.00	A	39.00	266.00
4	A	157.00	B	27.00	184.00
5	A	56.00	B	117.00	173.00
6	B	127.00	A	135.00	262.00
7	B	116.00	A	60.00	176.00
8	A	191.00	B	127.00	318.00
阶段合计	$T_I=1104.00$		$T_{II}=738.00$		$T=1842.00$(总计)
药物合计	$T_A=886.00$		$T_B=956.00$		

方差分析

(1)建立假设、确定检验水准　分别假设 A、B 两种处理间,Ⅰ、Ⅱ阶段间和试验对象之间的总体均数相等。$\alpha=0.05$。

(2)计算检验统计量 F 值　交叉试验设计资料的方差分析的总变异可分解为 A、B 两种处理间变异,Ⅰ、Ⅱ阶段间变异,试验对象个体间变异及误差变异四个部分。计算公式见表 2。

表 2　交叉设计方差分析表

变异来源	SS	ν	MS	F
处理间	$\dfrac{1}{n}(T_{\text{A}}^2 + T_{\text{B}}^2) - C$	$k-1$	$SS_{处理}/\nu_{处理}$	$MS_{处理}/MS_{误差}$
阶段间	$\dfrac{1}{n}(T_{\text{I}}^2 + T_{\text{II}}^2) - C$	$k-1$	$SS_{阶段}/\nu_{阶段}$	$MS_{阶段}/MS_{误差}$
试验者间	$\dfrac{1}{k}\sum T_i^2 - C$	$n-1$	$SS_{试验者}/\nu_{试验者}$	$MS_{试验者}/MS_{误差}$
误差	$SS_{总} - SS_{处理} - SS_{阶段} - SS_{试验对象}$	$N-2k-n-2$	$SS_{误差}/\nu_{误差}$	
总	$\sum X^2 - C$	$N-1$		

表 2 中，n 为试验对象数，N 为试验对象数的 2 倍（$N=2n$），k 为两种处理或两个阶段，T_{A}、T_{B} 分别为 A 处理合计、B 处理合计，T_{I}、T_{II} 分别为 I 阶段合计和 II 阶段合计，T_i 为每个试验对象 I、II 阶段合计，校正数 $C=\dfrac{T^2}{N}$。

（3）查 F 检验界值表（附表 6），确定 P 值，按给定的检验水准作出推断结论。

A、B 药物间

$H_0:\mu_{\text{A}} = \mu_{\text{B}}$

$H_1:\mu_{\text{A}} \neq \mu_{\text{B}}$

I、II 阶段间

$H_0:\mu_{\text{I}} = \mu_{\text{II}}$

$H_1:\mu_{\text{I}} \neq \mu_{\text{II}}$

试验者间

H_0:8 名试验者强迫游泳不动时间相等

H_1:8 名试验者强迫游泳不动时间不全相等

$\alpha = 0.05$

$C = \dfrac{1842^2}{16} = 212060.25$

$SS_{总} = 131.00^2 + 99.00^2 + \cdots + 127.00^2 - 212060.25 = 41319.75$

$SS_{处理} = \dfrac{1}{8}(886.00^2 + 956.00^2) - 212060.25 = 306.25$

$SS_{阶段} = \dfrac{1}{8}(1104.00^2 + 738.00^2) - 212060.25 = 8372.25$

$SS_{试验者} = \dfrac{1}{2}(247.00^2 + 216.00^2 + \cdots + 318.00^2) - 212060.25 = 9414.75$

$SS_{误差} = 41319.75 - 306.25 - 8372.25 - 9414.75 = 23226.50$

列出方差分析表，见表 3。

表3　方差分析表

变异来源	SS	ν	MS	F	P
总	41319.75	15			
药物间	306.25	1	306.25	0.08	>0.05
阶段间	8372.25	1	8372.25	2.16	>0.05
试验者间	9414.75	7	1344.96	0.35	>0.05
误差	23226.50	6	3871.08		

结论：两种药物间、顺序间及试验者间强迫游泳不动时间差异均无统计学意义。

2　三种处理交叉设计的方差分析

与两种处理交叉试验设计相似，三种处理交叉试验设计是将 A、B、C 三种处理按先后顺序施予同一批试验对象（要求试验对象数是 3 的倍数）。随机地将 1/3 的试验对象先施以 A 处理，然后施以 B 处理，最后施以 C 处理；另外的一个 1/3 的试验对象先施以 B 处理，然后施以 C 处理，最后施以 A 处理（或先 B，然后 A，最后 C）；最后一个 1/3 的试验对象先施以 C 处理，然后施以 A 处理，最后施以 B 处理（或先 C，然后 B，最后 A）。如下所示：

Ⅰ阶段（先）	Ⅱ阶段（中）	Ⅲ阶段（后）	或	Ⅰ阶段（先）	Ⅱ阶段（中）	Ⅲ阶段（后）
A	B	C		A	C	B
B	C	A		B	A	C
C	A	B		C	B	A

三种处理交叉设计资料的方差分析方法与两种处理交叉设计资料的方差分析方法相似。

例2　三种不同的药物为西酞普兰、米氮平和度洛西汀，可进行三种处理交叉设计，对 9 只雄性小鼠（年龄，体重相近）每隔两周 3 种药物交叉给予，并测定其运动活性 1 小时活动距离（cm）。

现将 9 只小鼠按某一自然顺序编号，然后从随机排列表（附表 10）上抄录随机数字，并将大于 9 的数字舍去，再依次将随机数字写在试验者编号下。规定随机数字为 1,2,3 者先施以 A 制剂，然后施以 B 制剂，最后施以 C 制剂；随机数字为 4,5,6 者先 B，再 C，最后 A；随机数字为 7,8,9 者先 C，再 A，最后 B。

试验者编号	1	2	3	4	5	6	7	8	9
随机数字	2	1	7	6	8	5	9	3	4
用药顺序	ABC	ABC	CAB	BCA	CAB	BCA	CAB	ABC	BCA

结果见表4。

表 4　A、B、C 三种药物 1 小时活动距离测定值　　　　　　　　　单位:cm

试验者(i)	阶段						试验者合计 (T_i)
		I		II		III	
1	A	15811.28	B	11677.94	C	14399.72	41888.94
2	A	19361.54	B	9296.63	C	9130.37	37788.54
3	C	10989.89	A	15160.68	B	17195.74	43346.31
4	B	11405.24	C	7855.90	A	9780.70	29041.84
5	C	13967.94	A	9861.24	B	13249.31	37078.49
6	B	15417.00	C	11127.81	A	10280.06	36824.87
7	C	12478.92	A	13692.75	B	15284.66	41456.33
8	A	10879.32	B	14206.98	C	7325.58	32411.88
9	B	11510.30	C	8227.98	A	13103.45	32841.73
阶段合计		$T_I =$ 121821.40		$T_{II} =$ 101107.90		$T_{III} =$ 109749.60	$T=$ 332678.90
药物合计		$T_A =$ 117931.02		$T_B=$ 119243.8		$T_C=$ 95504.11	

方差分析:

三种药物间:

$H_0 : \mu_A = \mu_B = \mu_C$

$H_1 : \mu_A , \mu_B , \mu_C$ 不全相等

三个阶段间:

$H_0 : \mu_I = \mu_{II} = \mu_{III}$

$H_1 : \mu_I , \mu_{II} , \mu_{III}$ 不全相等

试验者间:

$H_0 :$ 9 名试验者的 1 小时活动距离相等

$H_1 :$ 9 名试验者的 1 小时活动距离不全相等

$\alpha = 0.05$

$$C = \frac{332678.90^2}{27} = 4099084091.00$$

$$SS_{总} = 15811.28^2 + 19361.54^2 + \cdots + 13103.45^2 - 4099084091.00 = 230741094.17$$

$$SS_{药物} = \frac{1}{9}(117931.02^2 + 119243.8^2 + 95504.11^2) - 4099084091.00 = 39565280.18$$

$$SS_{阶段} = \frac{1}{9}(121821.40^2 + 101107.90^2 + 109749.60^2) - 4099084091.00 = 24053995.00$$

$$SS_{试验者} = \frac{1}{3}(41888.94^2 + 37788.54^2 + \cdots + 32841.73^2) - 4099084091.00 = 62119266.55$$

$$SS_{误差} = 230741094.17 - 39565280.18 - 24053995.00 - 62119266.55 = 105002552.40$$

列出方差分析表,见表 5。

表5 方差分析表

变异来源	SS	ν	MS	F	P
总	230741094.17	26			
药物间	39565280.18	2	19782640.09	2.64	>0.05
阶段间	24053995.00	2	12026997.50	1.60	>0.05
试验者间	62119266.55	8	7764908.28	1.04	>0.05
误差	105002552.40	14	7500182.20		

结论：三种药物间、顺序间及试验者间强迫游泳不动时间差异均无统计学意义。如果 A、B、C 间有差异，可继续均数间的两两比较（参见条目"多重比较"）。

（王全丽　郑　平）

析因设计的方差分析

析因实验设计（factorial experiment design）是一种多因素的交叉分组试验设计，是对多因素各水平的所有组合都进行试验的方法。它既可以分析各因素的主效应又可分析各因素的交互作用（interaction）。所谓交互作用是指各因素所产生的效应之间的相互影响。若影响的结果是使效应强度大于各因素效应之和，则称因素间的协同交互作用（coordinated interaction），若影响的结果是使效应强度小于各因素效应之和，则称因素间的拮抗交互作用（antagonistic interaction）。如果各因素产生的效应之间无影响，则因素间不存在交互作用，表示各因素是相互独立的。由于析因试验设计是将各个因素的各个水平的所有组合都进行试验，故能清楚地揭示事物内部的规律性，是一种高效率的试验设计。但是当因素数、水平数较多时，由于试验次数太多而难以实现。

析因试验设计资料结果可运用方差分析方法进行分析。把总变异分解为各个因素水平间差异、因素间交互作用及误差变异。

1　两因素析因设计

2×2（或 2^2）设计，表示有两个因素，每个因素各有两个水平；3×4 设计，表示有两个因素，每个因素分别有 3 个水平和 4 个水平。设因素 A 有 r 个水平，因素 B 有 c 个水平，以 $A_1, A_2, \cdots, A_r$ 表示因素 A 的水平，$B_1, B_2, \cdots, B_c$ 表示因素 B 的水平，共有 $r \times c$ 种组合。两因素设计模型为：

		B			
		B_1	B_2	$\cdots$	B_c
	A_1	A_1B_1	A_1B_2	$\cdots$	A_1B_c
A	A_2	A_2B_1	A_2B_2	$\cdots$	A_2B_c
	$\vdots$	$\vdots$	$\vdots$	$\vdots$	$\vdots$
	A_r	A_rB_1	A_rB_2	$\cdots$	A_rB_c

在两个因素的试验中,不仅需要考虑每个因素的单独效应,有时还需要研究两因素间的交互作用,记作 $A\times B$。若要研究 A、B 两因素间的交互作用,两因素两水平的每种组合不能只做一次试验,而应进行 n 次重复试验($n\geqslant 2$)。试验设计时,应尽可能使各种组合的重复试验次数相等。这样计算简单,而且精度较高。可选择完全随机设计或配伍组设计等,将试验对象随机地分配到处理组中。统计分析前,先对 $r\times c$ 个组合的试验数据进行方差齐性检验,若方差齐,可进行方差分析,若方差不齐,可选择适当的方法进行变量变换,使方差齐同后,再进行方差分析。

方差分析步骤:

(1)建立检验假设 分别对 A 因素水平间、B 因素水平间及 A、B 两因素的交互作用作假设。

(2)计算检验统计量 两因素析因设计,有关系:

$$SS_总 = SS_A - SS_B - SS_{A\times B} - SS_{误差}$$

其中,SS_A 反映 A 因素的各水平所引起的变异,SS_B 反映 B 因素的各水平所引起的变异,$SS_{A\times B}$ 为两因素交互作用引起的变异。

表 1　两因素析因设计方差分析表

变异来源	SS	ν	MS	F
处理组间	$\dfrac{1}{n}\sum_i \left(\sum_j X_{ij}\right)^2 - C$	$rc-1$		
因素 A	$\dfrac{1}{r\times n}\sum T_{Ai}^2 - C$	$r-1$	SS_A/ν_A	$MS_A/MS_{误差}$
因素 B	$\dfrac{1}{c\times n}\sum T_{Bj}^2 - C$	$c-1$	SS_B/ν_B	$MS_B/MS_{误差}$
$A\times B$	$SS_{处理组} - SS_A - SS_B$	$(r-1)(c-1)$	$SS_{A\times B}/\nu_{A\times B}$	$MS_{A\times B}/MS_{误差}$
误差	$SS_总 - SS_A - SS_B - SS_{A\times B}$ 或 $SS_总 - SS_{处理组}$	$N-rc$	$SS_{误差}/\nu_{误差}$	
总	$\sum X^2 - C$	$N-1$		

表 1 中，$N=rcn$，$T_{A_i}(i=1,2,\cdots,r)$ 为因素 A 各水平合计，$T_{B_j}(j=1,2,\cdots,c)$ 为因素 B 各水平合计。

统计检验时，应先检验因素间的交互作用，若交互作用无统计学意义，可将 $SS_{A \times B}$ 与 $SS_{误差}$ 合并，得到合并的误差平方和 $SS_{合并误差}=SS_{A \times B}+SS_{误差}$。相应的自由度也合并得到合并的误差均方 $MS_{合并误差}=\dfrac{SS_{合并误差}}{N-c-r-1}$，再用 $MS_{合并误差}$ 去检验各因素的主效应。

(3)查 F 界值表(附表 6)，确定 P 值，按给定检验水准 α 作出推断结论。

例 1 某研究者在建立淫羊藿苷浸提方法时，对样品浸提体积 A(mL)、超声时间 B(min)两影响因素进行了考察。因素水平设置为 $A_1=25$ 和 $A_2=50$；$B_1=10$ 和 $B_2=20$。采用 2×2 析因设计，结果见表 2，试作析因分析。

表 2　淫羊藿苷峰面积测定结果

试验编号	A_1		A_2	
	B_1	B_2	B_1	B_2
1	826938.00	1301071.00	844893.00	1406153.00
2	815566.00	1336982.00	843782.00	1421541.00
3	807742.00	1386443.00	845215.00	1437462.00
4	839964.00	1335466.00	834679.00	1403549.00
5	827716.00	1335621.00	857864.00	1456772.00
6	804311.00	1335239.00	862354.00	1404622.00

统计分析：

上述数据经方差齐性检验，具有方差齐性，可作方差分析。

方差分析

主效应的检验假设：

H_{A0}：A 因素两水平的总体均数相等

H_{A1}：A 因素两水平的总体均数不等

H_{B0}：B 因素两水平的总体均数相等

H_{B1}：B 因素两水平的总体均数不等

交互效应的检验假设：

$H_{A \times B0}$：两因素间无交互效应

$H_{A \times B1}$：两因素间有交互效应

取 $\alpha=0.05$

由表 1 的公式计算结果见表 3。

表 3　方差分析表

变异来源	SS	ν	MS	F	P
A	18471899747.04	1	18471899747.04	49.20	<0.01
B	1787547946275.38	1	1787547946275.38	4761.35	<0.01
A×B	4612802355.38	1	4612802355.38	12.29	<0.01
误差	7508569985.83	20	375428499.29		
总	1818141218363.63	23			

结论：不同浸提体积，超声时间峰面积测定结果均不同且两因素间有交互作用。

分析时，除了分析主效应、交互效应外，还可分析单独效应。单独效应是在一个因素水平固定时，另一因素不同水平间的比较。

2　三因素析因设计

$2 \times 2 \times 3$ 设计表示有三个因素，各因素分别有 2、2、3 个水平，共有 $2 \times 2 \times 3 = 12$ 种组合。若以 A、B、C 表示三个因素，以 $A_1, A_2, \cdots, A_a$ 表示因素 A 的 a 个水平，$B_1, B_2, \cdots, B_b$ 表示因素 B 的 b 个水平，$C_1, C_2, \cdots, C_c$ 表示因素 C 的 c 个水平。则三因素设计模型为：

	B_1				B_2				$\cdots$	B_b			
	C_1	C_2	$\cdots$	Cc	C_1	C_2	$\cdots$	Cc		C_1	C_2	$\cdots$	Cc
A_1	$A_1B_1C_1$	$A_1B_1C_2$	$\cdots$	$A_1B_1C_c$	$A_1B_2C_1$	$A_1B_2C_2$	$\cdots$	$A_1B_2C_c$	$\cdots$	$A_1B_bC_1$	$A_1B_bC_2$	$\cdots$	$A_1B_bC_c$
A_2	$A_2B_1C_1$	$A_2B_1C_2$	$\cdots$	$A_2B_1C_c$	$A_2B_2C_1$	$A_2B_2C_2$	$\cdots$	$A_2B_2C_c$	$\cdots$	$A_2B_bC_1$	$A_2B_bC_2$	$\cdots$	$A_2B_bC_c$
$\vdots$	$\vdots$	$\vdots$		$\vdots$	$\vdots$	$\vdots$		$\vdots$		$\vdots$	$\vdots$		$\vdots$
A_a	$A_aB_1C_1$	$A_aB_1C_2$	$\cdots$	$A_aB_1C_c$	$A_aB_2C_1$	$A_aB_2C_2$	$\cdots$	$A_aB_2C_c$	$\cdots$	$A_aB_bC_1$	$A_aB_bC_2$	$\cdots$	$A_aB_bC_c$

此模型共有 $a \times b \times c$ 种组合，每一种组合作为一个处理组来安排试验。各处理组可根据试验条件和具体要求规定适当的重复次数 (n)，最好使各处理组的重复试验次数相等。对试验结果先作方差齐性检验。方差齐同，可进行方差分析。分析时，除考察 A、B、C 三个因素间的单独效应外，有时可研究三个因素的交互作用。一级交互作用为 $A \times B$、$A \times C$ 和 $B \times C$；二级交互作用为 $A \times B \times C$。

三因素析因设计试验数据的总变异 $SS_总$ 可分解为 A、B、C 三个因素各个水平所引起的变异 SS_A、SS_B 和 SS_C，A 与 B、A 与 C 及 B 与 C 两因素间交互作用所引起的变异 $SS_{A \times B}$、$SS_{A \times C}$ 和 $SS_{B \times C}$，A、B、C 三个因素间交互作用所引起的变异 $SS_{A \times B \times C}$ 及误差变异 $SS_{误差}$。试验总例数 $N = abcn$，$SS_总$ 的自由度为 $N-1$，SS_A、SS_B 和 SS_C 的自由度分别为 $a-1$，$b-1$ 和 $c-1$，$SS_{A \times B}$、$SS_{A \times C}$ 和 $SS_{B \times C}$ 的自由度分别为 $(a-1)(b-1)$，$(a-1)(c-1)$ 和 $(b-1)(c-1)$，$SS_{A \times B \times C}$ 的自由度为 $(a-1)(b-1)(c-1)$，$SS_{误差}$ 自由度为 $N-abc$。

根据上述分解，可得到如下统计量 F_A、F_B、F_C、$F_{A \times B}$、$F_{A \times C}$、$F_{B \times C}$ 和 $F_{A \times B \times C}$。按给定检验水准 α，查 F 检验界值表（附表 6），确定 P 值，并作出推断结论。

例 2　某研究者在建立苦参碱提取方法时，对氯仿体积（ml）、超声时间（min）、氧化铝重量（g）等影响因素进行了考察。因素水平设置为 $A_1 = 10$ 和 $A_2 = 20$；$B_1 = 15$ 和 $B_2 =$

$30；C_1=3；C_2=4；C_3=5$。采用 $2\times2\times3$ 析因设计，结果见表 4，试作析因分析。

表 4　苦参碱峰面积测定结果

	B_1			B_2		
	C_1	C_2	C_3	C_1	C_2	C_3
A_1	12121.00	15232.00	15518.00	15207.00	15213.00	15582.00
	12811.00	15256.00	15690.00	15802.00	15453.00	15382.00
	13134.00	15413.00	15412.00	15407.00	14953.00	15382.00
	12944.00	15254.00	15745.00	15307.00	15253.00	15682.00
	12776.00	15333.00	15689.00	15807.00	15353.00	15382.00
	12909.00	15222.00	15423.00	15907.00	15893.00	15782.00
A_2	15159.00	13136.00	14342.00	16159.00	16213.00	16042.00
	15329.00	13226.00	14212.00	16329.00	15453.00	16212.00
	15569.00	13146.00	14112.00	16569.00	15253.00	16112.00
	15123.00	13216.00	14322.00	16123.00	15353.00	16322.00
	14359.00	13156.00	14782.00	16359.00	15353.00	15782.00
	15679.00	13256.00	14902.00	16679.00	15293.00	15902.00

方差分析

主效应的检验假设：

H_{A0}：A 因素两水平的总体均数相等

H_{A1}：A 因素两水平的总体均数不等

H_{B0}：B 因素两水平的总体均数相等

H_{B1}：B 因素两水平的总体均数不等

H_{C0}：C 因素三水平的总体均数相等

H_{C1}：C 因素三水平的总体均数不全相等

交互效应的检验假设：

一级交互效应

H_0：A 与 B、A 与 C、B 与 C 两因素间无交互效应

H_1：A 与 B、A 与 C、B 与 C 两因素间有交互效应

二级交互效应

H_0：A、B、C 三因素间无交互效应

H_1：A、B、C 三因素间有交互效应

取 $\alpha=0.05$

由于计算较繁，仅给出二级交互项的计算方法。

二级交互项：

$$SS_{A\times B\times C}=SS_{ABC}-SS_A-SS_B-SS_C-SS_{A\times B}-SS_{A\times C}-SS_{B\times C}$$

根据统计软件分析结果，将方差分析结果列于表 5。

表 5　方差分析表

变异来源	SS	ν	MS	F	P
A	211792.01	1	211792.01	2.79	>0.05
B	31135255.68	1	31135255.68	410.11	<0.01
C	4275058.08	2	2137529.04	28.16	<0.01
$A \times B$	2575315.13	1	2575315.13	33.92	<0.01
$A \times C$	21638712.86	2	10819356.43	142.51	<0.01
$B \times C$	4434781.36	2	2217390.68	29.21	<0.01
$A \times B \times C$	12985962.58	2	6492981.29	85.52	<0.01
误差	4555177.17	60	75919.62		
总	81812054.88	71			

推断结论:除主效应 A 差异无统计学意义外,其他主效应及交互作用差异均有统计学意义。说明不同超声时间及不同氧化铝重量间在提取时均存在差异,在氯仿体积、超声时间、氧化铝重量三因素的两两因素间和三因素间均存在交互效应。根据表 6 的均数可见,可在 $A_2B_2C_1$ 和 $A_2B_2C_3$ 两种组合中选择其一,由于两种组合差异无统计学意义,根据实验操作等因素,选择提取工艺的最佳组合。

表 6　三因素各水平组合的检测值($\overline{X} \pm S$)

	B_1			B_2		
	C_1	C_2	C_3	C_1	C_2	C_3
A_1	12782.50±347.58	15285.00±73.85	15579.50±146.92	15572.83±300.34	15353.00±313.43	15532.00±176.07
A_2	15203.00±458.42	13189.33±49.67	14445.33±320.42	16369.67±220.19	15486.33±362.36	16062.00±198.49

3　四因素析因设计

四因素 A、B、C、D,以 $A_1, A_2, \cdots, A_a$;$B_1, B_2, \cdots, B_b$;$C_1, C_2, \cdots, C_c$;$D_1, D_2, \cdots, D_d$ 依次表示四个因素的 a、b、c、d 个水平。共有 $a \times b \times c \times d$ 种组合。

例如 $2 \times 2 \times 2 \times 3$ 设计,表示有四个因素,各因素依次有 2、2、2、3 个水平,共有 $2 \times 2 \times 2 \times 3 = 24$ 种组合,$2 \times 2 \times 2 \times 3$ 设计模型为:

		C_1			C_2		
		D_1	D_2	D_3	D_1	D_2	D_3
A_1	B_1	$A_1B_1C_1D_1$	$A_1B_1C_1D_2$	$A_1B_1C_1D_3$	$A_1B_1C_2D_1$	$A_1B_1C_2D_2$	$A_1B_1C_2D_3$
	B_2	$A_1B_2C_1D_1$	$A_1B_2C_1D_2$	$A_1B_2C_1D_3$	$A_1B_2C_2D_1$	$A_1B_2C_2D_2$	$A_1B_2C_2D_3$
A_2	B_1	$A_2B_1C_1D_1$	$A_2B_1C_1D_2$	$A_2B_1C_1D_3$	$A_2B_1C_2D_1$	$A_2B_1C_2D_2$	$A_2B_1C_2D_3$
	B_2	$A_2B_2C_1D_1$	$A_2B_2C_1D_2$	$A_2B_2C_1D_3$	$A_2B_2C_2D_1$	$A_2B_2C_2D_2$	$A_2B_2C_2D_3$

用方差分析方法,共做 15 次检验,其中检验各因素的主效应 A、B、C、D;一级交互作用 $A \times B$、$A \times C$、$A \times D$、$B \times C$、$B \times D$ 和 $C \times D$;二级交互作用 $A \times B \times C$、$A \times B \times D$、$A \times C$

$\times D$ 和 $B \times C \times D$；三级交互作用 $A \times B \times C \times D$。

例 3 在焦虑样行为的研究中,选择了四个因素:性别(A) A_1＝雄性,A_2＝雌性;测试时间(B) B_1＝白天,B_2＝晚上;处理方式(C) C_1＝基因敲除,C_2＝不敲除;药物作用(D) D_1＝给药,D_2＝生理盐水。试做析因设计。

本例有四个因素,共有 $2 \times 2 \times 2 \times 2 = 16$ 种组合。各种组合重复三次,试验数据见表 7。

表 7 四种因素对矿场实验中中央区停留时间的影响 单位:s

| | B_1 | | | | | | B_2 | | | | | | 合计 |
| | C_1 | | | C_2 | | | C_1 | | | C_2 | | | |
	D_1	D_2	小计	D_1	D_2	小计	D_1	D_2	小计	D_1	D_2	小计	
A_1	25.10	16.90		16.10	6.70		13.90	17.50		10.30	10.30		
	22.70	21.10		13.10	9.10		17.90	10.40		8.70	9.30		
	22.90	15.10		15.10	8.10		16.00	11.30		8.70	7.50		
小计	70.7	53.1	123.8	44.3	23.9	68.2	47.8	39.2	87.0	27.7	27.1	54.8	333.8
A_2	30.90	11.50		19.10	20.30		24.80	27.60		15.80	16.00		
	27.30	17.00		14.20	18.30		19.10	21.00		18.80	21.00		
	28.30	17.20		11.00	19.00		17.70	18.40		12.40	12.80		
小计	86.5	45.7	132.2	44.3	57.6	101.9	61.6	67	128.6	47	49.8	96.8	459.5
合计	157.2	98.8	256	88.6	81.5	170.1	109.4	106.2	215.6	74.7	76.9	151.6	

$$\sum X = 793.3 \qquad \sum X^2 = 14764.35$$

方差分析:

主效应的检验假设:

H_{A0}：A 因素两水平的总体均数相等

H_{A1}：A 因素两水平的总体均数不等

H_{B0}：B 因素两水平的总体均数相等

H_{B1}：B 因素两水平的总体均数不等

H_{C0}：C 因素两水平的总体均数相等

H_{C1}：C 因素两水平的总体均数不等

H_{D0}：D 因素两水平的总体均数相等

H_{D1}：D 因素两水平的总体均数不等

交互效应的检验假设:

一级交互效应

H_0：A 与 B、A 与 C、A 与 D、B 与 C、B 与 D、C 与 D 两因素间无交互效应

H_1：A 与 B、A 与 C、A 与 D、B 与 C、B 与 D、C 与 D 两因素间有交互效应

二级交互效应

H_0：A、B、C，A、B、D，A、C、D，B、C、D 三因素间无交互效应

$H_1 : A、B、C、A、B、D、A、C、D、B、C、D$ 三因素间有交互效应

三级交互效应

$H_0 : A、B、C、D$ 四因素间无交互效应

$H_1 : A、B、C、D$ 四因素间有交互效应

取 $\alpha = 0.05$

由于计算较繁,仅给出三级交互项的计算方法。

三级交互项:

$$SS_{A \times B \times C \times D} = SS_{ABCD} - SS_A - SS_B - SS_C - SS_D - SS_{A \times B} - SS_{A \times C} - SS_{A \times D} - SS_{B \times C}$$
$$- SS_{B \times D} - SS_{C \times D} - SS_{A \times B \times C} - SS_{A \times B \times D} - SS_{A \times C \times D} - SS_{B \times C \times D}$$

根据统计软件分析结果,将方差分析结果列于表 8。

表 8　方差分析表

变异来源	SS	df	MS	F	P
A	329.177	1	329.177	39.776	<0.05
B	72.275	1	72.275	8.733	<0.05
C	468.125	1	468.125	56.565	<0.05
D	92.130	1	92.130	11.132	<0.05
$A \times B$	35.880	1	35.880	4.336	<0.05
$A \times C$	13.760	1	13.760	1.663	>0.05
$A \times D$	9.992	1	9.992	1.207	>0.05
$B \times C$	12.917	1	12.917	1.561	>0.05
$B \times D$	16.217	1	16.217	1.960	>0.05
$C \times D$	86.672	1	86.672	10.473	<0.05
$A \times B \times C$	0.992	1	0.992	0.120	>0.05
$A \times B \times D$	66.977	1	66.977	8.093	<0.05
$A \times C \times D$	44.660	1	44.660	5.396	<0.05
$B \times C \times D$	43.892	1	43.892	5.304	<0.05
$A \times B \times C \times D$	94.922	1	94.922	11.470	<0.05
误差	264.827	32	8.276	264.827	
总	1653.415	47			

推断结论:除一级交互作用 $A \times C$、$A \times D$、$B \times C$、$B \times D$ 及二级交互作用 $A \times B \times C$ 差异无统计学意义外,其他主效应及交互作用差异均有统计学意义。在多因素的样本比较

中,要根据研究问题选择合适的方法进行统计分析。如,仅是比较哪种方案的均数是最大的,可以把多因素化为单因素但水平数对应不变,则问题反而非常简单(多因素方差分析的两两比较相当复杂,但可以证明两者的最终结果是一致的),但是这样做不能分析各个因素之间的交互作用。如果研究问题需要知道各个因素之间是否存在交互作用,则应选用多因素方差分析。

A 因素	B 因素	C 因素	D 因素	组别	平均数	标准差	
A_2	B_1	C_1	D_1	9	28.83	1.85	均数最大
A_1	B_1	C_1	D_1	1	23.56	1.33	均数次最大
A_2	B_2	C_1	D_1	14	22.33	4.74	均数仅次大于上述 2 组
⋮	⋮	⋮	⋮	⋮	⋮	⋮	

$A_1B_1C_1D_1$ 组的均数低于 $A_2B_1C_1D_1$ 组的均数差别有统计学意义,$P<0.05$,因此最佳组合为 $A_2B_1C_1D_1$。$A_1B_1C_1D_1$ 与 $A_2B_2C_1D_1$ 两者的均数差别无统计学意义。可根据成本、实验简便性等因素在后两者中也可以选择其一。

如果在上述资料的基础上再增加因素,所需的样本量会很大。例如,一个 5 因素且每个因素都只有 2 个水平,有 32 种组合,在一定的重复例数的基础上,数量会急剧加大。如果因素和水平数太多时,可以考虑用采用正交设计。

(王全丽　郑　平)

正交设计的方差分析

进行多因素多水平的试验,特别是因素间存在交互作用时,若采用析因设计,试验次数太多,计算十分复杂。在这种情况下,可考虑选用正交设计(orthogonal design)。它是根据正交性从全面试验中挑选出部分有代表性的点进行试验,这些有代表性的点具备"均匀分散,整齐可比"的特点,既可以大大减少试验次数和减少试验误差,又能对各因素各水平进行较全面的比较,选出最优试验条件,同时,该方法对因素的个数、水平数及因素间有无交互作用无限制,是一种高效、快速、经济、实用的试验设计方法,常用于筛选最佳方案或最佳配方的研究。

1　正交表的种类和特点

日本统计学家田口玄一将正交试验的因素和水平组合列成规格化的表格,称为正交表(orthogonal table)。正交表是正交试验的工具,常用符号 $L_n(K^m)$ 表示。其中 L 表示正交表,n 表示正交表的行数,即试验次数,m 表示正交表的列数,即可安排的因素个数,K 表示各因素的水平数。例如,$L_4(2^3)$ 表示该正交表可安排 3 个 2 水平因素,共进行 4 次试验。一个正交表中各列的水平数可以相等,也可以不相等。根据各列水平数是否相等,可将正交表分为两大类:各列水平数相等的正交表称为同水平正交表,各列水平数不相等的正交表称为混合水平正交表。如表 1 中,$L_4(2^3)$ 为同水平正交表,含义如前述;$L_8(4\times2^4)$ 为混合水平正交表,表示该正交表可安排 8 次试验,5 个因素,其中 1 个因素为 4 水平,4 个因素为 2 水平。

表 1　常用正交表种类

	正交表					
同水平 2	$L_4(2^3)$	$L_8(2^7)$	$L_{12}(2^{11})$	$L_{16}(2^{15})$	$L_{20}(2^{19})$	$L_{32}(2^{31})$	$L_{64}(2^{63})$
3	$L_9(3^4)$	$L_{18}(3^7)$	$L_{27}(3^{13})$	$L_{36}(3^{31})$	$L_{81}(3^{40})$		
4	$L_{16}(4^5)$	$L_{32}(4^9)$	$L_{64}(4^{21})$				
5	$L_{25}(5^6)$	$L_{50}(5^{11})$	$L_{125}(5^{31})$				
混合水平	$L_8(4\times2^4)$	$L_{12}(3\times2^3)$	$L_{12}(6\times2^2)$	$L_{12}(3\times2^4)$			
	$L_{16}(4^2\times2^9)$	$L_{16}(4^3\times2^6)$	$L_{16}(4\times2^{12})$	$L_{16}(4^4\times2^3)$			
	$L_{16}(8\times2^8)$	$L_{18}(2\times3^7)$	$L_{18}(6\times3^6)$	$L_{27}(9\times3^9)$			
	$L_{32}(4^5\times2^{16})$	$L_{32}(16\times2^{16})$	$L_{36}(6\times3^{12})$				
	$L_{24}(3\times4\times2^4)$	$L_{32}(8\times4^6\times2^6)$					

正交表的设计有专门的算法,应用者可查阅专用统计书籍,SPSS 也提供了正交设计功能(见 Data 菜单中的 Orthogonal Design 子菜单,用户只需根据研究目的选定试验因素数、因素的水平数及样本例数,系统就会生成相应设计格式的数据文件)。

下面以正交表 $L_8(2^7)$ 和 $L_9(3^4)$ 为例,说明同水平正交表的特点:

表 2　$L_8(2^7)$

试验号	列号						
	1	2	3	4	5	6	7
1	1	1	1	1	1	1	1
2	1	1	1	2	2	2	2
3	1	2	2	1	1	2	2
4	1	2	2	2	2	1	1
5	2	1	2	1	2	1	2
6	2	1	2	2	1	2	1
7	2	2	1	1	2	2	1
8	2	2	1	2	1	1	2

表 3　$L_9(3^4)$

试验号	列号			
	1	2	3	4
1	1	1	1	1
2	1	2	2	2
3	1	3	3	3
4	2	1	2	3
5	2	2	3	1
6	2	3	1	2
7	3	1	3	2
8	3	2	1	3
9	3	3	2	1

(1)每列中各数字出现的次数相同。这些数字表示各因素的水平,说明任何一列(一个因素)所含的水平数相同。例如在两水平正交表 $L_8(2^7)$ 中,每列都有 4 个"1"和 4 个"2";在三水平正交表 $L_9(3^4)$ 中,"1""2""3"在每一列中出现的次数都是 3。这一特点表明了正交表的均衡性。

(2)任何两列同一行的两个数字的排列方式齐全而且均衡。任何两列同一行的两个数字组成的有序数对齐全且均衡,即每种可能出现的有序数对出现的次数相同。例如,在两水平正交表 $L_8(2^7)$ 中,任何两列同一行的所有可能有序数对有(1,1)、(1,2)、(2,1)、(2,2)4 种,各出现两次;在三水平正交表 $L_9(3^4)$ 中,任何两列同一行的所有可能有序数对有(1,1)、(1,2)、(1,3)、(2,1)、(2,2)、(2,3)、(3,1)、(3,2)、(3,3)9 种,各出现 1 次。即每个因素的每个水平与另一个因素的各个水平各组合一次,充分体现出了正交表的正交性,可以保证某一因素的不同水平比较时,另一因素保持不变。

2 正交设计的步骤

2.1 根据试验目的,选定试验指标

2.2 确定因素和水平

借助专业知识、实践经验或经过预试验,选择对指标有一定影响的因素并确定各因素比较合理的水平数。同时还需考虑因素间的交互作用。对于多因素多水平试验,正交表是非常有用的工具,被考察的因素可以多一些,以免漏掉重要的因素而使试验效应降低。必要时,配伍因素也可以加以考虑,以提高试验的精度。各因素的水平数可根据具体条件灵活掌握,一般常取 2 水平或 3 水平。特殊情况下,也可取其他水平数。

2.3 选择正交表,并作表头设计

根据所选定的因素数和水平数,选用合适的正交表。在选择正交表时,应先考虑是否做 2 次或 3 次的重复试验。若做重复试验,所选择的正交表的各列可被因素及交互作用项排满,不留空列;若不做重复试验,所选择的正交表的列数应多于因素的个数,除了安排每个因素及交互作用项外,还应有空列(至少有一列空列),方差分析时用以计算误差均方。根据各因素的水平数是否相等,可选择同水平正交表或混合水平正交表。如果没有现成的正交表,可对现有正交表进行改造后以供使用。正交表选定后,就要把各因素及交互作用项分别放到正交表适当的列中去,此过程称为表头设计。若因素间无交互作用,可以自由地将各个因素安排在正交表的各列,只要不在同一列安排两个因素即可(否则会出现混杂);若因素间有交互作用,则必须把因素安排在适当的列上,即各个因素和交互作用项不能随意放置。因素所在列一旦安排完成,试验方案即确定,之后的试验以及后续分析需根据此安排进行,不能再改变。表头设计需借助于与正交表匹配的交互作用表。例如,要安排 A、B、C 三个因素,每个因素都是两个水平,同时要研究交互作用 $A \times B$ 和 $A \times C$,可选用 $L_8(2^7)$。由 $L_8(2^7)$ 交互作用表(见表 4)可知,若把 A、B 两因素安排在第 1、2 列,则第 1、2 列的交互作用项($A \times B$)在第 3 列,而不能将因素 C 安排在第 3 列;如果将因素 C 安排在第 4 列,第 1、4 列交互作用项($A \times C$)是第 5 列,第 6、7 列为空列,表头设计为:

表 4　$L_8(2^7)$ 交互作用表

列号	列号						
	1	2	3	4	5	6	7
1		3	2	5	4	7	6
2			1	6	7	4	5
3				7	6	5	4
4					1	2	3
5						3	2
6							1

列号	1	2	3	4	5	6	7
因素	A	B	$A \times B$	C	$A \times C$		

从 $L_8(2^7)$ 交互作用表可以看出,同一试验的表头设计不是唯一的。如果将 A、B 两因素分别安排在第 2、3 列,则 A、B 交互作用应安排在第 1 列。将 C 安排在第 4 列,则 A、C 交互作用应安排在第 6 列。第 5、7 列为空列。表头设计如下:

列号	1	2	3	4	5	6	7
因素	$A \times B$	A	B	C		$A \times C$	

如果把 A、B、C 三因素分别置于 1、2、3 列,表头设计为:

列号	1	2	3	4	5	6	7
因素	A	B / $A \times C$	C / $A \times B$				

这样,在第 2 列和第 3 列就出现了重叠,这种情况称为因素的"混杂",给分析带来困难,应避免。对上例(A、B 两因素安排在第 1、2 列,第 1、2 列的交互作用项 $A \times B$ 在第 3 列)若要考虑更多的交互作用,如 $B \times C$,$A \times B \times C$,第 2 列为 B,第 4 列为 C,则第 2、4 列交互作用项($B \times C$)在第 6 列;第 3 列为 $A \times B$,第 4 列为 C,则第 3、4 列的交互作用项($A \times B \times C$)在第 7 列(或第 5 列为 $A \times C$,第 2 列为 B,则第 2、5 列交互作用在第 7 列;或第 1 列为 A,第 6 列为 $B \times C$,则第 1、6 列交互作用项在第 7 列),表头设计为:

列号	1	2	3	4	5	6	7
因素	A	B	$A \times B$	C	$A \times C$	$B \times C$	$A \times B \times C$

2.4　按正交表的设计方案进行试验,并记录试验结果

正交表中的数字为因素所取的水平。如将 A、B、C 及交互作用项 $A \times B$、$A \times C$ 安排在 $L_8(2^7)$ 表中,见表 5。

表5 用 $L_8(2^7)$ 安排试验

试验号	列号							X_i
	1 A	2 B	3 $A \times B$	4 C	5 $A \times C$	6	7	
1	1	1	1	1	1	1	1	
2	1	1	1	2	2	2	2	
3	1	2	2	1	1	2	2	
4	1	2	2	2	2	1	1	
5	2	1	2	1	2	1	2	
6.	2	1	2	2	1	2	1	
7	2	2	1	1	2	2	1	
8	2	2	1	2	1	1	1	

A、B、C 分别被安排在 1、2、4 列,第 1 行中相应的数字为"1、1、1",表示第 1 号试验是在各因素水平组合 $A_1B_1C_1$ 的条件下进行的;第 2 行中相应的数字为"1、1、2",表示第 2 号试验是在各因素水平组合 $A_1B_1C_2$ 条件下进行的;第 3 行中相应的数字为"1、2、1",表示第 3 号试验是在各因素水平组合 $A_1B_2C_1$ 的条件下进行的;第 4 行中相应的数字为"1、2、2",表示第 4 号试验是在各因素水平组合为 $A_1B_2C_2$ 的条件下进行的,余类推。试验数据记录在最右边一列或几列。

2.5 进行统计分析

详见下文。

3 正交试验的分析方法

对正交试验的结果进行分析的常用方法有极差法和方差分析法。

3.1 极差法

极差法也称为直观分析法。用极差法可以求出最佳试验条件。首先计算各因素各水平观察指标之和及极差(每个因素各水平中最大观察指标之和与最小观察指标之和的差称为极差,用"R"表示),然后按极差大小排定因素影响大小的顺序(某因素的极差大,表示该因素的数值在试验范围内变化时,使试验指标数值的变化大,说明该因素对结果的影响大),并根据观察指标之和的大小选取各因素的最佳水平组合。需要注意的是不一定要完全按照每个因素各水平的观察指标之和的大小来选取最佳水平,一般是主要因素和比较主要的因素按各水平之和的大小取最好水平,次要因素可视具体情况灵活选取适当的水平。

例1 在中药通脉颗粒中 β-环糊精(β-CD)包合物的制备工艺研究中,研究者采用正交设计,在不考虑因素间交互作用的情况下,以挥发油的利用率为指标,对油与 β-CD 的比例(A)、超声时间(B)、包合温度(C)三因素的 3 个不同水平进行考察,筛选最佳工艺条件。三因素的 3 个水平分别为 A：油与 β－CD 的比例 $A_1=1:3, A_2=1:6, A_3=1:9$；$B$：超声时间(min) $B_1=15, B_2=20, B_3=30$；C：包合温度(℃) $C_1=20, C_2=25, C_3=30$。研究选用 $L_9(3^4)$ 正交表(见表 6)，将 A、B、C 分别置于表的 1、2、3 列中，按正交表的安排方案进行试验，如第 1 号试验按 $A_1B_1C_1$ 条件进行，第 2 号试验按 $A_1B_2C_2$ 进行，余类推，安排 9 个不同试验条件下的试验，测定挥发油的利用率。试验结果记录于表 6 最后一列(数据摘自"中草药"2005,36(12):1821-1822)。

表 6　通脉颗粒中 β－环糊精包合物制备工艺的 $L_9(3^4)$ 正交试验

试验号	1(A)	2(B)	3(C)	4(空列)	挥发油利用率(%)
1	1	1	1	1	50
2	1	2	2	2	65
3	1	3	3	3	50
4	2	1	2	3	80
5	2	2	3	1	85
6	2	3	1	2	75
7	3	1	3	2	80
8	3	2	1	3	80
9	3	3	2	1	75
Ⅰ	165	210	205		
Ⅱ	240	230	220		
Ⅲ	235	200	215		
R	75	30	15		

极差法分析步骤：

(1)计算各因素各水平的观察指标之和　以Ⅰ、Ⅱ、Ⅲ分别表示各因素 1、2、3 水平观察指标之和。如 $Ⅰ_A=50+65+50=165$；$Ⅱ_A=80+85+75=240$；$Ⅲ_A=75+80+80=235$，余类推，见表 6。

(2)计算极差　每个因素的极差 R 等于该因素各水平中最大观察指标之和与最小观察指标之和的差,如 $R_A=Ⅱ_A-Ⅰ_A=75$，余类推，见表 6。

(3)由各因素极差的大小来确定因素的主次顺序　极差越大,说明因素对结果的影响越大,该因素就越重要。本例 R_A 最大,其次是 R_B、R_C 最小,故因素的主次顺序为：

主 ——→ 次
A　　B　　C

即三个考察因素对挥发油利用率的影响大小依次为 $A>B>C$。

(4)根据观察指标之和的大小选取各因素的最佳水平组合　本例 $Ⅱ_A$、$Ⅱ_B$、$Ⅱ_C$ 均最大,

故制备通脉颗粒中 β—环糊精包合物的最佳工艺条件为 $A_2B_2C_2$，即加入挥发油 6 倍量的 β—CD，超声处理 20min，采用 25℃的包合温度。

例 2　为了探讨 β 胡萝卜素（β—Carotene，β—c）与维生素 E（Vitamin E，VE）不同水平的两两配比及放疗、化疗 2 种治疗方案的不同配比对荷瘤小鼠放、化疗后血小板的影响，确定其减轻放、化疗毒副作用的合理剂量配比水平（研究因素及其水平为 A 因素 β—c：$A_1 = 30mg/kg \cdot bw$，$A_2 = 60mg/kg \cdot bw$；B 因素 VE：$B_1 = 17.5mg/kg \cdot bw$，$B_2 = 50mg/kg \cdot bw$；C 因素：$C_1 = 放疗$，$C_2 = 化疗$），研究者采用有重复的正交实验设计，除了分析 A、B、C 的主效应外，还要分析交互作用 $A \times B$、$A \times C$ 和 $B \times C$，选用 $L_8(2^7)$ 正交表安排试验，24 只小鼠随机分为 8 组进行试验（每组 3 只小鼠，即每一试验号重复 3 次试验），在放、化疗后第 3 天取尾血测定血小板含量。

该研究的表头设计为：

列号	1	2	3	4	5	6	7
因素	A	B	$A \times B$	C	$A \times C$	$B \times C$	空列

试验安排及试验结果见表 7（数据摘自《中国慢性病预防与控制》2005，13（4）：158—161）。

表 7　β—c 和 VE 对放、化疗后荷瘤小鼠血小板影响的 $L_8(2^7)$ 正交试验

试验号	A	B	$A \times B$	C	$A \times C$	$B \times C$	X_1	X_2	X_3	$\sum X_i$
1	1	1	1	1	1	1	21	21	33	75
2	1	1	1	2	2	2	461	597	598	1656
3	1	2	2	1	1	2	62	69	70	201
4	1	2	2	2	2	1	409	499	432	1340
5	2	1	2	1	2	1	115	128	133	376
6	2	1	2	2	1	2	463	354	518	1335
7	2	2	1	1	2	2	286	241	201	728
8	2	2	1	2	1	1	518	769	476	1763
Ⅰ	3272	3442	4222	1380	3374	3554				
Ⅱ	4202	4032	3252	6094	4100	3920				
R	930	590	970	4714	726	366				

分析方法同例 1。由表 7 可知，各因素及交互作用对试验结果影响大小的次序为：

主 ————————————————————————➤ 次

C　　$A \times B$　　A　　$A \times C$　　B　　$B \times C$

可见，C 是最主要的因素，取 C_2 为好；A 也比较重要，取 A_2 为好；由于 $A \times B$ 比 B 重要，故 B 取哪一种水平应考虑 A 与 B 各水平的搭配结果而决定，见表 8。

表 8 A 与 B 各水平的搭配结果

	B_1	B_2
A_1	75＋1656＝1731	201＋1340＝1541
A_2	376＋1335＝1711	728＋1763＝2491

由表 8 可知，A_2B_2 是较好的搭配，故因素 B 应取 B_2。至于 $A×C$、$B×C$ 因对结果影响较小，可不予考虑。故对荷瘤小鼠血小板影响最小的方案为 $A_2B_2C_2$，即化疗后服用 $\beta-c$：60 mg/kg·bw 和 VE：50mg/kg·bw。

3.2 方差分析

上述极差法简单、直观，但不能估计试验误差，因而不能说明因素对试验结果的影响是否有统计学意义，要解决这一问题可用方差分析。方差分析的思想及步骤与前面所述析因设计方差分析方法类似。即先将试验结果的总变异分解为各因素各水平间、交互作用及误差的变异，然后计算出各自的 F 值，查 F 界值表（附表 6），确定 P 值，作出结论。

3.2.1 同水平无重复试验正交设计的方差分析

例 3 对例 1 的资料进行方差分析，见表 9。

表 9 通脉颗粒中 $\beta-$环糊精包合物制备工艺的 $L_9(3^4)$ 正交试验

试验号	列号				挥发油利用率（%）
	1(A)	2(B)	3(C)	4（空列）	
1	1	1	1	1	50
2	1	2	2	2	65
3	1	3	3	3	50
4	2	1	2	3	80
5	2	2	3	1	85
6	2	3	1	2	75
7	3	1	3	2	80
8	3	2	1	3	80
9	3	3	2	1	75
Ⅰ	165	210	205	210	
Ⅱ	240	230	220	220	
Ⅲ	235	200	215	210	
$\dfrac{Ⅰ^2+Ⅱ^2+Ⅲ^2}{3×1}$	46683.3333	45666.6667	45550.0000	45533.3333	

方差分析步骤：

(1)建立检验假设，确定检验水准

油与 $\beta-CD$ 比例间

H_0:不同的油与 $\beta-$CD 比例下挥发油的利用率相等

H_1:不同的油与 $\beta-$CD 比例下挥发油的利用率不全相等

超声时间间

H_0:不同超声时间挥发油的利用率相等

H_1:不同超声时间挥发油的利用率不全相等

包合温度间

H_0:不同包合温度下挥发油的利用率相等

H_1:不同包合温度下挥发油的利用率不全相等

均取 $\alpha=0.05$

(2)计算统计量 F 值

计算各列各水平观察指标之和(见表 9)及 $\sum X$、$\sum X^2$、校正数 C 和 $SS_{总}$:

$$\sum X = 640$$

$$\sum X^2 = 46900.0000$$

$$C = \frac{(\sum X)^2}{N} = \frac{640^2}{9} = 45511.1111$$

$$SS_{总} = \sum X^2 - C = 46900.0000 - 45511.1111 = 1388.8889$$

计算各列的离均差平方和 SS_j:

$SS_j = \dfrac{\mathrm{I}_j^2 + \mathrm{II}_j^2 + \mathrm{III}_j^2}{3 \times k} - C$,分母中的 3 为各列中各水平出现的次数。$k$ 为试验重复次数。

$$SS_A = \frac{\mathrm{I}_A^2 + \mathrm{II}_A^2 + \mathrm{III}_A^2}{3} - C = 46683.3333 - 45511.1111 = 1172.2222$$

$$SS_B = \frac{\mathrm{I}_B^2 + \mathrm{II}_B^2 + \mathrm{III}_B^2}{3 \times 1} - C = 45666.6667 - 45511.1111 = 155.5556$$

$$SS_C = \frac{\mathrm{I}_C^2 + \mathrm{II}_C^2 + \mathrm{III}_C^2}{3 \times 1} - C = 45550.0000 - 45511.1111 = 38.8889$$

$$SS_{空} = \frac{\mathrm{I}_空^2 + \mathrm{II}_空^2 + \mathrm{III}_空^2}{3 \times 1} - C = 45533.3333 - 45511.1111 = 22.2222$$

计算误差平方和:

$SS_{误差} = SS_{空} = 22.2222$

或

$SS_{误差} = SS_{总} - SS_A - SS_B - SS_C = 1388.8889 - 1172.2222 - 155.5556 - 38.8889 = 22.2222$

计算自由度。各列自由度等于各列水平数减 1。总自由度等于总试验次数(N)减 1,误差自由度等于空列自由度,如果有多个空列,则误差自由度等于多个空列自由度之和。

本例 $\nu_{总} = N-1 = 9-1 = 8$,$\nu_A = \nu_B = \nu_C = \nu_空 = 3-1 = 2$,$\nu_{误差} = \nu_空 = 2$ 或 $\nu_{误差} = \nu_{总} - \nu_A - \nu_B - \nu_C = 8-2-2-2 = 2$。

列出方差分析结果,见表 10。

表 10　通脉颗粒中 β—环糊精包合物制备工艺的 $L_9(3^4)$ 正交试验的方差分析结果

变异来源	SS	ν	MS	F	P
总	1388.8889	8			
A	1172.2222	2	586.1111	52.75	<0.05
B	155.5556	2	77.7778	7.00	>0.05
C	38.8889	2	19.4444	1.75	>0.05
误差	22.2222	2	11.1111		

（3）结论　油与 β—CD 的比例对挥发油的利用率有影响，而超声时间和包合温度对挥发油的利用率无影响。

（4）选取最佳组合　本例只有因素 A 有统计学意义，结合表 9，A、B、C 均取水平 2，制备 β—环糊精包合物的最佳工艺条件为 $A_2B_2C_2$。

3.2.2　同水平有重复试验的正交设计的方差分析

例 4　对例 2 资料进行方差分析，见表 11。

表 11　β—c 和 VE 对放、化疗后荷瘤小鼠血小板影响的 $L_8(2^7)$ 正交试验

试验号	列号 A	B	$A \times B$	C	$A \times C$	$B \times C$	空列	X_1	X_2	X_3	$\sum X_i$
1	1	1	1	1	1	1	1	21	21	33	75
2	1	1	1	2	2	2	2	461	597	598	1656
3	1	1	2	1	1	2	2	62	69	70	201
4	1	2	2	2	2	1	1	409	499	432	1340
5	2	1	2	1	2	1	2	115	128	133	376
6	2	1	2	2	1	2	1	463	354	518	1335
7	2	2	1	1	2	2	1	286	241	201	728
8	2	2	1	2	1	1	2	518	769	476	1763
I	3272	3442	4222	1380	3374	3554	3478				
II	4202	4032	3252	6094	4100	3920	3996				
SS_j	36037.5000	14504.1667	39204.1667	925908.1667	21961.5000	5581.5000	11180.1667				

方差分析步骤：

（1）建立建设检验，确定检验水准

交互作用

H_0：A 与 B、A 与 C、B 与 C 之间无交互作用

H_1：A 与 B、A 与 C、B 与 C 之间有交互作用

β—c 不同剂量间

H_0：β—c 两种剂量对荷瘤小鼠血小板含量无影响

$H_1:\beta-c$ 两种剂量对荷瘤小鼠血小板含量有影响

VE 不同剂量间

H_0：VE 两种剂量对荷瘤小鼠血小板含量无影响

H_1：VE 两种剂量对荷瘤小鼠血小板含量有影响

放、化疗间

H_0：放、化疗对荷瘤小鼠血小板含量的影响相同

H_1：放、化疗对荷瘤小鼠血小板含量的影响不同

均取 $\alpha=0.05$

（2）计算统计量 F 值

计算各列各水平观察指标之和（见表 11）、$\sum X$、$\sum X^2$、校正数 C 和 $SS_{总}$：

$$\sum X = 7474$$

$$\sum X^2 = 3466762.0000$$

$$C = \frac{(\sum X)^2}{N} = \frac{7474^2}{24} = 2327528.1667$$

$$SS_{总} = \sum X^2 - C = 3466762.0000 - 2327528.1667 = 1139233.8333$$

计算各列的离均差平方和 SS_j。$SS_j=(\text{I}_j-\text{II}_j)^2/nr$，分母中的 n 为试验次数，r 为试验重复次数。本例：

$$SS_A = \frac{(\text{I}_A-\text{II}_A)^2}{8\times3} = \frac{(3272-4202)^2}{8\times3} = 36037.5000$$

$$SS_B = \frac{(\text{I}_B-\text{II}_B)^2}{8\times3} = \frac{(3442-4032)^2}{8\times3} = 14504.1667$$

余类推，见表 11。

利用重复试验数据计算误差平方和：$SS_{误差}=\sum X^2 - \sum(\sum X_i)^2/r$（需要注意的是，如果正交表中还有空列，则误差平方和应等于利用重复试验数据计算的误差平方和加上空列的离均差平方和）。

也可以如此计算误差平方：$SS_{误差}=SS_{总}-SS_A-SS_B-SS_{A\times B}-SS_C-SS_{A\times C}-SS_{B\times C}-SS_D$。

本例：

$$SS_{误差}=3466762.0000-\frac{1}{3}(75^2+1656^2+201^2+1340^2+376^2+1335^2+728^2$$
$$+1763^2)+11180.1667=96036.8333$$

$$SS_{误差}=1139233.8333-36037.5000-14504.1667-39204.1667-925908.1667$$
$$-21961.5000-5581.5000=96036.8333$$

计算自由度：每一列离均差平方和的自由度等于水平数减 1，因此对于两水平正交表，每一列的自由度都为 1。交互的自由度等于交互列的自由度乘积，如 $\nu_{A\times B}=\nu_A\times\nu_B$。

对于有重复试验的正交设计,如果正交表中无空列,利用重复试验数据计算误差平方和的自由度,即 $\nu_{误差}$＝试验次数×(重复次数－1);如果正交表中有空列,误差自由度等于空列自由度与利用重复试验数据计算所得的误差平方和的自由度之和。

本例 $\nu_{总}$＝$N-1$＝$24-1$＝23,ν_A＝ν_B＝$\nu_{A \times B}$＝ν_C＝$\nu_{A \times C}$＝$\nu_{B \times C}$＝$\nu_{空列}$＝1,$\nu_{误差}$＝8×(3－1)＋$\nu_{空列}$＝16＋1＝17。

方差分析结果见表 12。

表 12 方差分析结果

变异来源	SS	ν	MS	F	P
总	1139233.8333	23			
A	36037.5000	1	36037.5000	6.379	<0.05
B	14504.1667	1	14504.1667	2.567	>0.05
A×B	39204.1667	1	39204.1667	6.940	<0.05
C	925908.1667	1	925908.1667	163.900	<0.01
A×C	21961.5000	1	21961.5000	3.888	>0.05
B×C	5581.5000	1	5581.5000	0.988	>0.05
误差	96036.8333	17	5649.2255		

(3)结论 A 因素 $\beta-c$ 两种剂量对荷瘤小鼠的血小板含量的影响不同,有统计学意义,以剂量 2 疗效较好;$\beta-c$ 和 B 因素 VE 有交互作用,结合极差法(见例 2),VE 应取剂量 2;C 因素放、化疗对荷瘤小鼠的血小板含量的影响不同,有统计学意义,以 C_2 化疗的影响较小。故对荷瘤小鼠血小板影响最小的方案为 $A_2B_2C_2$,即化疗后服用 $\beta-c$:60 mg/kg·bw 和 VE:50mg/kg·bw。

需要注意的是:各因素的水平数为 2 时,各因素的自由度为 1,因素间交互作用的自由度也为 1。这样,因素间交互作用在正交表中只占 1 列(见表 11)。如果各因素的水平数大于 2 时,各因素的自由度就大于 1,由于因素间交互作用的自由度为因素的自由度之积,故因素间的交互作用项就不只占 1 列了。如有三个因素,每个因素各有 3 个水平,除了分析 A、B、C 主效应外,还要分析交互作用 A×B、A×C 和 B×C,选用 $L_{27}(3^{13})$ 来安排试验。由于各因素的自由度均等于 2,任意两因素间交互作用的自由度为 2×2＝4,而每列只提供 2 个自由度,故每两个因素间的交互作用项需占两列。表头设计为:

列号	1	2	3	4	5	6	7	8	9	10	11	12	13
因素	A	B	A×B	A×B	C	A×C	A×C	B×C			B×C		

3.2.3 水平数不等的正交设计的方差分析

前面所述例子各因素都是同水平的,但实际工作中,有时各因素所取水平数不完全相同。处理这种试验一般有三种方法:一是直接使用混合水平正交表,二是用拟水平法,三是对正交表进行改造后进行试验设计。

(1)直接使用混合水平正交表

各因素水平数不完全相同时,如果因素间无交互作用,可直接选用混合水平正交表进行正交试验设计。混合水平正交表的试验设计和方差分析方法与同水平正交表类似。

例5 为了探寻具有药用和工业用价值的植物无患子的愈伤组织诱导的最佳外植体、培养基和培养条件,研究者采用混合水平正交试验设计,对不同外植体类型、不同植物生长物质及其不同浓度组合、不同基本培养基、不同培养条件对愈伤组织诱导的影响进行了研究。各研究因素及其水平分别为:A 因素细胞分裂素 6-苄氨基腺嘌呤(6-BA),分 4 水平,$A_1 = 1.0$ mg/L,$A_2 = 1.5$ mg/L,$A_3 = 2.0$ mg/L,$A_4 = 2.5$ mg/L);B 因素植物生长素萘乙酸(NAA),分 2 水平,$B_1 = 0.2$ mg/L,$B_2 = 1.0$ mg/L;C 因素外植体,分 2 水平,$C_1 = $ 水培芽嫩茎段,$C_2 = $ 水培芽嫩叶片;D 因素基本培养基,分 2 水平,$D_1 = $ MS 培养基,$D_2 = B_5$ 培养基;E 因素培养条件,分 2 水平 $E_1 = $ 光照,$E_2 = $ 黑暗。可见,研究有五个因素,一个 4 水平因素,四个 2 水平因素,因不考虑因素间的交互作用,研究采用 $L_8(4 \times 2^4)$ 正交表安排试验。每一试验号重复 15 瓶,每瓶接种 3 个外植体,即每一试验号接种 45 个外植体,以愈伤组织诱导率(系原始数据的反正弦转换值)作为结果指标,进行 3 次重复试验。试验结果见表 13(数据摘自"生物技术"2007,17(1):78-81,对数据进行了进一步分析和整理,并对原文中的错误进行了修正)。

表 13　5 因素混合水平 $L_8(4 \times 2^4)$ 正交试验安排及结果

试验号	列号					试验结果(愈伤组织诱导率的反正弦转换值,%)			
	1	2	3	4	5	X_1	X_2	X_3	$\sum X_i$
	A	B	C	D	E				
1	1	1	1	1	1	72.65	68.59	68.59	209.83
2	1	2	2	2	2	32.51	29.63	33.90	96.04
3	2	1	1	2	2	75.03	90.00	90.00	255.03
4	2	2	2	1	1	40.52	41.81	46.91	129.24
5	3	1	2	2	1	75.03	77.82	90.00	242.85
6	3	2	1	2	2	41.81	43.09	46.91	131.81
7	4	1	2	1	2	70.53	72.65	70.53	213.71
8	4	2	1	1	2	46.91	50.77	50.77	148.45
I	305.87	921.42	745.12	730.37	684.59				
II	384.27	505.54	681.84	696.59	742.37				
III	374.66								
VI	362.16								

方差分析步骤:

①建立检验假设,确定检验水准

6-BA 浓度:

H_0:四种不同的 6－BA 浓度对愈伤组织诱导率无影响

H_1:四种不同的 6－BA 浓度对愈伤组织诱导率有影响

NAA 浓度:

H_0:两种不同的 NAA 浓度对愈伤组织诱导率无影响

H_1:两种不同的 NAA 浓度对愈伤组织诱导率有影响

外植体:

H_0:两种不同的外植体的愈伤组织诱导率相同

H_1:两种不同的外植体的愈伤组织诱导率不同

基本培养基:

H_0:两种不同的基本培养基对愈伤组织诱导率无影响

H_1:两种不同的基本培养基对愈伤组织诱导率有影响

培养条件:

H_0:两种不同的培养条件对愈伤组织诱导率无影响

H_1:两种不同的培养条件对愈伤组织诱导率有影响

均取 $\alpha=0.05$

②计算统计量 F 值

计算各列各水平观察指标之和(见表 13)及 $\sum X$、$\sum X^2$、校正数 C 和 $SS_{总}$:

$$\sum X = 1426.96$$
$$\sum X^2 = \sum X_{1j}^2 + \sum X_{2j}^2 + \sum X_{3j}^2 = 93364.7850$$
$$C = \frac{(\sum X)^2}{N} = \frac{1426.96^2}{24} = 84842.2851$$
$$SS_{总} = \sum X^2 - C = 93364.7850 - 84842.2851 = 8522.4999$$

计算各列的离均差平方和 SS_j。$SS_j = \dfrac{\sum K_j^2}{qr} - C$,式中 K_j 为第 j 列各个水平 X 的和,q 为该列因素每个水平出现的次数,r 为每个试验号重复的次数。如本例,$SS_A = \dfrac{I_A^2 + II_A^2 + III_A^2 + IV_A^2}{2\times3} - C$,分母中的 2 为 A 因素各水平的试验次数,3 为试验重复次数。

$SS_B = \dfrac{I_B^2 + II_B^2}{4\times3} - C$,分母中的 4 为 B 因素各水平的试验次数,3 为试验重复次数。当然,对于 2 水平因素,也可以用公式 $SS_j = \dfrac{(I_j - II_j)^2}{nr}$ 来计算各列的离均差平方和,分母中 n 为试验次数,r 为试验重复次数,读者可以自己证明,该公式在因素为 2 水平时,和公式 $SS_j = \dfrac{\sum K_j^2}{qr} - C$ 等价。

根据上述公式,计算得本例:

$$SS_A = \frac{305.87^2 + 384.27^2 + 374.66^2 + 362.16^2}{2 \times 3} - 84842.28507 = 616.0268$$

$$SS_B = \frac{921.42^2 + 505.54^2}{4 \times 3} - 84842.28507 = 7206.5073$$

$$SS_C = \frac{745.12^2 + 681.84^2}{4 \times 3} - 84842.28507 = 166.8483$$

$$SS_D = \frac{730.37^2 + 696.59^2}{4 \times 3} - 84842.28507 = 47.5454$$

$$SS_E = \frac{684.59^2 + 742.37^2}{4 \times 3} - 84842.28507 = 139.1053$$

利用重复试验数据计算误差平方和：

$$SS_{误差} = \sum X^2 - \sum \frac{(\sum X_j)^2}{r} （式中 r 为试验重复次数）$$

或　$SS_{误差} = SS_{总} - SS_A - SS_B - SS_C - SS_D - SS_E$

本例 $SS_{误差} = 93364.7850 - \frac{1}{3}(209.83^2 + 96.04^2 + 255.03^2 + 129.24^2 + 242.85^2$

$$+ 131.81^2 + 213.71^2 + 148.45^2) = 346.4669$$

或　$SS_{误差} = 8522.4999 - 616.0268 - 7206.5073 - 166.8483 - 47.5454 - 139.1053$

$$= 346.4669$$

计算自由度：

总自由度 $\nu_{总} = (nr) - 1 = (8 \times 3) - 1 = 23$

各列（各因素）的自由度等于水平数减1。本例 $\nu_A = 4 - 1 = 3$，$\nu_B = \nu_C = \nu_D = \nu_E = 2 - 1 = 1$。误差的自由度 $\nu_{误差} = n(r-1) = 8 \times (3-1) = 16$。也可以通过总自由度减去各列的自由度之和求得，即 $\nu_{误差} = \nu_{总} - (\nu_A + \nu_B + \nu_C + \nu_D + \nu_E) = 23 - (3+1+1+1+1) = 16$。

列出方差分析结果，见表14。

表 14　方差分析结果

变异来源	SS	ν	MS	F	P
总变异	8522.4999	23			
A	616.0268	3	205.3423	9.48	<0.01
B	7206.5073	1	7206.5073	332.80	<0.01
C	166.8483	1	166.8483	7.71	<0.05
D	47.5454	1	47.5454	2.20	>0.05
E	139.1054	1	139.1054	6.42	<0.05
误差	346.4669	16	21.6542		

③结论：方差分析结果显示，因素 A、B、C、E 对愈伤组织诱导率的影响有统计学意义，因素 D 的影响无统计学意义。结合各因素各水平愈伤组织诱导率之和（见表13），可见 A 因素第2水平、B 因素第1水平、C 因素第1水平、E 因素第2水平的愈伤组织诱导率高于相应因素的其他水平；D 因素方差分析结果无统计学意义，但可任选第1或第2水平。因此

无患子愈伤组织诱导的最佳条件为 $A_2B_1C_1D_1E_2$ 或 $A_2B_1C_1D_2E_2$，即 $6-BA$：1.5mg/L、NAA：0.2mg/L、外植体采用水培芽的嫩茎段、培养条件为黑暗、任选 MS 或 B_5 培养基。

当然，对于混合水平的正交试验设计资料，也可以用极差法进行比较，但不能直接比较各因素的极差，而应以平均极差（R/q，q 为该列中每水平出现的次数）进行比较或对极差进行修正后进行比较，极差的修正系数可查阅有关统计专著。

（2）拟水平法

如果在现成的混合水平正交表中找不到合适的表或者即使能够找到，但需要较多次的试验，这时可考虑采用拟水平法。拟水平法是对水平数少的因素虚拟一个或几个水平，即重复已有的水平，使各试验因素在形式上水平数相等，将不同水平的试验转变为形式上的同水平试验。这种虚拟的水平称为拟水平。例如有 A、B、C、D 四个因素，A、B 各为 2 水平，C、D 各为 3 水平，此为四因素混合水平试验，但找不到合适的混合水平正交表，若采用 $L_{16}(4^4\times2^3)$，虽可安排试验，但试验号数过大，空列过多。这时，可以把因素 A 与 B 中需要着重考察的水平重复一次，作为相应的第 3 水平，这样就构成了四因素各因素均为 3 水平的试验设计，可选用 $L_9(3^4)$ 正交表来安排实验。对于有拟水平因素的试验，分析方法与前例类似。需要注意的是：①拟水平列的各个水平的试验次数不一样，方差分析中拟水平列的离均差平方和的计算方法与重复数不等的单因素试验的方法相同；②拟水平列的自由度小于所在正交表列的自由度；③应用拟水平法时，所拟的因素和水平一般以不超过两个为宜。

例 6 为了探索烧伤油一号的最佳制备条件，研究者拟定了可能影响烧伤油一号质量的因素及其水平如下：A 因素浸渍时间（h）：$A_1=4$，$A_2=12$，$A_3=24$；B 因素紫草种类：$B_1=$ 紫草，$B_2=$ 新疆紫草；C 因素油温（℃）：$C_1=150$，$C_2=180$，$C_3=210$。在不考虑因素间的交互作用的情况下，采用正交试验设计，安排试验。

本例为一个 2 水平、二个 3 水平的混合水平试验，如采用混合水平正交表 $L_{18}(2\times3^7)$，由于本研究的研究因素不多，将会出现试验号数和空列均过多的现象，因此可考虑采用 $L_9(3^4)$ 正交表，使试验次数减少一半且只有一个空列。因素 B 只有 2 个水平，可将 B_1（紫草）虚设为第 2 水平再重复一次，充当 B_2，以新疆紫草作为第 3 水平 B_3，这样，B 因素在形式上也变成了 3 个水平，用 $L_9(3^4)$ 正交表来安排试验，每一试验号重复试验 4 次。以左旋紫草素的百分含量为结果指标，试验安排和结果见表 15。（数据摘自"中国医院药学杂志"2000,20(9):565-566.）

表 15　烧伤油一号制备条件的 $L_9(3^4)$ 正交试验（拟水平法）

| 试验号 | 列号 | | | 左旋紫草素含量（%） | | | | |
| | 1 | 2 | 3 | X_1 | X_2 | X_3 | X_4 | $\sum X$ |
	A	B	C					
1	1(4)	1(紫草)	1(150)	0.168	0.156	0.149	0.473	0.946
2	1	2(紫草)	2(180)	0.198	0.207	0.211	0.616	1.232
3	1	3(新疆紫草)	3(210)	0.056	0.048	0.045	0.149	0.298

续表

试验号	列号			左旋紫草素含量(%)				
	1	2	3	X_1	X_2	X_3	X_4	$\sum X$
	A	B	C					
4	2(12)	1	2	0.366	0.417	0.425	1.208	2.416
5	2	2	3	0.120	0.155	0.186	0.461	0.922
6	2	3	1	0.08	0.098	0.088	0.266	0.532
7	3(24)	1	3	0.247	0.283	0.238	0.768	1.536
8	3	2	1	0.267	0.340	0.305	0.912	1.824
9	3	3	2	0.112	0.101	0.115	0.328	0.656
I	2.476	8.876	3.302					
II	3.870		4.304					
III	4.016	1.486	2.756					
$\overline{\text{I}}$	0.206	0.370	0.275					
$\overline{\text{II}}$	0.323		0.359					
$\overline{\text{III}}$	0.335	0.124	0.230					

注：$\overline{\text{I}}$、$\overline{\text{II}}$、$\overline{\text{III}}$分别为I、II、III的均数。

方差分析步骤：

①建立假设检验，确定检验水准

浸渍时间：

H_0：三种不同浸渍时间对左旋紫草素含量无影响

H_1：三种不同浸渍时间对左旋紫草素含量有影响

紫草种类：

H_0：两种紫草的左旋紫草素含量相等

H_1：两种紫草的左旋紫草素含量不相等

油温：

H_0：三种不同油温对左旋紫草素含量无影响

H_1：三种不同油温对左旋紫草素含量有影响

均取 $\alpha = 0.05$

②计算统计量 F 值

计算各列各水平观察指标之和(见表15)及 $\sum X$、$\sum X^2$、校正数 C 和 $SS_{总}$：

$$\sum X = 10.3620$$

$$\sum X^2 = 5.2047$$

$$C = \frac{\left(\sum X\right)^2}{nr} = \frac{10.3620^2}{9 \times 4} = 2.9825$$

$$SS_{总} = \sum X^2 - C = 5.2047 - 2.9825 = 2.2222$$

计算各列的离均差平方和 SS_j，$SS_j = \dfrac{\sum K_j^2}{qr} - C$，式中 K_j 为第 j 列各个水平 X 的和，q 为该列因素每个水平出现的次数，r 为每个试验号重复的次数。

本例：

$$SS_A = \frac{I_A^2 + II_A^2 + III_A^2}{3 \times 4} - C = \frac{2.476^2 + 3.870^2 + 4.016^2}{3 \times 4} - 2.9825 = 0.1204$$

$$SS_B = \frac{I_B^2}{6 \times 4} + \frac{II_B^2}{3 \times 4} - C = \frac{8.876^2}{6 \times 4} + \frac{1.486^2}{3 \times 4} - 2.9825 = 0.4841$$

$$SS_C = \frac{I_C^2 + II_C^2 + III_C^2}{3 \times 4} - C = \frac{3.302^2 + 4.304^2 + 2.756^2}{3 \times 4} - 2.9825 = 0.1027$$

计算误差平方和：

$$SS_{误差} = SS_总 - SS_A - SS_B - SS_C$$

本例 $S_{误差} = 2.2222 - 0.1204 - 0.4841 - 0.1027 = 1.5149$

计算自由度：$SS_总$、SS_A、SS_B、SS_C 的自由度均等于其实际水平数减 1。即 $\nu_总 = nr - 1 = (9 \times 4) - 1 = 35$，$\nu_A = \nu_C = 3 - 1 = 2$，$\nu_B = 2 - 1 = 1$，$\nu_{误差} = \nu_总 - \nu_A - \nu_B - \nu_C = 35 - 2 - 1 - 2 = 30$。

列出方差分析结果，见表 16。

表 16　方差分析结果

变异来源	SS	ν	MS	F	P
总变异	2.2222	35			
A	0.1204	2	0.0602	1.193	>0.05
B	0.4841	1	0.4841	9.587	<0.01
C	0.1027	2	0.0514	1.017	>0.05
误差	1.5149	30	0.0505		

③结论：从分析结果可以看出，不同种类紫草的左旋紫草素含量不同，差异具有统计学意义。浸渍时间和油温对左旋紫草素的含量无影响。

④选取最佳组合：本例 B 有统计学意义，A 和 C 无统计学意义，结合表 15，B 可取 1 水平，即紫草；A 和 C 的水平可任取。从节约原料和降低成本的原则出发，烧伤油一号的最佳制备工艺条件为 $A_1 B_1 C_1$。

（3）改造正交表试验设计

有些时候，可以根据需要，采用并列法、赋闲列法、部分追加法、裂区法或套表法等，对一些正交表进行改造，以满足不等水平试验设计；或综合利用上述几种方法和组合因素法、直积法、拟水平法等，进行拟因素试验设计。具体实施方法可参考有关统计专著。

参考文献

[1] 贺石林,陈修. 医学科研方法导论. 北京:人民卫生出版社,1998:239−273.
[2] 任露泉. 试验设计及其优化. 北京:科学出版社,2009:7−51,71−99.
[3] 张文彤,董伟. SPSS统计分析高级教程. 北京:高等教育出版社,2004:37−38.
[4] 金丕焕,曹素华. 医用统计方法. 2版. 上海:复旦大学出版社,2003:93−107.

（赵亚玲　郑　平）

均匀设计的分析

　　多因素多水平试验一般采用正交设计。正交设计是利用正交表从多因素多水平的所有组合中挑选出来一部分组合进行试验,这部分组合具有均匀分散和整齐可比的特点。要满足这两个特点,所选取的组合数目不能过少(至少是因素水平数的平方)。如果只考虑均匀分散而不考虑整齐可比的话,则可以用更少的组合作为代表进行试验。这种只考虑试验点在试验范围内均匀散布的试验设计方法,称为均匀设计(uniform design),是由我国数学家方开泰和王元于1978年提出的。均匀设计需借助均匀设计表和相应的使用表来安排试验。均匀设计表是将数论理论与多元统计相结合,根据点在空间的散布程度的原理制定的,满足均匀分散原则,相对于正交表来说可大大减少试验次数。目前有专门的均匀设计软件用于筛选均匀设计表。均匀设计表的代号为 $U_n(q^s)$ 或 $U_n^*(q^s)$,U 表示均匀设计表,n 表示均匀设计表的行数,即试验次数,s 表示均匀设计表的列数,即可安排的因素个数,q 表示因素水平数。U 的右上角加不加" * "代表两种不同类型的均匀设计表。所有的 U_n^* 都是 U_{n+1} 表划去最后一行而获得的,U_n 表的最后一行全部由水平 n 组成,U_n^* 则不然。通常 U_n^* 表具有更好的均匀性,应优先选用,但当试验次数 n 一定时,U_n 表通常比 U_n^* 表能安排更多的因素。均匀设计表的试验次数与因素水平数相等,即 $n=q$,例如 $U_6^*(6^4)$(见表1)表示四因素6水平共进行6次试验的均匀设计表,$U_7(7^4)$ 和 $U_7^*(7^4)$(见表2和表3)表示四因素7水平共进行7次试验的均匀设计表(当然,$U_7^*(7^4)$ 通常最多安排三个因素),试验次数远小于同水平的正交设计。均匀设计只需要较少的试验次数即可以获得大量的信息,因此在选择因素及确定因素试验范围方面非常有用,多用于试验条件的初步考察阶段,可以用很少的工作量从众多的被考察因素和较广的因素水平中大致确定合适的试验条件。

　　均匀设计表具有下列特点:

　　(1)每个因素的每一水平仅作一次试验;

　　(2)如将任意两个因素的试验画在平面交叉格子上,可见每行每列仅有一个试验点;

表 1　$U_6^*(6^4)$

试验号	列 号			
	1	2	3	4
1	1	2	3	6
2	2	4	6	5
3	3	6	2	4
4	4	1	5	3
5	5	3	1	2
6	6	5	4	1

表 2　$U_7(7^4)$

试验号	列 号			
	1	2	3	4
1	1	2	3	6
2	2	4	6	5
3	3	6	2	4
4	4	1	5	3
5	5	3	1	2
6	6	5	4	1
7	7	7	7	7

表 3　$U_7^*(7^4)$

试验号	列 号			
	1	2	3	4
1	1	3	5	7
2	2	6	2	6
3	3	1	7	5
4	4	4	4	4
5	5	7	1	3
6	6	2	6	2
7	7	5	3	1

（3）任意两列组成的试验方案一般并不等价，因此每个均匀设计表都配有一个使用表，用以指示如何根据因素数合理地安排均匀设计表中的各列，以及由这些列所组成的试验方案的均匀度。如表 4、表 5 和表 6 分别为 $U_6^*(6^4)$、$U_7(7^4)$ 和 $U_7^*(7^4)$ 的使用表。以 $U_6^*(6^4)$ 的使用表为例，若要研究两个因素，应选 1、3 列；若要研究三个因素，应选 1、2、3 列。使用表最后 1 列的 D，为表示试验方案均匀度的偏差（discrepancy）值，偏差值越小，均匀度越好。比如，三个 7 水平因素的试验，用 $U_7(7^4)$ 安排，选用 1、2、3 列，D 值为 0.3721；用 $U_7^*(7^4)$ 安排，选用 2、3、4 列，D 值为 0.2132，因此，通常选用 $U_7^*(7^4)$ 来安排此

试验。表 7 即为要研究 A、B、C 三个因素的作用,每个因素取 6 个水平,选用 $U_6^*(6^4)$ 并根据 $U_6^*(6^4)$ 的使用表来安排的试验方案。

表 4 $U_6^*(6^4)$ 的使用表

因素		列　号			D
2	1	3			0.1875
3	1	2	3		0.2656
4	1	2	3	4	0.2990

表 5 $U_7(7^4)$ 的使用表

因素		列　号			D
2	1	3			0.2398
3	1	2	3		0.3721
4	1	2	3	4	0.4760

表 6 $U_7^*(7^4)$ 的使用表

因素		列　号		D
2	1	3		0.1582
3	2	3	4	0.2132

表 7 $U_6^*(6^4)$ 安排三个 6 水平因素的试验安排表

试验号	列　号			
	1(A)	2(B)	3(C)	4
1	1(A_1)	2(B_2)	3(C_3)	6
2	2(A_2)	4(B_4)	6(C_6)	5
3	3(A_3)	6(B_6)	2(C_2)	4
4	4(A_4)	1(B_1)	5(C_5)	3
5	5(A_5)	3(B_3)	1(C_1)	2
6	6(A_6)	5(B_5)	4(C_4)	1

(4)水平数为奇数的均匀设计表与水平数为偶数的均匀设计表之间具有一定关系。从表 1 和表 2 可见,$U_7(7^4)$ 的最后一行的水平数均为 7,如果将这一行删去则变成 $U_6^*(6^4)$。其实,试验次数为奇数的 U_n 表的最后一行均为该表的最高水平数,如果将最后一行删掉,则变成比它小 1 的试验次数为偶数的 U_n^* 表,而使用表不变(D 值不同),因此有些书籍中只列出试验次数为奇数的均匀设计表和相应的使用表。

均匀设计中由于因素的水平数较多而试验次数又较少,故误差较大。为了减少误差,在试验条件允许的情况下,可选择试验次数较多的大一些的均匀设计表来安排试验。

例如上述 A、B、C 三个因素,各因素有 7 个水平,也可选用 $U_{14}^*(14^5)$ 来安排试验。可将表中水平 1、2 安排因素水平 1,表中水平 3、4 安排因素水平 2,余类推。试验具体安排见表 8,$U_{14}^*(14^5)$ 的使用表见表 9。

表 8 $U_{14}^*(14^5)$ 安排三个 7 水平因素的试验安排

试验号	列 号				
	1(A)	2(B)	3(C)	4	5
1	1(A_1)	4(B_2)	7(C_4)	11	13
2	2(A_1)	8(B_4)	14(C_7)	7	11
3	3(A_2)	12(B_6)	6(C_3)	3	9
4	4(A_2)	1(B_1)	13(C_7)	14	7
5	5(A_3)	5(B_3)	5(C_3)	10	5
6	6(A_3)	9(B_5)	12(C_6)	6	3
7	7(A_4)	13(B_7)	4(C_2)	2	1
8	8(A_4)	2(B_1)	11(C_6)	13	14
9	9(A_5)	6(B_3)	3(C_2)	9	12
10	10(A_5)	10(B_5)	10(C_5)	5	10
11	11(A_6)	14(B_7)	2(C_1)	1	8
12	12(A_6)	3(B_2)	9(C_5)	12	6
13	13(A_7)	7(B_4)	1(C_1)	8	4
14	14(A_7)	11(B_6)	8(C_4)	4	2

表 9 $U_{14}^*(14^5)$ 的使用表

因素	列 号				D
2	1	4			0.0957
3	1	2	3		0.1455
4	1	2	3	5	0.2091

对于因试验目的和试验条件等原因,需研究考察的各因素水平数不等的情况,可以直接使用已经编制好的混合水平均匀设计表,也可以运用拟水平法将等水平的均匀设计表改造成不等水平的均匀设计表来安排试验。

均匀设计由于不具有整齐可比的特点,故分析结果时不能像分析正交设计的试验结果那样可采用直观分析法或一般的方差分析方法,而需要用回归分析的方法对试验数据进行统计分析。通常的分析原则是:当因素间没有交互作用时,采用多元线性回归方法;当因素间有交互作用时,采用二次回归或其他非线性回归模型分析;一般先使用多元线性回归,如果线性回归的效果不好,再采用二次回归或其他非线性回归模型。具体计算时,最好采用逐步回归方法。在做回归分析时,要使用各因素各水平的实际数值,而非水平数。

1　多元线性回归

以自变量 $X_1, X_2, \cdots, X_s$ 表示 $(A, B, C, \cdots)s$ 个因素,因变量 Y 表示试验结果,通过多元线性回归建立各因素对试验结果影响的多元线性回归方程:$Y = b_0 + b_1 X_1 + b_2 X_2 + \cdots + b_s X_s$,式中 b_0 为截距,$b_1, b_2, \cdots, b_s$ 为多元线性回归方程的偏回归系数。求出回归方程后,首先对回归方程进行假设检验,如果回归方程有意义,再对偏回归系数分别进行假设检验。回归方程的优劣可用复相关系数 R 值(或决定系数 R^2)或多元回归的剩余标准差 $S_{y.12\cdots s}$ 的大小来评价。在多元线性回归方程有统计学意义的前提下,R 或 R^2 值越接近 1,回归方程拟合得越好,或 $S_{y.12\cdots s}$ 值越小,所得回归方程的精度越高。对各因素的偏回归系数进行检验可判断出各因素对试验结果是否有影响。若偏回归系数有统计学意义,则其相应的因素对实验结果有影响;若偏回归系数无统计学意义,则其相应的因素对试验结果无影响。可通过计算标准偏回归系数来判断各因素对试验结果影响的大小。标准偏回归系数越大,相应因素对试验结果的影响越大。最后,可根据统计分析结果求出最佳试验条件。多元线性回归的计算工作量较大,一般难以手工完成,可借助计算机来进行。

例 1　为研究安神宁软胶囊的最佳制备工艺,研究者采用均匀设计和多元逐步回归分析,以内容物混悬液的沉降体积比和流动性评价为指标,考察分散介质大豆油与药物的比例(X_1)、助悬剂蜂蜡的用量(X_2,%)和润湿剂大豆磷脂的用量(X_3,%)对内容物稳定性的影响。根据试验条件,确定三因素 5 种不同水平,采用均匀设计表 $U_5(5^3)$ 安排试验($U_5(5^3)$ 及其使用表见表 10、表 11)。试验安排和结果见表 12(数据摘自"医药导报"2010,29(4):515-518.)。现选取以内容物混悬液的沉降体积比为指标(Y)的试验数据为例题,对均匀设计试验数据的统计分析过程及结果做一介绍。

表 10　$U_5(5^3)$

试验号	列　号		
	1	2	3
1	1	2	4
2	2	4	3
3	3	1	2
4	4	3	1
5	5	5	5

表 11　$U_5(5^3)$ 的使用表

因素	列　号			D
2	1	2		0.3100
3	1	2	3	0.4570

表 12　安神宁软胶囊内容物处方的均匀设计 $U_5(5^3)$ 的试验安排和结果

大豆油与药物的比例 (X_1)	蜂蜡用量（%） (X_2)	大豆磷脂用量（%） (X_3)	沉降体积比 (Y)	流动性评价 (Y')
1(0.8)	2(2)	4(4)	0.51	85
2(1.0)	4(6)	3(3)	0.88	82
3(1.2)	1(1)	2(2)	0.62	94
4(1.5)	3(4)	1(1)	0.95	92
5(2.0)	5(7)	5(5)	0.97	68

用 SAS 软件对表 12 的试验数据进行多元线性回归分析（采用逐步回归法），得出线性回归方程（第 3 步）：$Y=0.5080+0.1473X_1+0.0705X_2-0.0652X_3$。经检验，回归方程有统计学意义（$F=894.47$，$P=0.0246$，$R^2=0.9996$，$S_{y \cdot x_1x_2x_3}=0.00804$）；对各偏回归系数进行假设检验的结果为：$t_{x_1}=13.906$，$P=0.0457$；$t_{x_2}=33.302$，$P=0.0191$；$t_{x_3}=-23.063$，$P=0.0276$；各标准偏回归系数分别为：$b'_{x_1}=0.3319$，$b'_{x_2}=0.8640$，$b'_{x_3}=-0.4954$。由于因素 X_1 的偏回归系数的假设检验的 P 值接近于检验水准 0.05，应比较慎重。我们观察了只有 X_2 进入模型的情况（逐步回归分析的第 1 步，该方程 $F=7.38$，$P=0.0727$，$R^2=0.7110$）和只有 X_2、X_3 进入模型的情况（逐步回归的第 2 步，该方程 $F=12.81$，$P=0.0724$，$R^2=0.9276$），可见还是以 X_1、X_2、X_3 均进入方程的模型最优，从剩余标准差来看，该模型也具有良好的预测精度。因此，根据统计分析结果，认为分散介质大豆油与药物的比例（X_1）、助悬剂蜂蜡的用量（X_2）和润湿剂大豆磷脂的用量（X_3）均对安神宁软胶囊内容物混悬液的沉降体积比有影响，分散介质大豆油与药物的比例和助悬剂蜂蜡的用量与软胶囊内容物混悬液的沉降体积比呈正相关，而润湿剂的用量与沉降体积比呈负相关，即分散介质与药物的比例和助悬剂用量越大，润湿剂用量越小，混悬液发生沉降分层的时间越长，混悬液的稳定性越好；从标准偏回归系数可知，因素 X_2 对沉降体积比的影响最大，因素 X_3 和 X_1 次之。当然，本例应综合考虑沉降体积比和流动性评价两项指标的试验结果而确定优化条件。综合考虑两项指标的结果后，认为大豆油与药物干粉比例取 1.5：1、助悬剂用量为内容物质量分数的 4% 以上、润湿剂大豆磷脂用量为内容物质量分数的 2% 即可有效避免在成囊前混悬液中的固体物质发生沉降，且混悬液的流动性良好（读者可根据表 12 数据对流动性评价指标 Y' 进行统计分析并验证综合评价结果）。

2　二次回归

有些时候，根据专业知识认为某些因素间可能存在交互作用或采用多元线性回归模拟的方程效果不佳，那么应考虑采用二次回归分析。

例 2　为了研究有机土浓度（X_1，%）、分散剂浓度（X_2，%）、胶乳浓度（X_3，%）和土填充量（X_4，%）对天然橡胶纳米复合材料性能的影响，研究者采用均匀设计，每个因子设置 17 个水平，采用 $U_{17}(17^8)$ 均匀设计表（表 13）和 $U_{17}(17^8)$ 的使用表（表 14）安排试验。试验考察指标为橡胶纳米复合材料的撕裂强度(Y,MPa),因子水平与试验安排和结果见表 15 和表 16。(数据摘自"江西农业大学学报",2009,31(1):178−182.)

表 13　$U_{17}(17^8)$ 均匀设计表

试验号	列　号							
	1	2	3	4	5	6	7	8
1	1	4	6	9	5	11	14	15
2	2	8	12	1	10	5	11	13
3	3	12	1	10	15	16	8	11
4	4	16	7	2	20	10	5	9
5	5	3	13	11	25	4	2	7
6	6	7	2	3	30	15	16	5
7	7	11	8	12	35	9	13	3
8	8	15	14	4	40	3	10	1
9	9	2	3	13	45	14	7	16
10	10	6	9	5	50	8	4	14
11	11	10	15	14	55	2	1	12
12	12	14	4	6	60	13	15	10
13	13	1	10	15	65	7	12	8
14	14	5	16	7	70	1	9	6
15	15	9	5	16	75	12	6	4
16	16	13	11	8	80	6	3	2
17	17	17	17	17	85	17	17	17

表 14　$U_{17}(17^8)$ 的使用表

因素	列　号							D
2	1	6						0.1099
3	1	5	8					0.1832
4	1	5	7	8				0.2501
5	1	5	7	8				0.3111
6	1	2	3	5	7	8		0.3667
7	1	2	3	5	7	8		0.4174

表 15　天然橡胶纳米复合材料性能影响因子和水平

因子	水平(%)																
有机土浓度(X_1,%)	2.0	2.5	3.0	3.5	4.0	4.5	5.0	5.5	6.0	6.5	7.0	7.5	8.0	8.5	9.0	9.5	10.0
分散剂浓度(X_2,%)	5	10	15	20	25	30	35	40	45	50	55	60	65	70	75	80	85
胶乳浓度(X_3,%)	10	13	16	19	22	25	28	31	34	37	40	43	46	49	52	55	58
土填充量(X_4,%)	3.0	3.5	4.0	4.5	5.0	5.5	6.0	6.5	7.0	7.5	8.0	8.5	9.0	9.5	10.0	10.5	11.0

表 16　橡胶纳米复合材料性能 $U_{17}(17^8)$ 均匀设计试验安排及结果

试验号	有机土浓度 (X_1,%)	分散剂浓度 (X_2,%)	胶乳浓度 (X_3,%)	土填充量 (X_4,%)	撕裂强度 (Y,MPa)
1	2.0	50	49	10.0	36.12
2	2.5	15	40	9.0	35.68
3	3.0	65	31	8.0	33.26
4	3.5	30	22	7.0	33.78
5	4.0	80	13	6.0	34.52
6	4.5	45	55	5.0	29.52
7	5.0	10	46	4.0	33.78
8	5.5	60	37	3.0	35.04
9	6.0	25	28	10.5	38.89
10	6.5	75	19	9.5	31.88
11	7.0	40	10	8.5	32.32
12	7.5	5	52	7.5	32.49
13	8.0	55	43	6.5	26.68
14	8.5	20	34	5.5	34.24
15	9.0	70	25	4.5	31.24
16	9.5	35	16	3.5	31.36
17	10.0	85	58	11.0	30.27

借助于 SAS 软件对试验所得数据进行多元线性回归(逐步回归法),得回归方程 $Y=36.3979-0.5656X_1$(模型 $F=5.12$,$P=0.0389$,$R^2=0.2546$),可见,线性回归的效果不佳。可对数据进行二次回归,亦采用逐步回归法,得回归方程:$Y=46.5865-3.9008X_4+0.0014X_2^2-0.0010X_3^2+0.3482X_4^2-0.0128X_1X_2-0.0133X_2X_4$(模型 $F=11.0$,$P=0.0007$,$R^2=0.8684$,方程中各变量的参数估计详见表 17)。

表 17　二次回归模型参数估计

变量	参数估计值	标准误	II 型 SS	F	P
截距	46.58645	3.38035	320.4378	189.93	<0.0001
X_4	−3.90078	0.94622	28.67245	16.99	0.0021
X_2^2	0.00143	0.000471	15.58566	9.24	0.0125
X_3^2	−0.00098	0.000325	15.41033	9.13	0.0128
X_4^2	0.34822	0.0666	46.11507	27.33	0.0004
X_1X_2	−0.01276	0.00273	36.79299	21.81	0.0009
X_2X_4	−0.01333	0.0056	9.56448	5.67	0.0385

根据二次回归方程我们可以得出如下结论:(1)土填充量(X_4)、分散剂浓度(X_2)和胶乳浓度(X_3)对橡胶撕裂强度的影响有统计学意义;(2)有机土浓度和分散剂浓度、分散剂浓度和土填充量之间有交互作用,均为负交互作用。

得到回归方程后,可借助方程求出最佳工艺条件(可采用优化算法、序贯算法 SNTO、微积分求极值或直接将每个因素的试验范围均匀打网格,比较这些网格上的 $\hat{Y}$ 值,求出 $\hat{Y}$ 的近似最大、最小值等方法,具体方法可参阅相关专著),并进行验证试验,也可对指标 Y 进行预测和控制。

参考文献

[1] 方开泰. 均匀设计与均匀设计表. 北京:科学出版社,1994.
[2] 贺石林,陈修. 医学科研方法导论. 北京:人民卫生出版社,1998:273-291.
[3] 任露泉. 试验设计及其优化. 北京:科学出版社,2009:174-190.
[4] 刘文卿. 实验设计. 北京:清华大学出版社,2005:103-133.

(赵亚玲 郑 平)

系统分组试验设计的方差分析

系统分组,又称组内分组、层次分组、层次分类(hierarchical classification),是将受试对象先按一级因素 A 分成若干个大组,每个大组再按二级因素 B 分成若干个小组,每个小组再按三级因素 C 分成若干个更小的组……如此依照不同因素将受试对象进行分组再分组。在系统分组中,一级分组因素 A 与二级分组因素 B 及三级分组因素 C 等之间的关系是不平等的,侧重一级分组因素 A(即因素 A 是重点分析因素),二级分组因素 B 的效应随着一级分组因素 A 的水平而变化,同理,三级分组因素 C 的效应随着一级分组因素 A 和二级分组因素 B 的水平而变化,故重要因素应放在一级。由于研究考虑的因素之间存在层次结构,各因素的影响根据专业知识有主次之分,次要因素的各个水平嵌套在主要因素的水平之下,形成嵌套结构,因此,这种设计也常称为嵌套设计(nested design)或巢氏设计、窝设计、套设计。系统分组设计按分层因素的多少可分为二因素系统分组设计、三因素系统分组设计等。以二因素系统分组设计最为常用。

系统分组试验的结果可用方差分析方法进行分析。为了分析时计算方便,一般要求按因素 A 分成若干个大组的样本例数相等,每个大组再按因素 B 分成的若干个小组的组数相等及各小组的例数相等,余类推。下面以二因素各层各组样本量相等的系统分组为例,介绍系统分组试验设计的资料分析方法。

1 各层各组样本量相等的系统分组试验资料的分析

先将试验对象按因素 A 分成 $A_1,A_2,\cdots,A_a$ 个大组;每个大组再按因素 B 分成 B_1,

$B_2, \cdots, B_b$ 个小组，试验重复 n 次，试验安排见表1。

表1 二因素系统分组试验安排

	A_1				A_2				$\cdots$	A_a			
	B_1	B_2	$\cdots$	B_b	B_1	B_2	$\cdots$	B_b	$\cdots$	B_1	B_2	$\cdots$	B_b
X_{ijk}	X_{111}	X_{121}	$\cdots$	X_{1b1}	X_{211}	X_{221}	$\cdots$	X_{2b1}	$\cdots$	X_{a11}	X_{a21}	$\cdots$	X_{ab1}
	X_{112}	X_{122}	$\cdots$	X_{1b2}	X_{212}	X_{222}	$\cdots$	X_{2b2}	$\cdots$	X_{a12}	X_{a22}	$\cdots$	X_{ab2}
	$\vdots$	$\vdots$		$\vdots$	$\vdots$	$\vdots$		$\vdots$		$\vdots$	$\vdots$		$\vdots$
	X_{11n}	X_{12n}	$\cdots$	X_{1bn}	X_{21n}	X_{22n}	$\cdots$	X_{2bn}	$\cdots$	X_{a1n}	X_{a2n}	$\cdots$	X_{abn}
小组合计	$T_{B_{11}}$	$T_{B_{12}}$	$\cdots$	$T_{B_{1b}}$	$T_{B_{21}}$	$T_{B_{22}}$	$\cdots$	$T_{B_{2b}}$	$\cdots$	$T_{B_{a1}}$	$T_{B_{a2}}$	$\cdots$	$T_{B_{ab}}$
大组合计		T_{A_1}				T_{A_2}			$\cdots$		T_{A_a}		
总计						$T = \sum X_{ijk}$							

注：$i = 1, 2, \cdots, a$；$j = 1, 2, \cdots, b$；$k = 1, 2, \cdots, n$。

（1）建立检验假设　分别假设各大组的总体均数相等和同一大组内各小组的总体均数相等。确定检验水准 α。

（2）计算统计量 F 值　系统分组实验结果方差分析的总变异可分解为大组间变异、小组间变异和误差变异三部分。即 $SS_{总} = SS_{大组} + SS_{小组} + SS_{误差}$。总变异为每一个受试对象测定值 X_{ijk} 对总均数的离均差平方和，反映了测定的总变异。$SS_{总} = \sum X_{ijk}^2 - C, C = \frac{(\sum X_{ijk})^2}{N}, N = abn, \nu_{总} = N - 1 = abn - 1$。大组间变异反映了一级分组因素 A 的主效应，为因素 A 各大组（各水平）的均数与总均数的离均差平方和，$SS_{大组} = bn \sum_i (\overline{X}_i - \overline{X})^2 = \frac{1}{bn} \sum_i T_{A_i}^2 - C, \nu_{大组} = a - 1$。各小组是在按因素 A 分组的前提下再按因素 B 的不同水平分组而来的，小组间的变异（即因素 B 不同水平间的变异）反应的是因素 A 各大组下各小组间的变异，即反映了二级分组因素 B 的效应，为因素 B 各小组的均值 $\overline{X}_{ij}$ 与因素 A 的各大组的均值 $\overline{X}_i$ 的离均差平方和，$SS_{小组} = n \sum_{ij} (\overline{X}_{ij} - \overline{X}_i)^2 = \frac{1}{n} \sum_{ij} T_{B_{ij}}^2 - \frac{1}{bn} \sum_i T_{A_i}^2, \nu_{小组} = a(b-1)$。误差变异为同一条件 $A_i B_j$ 下的各单次测定值 X_{ijk} 与该条件下多次重复测定均值 $\overline{X}_{ij}$ 的离均差平方和，$SS_{误差} = \sum (X_{ijk} - \overline{X}_{ij})^2 = \sum X_{ijk}^2 - \frac{1}{n} \sum_{ij} T_{B_{ij}}^2 = SS_{总} - SS_{大组} - SS_{小组}, \nu_{误差} = ab(n-1)$。

在系统分组试验结果的方差分析中，需要注意的是，不同因素的 F 检验所用分母不同：如果二级因素为固定变量，那么均以 $MS_{误差}$ 为分母计算 F 值；如果二级分组因素为随机变量，那么 $F_{一级因素} = \frac{MS_{一级因素}}{MS_{二级因素}}, F_{二级因素} = \frac{MS_{二级因素}}{MS_{误差}}$。三因素系统分组设计同理类推。

表 2 两因素系统分组试验方差分析表

变异来源	SS	ν	MS	F 二级因素固定	F 二级因素随机
总	$\sum X_{ijk}^2 - C$	$abn-1$			
大组间	$\frac{1}{bn}\sum_i T_{A_i}^2 - C$	$a-1$	$\frac{SS_{大组}}{\nu_{大组}}$	$\frac{MS_{大组}}{MS_{误差}}$	$\frac{MS_{大组}}{MS_{小组}}$
小组间	$\frac{1}{n}\sum_{ij} T_{B_{ij}}^2 - \frac{1}{bn}\sum_i T_{A_i}^2$	$a(b-1)$	$\frac{SS_{小组}}{\nu_{小组}}$	$\frac{MS_{小组}}{MS_{误差}}$	$\frac{MS_{小组}}{MS_{误差}}$
误差	$\sum X_{ijk}^2 - \frac{1}{n}\sum_{ij} T_{B_{ij}}^2$	$ab(n-1)$	$\frac{SS_{误差}}{\nu_{误差}}$		

注:$i=1,2,\cdots,a;j=1,2,\cdots,b;k=1,2,\cdots,n$。

(3)查 F 界值表(附表 6),确定 P 值,按给定检验水准 α 作出推断结论。

例 为研究黄连不同单株生长情况,研究者将分层随机抽取的 3 年生黄连和 14 年生黄连各 10 株按根茎、须根、叶片和花茎 4 部位分开,分别称取干重(g),结果见表 3。拟比较黄连不同生长期及不同部位的干重有无差别(数据摘自"中草药"1999,30(5):375－377)。

表 3 3 年生和 14 年生黄连单株各部位干重测定结果 单位:g

	3 年生黄连				14 年生黄连			
	根茎	须根	叶片	花茎	根茎	须根	叶片	花茎
	1.3	1.6	5.3	1.5	26.8	5.1	10.0	1.4
	2.6	3.9	10.3	0.0	20.1	3.3	9.5	2.1
	0.6	0.5	3.2	0.3	6.9	4.4	10.3	2.3
	0.8	0.7	4.1	0.3	13.6	3.3	9.1	0.9
	0.6	0.5	3.0	0.4	9.9	1.8	7.1	0.9
X_{ijk}	0.3	0.4	1.3	0.0	37.4	2.3	15.7	1.2
	0.6	0.3	3.0	0.5	25.8	2.5	9.2	0.9
	0.9	0.5	4.6	0.1	24.7	3.1	10.5	1.8
	1.7	2.0	8.7	0.8	26.9	2.6	11.1	2.9
	2.0	1.4	8.3	0.1	26.4	2.3	10.2	1.1
小组合计	11.4	11.8	51.8	4.2	218.5	32.5	102.7	15.5
大组合计	79.2				369.2			
总计($\sum X$)	448.4							
$\sum X^2$	7186.68							

方差分析：

生长期间：

H_0:3 年生和 14 年生黄连单株干重的总体均数相等

H_1:3 年生和 14 年生黄连单株干重的总体均数不相等

部位间：

H_0:同期生黄连各部位干重的总体均数相等

H_1:同期生黄连各部位干重的总体均数不相等

均取 $\alpha = 0.05$

$$C = \frac{(\sum X_{ijk})^2}{N} = \frac{448.4^2}{2 \times 4 \times 10} = 2513.28$$

$$SS_{总} = \sum X_{ijk}^2 - C = 7186.6800 - 2513.2820 = 4673.40$$

$$\nu_{总} = (2 \times 4 \times 10) - 1 = 80 - 1 = 79$$

$$SS_{生长期} = \frac{1}{bn}\sum_i T_{A_i}^2 - C = \frac{1}{4 \times 10}(79.2^2 + 369.2^2) - 2513.2820 = 1051.25$$

$$\nu_{生长期} = a - 1 = 2 - 1 = 1$$

$$SS_{部位} = \frac{1}{n}\sum_{ij} T_{B_{ij}}^2 - \frac{1}{bn}\sum_i T_{A_i}^2 = \frac{1}{10}(11.4^2 + 11.8^2 + 51.8^2 + 4.2^2 + 218.5^2$$

$$+ 32.5^2 + 102.7^2 + 15.5^2) - \frac{1}{4 \times 10}(79.2^2 + 369.2^2) = 2691.08$$

$$\nu_{部位} = a(b-1) = 2(4-1) = 6$$

$$SS_{误差} = \sum X_{ijk}^2 - \frac{1}{n}\sum_{ij} T_{B_{ij}}^2 = 7186.6800 - \frac{1}{10}(11.4^2 + 11.8^2 + 51.8^2 + 4.2^2$$

$$+ 218.5^2 + 32.5^2 + 102.7^2 + 15.5^2) = 931.07$$

当然，我们用总离均差平方和减去大组间离均差平方和与小组间离均差平方和亦可得到误差的离均差平方和：

$$SS_{误差} = SS_{总} - SS_{生长期} - SS_{部位} = 4673.40 - 1051.25 - 2691.08 = 931.07$$

$$\nu_{误差} = ab(n-1) = 2 \times 4(10-1) = 72$$

方差分析的结果见表 4。

表 4　方差分析结果

变异来源	SS	ν	MS	F	P
总变异	4673.40	79			
生长期间	1051.25	1	1051.25	81.29	<0.01
部位间	2691.08	6	448.51	34.68	<0.01
误差	931.07	72	12.93		

结论：3 年生和 14 年生黄连单株干重的总体均数不同，同期生黄连各部位干重的总体均数也不相同。

2　各层各组样本量不等的系统分组试验资料的分析

对于某些各层各组样本量无法相等的系统分组设计或由于试验中出现缺失值而导致各层各组样本量不等的系统分组试验结果，其方差的分解方法同各层各组样本量相等的情况，即也分解为 $SS_{一级因素}$、$SS_{二级因素}$、$SS_{误差}$，只是因为各变异内试验数目不同，计算各变异的离均差平方和时需要除以相应的试验数，自由度也相应地为变异所包含的试验数减一，可参考表 5 进行理解。其方差分析的计算方法和步骤同各层各组样本量相等的系统分组设计，此处从略。

表 5　各层各组样本量不等的系统分组试验的方差分解举例

	3 年生黄连			14 年生黄连			
	根茎	须根	叶片	根茎	须根	叶片	花茎
	1.3	1.6	5.3	26.8	5.1	10.0	1.4
	2.6	3.9	10.3	20.1	3.3	9.5	2.1
	0.6	0.5	3.2	6.9	4.4	10.3	2.3
	0.8	0.7	4.1	13.6	5.1	9.1	0.9
	0.6	0.5	3.0	9.9	1.8	7.1	0.9
X_{ijk}	0.3	0.4	1.3	37.4	2.3	15.7	1.2
	0.6	0.5	3.0	25.8	2.5	9.2	0.9
	0.9	0.5	4.6	24.7	3.1	10.5	1.8
		2.0	8.7	26.9	2.6	11.1	2.9
		1.4		26.4		10.2	1.1
a		2					
b_i		3			4		
n_{ij}	8	10	9	10	9	10	10
n_i		27			39		
$SS_{总}$	$\sum X_{ijk}^2 - C$			$\nu_{总}$	$\sum n_i - 1$		
$SS_{大组}$	$\sum \dfrac{T_{A_i}^2}{n_i} - C$			$\nu_{大组}$	$a-1$		
$SS_{小组}$	$\sum \dfrac{B_{ij}^2}{n_{ij}} - \sum \dfrac{T_{A_i}^2}{n_i}$			$\nu_{小组}$	$\sum (b_i - 1)$		
$SS_{误差}$	$\sum X_{ijk}^2 - \sum \dfrac{B_{ij}^2}{n_{ij}}$			$\nu_{误差}$	$\nu_{总} - \nu_{大组} - \nu_{小组}$		

注：$i = 1, 2, \cdots, a; j = 1, 2, \cdots, b; k = 1, 2, \cdots, n$。$C = (\sum X_{ijk})^2 / N$。

参考文献

[1] Gerry P Quinn，Michael J Keough．生物实验设计与数据分析．蒋志刚，李春旺，曾岩，译．北京：
高等教育出版社，2003：217－231．

[2] 谢邦昌，赵雅婷，邬宏潘，等．生物统计学．北京：中国统计出版社，2003：195－201．

[3] 贺石林，陈修．医学科研方法导论．北京：人民卫生出版社，1998：191－195．

[4] 孙振球，徐勇勇．医学统计学．北京：人民卫生出版社，2002：194－195．

（赵亚玲　郑　平）

分割试验设计的方差分析

为了节省试验费用，提高试验效率，常把完全随机试验设计、配伍组（随机区组）试验设计或拉丁方试验设计中的一种或两种混合使用，这种试验设计称为分割试验设计（split experiment design），亦称裂区设计（split plot design）。如多个配伍组试验的结合，先将试验对象按一级因素的不同水平随机地分成若干个组（一级单位），每个一级单位内的试验对象再按二级因素的不同水平随机地再分成若干个小组（二级单位），余类推。然后施以不同的处理。可见，每个前一级单位就变成了进行各后一级单位处理的一个配伍组。分割试验设计的优点是可以减少样本含量。其缺点是若一级因素各水平间存在某些不易控制的因素，而这些因素又随一级因素水平的不同而变化时，这些不易控制因素的效应与一级因素的效应产生混杂（即一级因素与一级单位产生混杂），降低了试验效率。但是，二级因素的效应不受影响（即二级因素与二级单位不混杂）。因此，在分割试验设计中，常将因素各水平间有较大差异，要求精度较低且较次要的因素作为一级因素；而将因素各水平间差异较小，要求精度较高且较重要的因素作为二级因素。

分割试验设计资料可用方差分析方法进行分析。现以两个配伍组试验混合起来的分割试验设计为例，说明方差分析的方法。设 r 为配伍组数，一级因素 A 分为 a 个水平 $A_1,A_2,\cdots,A_a$，二级因素 B 分为 b 个水平 $B_1,B_2,\cdots,B_b$。试验安排见表1。

表1　分割试验安排

一级因素 A	二级因素 B	配伍组 1	2	$\cdots$	r	二级单位小计	一级单位合计
A_1	B_1	X_{111}	X_{211}	$\cdots$	X_{r11}	t_{B11}	T_{A_1}
	B_2	X_{112}	X_{212}	$\cdots$	X_{r12}	t_{B12}	
	$\vdots$	$\vdots$	$\vdots$	$\vdots$	$\vdots$	$\vdots$	
	B_b	X_{11b}	X_{21b}	$\cdots$	X_{r1b}	t_{B1b}	
	配伍组小计	t_{11}	t_{21}	$\cdots$	t_{r1}		

续表

一级因素 A	二级因素 B	配伍组 1	2	⋯	r	二级单位小计	一级单位合计
A_2	B_1	X_{121}	X_{221}	⋯	X_{r21}	t_{B21}	T_{A_2}
	B_2	X_{122}	X_{222}	⋯	X_{r22}	t_{B22}	
	⋮	⋮	⋮		⋮	⋮	
	B_b	X_{12b}	X_{22b}	⋯	X_{r2b}	t_{B2b}	
	配伍组小计	t_{12}	t_{22}	⋯	t_{r2}		
⋮	⋮	⋮	⋮		⋮	⋮	⋮
A_a	B_1	X_{1a1}	X_{2a1}	⋯	X_{ra1}	t_{Ba1}	T_{A_a}
	B_2	X_{1a2}	X_{2a2}	⋯	X_{ra2}	t_{Ba2}	
	⋮	⋮	⋮		⋮	⋮	
	B_b	X_{1ab}	X_{2ab}	⋯	X_{rab}	t_{Bab}	
	配伍组小计	t_{1a}	t_{2a}	⋯	t_{ra}		
	配伍组合计	T_1	T_2	⋯	T_r		
	二级单位合计	T_{B_1}	T_{B_2}	⋯	T_{B_b}		

注：$i=1,2,\cdots,r; j=1,2,\cdots,a; k=1,2,\cdots,b$。

表 1 中：$T_1,T_2,\cdots,T_r$ 分别为各配伍组小计之和。$T_{B_1},T_{B_2},\cdots,T_{B_b}$ 分别为各二级单位小计之和。

（1）建立检验假设 分别假设一级因素 A 和二级因素 B 各水平的总体均数相等及假设一级因素 A 与二级因素 B 间无交互作用。给定检验水准 α。

（2）计算统计量 F 值 对分割试验设计资料进行方差分析时，总变异可分解为配伍组间变异、一级因素各水平间变异、一级单位误差变异（即配伍组与一级因素的交互作用变异）、二级因素各水平间变异、一级因素与二级因素产生的交互作用变异及二级单位误差变异（即配伍组、一级因素及二级因素间的交互作用）六部分。各种变异及相应自由度的计算见表 2。

表 2　分割试验设计方差分析计算表（固定型）

变异来源	SS	ν	MS	F
一级单位				
配伍组间	$\frac{1}{ab}\sum_i T_i^2 - C$	$r-1$	$\frac{SS_{配伍}}{\nu_{配伍}}$	$\frac{MS_{配伍}}{MS_{一级误差}}$
一级因素 A	$\frac{1}{br}\sum_j T_{A_j}^2 - C$	$a-1$	$\frac{SS_A}{\nu_A}$	$\frac{MS_A}{MS_{一级误差}}$
一级误差	$\frac{1}{b}\sum_{ij} t_{ij}^2 - C - SS_{配伍} - SS_A$	$(r-1)(a-1)$	$\frac{SS_{一级误差}}{\nu_{一级误差}}$	

续表

变异来源	SS	ν	MS	F
二级单位				
二级因素 B	$\dfrac{1}{ar}\sum_k T_{B_k}^2 - C$	$b-1$	$\dfrac{SS_B}{\nu_B}$	$\dfrac{MS_B}{MS_{\text{二级误差}}}$
$A\times B$	$\dfrac{1}{r}\sum_{jk} t_{Bjk}^2 - C - SS_A - SS_B$	$(a-1)(b-1)$	$\dfrac{SS_{A\times B}}{\nu_{A\times B}}$	$\dfrac{MS_{A\times B}}{MS_{\text{二级误差}}}$
二级误差	$SS_{\text{总}} - SS_{\text{配伍}} - SS_A - SS_{\text{一级误差}} - SS_B - SS_{A\times B}$ $a(b-1)(r-1)$		$\dfrac{SS_{\text{二级误差}}}{\nu_{\text{二级误差}}}$	
总	$\sum X_{ijk}^2 - C$	$abr-1$		

注：$C = \dfrac{(\sum X)^2}{N} = \dfrac{(\sum X)^2}{abr}$；$i = 1,2,\cdots,r$；$j = 1,2,\cdots,a$；$k = 1,2,\cdots,b$。

（3）查 F 界值表（附表 6），确定 P 值，按给定检验水准 α 作出推断结论。

例 为了研究不同氮营养水平和种植密度对夏玉米籽粒产量的影响，研究人员在某试验农场分别以 13.0、21.7、30.4、39.1kg/亩尿素的不同施肥量（一级因素）和 3500、4000、4500 株/亩的种植密度（二级因素），在 3 块地上（配伍组）进行重复试验，试验安排和结果见表 3（数据摘自"农业与技术"2009，29：42－45. 结果指标保留一位小数）。对此裂区试验结果的方差分析如下。

表 3 4 种施肥量、3 种种植密度对夏玉米产量的影响   单位：kg

因素 A 施肥量（kg/亩）	因素 B 种植密（株/亩）	3 块地（配伍组）			二级单位小计	一级单位合计
		Ⅰ	Ⅱ	Ⅲ		
13.0	3500	482.0	495.0	500.4	1477.4	4969.7
	4000	576.0	580.0	578.3	1734.3	
	4500	586.0	585.0	587.0	1758.0	
	配伍组小计	1644.0	1660.0	1665.7		
21.7	3500	566.0	564.0	559.0	1689.0	5301.2
	4000	591.0	608.0	613.0	1812.0	
	4500	593.2	605.0	602.0	1800.2	
	配伍组小计	1750.2	1777.0	1774.0		
30.4	3500	586.4	584.0	589.2	1759.6	5454.3
	4000	630.0	630.7	628.0	1888.7	
	4500	605.0	600.0	601.0	1806.0	
	配伍组小计	1821.4	1814.7	1818.2		
39.1	3500	585.0	583.0	588.0	1756.0	5265.2
	4000	587.0	590.0	595.0	1772.0	
	4500	577.4	580.8	579.0	1737.2	
	配伍组小计	1749.4	1753.8	1762.0		
	配伍组合计	6965.0	7005.5	7019.9		
	二级单位	6682.0	7207.0	7101.4		

建立建设检验,确定检验水准:

地块间:

H_0:各地块的夏玉米产量相等

H_1:各地块的夏玉米产量不全相等

一级因素:

H_0:不同施肥量的夏玉米产量相等

H_1:不同施肥量的夏玉米产量不全相等

二级因素:

H_0:不同种植密度的夏玉米产量相等

H_1:不同种植密度的夏玉米产量不全相等

一级因素与二级因素的交互作用:

H_0:施肥量和种植密度间无交互作用

H_1:施肥量和种植密度间有交互作用

本例 $\sum X = 20990.4$,$\sum X^2 = 12275390.7800$,$N = abr = 4 \times 3 \times 3 = 36$

$$C = \frac{(\sum X_{ijk})^2}{N} = \frac{20990.4^2}{36} = 12238802.5600$$

$$SS_{总} = \sum X_{ijk}^2 - C = 12275390.7800 - 12238802.5600 = 36588.2200$$

$$\nu_{总} = abr - 1 = 4 \times 3 \times 3 - 1 = 35$$

$$SS_{地块} = \frac{1}{ab}\sum_i T_i^2 - C = \frac{1}{4 \times 3}(6965.0^2 + 7005.5^2 + 7019.9^2) - 12238802.5600$$

$$= 135.0450, \nu_{地块} = r - 1 = 3 - 1 = 2$$

$$SS_{施肥量} = \frac{1}{br}\sum_j T_{A_j}^2 - C = \frac{1}{3 \times 3}(4969.7^2 + 5301.2^2 + 5454.3^2 + 5265.2^2)$$

$$- 12238802.5600 = 13681.7800$$

$$\nu_{施肥量} = a - 1 = 4 - 1 = 3$$

$$SS_{一级误差} = \frac{1}{b}\sum_{ij} t_{ij}^2 - C - SS_{地块} - SS_{施肥量} = \frac{1}{3}(1644.0^2 + 1660.0^2 + 1665.7^2$$

$$+ 1750.2^2 + 1777.0^2 + 1774.0^2 + 1821.4^2 + 1814.7^2 + 1818.2^2 + 1749.4^2$$

$$+ 1753.8^2 + 1762.0^2) - 12238802.5600 - 135.0450 - 13681.7800 = 127.8217$$

$$\nu_{一级误差} = (r-1)(a-1) = (3-1)(4-1) = 6$$

$$SS_{种植密度} = \frac{1}{ar}\sum_k T_{B_k}^2 - C = \frac{1}{4 \times 3}(6682.0^2 + 7207.0^2 + 7101.4^2) - 12238802.5600$$

$$= 12852.0200$$

$$\nu_{种植密度} = b - 1 = 3 - 1 = 2$$

$$SS_{施肥量 \times 施肥量} = \frac{1}{r}\sum_{jk} t_{B_{jk}}^2 - C - SS_A - SS_B$$

$$= \frac{1}{3}(1477.4^2 + 1734.3^2 + 1758.0^2 + 1689.0^2 + 1812.0^2 + 1800.2^2$$

$$+ 1759.6^2 + 1888.7^2 + 1806.0^2 + 1756.0^2 + 1772.0^2 + 1737.2^2)$$
$$- 12238802.5600 - 13681.7800 - 12852.0200 = 9415.6333$$

$$\nu_{施肥量 \times 施肥量} = (a-1)(b-1) = (4-1)(3-1) = 6$$

$$SS_{二级单位误差} = SS_{总} - SS_{配伍} - SS_A - SS_{一级单位误差} - SS_B - SS_{A \times B}$$
$$= 36588.2200 - 135.0450 - 13681.7800 - 127.8217 - 12852.0200$$
$$- 9415.6333 = 375.9200$$

$$\nu_{二级单位误差} = a(b-1)(r-1) = 4(3-1)(3-1) = 16$$

列出方差分析的结果见表4。

表4 方差分析结果

变异来源	SS	ν	MS	F	P
一级单位					
地块间	135.0450	2	67.5225	3.170	>0.05
施肥量间	13681.7800	3	4560.5933	214.076	<0.01
误差	127.8217	6	21.3036		
二级单位					
种植密度间	12852.0200	2	6426.0100	273.505	<0.01
施肥量×种植密度	9415.6333	6	1569.2722	66.792	<0.01
误差	375.9200	16	23.4950		
总变异	36588.2200	35			

结论:方差分析结果显示,地块间无统计学差异,说明试验区组间土壤差异小,地力均匀,不同地块对夏玉米的产量没有影响;而施肥量、种植密度及施肥量与种植密度间的交互作用均有统计学意义,说明施肥量和种植密度均对夏玉米的产量有影响,施肥量与种植密度间有交互作用。读者可利用表3的数据,进一步分析最佳施肥量和种植密度,此处从略。

参考文献

[1] 贺石林,陈修. 医学科研方法导论. 北京:人民卫生出版社,1998:204-207.
[2] 谢邦昌,赵雅婷,邹宏潘,等. 生物统计学. 北京:中国统计出版社,2003:191-195.
[3] 李春喜,王志和,王文林. 生物统计学. 2版. 北京:科学出版社,2000:43-149.
[4] 郭祖超. 医用数理统计方法. 3版. 北京:人民卫生出版社,1988.
[5] 蒋知俭. 医学统计学. 北京:人民卫生出版社,1997.

(赵亚玲 郑 平)

变量变换

变量变换,是将原始数据 X 转换成它的某种函数值,使变换后的变量值能满足具体分析方法所假定的某种条件。例如在运用方差分析及 t 检验等方法时,理论上要求变量满足三个条件:(1)各组数据均从相同的正态分布总体中随机获得;(2)各组数据对应的总体方差相等,称为方差齐性;(3)每一数据均由若干部分相加而成,即处理效应的可加性。如果原始数据不符合这三个条件,直接运用上述方法则可能会得出错误的结论。特别是当数据偏离这三个条件较远时,更是如此。解决这一问题的方法之一就是进行变量变换,通过变量变换使新的数据满足上述条件。又如求曲线回归方程时,常作变量变换,使之达到直线化的要求。通过变量变换,虽然数据的分布形式发生了改变,但数据之间的相对关系依然保留。而且变量变换只是改变了数据的分布形式,使之适应有关的条件,从而仍用原来的方法进行分析,故可以获得较好的效果。运用方差分析时,总体的非正态性、方差的非齐性和效应的不可加性这三者常常一起发生,往往经过某种变量变换改正其中之一时,可使其余两者亦有所改善。但是,进行了变量变换,不等于变换后数据就具有正态性和方差齐性,通常还需进一步判断或检验。

关于分布的正态性和方差的齐性问题,大家较为熟悉,此处仅对处理效应的可加性问题略作说明。例如表(A)的处理组效应与配伍组效应都是可加的:就配伍组而言,第 2 组比第 1 组的各个效应都增加 10;就处理组而言,乙处理比甲处理的各个效应都增加 5,丙处理比乙处理的各个效应都增加 10。表(B)的两种效应都是可乘的:就配伍组而言,第 2 组为第 1 组的各个效应的 3 倍;就处理组而言,乙处理为甲处理的各个效应的 2 倍,丙处理为乙处理的各个效应的 3 倍。表(C)为表(B)相应数值的对数值,这样表(B)的可乘性模型就变成了表(C)的可加性模型了:配伍组 2 比配伍组 1 的各效应都增加 0.48;处理组乙比处理组甲的各效应都增加 0.30,处理组丙比处理组乙的各效应都增加 0.48。可见对于表(B)的非可加性,通过以上的变量变换(对数变换)使其达到了可加性的要求。

(A)可加				(B)可乘				(C)=lg(B),可加		
配伍组	处理组			配伍组	处理组			配伍组	处理组	
	甲	乙	丙		甲	乙	丙		甲	乙	丙
1	10	15	25	1	10	20	60	1	1.00	1.30	1.78
2	20	25	35	2	30	60	180	2	1.48	1.78	2.26

常用的变量变换方法有对数变换、平方根变换、平方根反正弦变换、概率单位变换、Logit 变换、反双曲正切变换、Box-Cox 变换、倒数变换、秩变换等。变量变换的具体方法要根据原始数据的性质、分布特征、分析目的及变换后的效果等来选择。

参考文献

[1] 杨树勤. 中国医学百科全书·医学统计学. 上海:上海科学技术出版,1985.
[2] 郭祖超. 医用数理统计方法. 3 版. 北京:人民卫生出版社,1988.

(肖生彬　石德文)

对数变换

对数变换(logarithm transformation),即以原始数据的对数值作为统计分析的变量值。对数变换常用于:(1)将对数正态分布的数据转换为正态分布。如环境中某些污染物的分布,人体中某些微量元素的分布等,可用对数变换改善其正态性;(2)使方差不齐的数据达到方差齐性。在用 t 检验或方差分析作均数间比较时,若各组方差不齐,尤其是各组的标准差与均数的比值接近时,经对数变换,可达到方差齐性;(3)在曲线拟合中,对数变换常是直线化的一种重要手段,如指数曲线、双曲线、logistic 曲线的直线化等。

作对数变换时,可以取自然对数,也可以取常用对数或以任何数为底的对数,其效果是一样的。

一般取常用对数作变换,设原始观察值为 X,变换后的新值为 X',则对数变换的公式为:

$$X' = \lg X \tag{1}$$

当原始数据中有负值、零值或小值($X < 10$)时,可根据需要改用(2)式或(3)式来作变换,即:

$$X' = \lg(X + K) \tag{2}$$

或

$$X' = \lg(K - X) \tag{3}$$

式中 K 为任意常数。

例 表 1 为两组人的发汞含量数据,欲用 t 检验对该资料进行组间比较。试问该资料能否直接用于 t 检验?若不能,试作适当变换。

一般认为发汞值是成偏态分布的,而且服从对数正态分布。另外,从两组数据的计算结果来看,均数大,标准差亦大,两组标准差与均数的比值十分接近。故采用对数变换,因为原始数据较小($X<10$),所以取 $X'=\lg(X+1)$ 变换,变换后数据见表的右侧部分。

表 1　两组人的发汞含量比较

	发汞含量($\mu g/g$),X		变换后数据,$X'=\lg(X+1)$	
	甲组	乙组	甲组	乙组
	0.61	0.79	0.2068	0.2529
	0.72	1.07	0.2355	0.3160
	0.72	1.24	0.2355	0.3502
	1.02	1.41	0.3054	0.3820
	0.88	1.58	0.2742	0.4116
	1.36	1.75	0.3729	0.4393
	1.44	1.94	0.3874	0.4683
	1.90	2.54	0.4624	0.5490
	1.82	3.05	0.4502	0.6075
	2.16		0.4997	
均数	1.263	1.708	0.3430	0.4196
方差	0.309	0.515	0.0112	0.0125
标准差	0.556	0.718	0.1059	0.1116
标准差/均数	0.440	0.420	0.3087	0.2660

经过对数变换,该对数正态分布资料呈正态化(正态性检验,甲组:Shapiro-Wilk 统计量 $W=0.923$,$P=0.383$;乙组:Shapiro-Wilk 统计量 $W=0.984$,$P=0.983$。两组均 $P>0.05$,认为服从正态分布);而且,变换后两组的方差就更接近了(方差齐性检验,$F=0.0125/0.0112=1.116$,查方差齐性检验用 F 界值表(附表 6),$F_{0.05(8,9)}=4.10$,$P>0.05$,认为总体方差具有齐性),均数和标准差之间的比例关系也不存在了。故可用变换后数据(X')作两样本均数比较的 t 检验。

参考文献

[1]　杨树勤. 中国医学百科全书·医学统计学. 上海:上海科学技术出版,1985.
[2]　郭祖超. 医用数理统计方法. 3 版. 北京:人民卫生出版社,1988.

(肖生彬　石德文)

平方根变换

平方根变换（square root transformation），即以原始数据的平方根作为统计分析的变量值。平方根变换适用于：(1)使服从 Poisson 分布的计数资料正态化；(2)当所比较各组的方差不齐，且各方差与均数呈正比关系时，经平方根变换，可达到方差齐性；(3)使轻度偏态分布资料正态化。

平方根变换的公式为：

$$X' = \sqrt{X} \tag{1}$$

当原始数据中有负值、零值或小值时，亦可用以下变换公式，即：

$$X' = \sqrt{X+1} \tag{2}$$

或

$$X' = \sqrt{X+1/2} \tag{3}$$

或

$$X' = \sqrt{X+3/8} \tag{4}$$

例 表 1 为小白鼠在接受某种同位素注射 24 小时后其脾脏蛋白质中的放射性次数测定值，试判断该资料能否运用方差分析进行组间均数比较？若不能，试作适当变换。

表 1 小白鼠注射某种同位素后脾脏蛋白质中的放射性次数测定结果

单位：次/分/克

	原始数据，X			变换后数据，$X' = \sqrt{X}$		
	对照组	芥子气中毒组	电离辐射组	对照组	芥子气中毒组	电离辐射组
	3.8	5.6	1.5	1.95	2.37	1.223
	9.0	4.0	3.8	3.00	2.00	1.95
	2.5	3.0	5.5	1.58	1.73	2.35
	8.2	8.0	2.0	2.86	2.83	1.41
	7.1	3.8	3.0	2.67	1.95	1.73
	11.0	4.0	5.1	3.32	2.00	2.26
	11.5	6.4	3.3	3.39	2.53	1.82
	9.0	4.2	4.0	3.00	2.05	2.00
	11.0	4.0	2.1	3.32	2.00	1.45
	7.9	7.0	2.7	2.81	2.65	1.64
均数	8.1	5.0	3.3	2.7900	2.2100	1.7833
方差	8.989	2.711	1.738	0.3555	0.1291	0.1347

此资料为放射性计数,根据理论知识通常可认为该资料服从 Poisson 分布。而且从三组数据的计算结果来看,均数大者方差也大,均数小者方差亦小,即方差与均数呈正比关系,因此该资料不宜直接运用方差分析进行组间比较,可先对原始进行平方根变换 X' $=\sqrt{X}$。变换后数据见表的右侧部分。

平方根变换,消除了均数和方差之间的正比关系,使各组的方差趋于一致。若以变换后数据作方差齐性检验,可得 $\chi^2=3.17$,$\nu=3-1=2$,查 χ^2 界值表(附表 4),$\chi^2_{0.05,2}=$ 5.99,$P>0.05$,即按 $\alpha=0.05$ 检验水准认为方差具有齐性。而且经平方根变换,资料的正态性也得到改善(正态性检验,三组的 Shapiro-Wilk 统计量 W 分别为 0.859,0.900,0.972,P 值分别为 0.073,0.217,0.913,三组均 $P>0.05$,认为服从正态分布),满足了方差分析的条件。所以可用变换后数据(X')作多组均数比较的方差分析。

参考文献

[1] 杨树勤.中国医学百科全书·医学统计学.上海:上海科学技术出版,1985.
[2] 倪宗瓒.卫生统计学.4 版.人民卫生出版社,2000.

(肖生彬　石德文)

平方根反正弦变换

平方根反正弦变换(arcsine square root transformation),即以原始数据的平方根的反正弦函数值作为统计分析的变量值。平方根变换适用于:(1)以率或百分比形式表示的二项分布数据的正态化;(2)S 形或反 S 形曲线的直线化。医学上有不少指标是用百分数形式表示的,如某病的发病率、患病率,某些病原体的感染率,白细胞的分类计数,淋巴细胞转换率,畸变细胞出现率等数据,一般都倾向于二项分布。对这一类资料进行组间比较的 t 检验或方差分析时,须先进行平方根反正弦变换。通过变换通常可使资料接近正态分布,并达到方差齐性。

平方根反正弦变换的公式为:

$$X'=\sin^{-1}\sqrt{X} \tag{1}$$

式中 $\sin^{-1}$ 为反正弦函数,即 $\sin X'=\sqrt{X}$。当 $X=0\%$ 或 $X=100\%$ 时,宜用 $X=0.25\%$ 或 $X=99.75\%$ 代替。

例　为研究不同剂量的微波辐射对小鼠细胞免疫功能的影响,将小鼠随机分成四组,接受不同剂量的微波辐射 3 周后,测得其 T 淋巴细胞阳性率数据如表 1。试问该资料能否直接用于方差分析？若不能，试作适当变换。

此资料为百分数形式表示的数据，理论上服从二项分布。因此该资料不宜直接运用方差分析进行组间比较，应先对原始数据进行平方根反正弦变换。变换后数据见表的右侧部分。

表1　3种不同剂量的微波辐射后小鼠的 ANAE 淋巴细胞阳性率　　单位:%

原始数据,X				变换后数据,$X' = \sin^{-1}\sqrt{X}$			
对照组	低剂量组	中剂量组	高剂量组	对照组	低剂量组	中剂量组	高剂量组
78.3	81.0	77.3	80.3	62.24	64.16	61.55	63.65
73.4	70.4	81.7	65.8	58.95	57.04	64.67	54.21
81.2	58.6	73.8	58.3	64.30	49.95	59.21	49.78
70.7	76.3	80.4	81.7	57.23	60.87	63.72	64.67
86.4	73.5	79.6	82.4	68.36	59.02	63.15	65.20
89.6	67.1	78.3	74.1	71.19	55.00	62.24	59.41
80.8	71.2	69.6	72.6	64.01	57.54	56.54	58.44
82.3	64.3	73.8	61.3	65.12	53.31	59.21	51.53
84.1	78.4	72.0	89.2	66.50	62.31	58.05	70.81
68.9	61.9	75.5	66.5	56.11	51.88	60.33	54.63

经过平方根反正弦变换，资料的正态性及方差齐性得到改善。若以变换后数据作方差齐性检验，可得 $W = 2.673$，$P > 0.05$，即按 $\alpha = 0.05$ 检验水准认为方差具有齐性，满足了方差分析的条件。所以可用变换后数据(X')作多组间均数比较的方差分析。

参考文献

[1]　杨树勤.中国医学百科全书·医学统计学.上海:上海科学技术出版,1985.
[2]　郭祖超.医用数理统计方法.3版.北京:人民卫生出版社,1988.
[3]　金丕焕.医用统计方法.3版.上海:复旦大学出版社,2003.
[4]　颜虹.医学统计学(供八年制用).北京:人民卫生出版社,2005.
[5]　徐天和.中国医学统计百科全书.单变量推断统计分册.北京:人民卫生出版社,2004.

（肖生彬　石德文）

概率单位变换

正态曲线位于 x 轴上方,呈钟形,其横轴上的标准正态离差(又称标准正态变量)以 0 为中心,左右对称(见图 1)。将标准正态曲线在横轴上右移 5 个单位,即将标准正态离差加 5,称为概率单位(见图 2)。即

$$y = \frac{X-\mu}{\sigma} + 5 \tag{1}$$

式中 y 为概率单位,μ 为均数,σ 为标准差,$(X-\mu)/\sigma$ 为标准正态离差,对于标准正态曲线,一般用 u 表示。

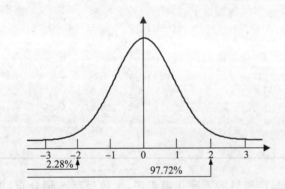

图 1　标准正态曲线下不同正态离差所对应的面积(%)示意图

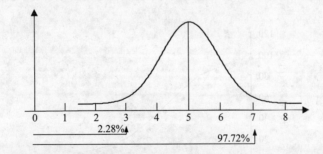

图 2　标准正态曲线下不同概率单位所对应的面积(%)示意图

概率单位变换(probit transformation),即将标准正态曲线下某 u 值左侧的面积以百分数表示,则其相应的标准正态离差加 5 即为该百分数的概率单位,这种函数变换称为

概率单位变换。如图1、图2所示,标准正态曲线下左侧面积97.72%相应的标准正态离差为2,其概率单位为2+5=7;标准正态曲线下左侧面积2.28%相应的标准正态离差为−2,其概率单位为−2+5=3,仿此就可以将百分数变换为概率单位。一般地当百分数确定后,可由正态分布表(附表1)查出相应的u_α,u_α+5即得相应的概率单位。也可以直接查百分数与概率单位对照表(附表12)进行转换。

概率单位变换主要用于S形曲线及反S形曲线的直线化,也用于正态性检验及秩和比法中秩和比分布的确定。

例 某地婴幼儿纯母乳喂养率(%)与月龄的数据如下表,试作适当变换使观察点呈直线趋势。

表1 纯母乳喂养率与婴幼儿月龄的关系

月龄 X	纯母乳喂养率 P	概率单位变换值
0	95.3	6.6747
1	89.6	6.2591
2	83.7	5.9822
3	75.2	5.6808
4	56.4	5.1611
5	44.8	4.8693
6	27.1	4.3902
7	16.9	4.0419
8	10.7	3.7574
9	7.3	3.5462
10	4.5	3.3046

对表1中的月龄与纯母乳喂养率作散点图,大致呈反S形分布,见图3。故尝试对阴性率作概率单位变换,见表1右侧,用变换后的概率单位与月龄作散点图,见图4。

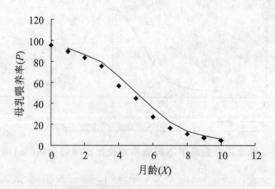

图3 纯母乳喂养率与月龄散点图

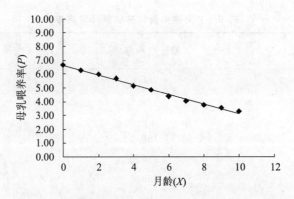

图4   纯母乳喂养率变换为概率单位与月龄散点图

从图4可见,各点的分布近似一条直线。

参考文献

[1] 杨树勤.中国医学百科全书·医学统计学.上海:上海科学技术出版,1985.

[2] 郭祖超.医用数理统计方法.3版.北京:人民卫生出版社,1988.

[3] 徐天和.中国医学统计百科全书.单变量推断统计分册.北京:人民卫生出版社,2004.

(肖生彬   石德文)

Logit 变换

Logit 变换,即将百分数 p 变换为它与$(1-p)$比值的自然对数,即:

$$Y = \ln \frac{p}{1-p} \tag{1}$$

或

$$Y = \frac{1}{2} \ln \frac{p}{1-p} \tag{2}$$

为了避免出现负值,也可用下式进行变换:

$$Y = 5 + \frac{1}{2} \ln \frac{p}{1-p} \tag{3}$$

Logit 变换主要用于 S 形曲线及反 S 形曲线的直线化。若对百分数 P 作 Logit 变换后所得新变量 Y 与 X 呈直线趋势,则直线化成功;若仍未达到直线趋势,可同时对 X 进行 $X \pm K$(K 为校正常数)变换,再进行直线化。

例   某工厂工人累计接尘量与尘肺累计发病率的数据如下,试作适当变换使观察点呈直线趋势。

表 1　工人接尘量与矽肺累计发病率

接尘量(毫克)	累计发病率(‰)	Logit 变换值 $\left(Y=5+\dfrac{1}{2}\ln\dfrac{p}{1-p}\right)$
400	18.2	3.01
600	43.5	3.45
800	75.8	3.75
1000	130.4	4.05
1200	255.0	4.46
1400	358.7	4.71
1600	490.3	4.98

对表 1 数据中的接尘量与累计发病率作散点图,见图 1。

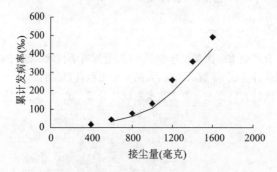

图 1　累计发病率与接尘量散点图

由图 1 可见,各点的分布大致呈 S 形分布,故尝试对累计发病率进行 Logit 变换,见表 1 右侧。用变换后的 Logit 值与接尘量作散点图,见图 2。

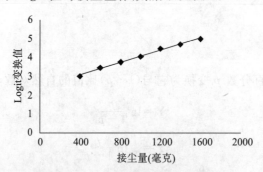

图 2　Logit 变换值与接尘量散点图

从图 2 可以看出,各观察点的分布近似一条直线。

参考文献

[1] 杨树勤. 中国医学百科全书·医学统计学. 上海:上海科学技术出版社,1985.

[2] 郭祖超. 医用数理统计方法. 3 版. 北京:人民卫生出版社,1988.

[3] 徐天和. 中国医学统计百科全书. 单变量推断统计分册. 北京:人民卫生出版社,2004.

(肖生彬　石德文)

反双曲正切变换

反双曲正切变换，即以原始数据的反双曲正切函数值作为统计分析的变量值。反双曲正切变换，又称 Z 变换，主要用于直线相关系数的比较与合并，以及总体相关系数的区间估计。

反双曲正切变换的公式为：

$$Z = \tanh^{-1} r \tag{1}$$

式中 $\tanh$ 为双曲正切函数，$\tanh^{-1}$ 为反双曲正切函数，r 为直线相关系数。

在直线相关分析中，当总体相关系数不等于 0，且样本量 n 不太大时，样本相关系数 r 呈偏态分布，而经反双曲正切变换后，Z 值可近似服从正态分布。所以在实际应用中，可先由式(1)计算出相关系数 r 对应的 Z 值，根据正态分布原理对新的统计量 Z 进行计算或比较，需要时可用双曲正切变换再将 Z 的估计结果还原为相关系数对应的结果。

参考文献

[1]　杨树勤. 中国医学百科全书·医学统计学. 上海：上海科学技术出版，1985.
[2]　徐天和. 中国医学统计百科全书·单变量推断统计分册. 北京：人民卫生出版社，2004.

（肖生彬　石德文）

Box-Cox 变换

Box-Cox 变换是 Box 和 Cox 在 1964 年提出的一种广义幂变换方法，其一般形式为：

$$y(\lambda) = \begin{cases} \dfrac{y^{\lambda} - 1}{\lambda}, & \lambda \neq 0 \\ \ln y, & \lambda = 0 \end{cases} \tag{1}$$

式中 $y(\lambda)$ 为经 Box-Cox 变换后得到的新变量，y 为原始连续因变量，λ 为变换参数。以上变换要求原始变量 y 取值为正，若取值为负时，可先对所有原始数据同加一个常数 a 使其 $(y+a)$ 为正值，然后再进行以上的变换。对不同的 λ，所作的变换不同。在 $\lambda=0$ 时该变换为对数变换，$\lambda=-1$ 时为倒数变换，而在 $\lambda=0.5$ 时为平方根变换。Box-Cox 变换中参数 λ 的估计有两种方法：(1)最大似然估计；(2)Bayes 方法。通过求解 λ 值，就可以确定具体采用哪种变换形式。可见，Box-Cox 变换的一个显著优点是通过求变换参数 λ 来确定变换形式，而这个过程完全基于数据本身而无须任何先验信息，这无疑比凭经验或通过尝试而选用对数、平方根等变换方式要客观和精确。

Box-Cox 变换的目的是为了让数据满足线性模型的基本假定，即线性、正态性及方差齐性，然而经 Box-Cox 变换后数据是否同时满足了以上假定，仍需要考察验证。

参考文献

[1] LI Pengfei. Box-Cox Transformations：An Overview. Department of Statistics，University of Connecticut，2005.

[2] 刘沛，丁道芳，刘延令. 回归诊断在医学中的应用. 中国卫生统计，1991，8(2)：8—11.

(肖生彬)

对数正态分布

1　对数正态分布的定义

对数正态分布(lognormal distribution)是指对数为正态分布的任意随机变量的概率分布。若随机变量 X 的对数服从均值为 μ，标准差为 σ 的正态分布，则称其服从参数为 μ 和 σ 的对数正态分布。即，若 X 是正态分布的随机变量，则 $\exp(X)$ 服从对数正态分布；同样，如果 Y 是对数正态分布，则 $\log(Y)$ 服从正态分布。

2　对数正态分布的概率密度函数

若 $X=e^Y$，其中 $Y \sim N(\mu, \sigma^2)$，则 X 的概率密度函数为：

$$f(x)=\begin{cases} \dfrac{1}{x\sigma\sqrt{2\pi}}e^{-\log(x-\mu)^2/(2\sigma)^2} & x>0 \\ 0 & x\leqslant 0 \end{cases}$$

记作 $X \sim \text{Log}N(\mu,\sigma)$，这里 μ 和 σ 分别是 $\text{Log}X$ 的均数和标准差。

3 对数正态分布变量的期望值 *EX* 和方差 *DX*

若 $X \sim \text{Log}N(\mu,\sigma)$，则：

$$EX = e^{\mu + \sigma^2/2}$$

$$DX = (EX)^2 (e^{\sigma^2} - 1)$$

对数正态分布、几何平均数与几何标准差是相互关联的。此时，几何平均值等于$\exp(\mu)$，几何平均差等于 $\exp(\sigma)$。

4 对数正态分布的应用

在医学领域中，一些偏态资料的变量值，通过对数转换后，可由偏态分布转为正态分布。如人体的血铅含量、某些传染病的潜伏期等，经对数变换后服从正态分布。正偏态资料的对数变换可直接对变量 x 取对数，即成为 $\lg x$。负偏态资料的对数变换，要先从常数 k 减去 x，再取其对数值，即 $\lg(k-x)$。k 的值有时须经多次试探后才能确定。

对于呈对数正态分布的指标，可按正态分布的原理估计其参考值范围。先估计出对数值的参考值范围的上限和下限后，再取反对数，即得原指标的参考值范围的上限和下限。

双侧界值：$\lg^{-1}(\overline{X}_{\lg x} \pm u_a S_{\lg x})$

单侧上界：$\lg^{-1}(\overline{X}_{\lg x} + u_a S_{\lg x})$

单侧下界：$\lg^{-1}(\overline{X}_{\lg x} - u_a S_{\lg x})$

同理，几何均数与几何标准差也可以用于估计置信区间。

对数正态分布的资料，在进行 t 检验时，要先把数据进行对数转换，用对数值作为新变量进行成组 t 检验（不取反对数）。

（蔡　乐）

Weibull 分布

1 Weibull 分布的密度函数

Weibull 分布是随机变量分布之一，又称韦伯分布、韦氏分布或威布尔分布（瑞典物理学家 Wallodi Weibull 于 1939 年最早引入）。Weibull 分布有很多形式，常见的有一参数、二参数、三参数或混合 Weibull 分布。

Weibull 分布的密度函数为：

$$f(x)=\frac{\beta}{\alpha}(x-k)^{\beta-1}e^{-\frac{(x-k)\beta}{\alpha}} \tag{1}$$

其中：$x \geqslant k, \beta>0, \alpha>0$。式中有三个参数：$\beta$ 为形状参数，α 为尺度参数，k 为位置参数。当这三个参数已知时，就能画出其分布曲线。

2 Weibull 分布的分布函数

Weibull 分布的分布函数为：

$$F(x)=1-e^{-\frac{(x-k)^{\beta}}{\alpha}} \tag{2}$$

二参数的 Weibull 分布记为 $W(\alpha, \beta)$，其中 β 为形状参数，α 为尺度参数。其分布函数为：$F(X)=1-e^{-\alpha x^{\beta}}$，其中 $x>0, \alpha, \beta>0$。若取 β 为 1，则 $F(x)$ 为指数分布。

三参数的 Weibull 分布记为 $W(k, \alpha, \beta)$，由形状参数 β、尺度（范围）参数 α 和位置参数 k 决定。三参数的 Weibull 分布是一种较为完善的分布。

在 Weibull 分布中，形状参数是最重要的参数，决定分布密度曲线的基本形状，尺度参数起放大或缩小曲线的作用，但不影响分布的形状。可通过改变 Weibull 分布的形状参数将其变换为不同类型的分布。当 $m=1$ 时，Weibull 分布成为指数分布；当 $m=3.5$ 时，它呈近似正态分布。

3 Weibull 概率纸

设 $k=0$，将式（2）移项后取对数变换后得到：

$$\ln\ln\frac{1}{1-F(x)}=\beta\ln x-\ln\alpha$$

进行变量变换，则上式成为：$y=\beta x-\ln\alpha$

这样，Weibull 分布函数 $F(x)$ 的图形就转化成直线了。由上述变量转换中的函数尺所制成的坐标纸称为 Weibull 概率纸。

4 Weibull 分布的参数估计

Weibull 分布的参数估计方法有很多，二参数的分布 Weibull 的参数估计方法主要有极大似然估计、最优线性无偏估计、最优线性不变估计、简单线性无偏估计等。三参数的 Weibull 分布常用的有极大似然估计、矩法估计、相关系数优化法、双线性回归法、概率权重法和灰色估计法和 Bayes 估计等。

5 Weibull 分布的用途

在医学研究中，Weibull 分布模型是很常见的一种分布，因其有灵活的变换形式，简单的生存函数、危险函数和概率密度函数形式，因此广泛应用于生存分析的建模、肿瘤患者存活期、药物释放度和稳定性的研究等。

（蔡　乐）

二项分布

1　二项分布的概念及应用条件

1.1　概念

在医学领域中,有许多随机事件是具有两种互斥结果的离散型随机事件,称之为二项分类变量。二项分布就是描述这类随机事件出现规律性的一种概率分布。二项分布(binominal distribution)也称贝努利分布,是一种重要的离散型分布。它是用于说明结果只能出现两种情况(两分类资料)的 n 次实验中发生某种结果为 X 次的概率分布。理论上说,若离散型随机变量 X 的概率分布满足下式:

$$P(x) = \binom{n}{x} \pi^x (1-\pi)^{n-x} \qquad x = 0, 1, 2, \cdots, n$$

则称为 X 服从二项分布,记为 $X \sim B(n, \pi)$。

1.2　应用条件

(1)各观察单位只能具有相互对立的一种结果;

(2)各观察结果相互独立,即任何一个事件的出现与否不影响其他事件出现的概率;

(3)已知发生一种结果(如阳性)的概率为 π,另一种则为 $1-\pi$。

2　二项分布的累计概率

通常计算如下两种累计概率:

最多有 k 例阳性的概率(下侧累计概率):

$$F(k) = P(X \leqslant k) = \sum_{x=0}^{k} P(x)$$

最少有 k 例阳性的概率(上侧累计概率):

$$Q(k) = P(X \geqslant k) = \sum_{x=k}^{n} P(x)$$

3　二项分布的均数和标准差

$X \sim B(n, \pi)$:X 的均数 $\mu_x = n\pi$

$$X \text{ 的方差 } \sigma_x^2 = n\pi(1-\pi)$$

$$X \text{ 的标准差 } \sigma_x = \sqrt{n\pi(1-\pi)}$$

4 二项分布的统计推断

二项分布的统计推断包括总体率的区间估计和假设检验。

4.1 总体率的区间估计

4.1.1 查表法:当样本例数 n 较小($n \leqslant 50$),特别是 p 很接近 0 或 1 时,直接查二项分布表(附表 21)即可估算出总体率的可信区间。

4.1.2 正态近似法:当满足近似的条件 $np > 5$,$n(1-p) > 5$ 时采用。

按下式求总体率的可信区间:

$$(p - u_a S_p, \; p + u_a S_p)$$

4.2 样本率与总体率的比较

这种比较的目的是推断样本率 p 所代表的未知总体率 π 是否与已知总体率 π_0 相等。

4.2.1 直接计算概率法

按前述二项分布概率计算法,直接求出累计概率,作出推断结论。一般做单侧检验。

4.2.2 正态近似法

按二项分布的正态近似原理用下面二式中任一式计算统计量 u 值:

$$u = \frac{|X - n\pi_0| - 0.5}{\sqrt{n\pi_0(1-\pi_0)}} = \frac{|p - \pi_0| - \dfrac{1}{2n}}{\sqrt{\dfrac{\pi_0(1-\pi_0)}{n}}}$$

$$u = \frac{X - n\pi_0}{\sqrt{n\pi_0(1-\pi_0)}} = \frac{p - \pi_0}{\sqrt{\dfrac{\pi_0(1-\pi_0)}{n}}}$$

式中,n 为样本例数,X 为样本阳性数,π_0 为总体率,0.5 为连续性校正数。当 $|X - n\pi| \leqslant 0.5$ 时不宜采用校正数。

例 已知一批产品的次品率为 4%,从中任意有放回地抽取 5 个。求 5 个产品中:

(1)没有次品的概率是多少?

(2)恰好有 1 个次品的概率是多少?

(3)有 3 个以下次品的概率是多少?

解:根据题意:

$P(X=0) = C_5^0 (0.04)^0 (1-0.04)^{5-0} = 0.815372698$

$P(X=1) = C_5^1 (0.04)^1 (1-0.04)^{5-1} = 0.169869312$

$P(X=2) = C_5^2 (0.04)^2 (1-0.04)^{5-2} = 0.014155776$

$P(X<3) = P(X=0) + P(X=1) + P(X=2)$

$\qquad\qquad = 0.815372698 + 0.169869312 + 0.014155776$

$\qquad\qquad = 0.9993978$

(蔡　乐)

Poisson 分布

1 Poisson 分布的概念及应用条件

1.1 Poisson 分布的概念

Poisson 分布(Poisson distribution)是一种重要的离散型分布,Poisson 分布可看作是单位时间、单位面积或单位容积中颗粒数或某罕见事件发生数的概率分布。二项分布在样本含量 n 趋于无穷大而 π 很小时,可用 Poisson 分布近似,记为:$X \sim P(\mu)$。

如:研究放射性物质单位时间内的放射次数、单位体积内粉尘的计数、血细胞或微生物在显微镜下的计数、某些野生生物或昆虫数在单位空间中的分布;某种患病率或死亡率很低的非传染性疾病的患病人数或死亡人数的分布等。可用是否符合 Poisson 分布来判断某些病是否具有传染性、聚集性等。

1.2 Poisson 分布的应用条件

因为 Poisson 分布是二项分布的特例,因此使用 Poisson 分布既要满足前述二项分布的三个应用条件,还要求 n 很大而 π 很小。

1.3 Poisson 分布的概率计算

当成功事件在每次试验中出现的概率很小且为常数,而试验的次数 n 很大时,在每一观察单位内出现成功次数 $X(X=0,1,2,\cdots)$ 的概率分布满足下式:

$$P(x)=e^{-u}u^x/x! \qquad x=0,1,2,\cdots,n$$

式中,$u=n\pi$ 为 Poisson 分布的总体均数。

2 Poisson 分布的特性

(1)均数和方差相等:$EX=DX$。

(2)Poisson 分布的可加性:

观察某一现象的发生数时,如果它呈 Poisson 分布,那么把若干个小单位合并为一个大单位后,其总计数亦呈 Poisson 分布。

如果 $X_1 \sim P(\mu_1)$, $X_2 \sim P(\mu_2)$,$\cdots$,$X_k \sim P(\mu_k)$,那么:

$$X=X_1+X_2+\cdots+X_k$$
$$\mu=\mu_1+\mu_2+\cdots+\mu_k$$

则：$X \sim P(\mu)$。

3　Poisson 分布的统计推断

Poisson 分布的统计推断包括区间估计和假设检验。

3.1　总体均数的估计

有点估计和区间估计。这里主要介绍区间估计的方法。

3.1.1　查表法

当样本均数 $X \leqslant 50$ 时，用 X 查 Poisson 分布界值表（附表 22）。查表法实际上是根据 Poisson 分布公式解下列两个方程得到，是一种精确的计算，相当于假设检验中的直接概率法。

求上限：$\sum_{X=0}^{k} e^{-u} u^{X} / X! = a/2$

求下限：$\sum_{X=k}^{n} e^{-u} u^{X} / X! = a/2$

3.1.2　正态近似法

p_1, p_2，当样本均数 $X > 50$ 时，按正态分布原理估计总体均数可信区间为：

$$(X - u_a \sqrt{X}, X + u_a \sqrt{X})$$

式中，u_a 为常数，求 95％可信区间为 1.96，求 99％可信区间时为 2.58。

3.2　假设检验

3.2.1　样本均数与总体均数的比较

这种比较的目的是推断样本均数所代表的未知总体均数是否与已知总体均数相等。有两种检验方法，分别介绍如下：

直接计算概率法：当 $u_0 < 20$ 时应用。

正态近似法：在 $u_0 \geqslant 20$ 时应用。检验统计量 u 值的计算按下式：

$$u = \frac{X - u_0}{\sqrt{u_0}}$$

3.2.2　两样本均数的比较

适用于样本均数 $u \geqslant 20$ 时的情况。根据两个样本的观察单位数是否相等有不同的检验公式：

两样本观察单位数相同时：

$$u = \frac{X_1 - X_2}{\sqrt{X_1 + X_2}}$$

两样本观察单位数不同时：

$$u = \frac{\overline{X}_1 - \overline{X}_2}{\sqrt{\overline{X}_1 / n_1 + \overline{X}_2 / n_2}}$$

例 若某种癌症的患病率为 15 人/万,试用 Poisson 分布原理求 1000 人中发生 $k=$ 0,1 个阳性数的概率。

解:$\mu = n\pi = 1000 \times 0.0015 = 1.5$

$$P(X=0) = \frac{\mu^0 e^{-1.5}}{0!} = 0.2231$$

$$P(X=1) = \frac{\mu^1 e^{-1.5}}{1!} = 0.3346$$

(蔡 乐)

负二项分布

1 负二项分布的概念及应用条件

1.1 概念

负二项分布(negative binominal distribution)是概率论中常用的重要的离散型随机分布,是帕斯卡尔分布(Pascal 分布)的一种推广,是几何分布的直接推广。

1.2 Pascal 分布应用条件

(1)各观察单位只能具有相互对立的一种结果;

(2)各观察结果相互独立,即任何一个事件的出现与否不影响其他事件出现的概念;

(3)每次试验得到某种结果的概率为 π;

(4)试验的次数是不固定的,求 $X+k$ 次试验中得到某种结果恰为 k 次的概率。

2 负二项分布的概率计算

负二项分布的概率函数为:

$$P(x) = \binom{-k}{x}(\pi-1)^x \pi^k$$

式中,$k>0$,$0<\pi<1$,$X=0,1,2,\cdots$。

当 k 为正实数时,称为负二项分布;当 $k=1$ 时,称为几何分布。

3 负二项分布的性质

3.1 均数 μ 与方差 σ^2

$$\mu = \frac{k(1-\pi)}{\pi}$$

$$\sigma^2 = \frac{k(1-\pi)}{\pi^2} = \frac{\mu}{\pi}$$

3.2 负二项分布有两个参数 μ 及 k

k 值越大,分布的方差与均数之比越接近 1。反之,方差与均数之比越大。k 值的大小可衡量分布的离散程度,故 k 称为聚集指数。

递推公式:

$$P(x+1) = \frac{k+x}{x+1}(1-\pi)p(x)$$

4 负二项分布的统计推断

主要进行参数 k 和 π 的估计。

4.1 矩估计法

先由样本计算出样本均数 $\overline{X}$ 和样本方差 S^2,再按式(1)估计出 k 和 π:

$$\pi = \overline{X}$$
$$k = \frac{\overline{X}^2}{S^2 - \overline{X}} \tag{1}$$

4.2 频数法

先由样本计算出样本均数 $\overline{X}$ 作为 μ 的估计值,按式(2)计算 $nP(1)$ 和 $nP(0)$,即 $X=1$ 和 $X=0$ 的理论频数之比。最后按式(1)和式(2)求 k 和 π 的估计值。

$$P(x) = \frac{k+x-1}{x}(1-\pi)P(x-1) \tag{2}$$

5 负二项分布的应用

负二项分布可用于寄生虫学、医学昆虫学、微生物学以及流行病学的研究。它在医学中主要用于聚集性疾病及生物、微生物、寄生虫分布模型等的研究。当个体间发病概率不相等时可以拟合负二项分布,如单位人数内某传染病的发病人数,某地方病、遗传病的发病人数等,这些均可通过负二项分布进行处理。

(蔡 乐)

多项分布

1 多项分布的概念

多项分布(multinomial distribution)是二项分布的直接推广。当 n 个 m 维离散型随机变量$(X_{i1},X_{i2},\cdots,X_{im})$相互独立且都服从$B(1,p_1,p_2,\cdots,p_m)$时,称$\sum_i(X_{i1},X_{i2},\cdots,$
$X_{im})$服从参数为$p_1,p_2,\cdots,p_m$的多项分布,记作$\sum_i(X_{i1},X_{i2},\cdots,X_{im})\sim B(n,p_1,p_2,$
$\cdots,p_m)$。

在某一地区,若已知男性占该地总人口的比例为p,现从该地随机抽取n个人,其中男性数目为X,则称X服从二项分布$B(n,p)$。类似地,若将人口按年龄分为n组,这n组人在总人口中所占比例分别为$p_1,p_2,\cdots,p_n(p_1+p_2+\cdots+p_n=1)$,现从该地随机抽取$N$个人,$N$个人中每个年龄段的人数分别为$X_1,X_2,\cdots,X_n$,则$X=(X_1,X_2,\cdots,X_n)$的分布叫多项分布,记作$M_N(n,p)$。

2 多项分布的概率计算

在N个人中,在第一组中随机抽取m_1个人,在第二组中随机抽取m_2个人,$\cdots$,在第n组中随机抽取m_n个人,则在N个人中,有m_1个第一组人,$\cdots,m_n$个第n组人的概率为:

$$P(X_1=m_1,\cdots,X_n=m_n)=\binom{N}{m_1,\cdots,m_n}p_1^{m_1}p_2^{m_2}\cdots p_n^{m_n}$$

式中,$X_i\geq0,1\leq i\leq n$,且$X_1+X_2+\cdots+X_n=N$。

3 多项分布的统计推断

这里主要介绍多项分布的拟合优度检验。

设随机变量X是可取k个值的离散变量,其k个值分别为$c_1,c_2,\cdots,c_k$,且:

$$P(X=c_i)=p_i,i=1,2,\cdots k$$

式中,$p_1+p_2+\cdots+p_i=1,p_i>0$。

现将X的每次观察结果记为$Y=(Y_1,Y_2,\cdots,Y_k)^T$,其中:

$$Y_i=\begin{cases}1 & 若X=c_i\\0 & 其他\end{cases}$$

现对X作n次观测,第i次观测结果记为$Y_i=(Y_{i1},Y_{i2},\cdots,Y_{ik})^T$,$Y_i$与$Y$具有相同的分布,且相对独立。

令X_{mi}表示在X的n次观测中取c_i的次数,$i=1,2,\cdots,k$,则:

$$X_n=(X_{mi},\cdots,X_{nk})^T=\sum_{i=1}^n Y_i$$服从多项分布$M_k(n,P)$,即:

$$P(X_n=M_n)=n!\prod_{i=1}^k\frac{p_i^{m_i}}{m_i!}$$

其中:$M_n=(m_1,m_2,\cdots,m_k)^T,x_1+x_2+\cdots+x_n=n$。

若X_n服从$M_N(n,p)$,则其拟合优度检验就是依据变量X_n进行检验假设:

$$H_0 : P = P_0$$
$$H_1 : P \neq P_0$$

常用 Pearsonχ^2 检验。

（蔡　乐）

均匀分布

1　离散型变量的均匀分布

如果随机变量 X 的概率函数为：$P(X = x_i) = \dfrac{1}{n}, i = 1, 2, \cdots, n$，且当 $i \neq j$ 时 $x_i \neq x_j$，即 X 取每个点的概率相等。那么称 X 服从 n 个点 $\{x_1, x_2, \cdots, x_n\}$ 上的均匀分布。

如果 $x_1, x_2, \cdots, x_n$ 是按照从小到大的顺序排列，则 X 的分布函数为：

$$F(x) = \begin{cases} 0 & x < x_1 \\ \dfrac{j}{n} & x_j \leqslant x < x_{j+1} \quad j = 1, 2, \cdots, n-1 \\ 1 & x \geqslant x_n \end{cases}$$

期望值：

$$EX = \frac{1}{n} \sum_{i=1}^{n} x_i$$

方差：

$$Var(X) = \frac{1}{n} \sum_{i=1}^{n} (x_i - EX)^2$$

特征函数：

$$f(t) = \frac{1}{n} \sum_{i=1}^{n} e^{itx_i}$$

特别地，当 x_i 的取值为 $1, 2, \cdots, n$ 时，有：

$$EX = \frac{n+1}{2}, \quad Var(X) = \frac{n^2 - 1}{12}$$

2　连续型变量的均匀分布

若 X 的概率密度函数为：

$$f(x)=\begin{cases} \dfrac{1}{b-a} & a\leqslant x\leqslant b \\ 0 & \text{其他} \end{cases}$$

则称 X 服从区间 $[a,b]$ 上的均匀分布，记为 $X\sim U[a,b]$。其中 $-\infty<a<b<\infty$。即服从均匀分布的随机变量的概率密度函数只跟变量落入的区间长度有关系，而跟落入的区间没有关系。反之，若随机变量的概率密度函数只跟变量落入的区间长度有关系，而跟落入的区间没有关系，则该随机变量服从该区间的均匀分布。

分布函数：

$$F(x)=\begin{cases} 0 & x<a \\ \dfrac{x-a}{b-a} & a\leqslant x<b \\ 1 & x\geqslant b \end{cases}$$

期望值和方差：

$$EX=\frac{a+b}{2},Var(X)=\frac{(a+b)^2}{12}$$

特征函数：

$$f(t)=\begin{cases} \dfrac{1}{it(b-a)}(e^{itb}-e^{ita}) & t\neq 0 \\ 1 & t=0 \end{cases}$$

定理 1　（概率积分变换）设 X 是一个具有连续分布函数 F 的随机变量，则 $F(X)$ 在 $[0,1]$ 上服从均匀分布。

定理 2　设 F 是任意分布函数，X 是一个 $U[0,1]$ 随机变量，则存在一个函数 h，使得 $h(X)$ 有分布函数 F，即对于所有的 $x\in(-\infty,\infty)$，有：$P\{h(X)\leqslant x\}=F(x)$。

定理 3　设 X 是定义在 $[0,1]$ 上的随机变量。如果对于所有 $0\leqslant x<y\leqslant 1$，$P\{x<X\leqslant y\}$ 只依赖于长度 $y-x$，则 $X\sim U[0,1]$。

例　北京地铁在上下班时间每隔 10 分钟开一列车。某人在随机时刻到达车站，问他至少要等 8 分钟才上车的概率。

解：设 X 表示等车时间，则 $P(X\geqslant 8)=P(8\leqslant X\leqslant 10)=\int_8^{10}\frac{1}{10}dx=\frac{1}{5}$。

3　随机数的统计检验

3.1　参数检验

如果随机数 $z_1,z_2,\cdots,z_N$ 是在 $(0,1)$ 上取值的 N 个独立观测值，要判断它们是否可看作 $(0,1)$ 上均匀分布的随机变量的 N 个独立取样值，可用 u 检验，检验统计量为：

$$u_1 = \frac{\bar{z} - E(\bar{z})}{\sqrt{D(\bar{z})}} = \sqrt{12N}\left(\bar{z} - \frac{1}{2}\right)$$

$$u_2 = \frac{\bar{z}^2 - E(\bar{z}^2)}{\sqrt{D(\bar{z}^2)}} = \frac{\sqrt{45N}}{2}\left(\bar{z}^2 - \frac{1}{3}\right)$$

3.2　分布均匀性检验

又称频率检验,用来检验经验频率和理论频率是否有显著差异。

把 $(0,1)$ 区间分成 k 等分,以 $\left(\frac{i-1}{k}, \frac{i}{k}\right)$ 表示第 i 个小区间,$i = 1, 2, \cdots, k$。如果 z_s 是 $(0,1)$ 上均匀分布的随机变量 X 的一个取值,则它落在任一小区间的概率 p_i 均应等于这些小区间的长度 $1/k$,故 N 个值 z_s 落在任一小区间的平均数 $m_i = NP_i = N/k$。设实际上 $z_1, z_2, \cdots, z_N$ 中属于第 i 个小区间的数目为 n_i,则检验统计量为:

$$\chi^2 = \sum_{i=1}^{k} \frac{(n_i - m_i)^2}{m_i} = \frac{k}{N} \sum_{i=1}^{k} (n_i - \frac{N}{k})^2$$

$$\nu = k - 1$$

(何立平)

指数分布

若随机变量 X 的概率密度函数为:

$$f(x) = \begin{cases} \lambda e^{-\lambda x} & x > 0 \\ 0 & \text{其他} \end{cases}$$

其中 $\lambda > 0$,则称 X 服从参数为 λ 的指数分布。

其分布函数为:

$$F(x) = \begin{cases} 1 - e^{-\lambda x} & x > 0 \\ 0 & \text{其他} \end{cases}$$

期望值和方差为:

$$EX = \frac{1}{\lambda}, \quad Var(X) = \frac{1}{\lambda^2}$$

特征函数为:

$$f(t) = \frac{\lambda}{\lambda - it}$$

指数分布的性质:无记忆性。设随机变量 X 服从指数分布,则对于任意的 $s > 0, t > 0$,有:$P(X > s + t | X > s) = P(X > t)$。

指数分布常作为各种"寿命"分布的近似。如电子产品或设备的寿命，动物的寿命，随机服务系统中的服务时间等。还可作为独立随机事件发生时间间隔的分布，如从现在开始到一次突发公共卫生事件的时间，到一次地震发生的时间，到接到一次拨错电话的时间都可看作近似服从指数分布。

例　假设病人看病的时间服从参数 $\lambda=0.1$ 的指数分布，如果一个病人才开始看病，求第二个病人将等待：(1)15 分钟的概率；(2)20～30 分钟的概率。

解：令 X 表示第一个病人看病所用的时间，则

$$(1)P(X>15)=(1-e^{-0.1x})\Big|_{15}^{\infty}=e^{-1.5}=0.223$$

$$(2)P(20<X<30)=(1-e^{-0.1x})\Big|_{20}^{30}=e^{-2}-e^{-3}=0.086$$

（何立平）

圆形分布资料的分析

　　圆形分布用于角度、昼夜时间等资料的分析。医学上有些资料是用角度表示的，如心电向量轴、心电轴、脑血流图的主峰角、顶夹角等，有些资料是用时间来表示的，如疾病的发病时间、人口出生时间或死亡时间、微丝蚴在血液中出现的时间等，这类资料具有"周期性"，呈圆形分布(circular distribution)，称为圆形分布资料。

　　圆形分布中的角度，指的都是圆心角，这类资料的特点有：(1)资料具有周期性，周而复始，没有真正的零点。一个圆分为 360°（或 2π 弧度），按罗盘标注东南西北，习惯上把正北方向定为 0°（或 360°），见图 1(a)，正午夜定为 0 点 0 分（或 24 点 0 分），见图 1(b)，但这是人为规定的。(2)数值没有大小之分。不能说 90° 的方向大于 60°，也不能说 6 点钟大于 4 点钟，就时间顺序只能说 6 点钟发生在 4 点钟后面。

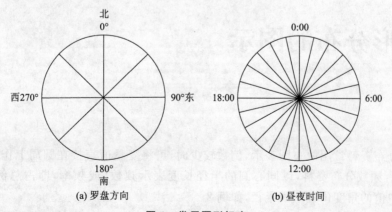

(a) 罗盘方向　　　　　　　(b) 昼夜时间

图 1　常用圆形标度

　　圆形分布是以矢量代数为基础的统计分布。它是将资料数据通过三角函数变换,使原始数据成为线性资料后计算有关参数的估计值,来反映周期性资料的集中位置与离散趋势,用以描述分布特征。圆形分布资料不能用通常的方法进行处理,如某病 3 例病人的发病时间分别为 1 点、2 点、23 点,如果用算术均数来表示平均发病时间为(1+2+23)/3=8 点 40 分,这显然是不合理的。这类资料需用圆形分布法来处理。

　　圆形分布法可处理的数据有:(1)圆周上的位置数据。如肛门上的痔疮位置、子宫颈口溃疡的位置、眼角膜上肿块的位置等;(2)原始数据为角度,全部读数不超过 360°。如心电向量图中的心电轴、类风湿指关节的最大伸直角度、儿童脊柱左右弯曲角度等;(3)原始数据为时间,时间取值限于一天或一年,主要分析事件的发生是否集中于一天的某一时刻或一年的某一月份。例如婴儿的出生时刻或老年人的死亡时间在一天中是否有集中于某一时刻的倾向;(4)按规定时间测定的定量数据,研究一天 24 小时内或一年 12 个月内有无"周期性"的变化。例如,对一批丝虫病感染者,测定单位体积血液内的微丝蚴数,每小时测一次,每人一天测 24 次。如果把微丝蚴出现的时间作为变量,把某一时间测到的微丝蚴数作为频数,这些数据就可用圆形分布法处理。

　　圆形分布中最常见的是 Von Mises 分布,这是一个连续型的单峰分布。当角度资料在圆上的分布有集中于一个方向的趋势,所求得的平均角(mean angle)经检验不是均匀分布,且为一个集中方向时就称之为单峰圆形分布。

　　圆形分布法的应用条件:(1)资料呈单峰分布;(2)角度资料要准确到度,昼夜时间要准确到几点几分;(3)资料的具体单位要换算为角度。昼夜时间与角度的换算为:1 小时相当于 15°(360°/24=15°),1 分钟相当于 0.25°(15°/60=0.25°);季节性时间与角度的换算为:一年以 365 天计,一天相当于 0.9863°(360°/365=0.9863°);圆周的位置以钟点表示时,钟点与角度的换算为:如果一个圆周分为 12 小时,原始记录为某点某分,则 1 小时相当于 30°(360°/12=30°),1 分钟相当于 0.5°(30°/60=0.5°),如果一个圆周分为 60 分钟,原始记录为某分钟,则 1 分钟相当于 6°(360°/60=6°)。

(何立平　李　伟)

圆形分布的图示

　　圆形分布资料常用散布图表示,例数较少时,可将变量值直接在圆周上作点,以示分布,如例 1。频数分布资料,以同心圆的半径长度表示频数(或频率,即占总例数的百分比),在组中值的角度位置上画半径,如例 2。

　　例 1　试将 11 名 11~12 岁儿童的心电向量图额面 QRS 心电轴的角(度)绘图。

        —22   6   38   44   48   58   70   77   79   82   86

将这些数据在圆周上作点,见图1:

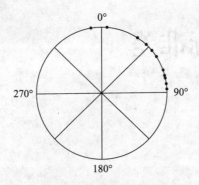

图1   11 名 11~12 岁儿童 QRS 心电轴角度分布

例 2   试将 129 名 7~9 岁儿童的心电轴频数分布(见表1)绘图。

表1   129 名 7~9 岁儿童的心电轴   单位:度

组段	组中值	频数
—90~20	—55	1
—20~0	—10	1
0~20	10	2
20~40	30	13
40~60	50	31
60~80	70	53
80~100	90	24
100~120	110	4
合计	—	129

绘图时,角度自0°开始,顺时针方向为正,逆时针方向为负,在组中值的角度位置上以各组段频数为半径作图。例如30°角半径的长度为13,50°角半径的长度为31,余类推,见图2。

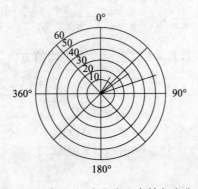

图2   129 名 7~9 岁儿童心电轴角度分布

                                                    (何立平   李   伟)

角均数和标准差

1 角均数

设有 n 个角 $\alpha_1, \alpha_2, \cdots, \alpha_n$，用 $\bar{\alpha}$ 表示样本角均数（也称为平均角 mean angle），它是总体角均数 μ_α 的估计值，计算公式为：

不分组资料：

$$\overline{X} = \sum_{i=1}^{n} \cos\alpha_i / n \tag{1}$$

$$\overline{Y} = \sum_{i=1}^{n} \sin\alpha_i / n \tag{2}$$

分组资料：

$$\overline{X} = \sum_{i=1}^{n} f_i \cos\alpha_i \bigg/ \sum_{i=1}^{n} f_i \tag{3}$$

$$\overline{Y} = \sum_{i=1}^{n} f_i \sin\alpha_i \bigg/ \sum_{i=1}^{n} f_i \tag{4}$$

分组资料中 f_i 表示每一组段的频数，α_i 表示每一组段角的组中值。

集中的度量 r 的计算公式：

$$r = \sqrt{\overline{X}^2 + \overline{Y}^2} \tag{5}$$

r 没有单位，取值为 $0 \sim 1$，若 $r=0$，表示没有平均的方向，即角的均数是不明确的；若 $r=1$，表示全部数据都集中在一个方向。

$$\sin\bar{\alpha} = \overline{Y} / r \tag{6}$$

$$\cos\bar{\alpha} = \overline{X} / r \tag{7}$$

$$\alpha_0 = \operatorname{arctg}(|\overline{Y}| / |\overline{X}|) \tag{8}$$

$$\bar{\alpha}=\begin{cases} \alpha_0 & \overline{X}>0, \overline{Y}>0 \\ 180°-\alpha_0 & \overline{X}<0, \overline{Y}>0 \\ 180°+\alpha_0 & \overline{X}<0, \overline{Y}<0 \\ 360°-\alpha_0 & \overline{X}>0, \overline{Y}<0 \\ 90° & \overline{X}=0, \overline{Y}>0 \\ 270° & \overline{X}=0, \overline{Y}<0 \\ 不定 & \overline{X}=0, \overline{Y}=0 \end{cases} \qquad (9)$$

2 角标准差

用 S 表示,也称为圆形标准差(circular standard deviation)或平均角离差(mean angle deviation),简称角离差(angular deviation),是表示圆形分布变异程度的指标,计算公式为:

$$S=\sqrt{-2\ln r}(弧度)$$

或

$$S=\left(\frac{180}{\pi}\right)\sqrt{-2\ln r}=57.29578\sqrt{-2\ln r}$$

r 和 S 是样本统计量,相应的总体参数是 ρ 和 σ。如果角的数值越集中,则 r 值越大,S 值越小,如,当一组数据的所有角度都相同时,这组数据无变异,$S=0$,$r=1$;反之,如果角的数值越分散,则 r 值越小,S 值越大,如当一组数据均匀分布在圆周上时,$r=0$,S 因平均角不能计算而无法计算,但 r 趋向于 0 时,S 趋向于无穷大。

例 计算 15 名婴儿出生时间的角均数和标准差。

表 1 15 名婴儿的出生时间

出生时间	α	$\sin\alpha$	$\cos\alpha$
4:15	63.75°	0.8969	0.4423
4:35	68.75°	0.9320	0.3624
1:45	26.25°	0.4423	0.8969
2:30	37.5°	0.6088	0.7934
3:20	50°	0.7660	0.6428
2:40	40°	0.6428	0.7660
4:50	72.5°	0.9537	0.3007
6:45	101.25°	0.9808	−0.1951
1:20	20°	0.3420	0.9397
1:50	27.5°	0.4617	0.8870
2:10	32.5°	0.5373	0.8434
3:30	52.5°	0.7934	0.6088
3:35	53.75°	0.8064	0.5913
5:05	76.25°	0.9713	0.2377
21:08	317°	−0.6820	0.7314
合计	—	9.4535	8.8486

首先将时间转化为角度,1 个点钟相当于 $15°$,1 分钟相当于 $0.25°$。

本例 $n=15$,

$$\overline{Y}=\frac{9.4535}{15}=0.6302$$

$$\overline{X}=\frac{8.8486}{15}=0.5899$$

$$r=\sqrt{0.6302^2+0.5899^2}=0.8632$$

由于 $\overline{X}$ 和 $\overline{Y}$ 都大于 0,所以:

$$\overline{\alpha}=\text{arctg}(\frac{0.6302}{0.5899})=0.8184 \text{ 弧度}=46.89°$$

$$S=\sqrt{-2\ln 0.8632}=0.5424 \text{ 弧度}=31.08°$$

将角均数和角标准差转化为时间,有:

$$\overline{\alpha}=3:07, S=2:04。$$

(何立平 李 伟)

角均数假设检验和可信区间

1 平均角的假设检验

平均角的假设检验也称为均匀性检验。样本平均角 $\overline{\alpha}$ 是总体平均角 μ_a 的估计值,样本 r 是总体 ρ 的估计值。一个所有角度都均匀分布在圆周的总体,总体中的角或方向随机分布,即总体没有平均方向,此时 $\rho=0$;若角度分布不是均匀的,则总体中的角或方向不呈随机分布,此时 $\rho \neq 0$。

平均角的假设检验步骤:

(1)建立假设,确定检验水准 α:

$$H_0: \rho=0$$

$$H_1: \rho \neq 0$$

$$\alpha=0.05$$

(2)确定 P 值:确定 P 值时有两种方法,一种是查表法,另一种是雷氏 z 检验(Rayleigh's z)。

①查表法。按 n 和计算的 r 值,查圆形分布 r 界值表(附表 13),若 $r<r_{\alpha(n)}$,$P>\alpha$;若 $r\geq r_{\alpha(n)}$,$P\leq\alpha$。

②雷氏 z 检验(应用条件:$n\geq 6$)。计算雷氏 z 值:

$$z=nr^2$$

然后查雷氏 z 值临界值表(附表 15),若 $z<z_\alpha$,$P>\alpha$;若 $z\geq z_\alpha$,$P\leq\alpha$。

(3)作出推断结论:

若 $P>\alpha$,则不拒绝 H_0,不认为存在集中趋势,平均角无意义。

若 $P\leq\alpha$,则拒绝 H_0,接受 H_1。认为存在集中趋势,平均角有意义。

注意 拒绝 H_0 时,只有当分布是单峰时,才能得出总体中有平均方向的结论;不拒绝 H_0 时,也不能认为总体分布一定是均匀的。

例 1 在"角均数及标准差"条目中例子资料是否存在总体角均数的假设检验?

(1)建立假设,确定检验水准 α:

$$H_0:\rho=0$$
$$H_1:\rho\neq 0$$
$$\alpha=0.05$$

(2)确定 P 值,可用查表法或雷氏 z 检验:

①查表法。$n=15$,$r=0.8632$,查圆形分布 r 界值表(附表 13),$r_{0.001(15)}=0.6489$,得到 $P<0.001$。

②雷氏 z 检验。计算雷氏 z 值:

$$z=nr^2=15\times 0.8632^2=11.1767$$

查雷氏 z 界值表(附表 15),$z_{0.001(15)}=6.316$,得到 $P<0.001$。

(3)作出推断结论:

$P<0.001$,拒绝 H_0,接受 H_1。可认为婴儿出生时间有一平均时间,其估计值为 3:07。

2　平均角的可信区间

平均角的可信区间公式:

95%可信区间公式:$\bar{\alpha}\pm\delta_{0.05}$

99%可信区间公式:$\bar{\alpha}\pm\delta_{0.01}$

其中 δ 可由 n 和得到的 r 值查平均角可信区间的 δ 值表得到。

例 2 例 1 中,$n=15$,$r=0.8632$,$\bar{\alpha}=46.89°$,试求总体角均数的 99%和 95%可信区间。

以 $n=15$,$r=0.8632$,用内插法,查平均角可信区间的 δ(度)值表,有 $\delta_{0.05}=16.6$,$\delta_{0.01}=24.2$。

平均角的 95%可信区间:46.89 ± 16.6,即(30.29°,63.49°),转化为时间是 2 点 1 分 10 秒~4 点 13 分 58 秒。

平均角的 99%可信区间:46.89 ± 24.2,即(22.69°,71.09°),转化为时间是 1 点 30 分 46 秒~4 点 44 分 22 秒。

(何立平　李　伟)

两个或多个角均数间的比较

1 两个样本角均数的比较的 Watson-Williams 检验

如果两个样本的平均角假设检验后都拒绝 H_0，说明都存在总体的平均角，这时可用 Watson-Williams 检验（G. S. Watson 与 E. J. Williams）来判断两个总体的平均角是否相等。假定两个样本的样本含量分别为 n_1、n_2，r 分别为 r_1、r_2。检验步骤为：

（1）建立假设，确定检验水准 α：

$$H_0 : \rho_1 = \rho_2 = \rho$$
$$H_1 : \rho_1 \neq \rho_2$$
$$\alpha = 0.05$$

（2）确定 P 值：Watson-Williams 检验的公式为：

$$t = \sqrt{\frac{K(N-2)(R_1 + R_2 - R)}{(N - R_1 - R_2)}}$$
$$\nu = N - 2$$

其中，$N = n_1 + n_2$，$R_1 = n_1 r_1$，$R_2 = n_2 r_2$，$R = Nr$，r 为两样本合并后求出的 r 值；K 为校正因子，可由 r 值查 Watson-Williams 检验用校正因子 K 值表（附表 16）得到。得到 t 值后，根据自由度查 t 界值表（附表 2）得到 P 值。

（3）作出推断结论

若 $P > \alpha$，则不拒绝 H_0，不可认为两总体的平均角不相等。

若 $P \leqslant \alpha$，则拒绝 H_0，接受 H_1。可认为两总体的平均角不相等。

注意 ①本法比较的必须是经均匀性检验均有意义的两个样本角均数；②当合并的 r 值达到 0.7 以上，本法效果较好。

例 1 某校学生 2008 年和 2009 年各月的痢疾发病人次如表 1 第（6）、（7）列所示，问两年痢疾的发病高峰季节是否相同？

（1）分别求两年的平均角，先列出计算表，如表 1 所示：

表 1　某校学生 2008 年和 2009 年学生痢疾平均角的计算表

月份	月中位累计天数	角度	$\sin\alpha_i$	$\cos\alpha_i$	痢疾发病人次 f_i		$f_i\sin\alpha_i$		$f_i\cos\alpha_i$	
					2008	2009	2008	2009	2008	2009
(1)	(2)	(3)	(4)	(5)	(6)	(7)	(8)	(9)	(10)	(11)
1	15.5	15.29	0.26	0.96	4	7	1.05	1.85	3.86	6.75
2	45	44.38	0.7	0.71	5	8	3.5	5.6	3.57	5.72
3	74.5	73.48	0.96	0.28	6	9	5.75	8.63	1.71	2.56
4	105	103.56	0.97	−0.23	7	11	6.8	10.69	−1.64	−2.58
5	135.5	133.64	0.72	−0.69	10	10	7.24	7.24	−6.9	−6.9
6	166	163.73	0.28	−0.96	16	15	4.48	4.2	−15.36	−14.4
7	196.5	193.81	−0.24	−0.97	120	150	−28.64	−35.8	−116.5	−145.67
8	227.5	224.38	−0.7	−0.71	210	190	−146.88	−132.9	−150.1	−135.79
9	258	254.47	−0.96	−0.27	180	120	−173.42	−115.62	−48.21	−32.14
10	288.5	284.55	−0.97	0.25	17	50	−16.45	−48.4	4.27	12.56
11	319	314.63	−0.71	0.7	8	10	−5.69	−7.12	5.62	7.03
12	349.5	344.71	−0.26	0.96	6	6	−1.58	−2.11	5.79	7.72
合计	—	—	—	—	589	588	−343.85	−303.73	−313.9	−295.14

再分别求两年的平均角,2008 年:

$\overline{X}_1 = -313.91/589 = -0.5330$,$\overline{Y}_1 = -343.85/589 = -0.5838$,

$r_1 = \sqrt{(-0.5330)^2 + (-0.5838)^2} = 0.7905$,$\overline{\alpha}_1 = 227.61°$。转化为时间是 8 月 16 日。

2009 年:

$\overline{X}_2 = -295.14/588 = -0.5019$,$\overline{Y}_2 = -303.73/588 = -0.5165$,

$r_2 = \sqrt{(-0.5019)^2 + (-0.5165)^2} = 0.7203$,$\overline{\alpha}_2 = 225.82°$。转化为时间是 8 月 14 日。

(2)分别对两年的平均角做均匀性检验:

$$H_0 : \rho_i = 0 \qquad i = 1,2$$
$$H_1 : \rho_i \neq 0$$
$$\alpha = 0.05$$

$n_1 = 589$,$r_1 = 0.7904$,查圆形分布 r 界值表(附表 13),近似 n 为 500 的临界值 $r_{0.001(500)} = 0.1174$,得到 $P < 0.001$,拒绝 H_0,说明 2008 年学生痢疾发病存在高峰季节,估计值为 8 月 16 日。

$n_2 = 588$,$r_2 = 0.7203$,查圆形分布 r 界值表(附表 13),近似 n 为 500 的临界值 $r_{0.001(500)} = 0.1174$,得到 $P < 0.001$,拒绝 H_0,说明 2009 年学生痢疾发病存在高峰季节,估计值为 8 月 14 日。

(3)两个样本角均数间的比较:

$$H_0 : \rho_1 = \rho_2 = \rho$$
$$H_1 : \rho_1 \neq \rho_2$$
$$\alpha = 0.05$$

为了计算 Watson-Williams 检验 t 值,首先有:

$$N = n_1 + n_2 = 589 + 588 = 1177,$$

$$\overline{X} = \frac{\sum f_1 \cos\alpha + \sum f_2 \cos\alpha}{N}$$

$$= \frac{(-313.91) + (-294.14)}{1177}$$

$$= -0.5175$$

$$\overline{Y} = \frac{\sum f_1 \sin\alpha + \sum f_2 \sin\alpha}{N}$$

$$= \frac{(-343.85) + (-303.73)}{1177}$$

$$= -0.5502$$

$$r = \sqrt{(-0.5175)^2 + (-0.5502)^2} = 0.7553$$

$$R = Nr = 1177 \times 0.7553 = 888.9893$$

$$R_1 = n_1 r_1 = 589 \times 0.7905 = 465.5880$$

$$R_2 = n_2 r_2 = 588 \times 0.7203 = 423.5088$$

根据 r 值查 Watson-Williams 检验用校正因子 K 值表(附表 16)得到 K 值,本例 $r = 0.76$,得到 K 值为 $K = 1.1528$。

$$t = \sqrt{\frac{1.1528(1177-2)(465.588 + 423.5088 - 888.9893)}{1177 - 465.588 - 423.5088}} = 0.7112$$

自由度为 $N - 2 = 1177 - 2 = 1175$,查 t 界值表(附表 2)得到 $P > 0.4$,不拒绝 H_0,不可认为两总体的平均角不相等,即 2008 年和 2009 年学生痢疾的发病高峰季节相同。

2　两个样本角均数的比较 U^2 检验

U^2 检验即 G. S. Watson 检验,是一种非参数法。该法对均匀性及合并 r 大小等无特殊要求,不必作平均角的均匀性检验及求合并 r 值。所用公式:

$$U^2 = \frac{n_1 n_2}{N} \left[\sum d^2 - \frac{(\sum d)^2}{N} \right]$$

其中 n_1、n_2 分别为两组的例数,N 为合计例数,d 为两组数据转化为角度后按从小到大的顺序排列分别求得的累计频数的差值。

例 2　某医院某天接诊的 6 个男性病人的发病时间为:23：50,0：30,1：40,2：00,2：30,2：40。6 个女性病人某病的发病时间为:23：30,0：10,0：40,1：30,1：50,

2：20,问男性病人和女性病人的发病时间有无差别?

先把时间转化为角度,把两组数据混和后按从小到大的顺序排列分别求累计频数,如表 2 所示:

表 2 6 个男性病人和 6 个女性病人累计频数的计算

男性病人		女性病人		d	d^2
角度(1)	累计频数(2)	角度(3)	累计频数(4)	(5)=(2)-(4)	(6)=(5)*(5)
		2.5	0.1667	−0.1667	0.027789
7.5	0.1667		0.1667	0	0
	0.1667	10	0.3333	−0.1666	0.027756
	0.1667	22.5	0.5000	−0.3333	0.111089
25	0.3333		0.5000	−0.1667	0.027789
	0.3333	27.5	0.6667	−0.3334	0.111156
30	0.5000		0.6667	−0.1667	0.027789
	0.5000	35	0.8333	−0.3333	0.111089
37.5	0.6667		0.8333	−0.1666	0.027756
40	0.8333		0.8333	0	0
	0.8333	352.5	1	−0.1667	0.027789
357.5	1		1	0	0

H_0:两组病人的发病时间相同

H_1:两组病人的发病时间不相同

$\alpha=0.05$

$$U^2 = \frac{6\times 6}{12}\left[0.5 - \frac{(-2)^2}{12}\right] = 0.5001$$

查 U^2 检验界值表(附表 17),$n_1=n_2=6$,$U^2_{0.02}=0.2639$,得到 $P<0.02$,拒绝 H_0,接受 H_1。可认为两组病人的发病时间不相同。

3 多个角均数的比较

用 Watson-Williams 检验(G. S. Watson 与 E. J. Williams),是两个角均数比较的 Watson-Williams 检验的推广,假定 k 个样本的相关统计量为 n_i、r_i、R_i,$i=1,2,\cdots,k$。

所用检验统计量的公式为:

$$F = K\left[(N-k)(\sum_{i=1}^{k}R_i - R)\right] / \left[(k-1)(N-\sum_{i=1}^{k}R_i)\right]$$

$$\nu_1=k-1, \nu_2=N-k$$

注意 本法比较的必须是经均匀性检验均有意义的多个样本角均数;当合并的 r 值达到 0.45 以上,本法效果较好。

(何立平 李 伟)

单峰圆形分布平均角的显著性检验

对于圆形分布数据,可以计算平均角 $\bar{a}$ 值和平均向量 r 值。还可以对圆形分布资料的总体进行假设检验。这些检验包括对圆形分布均匀性的检验,对圆形分布指定角度的检验。检验要求分布为单峰分布。这些检验称为单峰分布平均角的显著性检验(significance tests of the mean angle for unimodal distributions)。

1 Rayleigh 检验

在样本圆形分布数据中,如果角离差 s 较小,那么计算的平均角 $\bar{a}$ 可以作为总体平均角 μ_a 的较好估计值。如果平均向量 r 值较大,则 $\bar{a}$ 也是较好的 μ_a 的估计值。

检验总体圆形分布资料是否有一个平均方向,可以使用平均角的显著性检验。此检验称为 Rayleigh 检验。设:总体圆形分布资料没有平均方向,即总体的圆形分布是均匀的。由于存在抽样误差,而可能由随机样本计算出一个平均角度。Rayleigh 检验要求:抽样分布服从 Von Mises 分布。Von Mises 分布是指圆形分布类似于线性正态分布。总体分布可以是单峰分布。

Rayleigh 检验步骤及方法:

(1)建立检验假设:

$H_0: \rho = 0$,总体圆形分布为均匀分布;

$H_1: \rho \neq 0$,总体圆形分布为非均匀分布。

(2)计算检验统计量:

Rayleigh 检验要求样本 r 值要有一定的大小才能说明总体分布为非均匀分布。r 值的大小可参考 Rayleigh R 值 。公式为:

$$R = nr \tag{1}$$

也可用 Rayleigh z 值来检验总体平均角有无方向。公式为:

$$z = \frac{R^2}{n} \quad 或 \quad z = nr^2 \tag{2}$$

(3)确定 P 值:

①查表法:根据 a 值和 n 值,查阅 Rayleigh z 的临界值表(附表 15)得到 $z_{a,n}$ 的临界值。

②计算法:Greenwood 和 Durand 在 1955 年提出 Rayleigh R 值概率的良好近似值为:

$$P=\exp\left[\sqrt{1+4n+4(n^2-R^2)}-(1-2n)\right] \tag{3}$$

公式(3)的计算精确度：当 n 小到 10 时，可精确到 3 位小数；当 n 小到 5 时，可精确到 2 位小数。

(4)判断结论：如果拒绝 H_0，可以认为此圆形分布数据有一个平均总体方向。如果不拒绝 H_0，则可以认为圆形数据的总体分布是均匀的。

例1　调查 8 个角度数据。结果为：

$$45° \quad 55° \quad 81° \quad 96° \quad 110° \quad 117° \quad 132° \quad 154°$$

将 8 个数据绘制圆形散点图如图 1 所示。试分析：该资料是否为均匀的圆形分布。

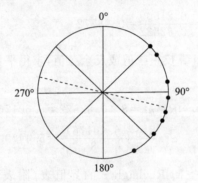

图1　例1的数据用圆形的散点图表示

图 1 中虚线为中位角 103°。

检验步骤：

(1)建立检验假设：

$H_0:\rho=0$ 总体为圆形的均匀分布

$H_1:\rho\neq0$ 总体为圆形的非均匀分布

$\alpha=0.05$

(2)计算统计量 z 值：

列表计算各种指标。

表1　平均角度 $\bar{\alpha}$ 计算表

编号	$\alpha_i(°)$	$\sin\alpha_i$	$\cos\alpha_i$
1	45	0.70711	0.70711
2	55	0.81915	0.57358
3	81	0.98769	0.15643
4	96	0.99452	−0.10453
5	110	0.93969	−0.34202
6	117	0.89101	−0.45399
7	132	0.74315	−0.66913
8	154	0.43837	−0.89879
合计		6.52069	−1.03134

①计算平均角:

$$n=8$$

$$Y=\frac{\sum f_i \sin\alpha_i}{n}=\frac{6.52069}{8}=0.81509$$

$$X=\frac{\sum f_i \cos\alpha_i}{n}=\frac{-1.03134}{8}=-0.12892$$

$$r=\sqrt{X^2+Y^2}=\sqrt{(-0.12892)^2+(0.81509)^2}=0.82522$$

$$\cos\bar{\alpha}=\frac{X}{r}=\frac{-0.12892}{0.82522}=-0.15623$$

$$\sin\bar{\alpha}=\frac{Y}{r}=\frac{0.81509}{0.82522}=0.98772$$

根据正弦值或余弦值,计算反正弦值或反余弦值,求得平均角 $\bar{\alpha}$ 为 99°。

②计算统计量 z 值:

$$R=nr=8\times0.82522=6.60176$$

$$z=\frac{R^2}{n}=\frac{(6.60176)^2}{8}=5.44790$$

根据 $\alpha=0.05$ 和 $n=8$ 查阅 Rayleigh z 的界值表(附表 15),得到临界值:$z_{0.05,8}=2.899$。本例:计算的 z 值为 5.44790,大于 z 的临界值。在 $\alpha=0.05$ 水准上,拒绝 H_0,接受 H_1。可以认为该数据的圆形分布为非均匀分布,即有一个总体的平均方向。本例的平均方向为 99°。

2 修正 Rayleigh 检验

Greenwood 和 Durand 在 1955 年提出了修正 Rayleigh 检验(modified Rayleigh test),用于检验圆形分布是否为均匀分布,也可以检验与指定平均角的差异是否有统计学意义。该检验也称为 V 检验。

指定平均角:是指理论或期望的平均角。如果科研人员预先期望抽样分布不均匀,则它将有一个指定的平均方向。例如,10 只鸟在其鸟巢西边的地点释放。可以期望这些鸟直接飞向东方,即 90°角的方向。

检验步骤及方法:

(1)建立检验假设:

$H_0:\rho=0$,总体方向为均匀分布

$H_1:\rho\neq0$,分布有一个总体方向

(2)计算检验统计量,公式为:

$$R=nr$$
$$V=R\cos(\bar{\alpha}-\mu_0) \tag{4}$$

式中,μ_0 为预测或指定的平均角。计算 u 值:

$$u = V\sqrt{\frac{2}{n}} \qquad (5)$$

如果数据为分组资料,则可以由校正值 r_c 来取代 r 值。公式为:

$$r_c = cr \qquad (6)$$

$$c = \frac{\dfrac{d\pi}{360°}}{\sin\left(\dfrac{d}{2}\right)} \qquad (7)$$

式中,c 为校正系数,d 为分组数据的组距度数。其中,d 值不能小于 30°。

(3)确定 P:根据 α 值和 n 值,查阅圆形均匀 V 检验的 u 界值表(附表 18),该表给出了 $u_{\alpha,n}$ 的临界值。

(4)判断结论:若不拒绝 H_0,则可以认为总体分布为均匀分布或总体分布无平均方向;否则,认为总体分布有平均方向。

例 2 将 10 只鸟在其鸟巢西边的地点释放。科研人员期望这些鸟直接飞向鸟巢的方向东方,即 90°角的方向。数据见表 2。试分析 10 只鸟的飞行方向有无平均方向。

表 2 平均角度 $\bar{\alpha}$ 计算表

编号	$\alpha_i(°)$	$\sin\alpha_i$	$\cos\alpha_i$
1	66	0.91355	0.40674
2	75	0.96593	0.25882
3	86	0.99756	0.06976
4	88	0.99939	0.03490
5	88	0.99939	0.03490
6	93	0.99863	−0.05234
7	97	0.99255	−0.12187
8	101	0.98163	−0.19081
9	118	0.88295	−0.46947
10	130	0.76604	−0.64279
合计		9.49762	−0.67216

【分析】此数据为圆形分析数据。10 只鸟的期望飞行方向是向着东方的鸟巢,即理论上 90°的方向。可以使用修正 Rayleigh 检验分析数据。

图 2 中虚线表示期望的平均角(90°)。

检验步骤如下:

(1)建立检验假设:

$H_0:\rho = 0$ 总体为圆形的均匀分布

$H_1:\rho \neq 0$ 总体为圆形的非均匀分布;指定的期望平均角为 90°

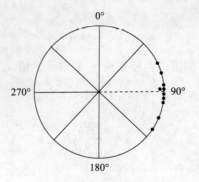

图2　例2的V检验数据

$\alpha=0.05$

(2)计算统计量 u 值：

①计算样本平均角：

$$n=10$$

$$Y=\frac{9.49762}{10}=0.94976$$

$$X=\frac{0.67216}{10}=-0.06722$$

$$r=\sqrt{(-0.06722)^2+(0.94976)^2}=0.95214$$

$$\sin\bar{\alpha}=\frac{Y}{r}=0.99750$$

$$\cos\bar{\alpha}=\frac{X}{r}=-0.07060$$

$\bar{\alpha}=94°$，即样本平均角为 $94°$。

②进行 V 检验并计算 u 值：

$$R=nr=10\times0.95214=9.52140$$

$$V=R\cos(94°-90°)=9.52140\times\cos(4°)$$

$$=9.52140\times0.99756=9.49821$$

$$u=V\sqrt{\frac{2}{n}}=9.49821\sqrt{\frac{2}{10}}=4.24773$$

(3)确定 P 值：根据 $\alpha=0.05$ 和 $n=10$，查阅圆形均匀 V 检验的 u 界值表（附表 18），$u_{0.05,10}=1.648$。本例：计算的 $u=4.248$，大于 u 的临界值 1.648，则 $P<0.05$。在 $\alpha=0.05$ 水准上，拒绝 H_0，接受 H_1。可以认为，此圆形分布为非均匀分布并且有一个 $90°$ 的角方向。即 10 只鸟的飞行方向为向东方的 $90°$。

3　平均角的单样本检验

平均角的单样本检验（one－sample test for the mean angle），类似于单样本 t 检验。主要用于：检验总体平均角是否等于指定的角度 μ_0。

检验步骤及方法如下：

(1)建立检验假设：

$H_0:\mu_a=\mu_0$,总体平均角等于指定的角度

$H_1:\mu_a\neq\mu_0$,总体平均角不等于指定的角度

取 $\alpha=0.05$

(2)计算可信区间。

计算 μ_a 的 $1-\alpha$ 的可信区间。公式为：

$$\mu_a\pm d \tag{8}$$

(3)确定 P 值,判断结论：

如果 μ_0 落在 μ_a 的 $1-\alpha$ 可信区间以内,不拒绝 H_0。如果 μ_0 落在 μ_a 的 $1-\alpha$ 可信区间以外,则拒绝 H_0,接受 H_1。

例3 应用例2的数据,进行平均角的单样本检验。

检验步骤如下：

$H_0:\mu_a=90°$,总体平均角为 $90°$

$H_1:\mu_a\neq90°$,总体平均角不等于 $90°$

对例2的数据进行计算得：

$$r=0.95214$$
$$\bar{\alpha}=94°$$

已知：$\alpha=0.05,n=10$,计算 R 值：

$$R=nr=10\times0.95214=9.52140$$

$$\chi^2_{0.05,1}=3.841$$

$$d=\arccos\left[\frac{\sqrt{n^2-(n^2-R^2)e^{\chi^2_{a,1}/n}}}{R}\right]$$

$$=\arccos\left[\frac{\sqrt{10^2-(10^2-9.52140^2)e^{3.841/10}}}{9.52140}\right]$$

$$=\arccos(0.97557)=13°$$

于是,μ_a 的 95% 可信区间是 $94°\pm13°$,即为：$(81°,107°)$。

由于此可信区间包含检验假设的指定平均角 $90°$(即 $\mu_a=90°$),因此,不拒绝 H_0。可以认为,10 只鸟的飞行方向为向东方的 $90°$。

参考文献

[1] Jerrold H Zar. Biostatistical Analysis. Fourth dition. Prentice-Hall,Inc, 1999:616−621.

[2] Durand D, J A Greenwood. Modifications of the Rayleigh test for uniformity in analysis of two-dimensional orientation data. J. Geol, 1958, 66(3):229−238.

[3] Batschelet E. Circular Statistics in Biology. New York:Academic Press, 1981:66−69.

[4] Mardia K V. Statistics of Directional Data. New York:Academic Press, 1972:112.

[5] Rao J S. Some tests based on arc-lengths for the circle. Sankhya:Indian J. Statist. Ser, 1976,38 (4):329-338.

（程　琮　刘一志）

圆形分布中位角的显著性检验

　　圆形分布数据可以对其平均角进行显著性检验,也可以检验其中位角。圆形分布数据中位角的显著性检验(significance test of the median angle)是一组检验方法,也统称为Omnibus 检验。

1　Hodges-Ajne 检验

　　相对于 Rayleigh 检验的另一种检验就是所谓的 Hodges-Ajne 检验。该检验并没有假设样本来自一个指定的分布。它对单峰分布、双峰分布和多峰分布检验效果良好。

　　设:抽取一个圆形数据的样本,确定在 180°范围内出现最小值。即在圆的中心画出一个直径,并且沿着中心圆点旋转这条直径,直到在直径线的每一边的数据个数出现最大的差别。例如,如果直径是垂直的即通过了 0°到 180°,则将有 10 个数据在线的一边,有 14 个数据在线的另一边。如果直径是水平的(即在 90°到 270°),则将有 3.5 个点在线的一边,而有 20.5 个点在线的另一边。如果直径沿逆时针方向轻轻旋转,见本例圆形散点图的虚线所示,那么将有 3 个点在虚线的一边即下方,有 21 个点在虚线的另一边即上方。此时,没有任何一条线可将数据分为一边有更少的数据,而另一边有更多的数据。计算检验统计量 m 值,即能够被直径分到一边的最少数据个数。本例中,$m=3$。

　　设:圆形分布为均匀分布,则出现这样小的 m 的概率为:

$$P = 2^{1-n}(n-2m)C_n^m \tag{1}$$

　　可以用查表法取代公式(1)计算的概率。根据 α 值和 n 值,查阅 Hodges-Ajne 检验 m 临界值表(附表 19)。此表给出了 $\alpha=0.05$ 时,n 在 9~50 范围内的 m 临界值。若 $n > 50$ 时,P 值可由下列近似法来确定:

$$P \approx \frac{\sqrt{2\pi}}{A} e^{-\pi^2/(8A^2)} \tag{2}$$

式中:

$$A = \frac{\pi\sqrt{n}}{2(n-2m)} \tag{3}$$

例1　调查了由 24 个圆形数据(°)组成的一个样本,并绘制圆形散点图(见图1)。数据如下:

10　15　25　30　30　30　35　45　50　60　75　80　100　110

255　270　280　280　300　320　330　350　350　355

试分析圆形分布数据是否为均匀性分布。

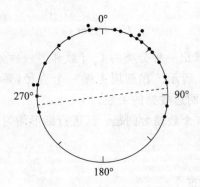

图 1　圆形数据散点图

【分析】可以考虑使用 Hodges-Ajne 检验。

检验步骤及方法如下:

(1)建立假设检验:

H_0:总体为圆形均匀分布

H_1:总体为圆形非均匀分布

取双侧 $\alpha = 0.05$

(2)计算统计量并确定 P 值:

①查表法:

已知:$n = 24$,$m = 3$,取 $\alpha = 0.05$。

根据 $\alpha = 0.05$ 和 $n = 24$,查 Hodges-Ajne 检验 m 临界值表(附表19),得临界值为 $m_{0.05, 24}$ $= 4$。本例:$m = 3$ 小于临界值 4,则 $P < 0.05$。在 $\alpha = 0.05$ 水准上,拒绝 H_0。

注意　m 值越小,P 值越小。

②计算概率法:

计算结果如下:

$$
\begin{aligned}
P &= 2^{1-n}(n-2m)C_n^m \\
&= 2^{1-24}(24 - 2 \times 3)C_{24}^3 \\
&= 2^{-23} \times 18 \times \frac{24!}{3! \times (24-3)!} = 0.00434
\end{aligned}
$$

(3)判断结论:由于 P 值小于 0.05,拒绝 H_0。可以认为此数据为圆形非均匀分布,即有一个总体的平均方向。

注意　本例数据也可进行 Rayleigh 检验,结果为:$\bar{\alpha} = 12°$,$r = 0.56305$,$R = 13.51320$,$z = 7.60861$,$P < 0.001$。结论与 Hodges-Ajne 检验相同。

2 修正 Hodges-Ajne 检验

Batschelet 在 1981 年提出了修正 Hodges-Ajne 检验,也称为 Batschelet 检验。该检验主要用于检验圆形分布的均匀性及指定角。它是应用非参数方法来检验圆形分布的均匀性及指定角。此检验要计算样本数据落入指定角为 90°以内的数据个数。此计数称为 m',检验统计量为:

$$C = n = m' \tag{4}$$

若已知:$P=0.5$,并且求出一种分类的 C 计数和另一种分类的 m' 计数,则可以进行双侧二项分布检验。如图 2 所示。在圆周上做一个直径,要求对该直径做一个指定角(45°)的垂线,并计算该垂线两边数据的个数。

例 2 仍然以例 1 的 24 个数据为例题。试进行圆形均匀性检验。

检验步骤及方法:

(1)建立假设检验:

H_0:总体为圆形均匀分布

H_1:总体为圆形非均匀分布,并且集中于 45°角

取双侧 $\alpha=0.05$

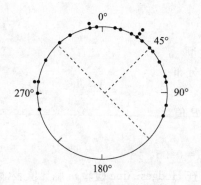

图 2 圆形分布数据散点图

(2)计算统计量:

已知:$n=24$,$P=0.5$,$m'=19$,$C=5$。

应用二项分布检验,查 $P=0.5$ 时符号检验或二项检验 C 临界值表(附表 23),双侧界值有:$C_{0.05(2),(24)}=6$。本例:$C=5$ 小于界值 6,则 $P<0.05$。在 $\alpha=0.05$ 水准上,拒绝 H_0,接受 H_1。

(3)判断结论:由于 P 小于 0.05,可以认为此圆形数据为非均匀分布。

3 中位角的显著性检验

中位角的显著性检验是应用了非参数检验方法中的二项分布检验,来检验总体中位角是否等于某一指定角。此方法是基本原理:假设数据服从二项分布,即 $P=0.5$;通过计数观察角在直径两边出现的个数 X,查阅 $P=0.5$ 的二项分布表(附表 21),累加阳性个

数 X 两侧的概率 P 值。然后,根据 P 值大小作出判断及结论。

例3　调查 8 个样本数据(°)如下:

97　104　121　159　164　172　195　213

将数据绘制圆形数据散点图,见图 3。

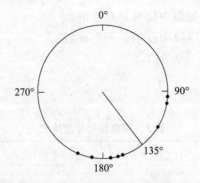

图 3　圆形分布数据散点图。指定角为 135°

计算样本中位角为:$(159°+164°)/2=161.5°$。期望的指定角即总体中位角为 135°。试进行中位角的显著性检验。

检验步骤及方法:

(1)建立假设检验:

H_0:总体中位角等于 135°

H_1:总体中位角不等于 135°

取双侧 $\alpha=0.05$

(2)计算 P 值:

已知:$n=8$,$P=0.5$。有 3 个样本数据角度小于 135°,有 5 个数据大于 135°。查阅二项分布界值表(附表 21),当 $n=8$,出现的阳性数 X 为 3 和 5 时,将 X 小于等于 3 和 X 大于等于 5 的 P 值相加,得到双侧累积概率:$P=0.727$。

(3)判断结论:由于 $P=0.727$,大于 0.05,在 $\alpha=0.05$ 水准上,不拒绝 H_0。可以认为该数据的总体中位角等于 135°。

4　中位角对称性检验

应用非参数方法的 Wilcoxon 配对样本(Wilcoxon paried-sample)检验,或称为 Wicoxon 符号秩(Wilcoxon signed-rank)检验,可以进行圆形分布中位角的对称性(symmetry)检验。

先计算每个角度数据 X_i 与中位角的离差,即 $d_i=(X_i-$中位角)。然后,再分析 d_i 值。

假设检验为:

(1)双侧检验 H_0:圆形数据的基本分布不偏离中位角。

(2)单侧检验 H_0:圆形数据的基本分布偏离中位角的指定方向。

其中:

T_-表示:分布是否偏离中位角的顺时针(clockwise)方向;

T_+表示:分布是否偏离中位角的逆时针(counterclockwise)方向。

例 4 应用例 3 的数据,检验中位数角的对称性。

检验步骤及方法:

(1)建立检验假设:

H_0:圆形数据基本分布围绕中位角是对称的

H_1:圆形数据基本分布围绕中位角是不对称的

由数据计算的样本中位角为 161.5°

取双侧:$\alpha=0.05$

(2)计算统计量:

表 1 中位角对称性检验

$x_i(°)$	$d_i=x_i-$中位数	$|d_i|$的秩次	$|d_i|$的符号秩次
97	−64.5	8	−8
104	−57.5	7	−7
121	−40.5	5	−5
159	−2.5	1.5	−1.5
164	2.5	1.5	1.5
172	10.5	3	3
195	33.5	4	4
213	51.5	6	6
合计			$T_+=14.5,T_-=-21.5$

计算正秩和与负秩和:

$$T_+=1.5+3+4+6=14.5,$$
$$T_-=-8-7-5-1.5=-21.5$$

(3)确定 P 值:

根据双侧 $\alpha=0.05,n=8$,查表 2(符号秩和检验用 T 界值表),得:$T_{0.05(2),8}=3$。

表 2 符号秩和检验用 T 界值表

n	$P(1)$ $P(2)$	0.05 0.10	0.025 0.05	0.01 0.02	0.005 0.01	n	$P(1)$ $P(2)$	0.05 0.10	0.025 0.05	0.01 0.02	0.005 0.01
5		0				16		35	29	23	19
6		2	0			17		41	34	27	23
7		3	2	0		18		47	40	32	27
8		5	3	1	0	19		53	46	37	32
9		8	5	3	1	20		60	52	43	37
10		10	8	5	3	21		67	58	49	42
11		13	10	7	5	22		75	65	55	48
12		17	13	9	7	23		83	73	62	54
13		21	17	12	9	24		91	81	69	61
14		25	21	15	12	25		100	89	76	68
15		30	25	19	15						

摘自:山内二郎:统计数值表,267,JSA−1972。

(4)判断结论；

由于：T_+ 或 T_- 的绝对值均大于 $T_{0.05(2),8}=3$，则 $P>0.05$。在 $\alpha=0.05$ 水准上，不拒绝 H_0。可以认为此圆形分布数据围绕中位角是对称的。

参考文献

[1] Jerrold H Zar. Biostatistical Analysis. Fourth Edition. Prentice-Hall, Inc, 1999：621－625.

[2] Hoges J L, Jr. P H Ramsey, S Wechsler. A bivariate sign test. Snn. Math. Statist, 1955, 26(3)：523－527.

[3] Ajne B. A simple test for uniformity of a circular distribution. Biometrika, 1968, 55(2)：343－354.

[4] Batschelet E. Circular Statistics in Biology. New York：Academic Press, 1981：64－66.

（程 琮 刘一志）

中位角及角距离的显著性检验

1 两样本及多样本中位角检验

Fisher 在 1933 年提出两个样本或多个样本中位数的比较方法（two-sample and multisample testing of median angles）。应用条件：每个样本含量不能小于 10 例；总中位数（grand median）在 90°以内，即指所有 k 个样本的所有 N 个数据的中位数在 90°以内。该检验的检验假设为：

(1)建立检验假设：

H_0：所有 k 个总体中位数相等

H_1：所有 k 个总体中位数不全相等

$\alpha=0.05$

(2)计算检验统计量 W 值：

设 m_i 为第 i 个样本的数据个数，数据角度范围：在总中位数与总中位数－90°之间，则有公式：

$$M = \sum_{i=1}^{k} m_i \tag{1}$$

检验统计量 W 的计算公式为：

$$W = \frac{N^2}{M(N-M)} \sum_{i=1}^{k} \frac{m_i^2}{n_i} \quad \frac{NM}{N-M} \tag{2}$$

(3)确定 P 值,推断结论:

检验统计量 W 值,可以与自由度为 $\nu = k-1$ 的 χ^2 值进行比较。

若检验统计量 W 值小于卡方界值,则 $P > 0.05$,不拒绝 H_0。

结论:可以认为所有 k 个总体中位数相等。各样本的总中位数是 k 个总体中每个中位数的最好估计值。

2 两样本及多样本角距离的检验

2.1 两样本检验

两样本角距离的检验(two-sample testing of angular distances)由 Wallraff 在 1979 年提出。角距离,简单地说是在圆内角度的两点之间最短的距离。例如,95°和120°的角距离是25°。340°和30°之间的角距离50°。190°和5°之间的角距离是175°。一般来说,两个角 α_1 和 α_2 之间的角距离,记为 $d_{\alpha_1 - \alpha_2}$。于是,$d_{95° - 120°} = 25°$,等等。

角距离主要用于描述数据偏离一个指定方向的程度。例如,已训练的动物往指定方向中运动的方向,或是动物"回家"的方向,或是动物向有食物气味运动的方向等。也可以是针对生物的生理或行为的活动时间,如出生时间或死亡时间等。

设有两个样本,即样本 1 和样本 2。每个样本的总体角度为 μ_1 和 μ_2。μ_1 和 μ_2 可以相同或不同。检验分析:样本 1 角距离($d_{\alpha_{1i} - \mu_1}$)与样本 2 角距离($d_{\alpha_{2i} - \mu_2}$)是否不同。

根据研究目的及资料特征,可以使用单侧检验或双侧检验。如果有理由认为一个样本的角距离高于另一个样本的角距离时,可以使用单侧检验。具体检验步骤,使用了 Mann-Whitney 检验方法。计算公式为:

$$U = n_1 n_2 + \frac{n_1(n_1 + 1)}{2} - R_1 \tag{3}$$

2.2 多样本检验

如果超过两个样本时,各样本的角离差(angular deviation)应该合并且编排秩次。可以应用 Kruskal-Wallis 检验处理数据。如果必要,也可以进行非参数的多重比较检验。

例 1 两样本角距离检验。两种性别的鸟被运到外地再放飞。7 只雄性鸟与 6 只雌性鸟飞行的方向测量数据见表 1。两种性别鸟的回家方向是 135°。

【分析】本例为两个样本角距离的检验。先计算角距离,所有数据均与总体方向 135° 角相减并取绝对值。再对角距离由小到大统一编排秩次,并且使用 Mann-Whitney 方法进行检验。如出现相同角距离,求其平均秩次。

检验步骤如下:

(1)建立检验假设:

H_0:雄性鸟与雌性鸟的回家方向相同

H_1:雄性鸟与雌性鸟的回家方向不相同

取双侧 $\alpha = 0.05$

表 1　两样本角距离检验数据(总体方向为 135°)

编号	雄性鸟			雌性鸟		
	飞行方向(°)	角距离(°)	秩次	飞行方向(°)	角距离(°)	秩次
1	145	10	6	160	25	12.5
2	155	20	11	135	0	1
3	130	5	2.5	145	10	6
4	145	10	6	150	15	9.5
5	145	10	6	125	10	6
6	160	25	12.5	120	15	9.5
7	140	5	2.5			
合计	$n_2=7$		$R_2=46.5$	$n_1=6$		$R_1=44.5$

(2)计算检验统计量 U 值：

定义：$n_1 \leqslant n_2$。对于双侧 Mann-Whitney 检验，有：

$$n_1=6, R_1=44.5; n_2=7, R_2=46.5$$

$$U=n_1 n_2+\frac{n_1(n_1+1)}{2}-R_1=6\times7+\frac{6\times(6+1)}{2}-44.5=18.5$$

(3)确定 P 值，推断结论：

根据：$n_1=6, n_2=7$，查 Mann-Whitney U 检验临界值表(附表 24)，得双侧界值为：$U_{0.05(2),6,7}=36$。

本例，计算的 U 值为 18.5，小于界值 $U_{0.05(2),6,7}=36$，则 $P>0.05$。在 $\alpha=0.05$ 水准上，不拒绝 H_0。

结论：雄性鸟与雌性鸟的回家方向相同。

3　两样本及多样本角离散度检验

角距离检验方法也可以应用于角离散度(angular dispersion)的检验。样本 1 的角离散度为 $d_{\alpha_{1i}-\bar{\alpha}_1}$，样本 2 的角离散度为 $d_{\alpha_{2i}-\bar{\alpha}_2}$。计算圆形数据的角离均差(deviation of circular data from their mean)。

两样本的角距离应合并，然后，应用 Mann-Whitney 检验对数据编排秩次，可以使用单侧或双侧检验。

多样本检验

如果要比较三个及以上样本的角离散度，可以使用 Kruskal-Wallis 检验。进一步可以使用非参数的多重比较。

例 2　两样本角离散度检验。

研究人员调查每天男女性的出生时间，数据见表 2。两性的平均时间被确定。男性为：$\bar{\alpha}_1=7:55$AM；女性为：$\bar{\alpha}_2=8:15$AM。

表 2 两样本角离散度检验

编号	男性			女性		
	时间	角距离(时间)	秩次	时间	角距离(时间)	秩次
1	05：10	2：45	11	08：15	0：00	1
2	06：30	1：25	4	10：20	2：05	8.5
3	09：40	1：45	6	09：45	1：30	5
4	10：20	2：25	10	06：10	2：05	8.5
5	04：20	3：35	13	04：05	4：10	14
6	11：15	3：20	12	07：50	0：25	2
7				09：00	0：45	3
8				10：10	1：55	7
合计	$n_1 = 6$		$R_1 = 56$	$n_2 = 8$		$R_2 = 49$

检验步骤如下：

(1)建立检验假设：

H_0：男女性出生时间的变异度相同

H_1：男女性出生时间的变异度不同

取双侧 $\alpha = 0.05$

(2)计算检验统计量

将男性与女性的出生时间分别与其平均时间相减，取其绝对值。例如：第 1 个男孩出生时间的角距离为：5：10－7：55＝2：45。余类推。

定义：$n_1 \leqslant n_2$。对于双侧 Mann-Whitney 检验，有：

$$n_1 = 6, R_1 = 56; n_2 = 8, R_2 = 49$$

$$U = n_1 n_2 + \frac{n_1(n_1+1)}{2} - R_1 = (6)(8) + \frac{6(7)}{2} - 56 = 13$$

(3)确定 P 值，推断结论：

根据：$n_1 = 6, n_2 = 8$，查 Mann-Whitney U 检验界值表（附表 24），得双侧界值为：$U_{0.05,6,8} = 40$。

本例，计算的 U 值为 13，小于界值 $U_{0.05,6,8} = 40$，则 $P > 0.05$。在 $\alpha = 0.05$ 水准上，不拒绝 H_0。

结论：男女性出生时间的变异度相同。

参考文献

[1] Zar J H. Biostatistical analysis. Prentice-Hall, Inc, 1999:637－639

[2] Wallraff H G. Goal-oriented and compass-oriented moments of displaced homing pigeons after confinement in differentially shielded aviaries. Behav. Ecol. Sociobiol, 1979, 5:201－225.

[3] Mardia K V. Measures of multivariate skewness and kurtosis with applications. Biometrica,1970, 57(3):519—530.

[4] Everitt B S. A Monte Carlo investigation of the robustness of Hotelling's one-and two-sample tests. J Amer Statist Assoc,1979,74(365):48—51.

（程 琮 刘一志）

圆形分布指标的二级分析

1 平均角的均数

计算多个样本平均角的均数(mean of mean angles)或平均角的总均数(grand mean)称为圆形分布指标的二级分析(second-order analysis)。平均角的总均数也称为二级平均角(second-order mean angle)。计算总平均角,不能对多个样本平均角直接求均值。

若计算多个样本平均角的总平均角,应该知道多个样本向量的长度 r 值。一般来说,所有样本角度资料的 $r=1$ 及 $s=0$ 几乎是不可能的。总平均角的计算公式在直角坐标系中为:

$$\bar{X} = \frac{\sum_{j=1}^{k} X_j}{k} \tag{1}$$

$$\bar{Y} = \frac{\sum_{j=1}^{k} Y_j}{k} \tag{2}$$

式中: X_j 和 Y_j 分别是 X 和 Y 的测量值, k 为样本个数。如果没有 X 和 Y,但已知每个样本的 $\bar{\alpha}$ 和 r 值,则有公式:

$$\bar{X} = \frac{\sum_{j=1}^{k} r_j \cos\bar{\alpha}_j}{k} \tag{3}$$

$$\bar{Y} = \frac{\sum_{j=1}^{k} r_j \sin\bar{\alpha}_j}{k} \tag{4}$$

此时,所有样本的样本含量 n_j 均要相等。如果样本含量稍有不同,对总平均角的影响也不会太大。

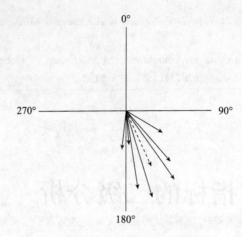

图 1 平均向量及其均数

图中实线为 7 个样本的平均向量 r 值。虚线为平均向量的均数。

例 1 科研人员在特别明亮的条件下,允许 7 只蝴蝶在实验室房间的中心飞 10 次。记录每只蝴蝶每次飞行的角度。先计算出 7 只蝴蝶飞行的平均角 $\bar{a}$ 和 r 值。试计算 7 只蝴蝶飞行的总平均角。

表 1 多样本数据总平均角的计算

样本(j)	平均角($\bar{\alpha}_j$)	r_j	$X_j = r_j\cos\bar{\alpha}_j$	$Y_j = r_j\sin\bar{\alpha}_j$
1	160	0.8954	-0.84140	0.30624
2	169	0.7747	-0.76047	0.14782
3	117	0.4696	-0.21319	0.41842
4	140	0.8794	-0.67366	0.56527
5	186	0.3922	-0.39005	-0.04100
6	134	0.6952	-0.48293	0.50009
7	171	0.3338	-0.32969	0.05222
合计			-3.69139	1.94906

已知:$k = 7$,$\sum r_j\cos\bar{\alpha}_j = -3.69139$,$\sum r_j\sin\bar{\alpha}_j = 1.94906$

$$\bar{X} = \frac{\sum r_j\cos\bar{\alpha}_j}{k} = \frac{-3.69139}{7} = -0.52734 \quad \bar{Y} = \frac{\sum r_j\sin\bar{\alpha}_j}{k} = \frac{1.94906}{7} = 0.27844$$

$$r = \sqrt{\bar{X}^2 + \bar{Y}^2} = \sqrt{(-0.52734)^2 + (0.27844)^2} = \sqrt{0.35562} = 0.59634$$

$$\cos\bar{\alpha} = \frac{\bar{X}}{r} = \frac{-0.52734}{0.59634} = -0.88429$$

$$\sin\bar{\alpha} = \frac{\bar{Y}}{r} = \frac{0.27844}{0.59634} = 0.46691$$

对-0.88249值取反余弦或对0.46691取反正弦得到:$\bar{a}=152°$。结论:7只蝴蝶飞行的总平均角为$152°$。总的r值为0.59634。

2 二级平均角的可信区间

二级平均角是总体平均角(population angle)μ_a的样本估计值。对于一级圆形分布数据,可以计算总体平均角μ_a的可信区间。对于二级圆形分布数据,首先要对平均角进行显著性检验。当得到结论为圆形资料有显著的方向性时,才能进一步计算二级平均角总均角的可信区间。

Batschelet在1981年提出计算二级平均角可信区间的方法。计算公式如下:

$$A = \frac{k-1}{\sum x^2} \tag{5}$$

$$B = \frac{(k-1)\sum xy}{\sum x^2 \sum y^2} \tag{6}$$

$$C = \frac{k-1}{\sum y^2} \tag{7}$$

$$D = \frac{2(k-1)\left[1-\frac{(\sum xy)^2}{\sum x^2 \sum y^2}\right]F_{a(1),2,k-2}}{k(k-2)} \tag{8}$$

$$H = AC - B^2 \tag{9}$$

$$G = A\overline{X}^2 - 2B\overline{X}\overline{Y} + C\overline{Y}^2 - D \tag{10}$$

$$U = H\overline{X}^2 - CD \tag{11}$$

$$V = \sqrt{DGH} \tag{12}$$

$$W = \overline{HXY} + BD \tag{13}$$

$$b_1 = \frac{W+V}{U} \tag{14}$$

$$b_2 = \frac{W-V}{U} \tag{15}$$

指标b_1和b_2可以独立进行检验,每个都产生一个可信区间。公式为:

$$M = \sqrt{1+b_i^2} \tag{16}$$

最后确定角度:

$$\sin e = \frac{b_i}{M} \tag{17}$$

$$\cos e = \frac{1}{M} \tag{18}$$

可信限是所确定的角度,或角度再加上$180°$。它更接近样本平均角。如果角度加上$180°$而又大于$360°$的话,则可以再简单地减去$360°$。可信限并不一定与平均角对称。

例 2 计算一组平均角的均值的可信区间。仍然使用例 1 的数据。其 $\bar{\alpha}=152°$。

表 2　7 只蝴蝶飞行的角度数据

样本 j	X_j	X_j^2	Y_j	Y_j^2	$X_j Y_j$
1	-0.84140	0.70795	0.30624	0.09378	-0.25767
2	-0.76047	0.57831	0.14782	0.02185	-0.11241
3	-0.21319	0.04545	0.41842	0.17508	-0.08920
4	-0.67366	0.45382	0.56527	0.31953	-0.38080
5	-0.39005	0.15214	-0.04100	0.00168	0.01599
6	-0.48293	0.23322	0.50009	0.25009	-0.24151
7	-0.32969	0.10870	0.05222	0.00273	-0.01722
合计	-3.69139	2.27959	1.94906	0.86474	-1.08282

计算 95% 可信区间,取显著性水平: $\alpha=0.05$

计算结果如下:

$$\bar{X}=\frac{\sum X_j}{k}=\frac{-3.69139}{7}=-0.52734$$

$$\bar{Y}=\frac{\sum Y_j}{k}=\frac{1.94906}{7}=0.27844$$

$$\sum x^2=\sum X_j^2-\frac{(\sum X_j)^2}{k}=2.27959-\frac{(-3.69139)^2}{7}=0.33297$$

$$\sum y^2=\sum Y_j^2-\frac{(\sum Y_j)^2}{k}=0.86474-\frac{(1.94906)^2}{7}=0.32205$$

$$\sum xy=\sum X_j Y_j-\frac{\sum X_j \sum Y_j}{k}=-1.08282-\frac{(-3.69139)(1.94906)}{7}=-0.05500$$

$$A=\frac{k-1}{\sum x^2}=\frac{7-1}{0.33297}=18.01964$$

$$B=\frac{(k-1)(\sum xy)}{\sum x^2 \sum y^2}=-\frac{(7-1)(-0.05500)}{(0.33297)(0.32205)}=3.07741$$

$$C=\frac{k-1}{\sum y^2}=\frac{7-1}{0.32205}=18.63065$$

根据单侧 $\alpha=0.05$,分子自由度 $\nu_1=2$,分母自由度 $\nu_2=k-2=7-2=5$,查 F 界值表(附表 6),有:

$$F_{\alpha(1),2,k-2}=F_{0.05(1),2,5}=5.79$$

$$D = \frac{2(k-1)\left[1 - \frac{(\sum xy)^2}{\sum x^2 \sum y^2}\right]F_{\alpha(1),2,k-2}}{k(k-2)}$$

$$= \frac{2(7-1)\left[1 - \frac{(-0.05500)^2}{(0.33297)(0.32205)}\right](5.79)}{7(7-2)} = 1.92914$$

$$H = AC - B^2 = (18.01964)(18.63065) - (-3.07741)^2 = 326.24715$$

$$G = A\overline{X}^2 + 2B\overline{XY} + C\overline{Y}^2 - D$$

$$= (18.01964)(-0.52734)^2 + 2(3.07741)(-0.52734)(0.27844)$$

$$+ (18.63065)(0.27844)^2 - 1.92914 = 3.62258$$

$$U = H\overline{X}^2 - CD$$

$$= (326.24715)(-0.52734)^2 - (18.63065)(1.92914) = 54.78411$$

$$V = \sqrt{DGH} = \sqrt{(1.92914)(3.62258)(326.24715)} = 47.74899$$

$$W = \overline{HXY} + BD$$

$$= (326.24715)(-0.52734)(0.27844) + (3.07741)(1.92914) = -41.96695$$

$$b_1 = \frac{W+V}{U} = \frac{-41.96695 + 47.74899}{54.78411} = 0.10554$$

$$b_2 = \frac{W-V}{U} = \frac{-41.96695 - 47.74899}{54.78411} = -1.63763$$

对于 b_1：$M = \sqrt{1+b_1^2} = \sqrt{1+(0.10554)^2} = 1.00555$

$$\mathrm{sine} = \frac{b_1}{M} = \frac{0.10554}{1.00555} = 0.10496$$

$$\cos e = \frac{1}{M} = \frac{1}{1.00555} = 0.99448$$

由正弦值取反正弦值或余弦值取反余弦值,计算的角度约为 6°。因此,可信限有两种可能的角度。或者为 6°,或者为 6°+180°=186°。而 186°更接近平均角 152°。

对于 b_2：$M = \sqrt{1+b_2^2} = \sqrt{1+(-1.63763)^2} = 1.91881$

$$\mathrm{sine} = \frac{b_2}{M} = \frac{-1.63763}{1.91881} = -0.85346$$

$$\cos e = \frac{1}{M} = \frac{1}{1.91881} = 0.52116$$

由正弦值或余弦值取反正弦值或反余弦值计算的角度为 301°。因此,第二个可信区间也有两种可能的角度。或者为 301°,或者为 310°+180°=481°,481°-360°=121°。121°则更接近平均角 152°。

参考文献

[1] Jerrold H Zar. Biostatistical Analysis. 4th edition. Prentice-Hall, Inc,1999:608—614.

［2］ Batschelet E. Second-order statistical analysis of directions.//Schmidt-Koenig K，Keeton W T. Animal Migration，Navigation，and Homing. Berlin：Springer-Verlag，1978.

［3］ Batschelet E. Circular Statistics in Biology. New York：Academic Press，1981：262－265.

（程　琮　刘一志）

圆形分布单样本二级角分析

1　参数单样本二级角分析

参数单样本二级角分析（parametric one-sample second-order analysis of angles），用于检验 k 个样本均数的均数有无统计学意义。设有 n 个角的一组数据，有平均角 $\bar{a}$ 及角向量的长度 r 值。该组数据被认为是一级样本（first-order sample）。设有 k 个这样的数据集，则被认为是二级样本（second-order sample）。可以计算二级样本均数。

对于 k 个均角的二级样本，能够计算得到 $\bar{X}$ 和 $\bar{Y}$。设二级样本来自双变量正态分布，则可以应用 Hotelling 检验方法。该检验的条件：数据为未分组资料，双变量正态分布。如果数据偏离正态时，此检验仍然稳健。但如果数据极端偏态，则会严重影响其检验效果。

检验假设：二级样本所来自的总体没有平均方向（$H_0：\rho=0$）或总体有平均方向（$H_1：\rho\neq0$）。

k 个均数的平方和与积和的公式为：

$$\sum x^2 = \sum X_j^2 - \frac{\left(\sum X_j\right)^2}{k} \tag{1}$$

$$\sum y^2 = \sum Y_j^2 - \frac{\left(\sum Y_j\right)^2}{k} \tag{2}$$

$$\sum xy = \sum X_j Y_j - \frac{\sum X_j \sum Y_j}{k} \tag{3}$$

式中：每个公式中的 $\sum$ 指的是所有 k 个均数的合计，即 $\sum = \sum_{j=1}^{k}$。

计算检验统计量 F 值：

$$F = \frac{k(k-2)}{2}\left[\frac{\bar{X}^2 \sum y^2 - 2\bar{X}\bar{Y}\sum xy + \bar{Y}^2 \sum x^2}{\sum x^2 \sum y^2 - \left(\sum xy\right)^2}\right] \tag{4}$$

根据自由度 $\nu_1=2$ 和 $\nu_2=k-2$，查 F 界值表（附表 6），得到 F 临界值，确定 P 值并推断结论。

例 研究人员在特别明亮的条件下，允许 7 只蝴蝶的每一只在实验小房间的中心飞行 10 次。则得到 $k=7$ 个样本，每个样本为 $n=10$ 次。计算出每个样本的 r_j、X_j 和 Y_j。数据见表 1。试对样本均数的均数有无统计学意义进行二级分析。

检验步骤如下：

(1)建立检验假设：

$H_0:\rho=0$，k 个样本没有平均的总体方向

$H_1:\rho\neq0$，k 个样本有平均的总体方向

$\alpha=0.05$

(2)计算检验统计量：

表 1 对样本均数的均数的显著性检验的二级分析

样本(j)	平均角 (°)	r_j	$X_j=r_j\cos\bar{a}_j$	$X_j^2 X_j 2$	$Y_j=r_j\sin\bar{a}_j$	Y_j^2	$X_j Y_j$
1	160	0.89540	−0.84140	0.70795	0.30624	0.09378	−0.25767
2	169	0.77470	−0.76047	0.57831	0.14782	0.02185	−0.11241
3	117	0.46960	−0.21319	0.04545	0.41842	0.17508	−0.08920
4	140	0.87940	−0.67366	0.45382	0.56527	0.31953	−0.38080
5	186	0.39220	−0.39005	0.15214	−0.04100	0.00168	0.01599
6	134	0.69520	−0.48293	0.23322	0.50009	0.25009	−0.24151
7	171	0.33380	−0.32969	0.10870	0.05222	0.00273	−0.01722
合计			$\sum X_j=$ −3.69139	$\sum X_j^2=$ 2.27959	$\sum Y_j=$ 1.94906	$\sum Y_j^2=$ 0.86474	$\sum X_j Y_j=$ −1.08282

由表 1 数据，计算 7 个样本($k=7$)平均角的均数：

$$\bar{X}=\frac{\sum r_j\cos\bar{\alpha}_j}{k}=\frac{\sum X_j}{k}=\frac{-3.69139}{7}=-0.52734$$

$$\bar{Y}=\frac{\sum r_j\sin\bar{\alpha}_j}{k}=\frac{\sum Y_j}{k}=\frac{1.94906}{7}=0.27844$$

$$\cos\bar{\alpha}=\frac{\bar{X}}{r}=\frac{-0.52764}{0.59634}=-0.88429$$

对 $\cos\bar{\alpha}=-0.88429$ 查反余弦得 7 个样本的均角：$\bar{\alpha}=152°$。此为总均角。

$\sum X_j=-3.69139$，$\sum X_j^2=2.27959$，$\sum Y_j=1.94906$，$\sum Y_j^2=0.86474$，

$\sum X_j Y_j=-1.08282$

将数据代入公式(1)、(2)和(3),计算结果为:

$$\sum x^2 = 0.33297$$

$$\sum y^2 = 0.32205$$

$$\sum xy = -0.05500$$

应用公式(4)计算统计量 F 值:

$$F = \frac{7(7-2)}{2} \left[\frac{(-0.52734)^2(0.32205) - 2(-0.52734)(0.27844)(-0.05500) + (0.27844)^2(0.33297)}{(0.33297)(0.32205) - (-0.05500)^2} \right]$$
$$= 16.66$$

(3)确定 P 值,推断结论:

根据自由度 $\nu_1 = 2, \nu_2 = k - 2 = 5$,查 F 界值表(附表6),得单侧临界值 $F_{0.05(1),2,5} = 5.79$。

本例:$F = 16.66$,大于 $F_{0.05(1),2,5} = 5.79$,则 $P < 0.05$。在 $\alpha = 0.05$ 水准上,拒绝 H_0,接受 H_1。

结论:k 个样本有平均的总体方向,即7只蝴蝶有总的飞行方向。估计的总体均角方向为152度。

2 非参数单样本二级角分析

非参数单样本二级角分析(nonparametric one-sample second-order analysis)的应用条件:数据较为极端,偏离正态分布较远。

Moore 在1980年对 Rayleigh 检验进行了非参数修正,称为 Moore 检验。修正后的方法可以用于检验样本均角。

首先为 k 个由小到大的向量长度(vector lengths)$r_1, \cdots, r_k$ 编排秩次,秩次为 i, i 从1到 k,并且计算下列指标:

$$X = \frac{\sum_{i=1}^{k} i \cos \bar{\alpha}_i}{k} \tag{5}$$

$$Y = \frac{\sum_{i=1}^{k} i \sin \bar{\alpha}_i}{k} \tag{6}$$

计算检验统计量 R' 值:

$$R' = \sqrt{\frac{X^2 + Y^2}{k}} \tag{7}$$

根据 n 和显著性水平 α 值,查圆形分布均匀性的 Moore 检验临界值表(附表20),得到近似临界值 $R'_{a,n}$。

(1)建立检验假设:

H_0:k 个样本没有平均的总体方向($\rho=0$)

H_1:k 个样本有平均的总体方向($\rho\neq0$)

$\alpha=0.05$

(2)计算检验统计量:

将 r_i 由小到大排列,编排秩次。

表 2 非参数方法的二级角分析

序号	r_i	样本秩次(i)	$\alpha_i(°)$	$i\cos\bar{\alpha}_i$	$i\sin\bar{\alpha}_i$
1	0.3338	1	171	-0.98769	0.15643
2	0.3922	2	186	-1.98904	-0.20906
3	0.4696	3	117	-1.36197	2.67302
4	0.6962	4	134	-2.77863	2.87736
5	0.7747	5	169	-4.90814	0.95404
6	0.8794	6	140	-4.59627	3.85673
7	0.8954	7	160	-6.57785	2.39414
合计				$\sum_{i=1}^{k}i\cos\bar{\alpha}_i$ $=-23.19959$	$\sum_{i=1}^{k}i\sin\bar{\alpha}_i$ $=12.70266$

$$X=\frac{\sum_{i=1}^{k}i\cos\bar{\alpha}_i}{k}=\frac{-23.19959}{7}=-3.31423$$

$$Y=\frac{\sum_{i=1}^{k}i\sin\bar{\alpha}_i}{k}=\frac{12.70266}{7}=1.81467$$

$$R'=\sqrt{\frac{X^2+Y^2}{k}}=\sqrt{\frac{(-3.31423)^2+(1.81467)^2}{7}}=\sqrt{2.03959}=1.42814$$

根据 $n=7$,$\alpha=0.05$,查圆形分布均匀性的 Moore 检验临界值表,得临界值 $R'_{0.05/2,7}$ $=1.150$。本例:$R'=1.42814$ 大于 $R'_{0.05,7}=1.150$,则 $P<0.05$。在 $\alpha=0.05$ 水准上,拒绝 H_0,接受 H_1。

结论同前。

参考文献

[1] 701. Zar J H. Biostatistical analysis. Prentice-Hall Inc,1999;639—643.

[2] Batschelet W. Circular Statistics in Biology. New York:Academic Press,1981;144—150.

[3] Everitt B S. A Monte Carlo investigation of the robustness of Hotelling's one-and two-sample tests. J Amer Statist Assoc ,1979,74(365):48—51.

[4] Mardia K V. Measures of multivariate skewness and kurtosis with applications. Biometrica,1970, 57(3):519—530.

(刘一志 程 琮)

圆形分布两样本二级角分析

1 参数两样本二级角分析

参数两样本二级角分析（parametric two-sample second-order analysis of angles）是单样本二级角分析方法的扩展。该检验也称为两样本 Hotelling 检验。要求数据总体为双变量正态分布，两总体的方差及协方差齐性，两样本含量可以相同或不同。对于偏离正态分布的数据也是稳健的。

按照公式（1）~（6），计算两样本的有关指标。其中，样本 1 为 $\overline{X}_1$ 和 $\overline{Y}_1$，样本 2 为 $\overline{X}_2$ 和 $\overline{Y}_2$。得到样本 1 的：$(\sum x^2)_1$，$(\sum y^2)_1$ 和 $(\sum xy)_1$，也得到样本 2 的：$(\sum x^2)_2$，$(\sum y^2)_2$ 和 $(\sum xy)_2$。

$$\sum x^2 = \sum X_j^2 - \frac{(\sum X_j)^2}{k} \tag{1}$$

$$\sum y^2 = \sum Y_j^2 - \frac{(\sum Y_j)^2}{k} \tag{2}$$

$$\sum xy = \sum X_j Y_j - \frac{\sum X_j \sum Y_j}{k} \tag{3}$$

$$\overline{X} = \frac{\sum r_j \cos\overline{\alpha}_j}{k} = \frac{\sum X_j}{k} \tag{4}$$

$$\overline{Y} = \frac{\sum r_j \sin\overline{\alpha}_j}{k} = \frac{\sum Y_j}{k} \tag{5}$$

$$\cos\overline{\alpha} = \frac{\overline{X}}{r} \tag{6}$$

再计算下列指标。计算公式为：

$$(\sum x^2)_c = (\sum x^2)_1 + (\sum x^2)_2 \tag{7}$$

$$(\sum y^2)_c = (\sum y^2)_1 + (\sum y^2)_2 \tag{8}$$

$$(\sum xy)_c = (\sum xy)_1 + (\sum xy)_2 \tag{9}$$

计算统计量 F 值：

$$F = \frac{N-3}{2\left(\frac{1}{k_1} + \frac{1}{k_2}\right)} \left[\frac{(\overline{X}_1 - \overline{X}_2)(\sum y^2)_c - 2(\overline{X}_1 - \overline{X}_2)(\overline{Y}_1 - \overline{Y}_2)(\sum xy)_c + (\overline{Y}_1 - \overline{Y}_2)^2(\sum x^2)_c}{(\sum x^2)_c(\sum y^2)_c - (\sum xy)_c^2} \right] \quad (10)$$

式中:$N = k_1 + k_2$,根据自由度 $\nu_1 = 2$ 和 $\nu_2 = N-3$,查 F 界值表(附表6),得到单侧 F 临界值。

例1 研究人员调查了两个样本。样本1由7个子样本构成。样本2由10个子样本构成。计算出子样本的均方向($\bar{a}_j$)和均向量(r_j)。数据见表1和表2。图1显示两样本均角和总均角。试进行参数两样本二级角分析。

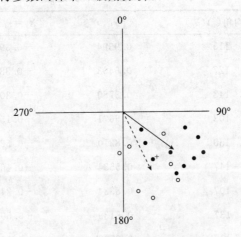

图1 样本1和样本2的均向量

空心圆圈表示样本1中7个均向量的终点。虚线向量表示这7个向量的均数。实心圈表示样本2的10个数据。实线表示10个向量的均数。"+"号表示17个数据的总均数。

检验步骤如下:

(1)建立检验假设:

$H_0: \mu_1 = \mu_2$,两样本所来自的总体均数相等

$H_1: \mu_1 \neq \mu_2$,两样本所来自的总体均数不相等

取 $\alpha = 0.05$

表1 样本1数据及计算过程

样本(j)	平均角(°)($\bar{a}_j$)	r_j	$X_j = r_j\cos\bar{a}_j$	$Y_j = r_j\sin\bar{a}_j$
1	160	0.8954	−0.8414	0.30624
2	169	0.7747	−0.76047	0.14782
3	117	0.4696	−0.21319	0.41842
4	140	0.8794	−0.67366	0.56527
5	186	0.3922	−0.39005	−0.04100
6	134	0.6952	−0.48293	0.50009
7	171	0.3338	−0.32969	0.05222
合计			$\sum_{j=1}^{7} X_j =$ −3.69139	$\sum_{j=1}^{7} Y_j =$ 1.94906

样本 1 计算指标：

$k_1 = 7$，

$\overline{X}_1 = \dfrac{-3.69139}{7} = -0.52734, \overline{Y}_1 = \dfrac{1.94906}{7} = 0.27844; \bar{\alpha}_1 = 152°;$

$(\sum x^2)_1 = 0.33297, (\sum y^2)_1 = 0.32205, (\sum xy)_1 = -0.05500$

表 2 样本 2 数据及计算过程

样本(j)	平均角$(°)(\bar{\alpha}_j)$	r_j	$X_j = r_j \cos\bar{\alpha}_j$	$Y_j = r_j \sin\bar{\alpha}_j$
1	115	0.9394	−0.39701	0.85139
2	127	0.6403	−0.38534	0.51137
3	143	0.3780	−0.30188	0.22749
4	103	0.6671	−0.15006	0.65000
5	130	0.8210	−0.52773	0.62892
6	147	0.5534	−0.46412	0.30140
7	107	0.8334	−0.24366	0.79698
8	137	0.8139	−0.59525	0.55508
9	127	0.2500	−0.15045	0.19966
10	121	0.8746	−0.45045	0.74968
合计			$\sum_{j=1}^{10} X_j =$ −3.66595	$\sum_{j=1}^{10} Y_j =$ 5.47197

样本 2 计算指标：

$k_2 = 10$

$\sum r_j \cos\alpha_j = -3.66595, \sum r_j \sin\alpha_j = 5.47197$

$\overline{X}_2 = \dfrac{-3.66595}{10} = -0.36660$

$\overline{Y}_2 = \dfrac{5.47197}{10} = 0.54720$

$\bar{\alpha}_2 = 124°$

$(\sum x^2)_2 = 0.20897, (\sum y^2)_2 = 0.49792, (\sum xy)_2 = -0.05940$

计算两样本合并指标：

$N = 7 + 10$

$(\sum x^2)_c = (\sum x^2)_1 + (\sum x^2)_2 = 0.33297 + 0.20897 = 0.54194$

$(\sum y^2)_c = (\sum y^2)_1 + (\sum y^2)_2 = 0.32205 + 0.49792 = 0.81997$

$$\left(\sum xy\right)_c = \left(\sum xy\right)_1 + \left(\sum xy\right)_2 = -0.05500 + (-0.05940) = -0.11440$$

计算检验统计量 F 值有:

$$F = \frac{N-3}{2\left(\frac{1}{k_1}+\frac{1}{k_2}\right)}\left[\frac{(\overline{X}_1-\overline{X}_2)^2\left(\sum y^2\right)_c - 2(\overline{X}_1-\overline{X}_2)(\overline{Y}_1-\overline{Y}_2)\left(\sum xy\right)_c + (\overline{Y}_1-\overline{Y}_2)^2\left(\sum x^2\right)_c}{\left(\sum x^2\right)_c\left(\sum y^2\right)_c - \left(\sum xy\right)_c^2}\right]$$

$$= \frac{(17-3)}{2\left(\frac{1}{7}+\frac{1}{10}\right)}\left[\frac{[-0.52734-(-0.36660)]^2(0.81997)-2[-0.52734-(-0.36660)]\times}{(0.54194)(0.81997)-(-0.11440)^2}\right.$$
$$\left.\frac{(0.27844-0.54720)(-0.11440)+(0.27844-0.54720)^2(0.54194)}{(0.54194)(0.81997)-(-0.11440)^2}\right]$$

$$= 4.69260$$

(2)确定 P 值,推断结论:

根据自由度,$\nu_1 = 2$ 和 $\nu_2 = N-3 = 17-3 = 14$,查单侧 F 界值表(附表 6),得界值 $F_{0.05(1),2,14} = 3.74$。

本例:计算的 $F = 4.69260$,大于界值 $F_{0.05(1),2,14} = 3.74$,则 $P < 0.05$。在 $\alpha = 0.05$ 水准上,拒绝 H_0,接受 H_1。

结论:两样本所来自的总体均数不相等。即两样本的总均角的方向不相同。

2 非参数两样本二级角分析

参数检验基于双变量正态分布,并且要求两总体的方差及协方差齐性。当数据并不能满足正态分布条件时,虽然检验仍然稳健,但更适合的方法为非参数两样本二级角分析(nonparametric two-sample second-order analysis of angles)。此方法主要用于未分组资料。

例 2 仍然以例 1 为例题,说明计算过程及方法。

(1)建立检验假设:

H_0:两样本来自相同总体,或两总体具有相同方向

H_1:两样本来自不同总体,或两总体具有不同方向

取 $\alpha = 0.05$

(2)计算检验统计量:

向量总数 $N = n_1 + n_2 = 7 + 10 = 17$。

总均数向量的计算。将两样本对应指标相加,再计算总均数向量:

$$\sum r_j \cos\alpha_j = (-3.69139) + (-3.66595) = -7.35734$$

$$\sum r_j \sin\alpha_j = 1.94906 + 5.47197 = 7.42103$$

$$\overline{X} = \frac{-7.35734}{17} = -0.43278$$

$$\overline{Y} = \frac{7.42103}{17} = 0.43653$$

$\overline{X}$ 和 $\overline{Y}$ 为定义的总均数。计算总均数向量的长度和方向,则有:

$$r = \sqrt{\overline{X}^2 + \overline{Y}^2} = \sqrt{(-0.43278)^2 + (0.43653)^2} = 0.61470$$

$$\cos\bar{\alpha} = \frac{-0.43278}{0.61470} = -0.70405$$

$$\sin\bar{\alpha} = \frac{0.43653}{0.61470} = 0.71015$$

对 $\cos\bar{\alpha} = -0.70405$ 查反余弦，得 $\bar{\alpha} = 135°$。

表 3　样本 1 数据

数据编号	X	$X - \overline{X}$	Y	$Y - \overline{Y}$	新 α_i (°)
1	−0.8414	−0.40862	0.30624	−0.13029	198
2	−0.76047	−0.32769	0.14782	−0.28871	221
3	−0.21319	0.21959	0.41842	−0.01811	355
4	−0.67366	−0.24088	0.56527	0.12874	152
5	−0.39005	0.04273	−0.04100	−0.47753	275
6	−0.48293	−0.05015	0.50009	0.06356	128
7	−0.32969	0.10309	0.05222	−0.38431	285

表 4　样本 2 数据

数据编号	X	$X - \overline{X}$	Y	$Y - \overline{Y}$	新 α_i (°)
1	−0.39701	0.03577	0.85139	0.41486	85
2	−0.38534	0.04744	0.51137	0.07484	58
3	−0.30188	0.1309	0.22749	−0.20904	302
4	−0.15006	0.28272	0.65000	0.21347	37
5	−0.52773	−0.09495	0.62892	0.19239	116
6	−0.46412	−0.03134	0.3014	−0.13513	257
7	−0.24366	0.18912	0.79698	0.36045	62
8	−0.59525	−0.16247	0.55508	0.11855	144
9	−0.15045	0.28233	0.19966	−0.23687	320
10	−0.45045	−0.01767	0.74968	0.31315	93

将表 5 两样本角度由小到大排列，分别编排秩次 i 和 j。计算公式有：$d_k = \left(\frac{i}{n_1} - \frac{j}{n_2} \right)$。

由表 5 计算有关指标：

$$N = n_1 + n_2 = 7 + 10 = 17$$

$$\sum d_k = -4.3715$$

$$\sum d_k^2 = 1.7762$$

表5 两样本数据

编号	样本 1			样本 2			d_k	d_k^2
	i	α_{1i}	i/n_1	j	α_{2i}	j/n_2		
1			0.0000	1	37	0.1000	−0.1000	0.0100
2			0.0000	2	58	0.2000	−0.2000	0.0400
3			0.0000	3	62	0.3000	−0.3000	0.0900
4			0.0000	4	85	0.4000	−0.4000	0.1600
5			0.0000	5	93	0.5000	−0.5000	0.2500
6			0.0000	6	116	0.6000	−0.6000	0.3600
7	1	128	0.1429			0.6000	−0.4571	0.2089
8			0.1429	7	144	0.7000	−0.5571	0.3104
9	2	152	0.2857			0.7000	−0.4143	0.1716
10	3	198	0.4286			0.7000	−0.2714	0.0737
11	4	221	0.5716			0.7000	−0.1284	0.0165
12			0.5716	8	257	0.8000	−0.2284	0.0522
13	5	275	0.7143			0.8000	−0.0857	0.0073
14	6	285	0.8571			0.8000	0.0571	0.0033
15			0.8571	9	302	0.9000	−0.0429	0.0018
16			0.8571	10	320	1.0000	−0.1429	0.0204
17	7	355	1.0000			1.0000	0.0000	0.0000
合计	$n_1 = 7$			$n_2 = 10$			$\sum d_k =$ −4.3811	$\sum d_k^2 =$ 1.7761

表6 两样本数据

编号	样本 1			样本 2			d_k	d_k^2
	i	α_{1i}	i/n_1	j	α_{2i}	j/n_2		
1			0.0000	1	37	0.1000	−0.1000	0.0100
2			0.0000	2	58	0.2000	−0.2000	0.0400
3			0.0000	3	62	0.3000	−0.3000	0.0900
4			0.0000	4	85	0.4000	−0.4000	0.1600
5			0.0000	5	93	0.5000	−0.5000	0.2500
6			0.0000	6	116	0.6000	−0.6000	0.3600
7	1	128	0.1429			0.6000	−0.4571	0.2089
8			0.1429	7	144	0.7000	−0.5571	0.3104
9	2	152	0.2857			0.7000	−0.4143	0.1716
10	3	198	0.4286			0.7000	−0.2714	0.0737

续表

编号	样本 1			样本 2			d_k	d_k^2
	i	α_{1i}	i/n_1	j	α_{2i}	j/n_2		
11	4	221	0.5714			0.7000	−0.1286	0.0165
12			0.5714	8	257	0.8000	−0.2286	0.0523
13	5	275	0.7143			0.8000	−0.0857	0.0073
14	6	285	0.8571			0.8000	0.0571	0.0033
15			0.8571	9	302	0.9000	−0.0429	0.0018
16			0.8571	10	320	1.0000	−0.1429	0.0204
17	7	355	1.0000			1.0000	0.0000	0.0000
合计	$n_1 = 7$			$n_2 = 10$			$\sum d_k =$ −4.3715	$\sum d_k^2 =$ 1.7762

应用 Watson U^2 两样本检验，计算有：

$$U^2 = \frac{n_1 n_2}{N^2}\left[\sum d_k^2 - \frac{(\sum d_k)^2}{N}\right] = \frac{7 \times 10}{17^2}\left[1.7762 - \frac{(-4.3715)^2}{17}\right] = 0.1579$$

(3)确定 P 值，推断结论：

根据 $\alpha = 0.05$，$n_1 = 7$，$n_2 = 10$，查 Watson U^2 临界值表(附表 17)，$U_{0.05,7,10}^2 = 0.1866$。本例，计算的 $U^2 = 0.1579$，小于界值 0.1866，则 $P > 0.05$。在 $\alpha = 0.05$ 水准上，不拒绝 H_0。

结论：两总体具有相同方向。

注意 非参数二级角分析比参数方法更加保守，即更不容易得出差异有统计学意义的结论。

参考文献

[1] Zar J H. Bilstatistical analysis, Prentice-Hall Inc, 1999:641−645.

[2] Batschelet W. Second-order statistical analysis of directions. // Schmidt-Koenig K, Keeton W T. Animal Migration, Navigation, and Homing. Berlin: Springer-Verlag, 1978:1−24.

[3] Batschelet W. Circular Statistics in Biology. New York: Academic Press, 1981:150−154.

[4] Everitt B S. A Monte Carlo investigation of the robustness of Hotelling's one-and two-sample tests. J. Amer Statist Assoc, 1979,74(365):48−51.

(刘一志　程　琮)

圆形分布配对样本角分析

1　参数配对样本角检验

对两样本圆形配对数据的检验称为参数配对样本角检验(parametric paired-sample testing with angles)。由配对角之间的差值形成单样本数据。配对角的差值计算如下：

$$X_j = \cos\alpha_{2j} - \cos\alpha_{1j} \tag{1}$$

$$Y_j = \sin\alpha_{2j} - \sin\alpha_{1j} \tag{2}$$

二级数据(second-order data) 如果一个样本数据对的每个数据是一个均角 $\bar{\alpha}$，并具有相应的向量长度 r 值，那么，就能进行二级分析。如果下面的公式分别取代公式(1)和(2)，则可以使用 Hotelling 检验。

$$X_j = r_{2j}\cos\bar{\alpha}_{2j} - r_{1j}\cos\bar{\alpha}_{1j} \tag{3}$$

$$Y_j = r_{2j}\sin\bar{\alpha}_{2j} - r_{1j}\sin\bar{\alpha}_{1j} \tag{4}$$

例1　研究人员研究 10 个鸟早上和下午坐落在树上的位置。每个鸟为一个样本，计算出坐落树的位置均角。试进行圆形分布配对样本的 Hotelling 检验。

(1)建立检验假设：

H_0：鸟所坐落的树位置在早上和下午相同

H_1：鸟所坐落的树位置在早上和下午不同

取 $\alpha = 0.05$

(2)计算检验统计量：

$$k = 10$$
$$\overline{X} = 0.0284$$
$$\overline{Y} = -1.3981$$

应用公式有：

$$\sum x^2 = \sum X_j^2 - \frac{\left(\sum X_j\right)^2}{k} = 2.5762 - \frac{(0.2836)^2}{10} = 2.5682$$

$$\sum y^2 = \sum Y_j^2 - \frac{\left(\sum Y_j\right)^2}{k} = 19.6719 - \frac{(-13.8814)^2}{10} = 0.4026$$

表 1 角数据配对样本的 Hotelling 检验

编号	早上			下午			Y_j	X_j
	方向 α_{1j}	$\sin\alpha_{1j}$	$\cos\alpha_{1j}$	方向 α_{2j}	$\sin\alpha_{2j}$	$\cos\alpha_{2j}$		
1	105	0.9659	-0.2588	205	-0.4226	-0.9063	-1.3885	-0.6475
2	120	0.8660	-0.5000	210	-0.5000	-0.8660	-1.3660	-0.3660
3	135	0.7071	-0.7071	235	-0.8192	-0.5736	-1.5263	0.1335
4	95	0.9962	-0.0872	245	-0.9063	-0.4226	-1.9025	-0.3354
5	155	0.4226	-0.9063	260	-0.9848	-0.1736	-1.4074	0.7327
6	170	0.1736	-0.9848	255	-0.9659	-0.2588	-1.1395	0.7260
7	160	0.3420	-0.9397	240	-0.8660	-0.5000	-1.2080	0.4397
8	155	0.4226	-0.9063	245	-0.9063	-0.4226	-1.3289	0.4837
9	120	0.8660	-0.5000	210	-0.5000	-0.8660	-1.3660	-0.3660
10	115	0.9063	-0.4226	200	-0.3420	-0.9397	-1.2483	-0.5171
合计							$\sum_{j=1}^{10}X=$ -13.8814	$\sum_{j=1}^{10}Y=$ 0.2836

$$\sum xy = \sum X_jY_j - \frac{\sum X_j \sum Y_j}{k} = -0.0536 - \frac{(0.2837)(-13.8814)}{10} = 0.3401$$

$$F = \frac{k(k-2)}{2}\left[\frac{\overline{X}^2\sum y^2 - 2\overline{X}\,\overline{Y}\sum xy + \overline{Y}^2\sum x^2}{\sum x^2 \sum y^2 - (\sum xy)^2}\right]$$

$$= \frac{10(10-2)}{2}\left[\frac{(0.0284)^2(0.4026) - 2(0.0284)(-1.3981)(-0.3401) + (-1.3981)^2(2.5682)}{(2.5682)(0.4026) - (-0.3401)}\right]$$

$$= 145.3603$$

(3)确定 P 值，推断结论：

根据自由度 $\nu_1=2$，$\nu_2=8$，查单侧 F 界值表（附表 6），得界值 $F_{0.05,2,8}=4.46$。本例，$F=145.3603$，大于界值 $F_{0.05(1),2,8}=4.46$，则 $P<0.05$，在 $\alpha=0.05$ 水准上，拒绝 H_0，接受 H_1。

结论：10 只鸟所坐落树的位置在早上和下午不同。

2 非参数配对样本角检验

配对样本圆形数据可以应用配对差值法形成一个单样本，并用非参数方法进行检验。该检验方法称为 Moore 检验。为每对差值计算直角坐标（X_j 和 Y_j）值，对于 j 对差值的每一个，则有：

$$r_j = \sqrt{X_j^2 + Y_j^2} \tag{5}$$

$$\cos\alpha_j = \frac{X_j}{r_j} \tag{6}$$

$$\sin\alpha_j = \frac{Y_j}{r_j} \tag{7}$$

$$X = \frac{\sum\limits_{i=1}^{k} i\cos\bar{\alpha}_i}{k} \tag{8}$$

$$Y = \frac{\sum\limits_{i=1}^{k} i\sin\bar{\alpha}_i}{k} \tag{9}$$

$$R' = \sqrt{\frac{X^2 + Y^2}{k}} \tag{10}$$

对 r_j 值编排秩次,秩次 i 从 1 到 n,用 n 代替 k。并且应用下列公式进行分析。

二级数据:如果每对圆形数据是一个均角 α_j,具有向量长度 r_j,则此数据为圆形分布的二级数据。

例 2 仍然用例 1 为例题。试进行圆形分布配对数据的 Moore 检验。

(1)建立检验假设:

H_0:鸟所坐落在树上的位置在早上和下午相同

H_1:鸟所坐落在树上的位置在早上和下午不同

取 $\alpha = 0.05$

(2)计算检验统计量:

表 2 圆形分布配对数据的 Moore 检验

编号	早上			下午			Y_j	X_j	r_j	$\sin\alpha_j$	$\cos\alpha_j$	r_j 的秩次 (i)
	方向 α_{1j}	$\sin\alpha_{1j}$	$\cos\alpha_{1j}$	方向 α_{2j}	$\sin\alpha_{2j}$	$\cos\alpha_{2j}$						
1	105	0.9659	−0.2588	205	−0.4226	−0.9063	−1.3885	−0.6475	1.5321	−0.9063	−0.4226	7.5
2	120	0.8660	−0.5000	210	−0.5000	−0.866	−1.3660	−0.3660	1.4142	−0.9659	−0.2588	5
3	135	0.7071	−0.7071	235	−0.8192	−0.5736	−1.5263	0.1335	1.5321	−0.9962	0.0871	7.5
4	95	0.9962	−0.0872	245	−0.9063	−0.4226	−1.9025	−0.3354	1.9318	−0.9848	−0.1736	10
5	155	0.4226	−0.9063	260	−0.9848	−0.1736	−1.4074	0.7327	1.5867	−0.8870	0.4618	9
6	170	0.1736	−0.9848	255	−0.9659	−0.2588	−1.1395	0.7260	1.3511	−0.8434	0.5373	2
7	160	0.3420	−0.9397	240	−0.866	−0.5000	−1.2080	0.4397	1.2855	−0.9397	0.3420	1
8	155	0.4226	−0.9063	245	−0.9063	−0.4226	−1.3289	0.4837	1.4142	−0.9397	0.3420	5
9	120	0.866	−0.5000	210	−0.5000	−0.8660	−1.3660	−0.3660	1.4142	−0.9659	−0.2588	5
10	115	0.9063	−0.4226	200	−0.3420	−0.9397	−1.2483	−0.5171	1.3512	−0.9238	−0.3827	3

$n = 10$

$$X = \frac{\sum\limits_{i=1}^{n} i\cos\alpha_i}{n} = \frac{1(0.3420) + 2(0.5373) + \cdots + 10(-0.1736)}{10}$$

$$= -0.0706$$

$$Y = \frac{\sum_{i=1}^{n} i \sin \alpha_i}{n} = \frac{1(-0.9397) + 2(-0.8434) + \cdots + 10(-0.9848)}{10}$$

$$= -5.1857$$

$$R' = \sqrt{\frac{X^2 + Y^2}{n}} = \sqrt{\frac{(-0.0706)^2 + (-5.1857)^2}{10}} = \sqrt{2.6941}$$

$$= 1.6414$$

(3)确定 P 值,推断结论:

根据 $n = 10, \alpha = 0.05$,查圆形分布 Moore 检验 R' 界值表(附表20),得界值 $R'_{0.05,10} = 1.048$。

本例:计算的 $R' = 1.6414$,大于 $R'_{0.05,10} = 1.048$,则 $P < 0.05$。在 $\alpha = 0.05$ 水准上,拒绝 H_0,接受 H_1。

结论:鸟所坐落在树上的位置在早上和下午不同。

参考文献

[1] Zar J H. Bilstatistical analysis,Prentice-Hall Inc,1999:645-649.

[2] Hotelling H. The generalization of Student's ratio. Ann Math Statist,1931,2(3):360-378.

[3] Moore B R. A modification of the Rayleigh test for vector data. Biometrica,1980, 67(1):175-180.

(刘一志　程　琮)

圆形分布的拟合优度检验

圆形分布的拟合优度检验(goodness of fit testing for circular distributions),可以应用 χ^2 检验来检验圆形分布各分类中理论频数 $\hat{f}_i$ 与实际观察频数 f_i 的拟合度情况。

1　分组资料

若圆形分布数据在 k 个分类上频数相同,则为均匀分布。在卡方检验中,分组数据的期望频数不能少于 4。所有的 k 类的样本含量可以相同或不同。一般认为,n/k 至少为 2。也就是说,频数至少应为分类数 k 的 2 倍以上较好,即 n 不能太小。

例 1　研究人员调查了角度数据,绘制成频数表。数据见表1。试进行圆形分布的卡方拟合优度检验。

(1) 建立检验假设：

H_0：圆上的总体分布为均匀分布

H_1：圆上的总体分布为非均匀分布

$\alpha = 0.05$

表 1　圆形分布的卡方拟合优度检验

序号(i)	α_i(°)	频数(f_i)	频率(f_i/n)
1	0～30	0	0.00
2	30～60	6	0.06
3	60～90	9	0.09
4	90～120	13	0.12
5	120～150	15	0.14
6	150～180	22	0.21
7	180～210	17	0.16
8	210～240	12	0.11
9	240～270	8	0.08
10	270～300	3	0.03
11	300～330	0	0.00
12	330～360	0	0.00
合计		$n=105$	1.00

(2) 计算检验统计量 χ^2 值：

本例：分类数 $k=12$，$n=105$。对于所有的 i 有：各类别理论频数为：$\hat{f}_i = 105/12 = 8.7500$。则计算卡方值有：

$$\chi^2 = \frac{(0-8.7500)^2}{8.7500} + \frac{(6-8.7500)^2}{8.7500} + \frac{(9-8.7500)^2}{8.7500} + \cdots + \frac{(0-8.7500)^2}{8.7500}$$

$$= 8.7500 + 0.8643 + 0.0071 + \cdots + 8.7500 = 66.5429$$

(3) 确定 P 值，推断结论：

本例：根据 $\alpha=0.05$，自由度 $\nu=k-1=12-1=11$，查 χ^2 界值表（附表 4），得界值为：$\chi^2_{0.05,11} = 19.675$。本例计算的 χ^2 值为 66.5429，大于界值 19.675，则 $P<0.05$。在 $\alpha=0.05$ 水准上，拒绝 H_0，接受 H_1。

结论：可以认为圆上的总体分布为非均匀分布。

2　未分组资料

如果数据是未分组资料，可以选用 Watson 单样本 U^2（Watson one-sample U^2 test）检验。该检验由 Watson 在 1961 年提出。为了检验无效假设为均匀分布，首先将每一个

圆形分布数据 α_i 进行转换,将其除以 $360°$。公式为:

$$u_i = \frac{\alpha_i}{360} \tag{1}$$

并据此,计算统计量: $\sum u_i$, $\sum u_i^2$, $\bar{u}$, $\sum i u_i$。

检验统计量称为 Watson U^2,计算公式如下:

$$U^2 = \sum u_i^2 - \frac{(\sum u_i)^2}{n} - \frac{2}{n} \sum i u_i + (n+1)\bar{u} + \frac{n}{12} \tag{2}$$

该检验的临界值为 $U^2_{\alpha,n,n}$。可查阅 Watson U^2 临界值表(附表 17)。注意:单样本检验中,界值 $U^2_{\alpha,n,n}$ 中的 n,n 是相同的。

例 2 研究人员调查 8 棵树在罗盘方向上的倾斜角度,数据见表 2。试进行 Watson 单样本 U^2 拟合优度检验。

(1)建立检验假设:

H_0:圆形分布数据为均匀分布

H_1:圆形分布数据为非均匀分布

$\alpha = 0.05$

表 2　Watson 拟合优度检验计算过程【下表内数据有改动】

编号(i)	$\alpha_i(°)$	u_i	u_i^2	$i u_i$
1	45	0.1250	0.0156	0.1250
2	55	0.1528	0.0233	0.3056
3	81	0.2250	0.0506	0.6750
4	96	0.2667	0.0711	1.0668
5	110	0.3056	0.0934	1.5280
6	117	0.3250	0.1056	1.9500
7	132	0.3667	0.1345	2.5669
8	154	0.4278	0.1830	3.4224
合计	$n = 8$	$\sum u_i = 2.1946$	$\sum u_i^2 = 0.6771$	$\sum i u_i = 11.6397$

(2)计算检验统计量 U^2:

由表 2 计算结果,有:

$$\sum u_i = 2.1946, \quad \sum u_i^2 = 0.6771, \quad \sum i u_i = 11.6397。$$

进一步计算有:

$$\bar{u} = \frac{\sum u_i}{n} = \frac{2.1946}{8} = 0.2743$$

$$U^2 = \sum u_i^2 - \frac{(\sum u_i)^2}{n} - \frac{2}{n}\sum iu_i + (n+1)\bar{u} + \frac{8}{12}$$

$$= 0.6771 - \frac{(2.1946)^2}{8} - \frac{2}{8}(11.6397) + (8+1)(0.2743) + \frac{8}{12}$$

$$= 0.6771 - 0.6020 - 2.9099 + 2.4687 + 0.6667 = 0.3007$$

（3）确定 P 值，推断结论：

根据 $n=8$，$\alpha=0.05$，查阅 Watson U^2 临界值表（附表 17），有界值：$U^2_{0.05,8,8}=0.1836$。本例：计算的 U^2 值为 0.3007，大于界值 $U^2_{0.05,8,8}=0.1836$，则 $P<0.05$。在 $\alpha=0.05$ 水准上，拒绝 H_0，接受 H_1。

结论：圆形分布数据为非均匀分布，即树木在罗盘方向上的生长角度不是均匀分布的。

参考文献

[1] Zar J H. Biostatistical analysis. Prentice-Hall Inc，1999：654－658.

[2] Kuiper N H. Tests concerning random points on a circle. Ned. Akad. wetensch. Proc. Ser，1960，63：38－47.

[3] Batschelet W. Circular Statistics in Biology. New York.：Academic Press，1981：76－79.

[4] Fisher N I. Statistical analysis of circular data. Cambridge University Press，1993：277.

[5] Watson G S. Goodness of fit tests on a circle. Biometrika，1961，48（1－2）：109－114.

[6] Watson G S. Goodness of fit tests on a circle Ⅱ. Biometrika，1962，49（1－2）：57－63.

[7] Mardia K V. Statistics of Directional Data. New York：Academic Press，1972：182.

（程　琮　刘一志）

剂量反应

医学科研中传统用动物试验来研究某种因素（理化刺激、药物、毒物、细菌及病毒等）对机体产生的作用以鉴定其剂量反应（dose response）的程度、疗效、毒性或效价。原因是 20 世纪 30 年代美国发生氨苯磺胺二甘醇污染药物制剂导致工人中毒死亡等事件。1938 年美国国会通过了《食品、药品和化妆品法（Food，Drug and Cosmetic Act）》，要求"药品、化妆品等制造商在将商品投入市场前，必须对其原料和原料混合物进行验证，以

确保人体健康和安全"。许多国家相继制定和建立了管制化学物质使用的法规及评价其
对人类不良反应的实验方法。考虑伦理学原因,均采用动物实验进行毒理学安全性评
价,一般工业、政府管理部门以及科学研究单位均以欧洲经济合作和发展组织(OECD)
1975 年推荐的化学物质毒理学实验一体化方法作为参照的危险性评估实验指南。剂量
反应是实验物质引起实验动物总体中产生某种反应所需的剂量,常用剂量反应的指标有
最小效量(minimum effective dose)(刚能使动物起反应的剂量)、半数效量(median effec-
tive dose,ED_{50})(有一半动物起反应的剂量)及绝对效量(全部动物起反应的剂量),其中
最常用的指标是半数效量(ED_{50})。半数效量(ED_{50})常用 mg/kg 或 μg/kg 表示,若剂量
用浓度(mg/m^3 或 mg/L)或时间作标志,则称半数有效浓度(EC_{50})或半数有效时间
(ET_{50});若反应用死亡、耐受或抑制作标志,则称半数致死量(median lethal dose,LD_{50})、
半数耐受量(TLM)或半数抑制量(ID_{50})。其中半数致死量最为常用。半数效量在药理
学及毒理学研究中应用最广泛,根据剂量反应曲线(dose response curve)的特点等,传统
计算方法有概率单位法、面积法、点斜法、移动平均法、序贯法和累计法等。后来出现可
以替代传统方法的上下增减剂量法、急性毒性分级法、固定剂量试验法等。

医学动物试验中,由于动物具有个体差异性,药物致死剂量常不相同,即使试验条件
相同,大多数动物的耐受性比较接近,而有少数动物耐受性特弱或特强。按其致死剂量
与动物死亡数绘制成动物死亡频数分布图(耐受分布图)呈正偏态,高峰在左,右侧伸延
较远(图 1)。如将致死剂量作对数变换,即接近正态分布(图 2)。

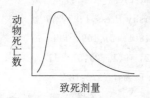 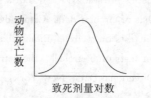 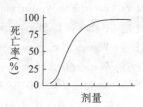

图 1　剂量与动物死亡数的关系　　图 2　剂量对数与动物死亡数的关系　　图 3　剂量反应曲线

如按不同剂量分组,观察动物的死亡率,可见死亡率随剂量增加而递升,绘出的曲线
称为剂量反应曲线,呈长尾 S 形(图 3)。如将剂量作对数变换后,则剂量反应曲线呈对称
的 S 形(图 4)。此曲线两端伸延较缓,说明低剂量与高剂量的改变引起动物死亡率变化
很小,由于每个动物死亡剂量随个体差异而有变动,因此以不同批动物求得的最小效量
(最小致死量)和绝对效量(绝对致死量)的变动很大,用这两个指标作为药物的毒性指标
是不合适的。而曲线中段,斜度较大,特别在死亡率 50% 处剂量稍微有改变,即引起动物
死亡率明显变化,说明 LD_{50} 最敏感,用 LD_{50} 作为药物的毒性指标是最精确的。如将死亡
率作概率单位变换,即以概率单位尺度表示,将对称的 S 形曲线直线化,则更便于统计处
理(图 5)。同样物质在相同试验条件下进行了四次试验的簇剂量反应线(图 6)表明在死
亡率为 50% 处,其致死量非常一致,但在较低死亡率与较高死亡率的致死量,则四条反应
线有明显差别,说明 LD_{50} 最稳定。由于 LD_{50} 不但灵敏而且稳定,医学科研中常用作反映
试验物质毒性大小的指标。

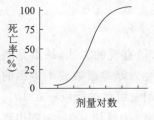
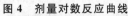

图4 剂量对数反应曲线

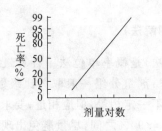

图5 剂量对数反应曲线的直线化

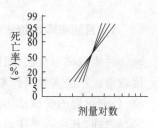

图6 4次实验的剂量对数反应线示意

本条目起以传统计算 LD_{50} 为例说明剂量反应概率单位法(probability unit method)、面积法、点斜法、移动平均法、序贯法和累计法等的方法步骤。增加上下增减剂量法、急性毒性分级法、固定剂量试验法等。

(罗家洪)

剂量反应概率单位法

剂量反应概率单位法(probability unit method)是剂量反应中计算半数效量(LD_{50} 或 ED_{50})的有效方法。最先由 C. I. Bliss 提出,J. J Litchfield 和 F. Wilcoxon 根据其原理建立了图解法,顾汉颐又提出了简化概率单位法。概率单位(probability unit)是死亡率(百分数)的变换单位,它等于标准正态分布横轴上的标准正态离差(即 z 值)加5,在实际应用中,将死亡率转换为概率单位时,可以直接查百分率与概率单位换算表。本法基本原理是将剂量反应曲线直线化,求出直线方程,再从方程求出半数效量。常用方法有:目测概率法(图解法)、加权直线回归法和简化概率单位法,本条目将以例1对小鼠腹腔注射复方苦豆子浸膏的急性毒性实验结果为例来说明。

例1 小鼠腹腔注射复方苦豆子浸膏的急性毒性实验结果资料见表1,试求 LD_{50} 及其可信区间。

表1 小鼠腹腔注射复方苦豆子浸膏的急性毒性实验结果

剂量(mg/kg)	实验动物	死亡数	死亡率(%)
54.0	20	4	0.20
63.53	20	6	0.30
74.74	20	8	0.40
87.93	20	12	0.60
103.45	20	14	0.70
121.75	20	18	0.90

1 目测概率单位法(图解法)

目测概率单位法(图解法)是概率单位法中计算最简便、最直观的方法,缺点是精确度较差。本法实验设计要求:剂量分组一般取等比级数,也可为等差级数或不等距的数值;各剂量组的受试动物数不一定相等,但应相近;要求一半剂量组数的反应率在10%至50%之间,其余一半在50%至90%之间,尽量避免出现反应率为0%和100%。如出现反应率为0%和100%可舍去不用,或加以校正(用"0.25÷(死亡率为0%组的动物数)"代替0%,用"(1−0.25)÷(死亡率为100%组的动物数)"代替100%)。方法步骤如下:

(1)列计算表(如表2):

将剂量换算为剂量对数 x(表2第2栏),死亡率换算为概率单位 y。根据死亡率查百分率与概率单位换算表得概率单位,如死亡率为10%时概率单位为3.7184,死亡率为30%时概率单位为4.5756,余类推(表2第6栏)。

表2 小鼠腹腔注射复方苦豆子浸膏的急性毒性实验结果

剂量 (mg/kg) (1)	对数剂量 x (2)	实验动物 n (3)	死亡数 r (4)	死亡率(%) $p=r/n\times100$ (5)	概率单位 y (6)
54.00	1.7324	20	4	0.20	4.1584
63.53	1.8030	20	6	0.30	4.5756
74.74	1.8736	20	8	0.40	4.7467
87.93	1.9441	20	12	0.60	5.2533
103.45	2.0147	20	14	0.70	5.5244
121.75	2.0855	20	18	0.90	6.2816

(2)目测概率法(图解法)计算半数致死量:

①绘制散点图 以剂量对数 x 为横坐标,以概率单位 y 为纵坐标,在直角坐标纸上,根据每一组的 x、y 值绘制散点图。

②配置直线 在散点图上,按点子的分布趋势作一直线,使直线穿过各点中间(各点至直线的纵向距离尽量短些,并重点照顾 $y=5$ 附近的点子)(见图1)。

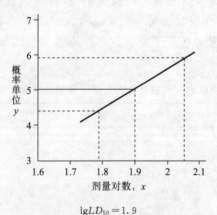

$\lg LD_{50}=1.9$

图1 目测概率单位法(图解法)示意图

③求 LD_{50}　在纵轴概率单位为 5 处作一水平线与 x 轴平行,该水平线与配置直线的交点的横坐标(过交点作垂线与横轴相交的读数)即 $\lg LD_{50}$,取反对数得 LD_{50}。本例 $\lg LD_{50}=1.9$,取反对数得 $LD_{50}=79.43 \text{mg/kg}$。

④求剂量反应直线方程　在直线上任取两点 $A(x_1,y_1)$ 和 $B(x_2,y_2)$,按公式(1)求出直线方程。

$$y=\left[y_1-\left(\frac{y_2-y_1}{x_2-x_1}\right)x_1\right]+\left(\frac{y_2-y_1}{x_2-x_1}\right)x \tag{1}$$

本例在直线上任取两点 $A(1.79,4.4)$ 和 $B(2.05,5.9)$ 代入(1)式得

$$\hat{y}=\left[4.4-\left(\frac{5.9-4.4}{2.05-1.79}\right)\times 1.79\right]+\left(\frac{5.9-4.4}{2.05-1.79}\right)x$$

$$\hat{y}=-5.9269+5.7692x$$

⑤拟合优度检验　求出直线方程后,应进行拟合优度检验,可用 χ^2 检验。检验假设 H_0 为实际频数符合由该直线方程推算出来的估计频数,即实际死亡数与估计死亡数相符合,实际存活数与估计存活数相符合。经检验,接受 H_0 认为拟合好;拒绝 H_0 则认为拟合的直线不够满意,需另行拟合满意的直线求 LD_{50}。方法步骤(如表 3)是:先将各剂量对数 x(死亡率为 0% 及 100% 的剂量对数除外)代入直线方程求得估计概率单位 $\hat{y}$(表 3 第 4 栏),查"百分率与概率单位换算表"得相应的估计死亡率 $\hat{p}$,计算估计死亡数 $\hat{r}=n\hat{p}$,估计存活数 $\hat{s}=n-\hat{r}$,按公式(2)计算 χ^2 值,以自由度 $\nu=k-2$(k 为剂量组数,死亡率为 0% 及 100% 的剂量组不计在内)查 χ^2 界值表(附表 4)确定 P 值后根据检验水准做出推断结论。

表 3　回归直线的拟合优度

对数剂量	实验动物	实际死亡数	估　　计				$\dfrac{n(r-\hat{r})^2}{\hat{r}\hat{s}}$
			概率单位	死亡率	死亡数	存活数	
x	n	r	$\hat{y}$	$\hat{p}$	$\hat{r}$	$\hat{s}$	
(1)	(2)	(3)	(4)	(5)	(6)=(2)×(5)	(7)	(8)
1.7324	20	4	4.0677	0.176	3.52	16.48	0.0794
1.803	20	6	4.4750	0.299	5.98	14.02	0.0001
1.8736	20	8	4.8823	0.453	9.06	10.94	0.2267
1.9441	20	12	5.2890	0.614	12.28	7.72	0.0165
2.0147	20	14	5.6963	0.757	15.14	4.86	0.3532
2.0855	20	18	6.1048	0.865	17.30	2.70	0.2098
							$\chi^2=0.8858$

$$\chi^2=\sum \frac{n(r-r)^2}{\hat{r}\hat{s}} \tag{2}$$

本例拟合优度检验为:

H_0:实际频数与估计频数相符合

H_1:实际频数与估计频数不相符合

$\alpha = 0.05$

$\chi^2 = 0.8858$,$\nu = 6 - 2 = 4$,查 χ^2 界值表(附表4)得 $0.950 > P > 0.900$,按 $\alpha = 0.05$ 水准不拒绝 H_0,可认为此直线拟合是好的。

死亡率为50%的概率单位 $y = 5$,代入直线方程得

$$5 = -5.9269 + 5.7692x$$

$$x = 1.8940, LD_{50} = \lg x = 78.34$$

⑥计算 LD_{50} 的可信区间　按公式(3)计算各致死剂量对数值的标准差 s(即回归系数的倒数),按公式(4)计算 $\lg LD_{50}$ 的标准误 $s_{\lg LD_{50}}$,按公式(5)计算总体 $\lg LD_{50}$ 的95%可信区间,取反对数得 LD_{50} 可信区间。

$$s = \frac{x_2 - x_1}{y_2 - y_1} \tag{3}$$

$$s_{\lg LD_{50}} = s \Big/ \sqrt{\frac{N'}{2}} \tag{4}$$

$$(\lg LD_{50} - 1.96 s_{\lg LD_{50}}, \lg LD_{50} + 1.96 s_{\lg LD_{50}}) \tag{5}$$

式中 x_1、x_2、y_1、y_2 为直线上任取两点的 $A(x_1, y_1)$ 和 $B(x_2, y_2)$ 的相应坐标,N' 为概率单位 4~6 范围内各组受试动物之和。取 $A(1.79, 4.4)$ 和 $B(2.05, 5.9)$,本例 $\lg LD_{50} = 1.8940$,$x_1 = 1.79$,$x_2 = 2.05$,$y_1 = 4.4$,$y_2 = 5.9$,$N' = 100$,代入公式得:

$$s = \frac{2.05 - 1.79}{5.9 - 4.4} = 0.1733$$

$$s_{\lg LD_{50}} = 0.1733 \div \sqrt{\frac{100}{2}} = 0.0245$$

总体 $\lg LD_{50}$ 的95%可信区间为:

$(1.8940 - 1.96 \times 0.0245, 1.8940 + 1.96 \times 0.0245)$ 即 $(1.8460, 1.9420)$

取反对数得 LD_{50} 可信区间为 $(70.15, 87.50)$。

故小鼠腹腔注射复方苦豆子浸膏的急性毒性实验结果半数致死量 LD_{50} 的可信区间为 70.15~87.50mg/kg。

⑦计算5%致死量 LD_5 和95%致死量 LD_{95}　计算其他致死量可以分别查"百分率与概率单位换算表"得相应的概率单位,代入直线方程即可。

死亡率为5%的概率单位为 $y = 3.3551$,代入直线方程得:

$$3.3551 = -5.9269 + 5.7692x_5$$

$$x_5 = 1.6089$$

取反对数得 $LD_5 = 211$ 即5%致死量 LD_5 为 211mg/kg。

死亡率为95%的概率单位为 $y = 6.6449$,代入直线方程得:

$$6.6449 = -12.1334 + 6.6667x_{95}$$

$$x_{95} = 2.8167$$

取反对数得 $LD_{95} = 656$ 即 95%致死量 LD_{95} 为 656mg/kg。

2　加权直线回归法

本法较目测概率单位法(图解法)精确度高,但计算较复杂。其基本思想是除考虑各组受试动物多少对死亡率稳定性的影响外,拟合直线时使 $y=5$ 附近的数据给予较大的权数(加权系数见表4),以消除极值的影响。方法步骤如下:

(1)在目测概率单位法(图解法)的基础上列出 LD_{50} 加权回归计算表(见表4)。用目测概率单位法(图解法)求出直线方程,经拟合优度检验无统计学意义,由方程求出各剂量组的估计概率单位(见表3)。在此基础上,根据估计概率单位(保留一位小数)查表4得加权系数 w、极小值 α 和全距 β,结合实际死亡率 p,代入式(6)求出作业概率单位 y'。计算各个剂量组的 mw、mwx、mwx^2、mwy'、$mwxy'$、$\sum mw$、$\sum mwx$、$\sum mwx^2$、$\sum mwy'$、$\sum mwxy'$。

$$y' = \alpha + \beta p \tag{6}$$

(2)计算加权直线回归方程 $y' = a + bx$。

$$\bar{x} = \frac{\sum mwx}{\sum mw} \tag{7}$$

$$\bar{y}' = \frac{\sum mwy'}{\sum mw} \tag{8}$$

$$\sum mw(x-\bar{x}) = \frac{\sum mwx^2 - (\sum mwx)^2}{\sum mw} \tag{9}$$

$$\sum mw(y'-\bar{y}') = \frac{\sum mw(y')^2 - (\sum mwy')^2}{\sum mw} \tag{10}$$

$$\sum mw(x-\bar{x})(y'-\bar{y}') = \frac{\sum mwxy' - (\sum mwx)(\sum mwy')}{\sum mw} \tag{11}$$

$$b = \frac{\sum mw(x-\bar{x})(y-\bar{y}')}{\sum mw(x-\bar{x})^2} \tag{12}$$

$$a = \bar{y}' - b\bar{x} \tag{13}$$

(3)按公式(14)计算任何死亡率(k%)时的致死量对数($\lg LD_k$),按公式(15)计算其标准误($s_{\lg LD_k}$),按公式(16)计算 LD_k 的95%可信区间的对数值,取反对数即可。

$$\lg LD_k = \bar{x} + \frac{yk - \bar{y}'}{b} \tag{14}$$

表 4 加 权 系 数

估计概率单位 $\hat{Y}$	加权系数 w	极小值 α	全距 β	估计概率单位 $\hat{Y}$	加权系数 w	极小值 α	全距 β
1.1	0.00082	0.8578	5033.8400	5.1	0.63431	3.7401	2.5192
1.2	0.00118	0.9521	3425.2800	5.2	0.62742	3.7187	2.5573
1.3	0.00167	1.0462	2354.1600	5.3	0.61609	3.6798	2.6220
1.4	0.00235	1.1399	1634.2500	5.4	0.60052	3.6203	2.7154
1.5	0.00327	1.2334	1145.8900	5.5	0.58099	3.5360	2.8404
1.6	0.00451	1.3205	811.5400	5.6	0.55788	3.4220	3.0010
1.7	0.00614	1.4193	580.5300	5.7	0.53159	3.2724	3.2025
1.8	0.00828	1.5118	419.4500	5.8	0.50260	3.0794	3.4519
1.9	0.01104	1.6038	306.1100	5.9	0.47144	2.8335	3.7582
2.0	0.01457	1.6954	225.6390	6.0	0.43863	2.5229	4.1327
2.1	0.01903	1.7865	167.9960	6.1	0.40474	2.1325	4.5903
2.2	0.02458	1.8772	126.3350	6.2	0.37031	1.6429	5.1497
2.3	0.03143	1.9673	95.9610	6.3	0.33589	1.0295	5.8354
2.4	0.03977	2.0568	73.6220	6.4	0.30199	0.2606	6.6788
2.5	0.04979	2.1457	57.0510	6.5	0.26907	−0.7051	7.7210
2.6	0.06168	2.2339	44.6540	6.6	0.23753	−1.9214	9.0154
2.7	0.07564	2.3214	35.3020	6.7	0.20774	−3.4589	10.6327
2.8	0.09179	2.4081	28.1890	6.8	0.17994	−6.4111	12.6662
2.9	0.11026	2.4938	22.7360	6.9	0.15436	−7.9026	15.2402
3.0	0.13112	2.5786	18.5216	7.0	0.13112	−11.1002	18.5216
3.1	0.15436	2.6624	15.2402	7.1	0.11026	−15.2300	22.7360
3.2	0.17994	2.7449	12.6662	7.2	0.09179	−20.5970	28.1890
3.3	0.20774	2.8261	10.6327	7.3	0.07564	−27.6230	35.3020
3.4	0.23753	2.9060	9.0154	7.4	0.06168	−36.8880	44.6500
3.5	0.26907	2.9842	7.7210	7.5	0.04979	−49.1960	57.0510
3.6	0.30199	3.0606	6.6788	7.6	0.03977	−65.6780	73.6220
3.7	0.88589	3.1351	5.8354	7.7	0.03143	−87.9280	95.9610
3.8	0.37031	3.2704	5.1497	7.8	0.02458	−118.2120	126.3350
3.9	0.40474	3.2773	4.5903	7.9	0.01903	−159.7820	167.9960
4.0	0.43863	3.3443	4.1327	8.0	0.01457	−217.3350	225.6390
4.1	0.47144	3.4083	3.7582	8.1	0.01104	−297.7100	306.1100
4.2	0.50260	3.4687	3.4519	8.2	0.00828	−410.9600	419.4500
4.3	0.53159	3.5251	3.2025	8.3	0.00614	−571.9500	580.5300
4.4	0.55788	3.5770	3.0010	8.4	0.00451	−802.8700	811.5400
4.5	0.58099	3.6236	2.8404	8.5	0.00327	−1137.1300	1145.8900
4.6	0.60052	3.6643	2.7154	8.6	0.00235	−1625.3900	1634.2500
4.7	0.61609	3.6982	2.6220	8.7	0.00167	−2345.2000	2354.1600
4.8	0.62742	3.7241	2.5573	8.8	0.00118	−3416.2300	3425.2800
4.9	0.63431	3.7407	2.5192	8.9	0.00082	−5024.7000	5033.8400
5.0	0.63662	3.7467	2.5068	9.0	0.00057	−7462.9200	7472.1500

式中 y_k 为死亡率 k 相应的概率单位。

$$s_{\lg LD_k} = \sqrt{\frac{1}{b^2}\left[\frac{1}{\sum nw} + \frac{(\lg LD_k - \bar{x})^2}{\sum nw(x - \bar{x})^2}\right]} \tag{15}$$

$\lg LD_k$ 的 95% 可信区间为 $\lg LD_k \pm 1.96 s_{\lg LD_k}$ $\tag{16}$

通过上述计算得到的第一轮加权直线回归方程应将各个剂量对数代入方程计算各个剂量组的估计概率单位,前后估计概率单位相差均不超过 0.2 为止。如前后估计概率单位相差超过 0.2,应进行多轮加权,逐次逼近。每轮均以所得方程的应变量估计值作为下一轮加权的估计概率单位。如此重复进行,直到各个剂量组前后估计概率单位之差均不超过 0.2 为止。

例 2 对小鼠腹腔注射复方苦豆子浸膏的急性毒性实验结果(例 1 资料),用加权法计算 LD_{50} 及其可信区间。

(1)由上述目测概率单位法(图解法)计算得到的剂量反应回归方程为:

$$\hat{y} = -5.9269 + 5.7692x \qquad \text{①}$$

根据表 3 列出加权回归计算表(见表 5)。

表 5　LD_{50} 加权回归计算表

剂量对数	实验动物	实际死亡率	估计概率单位	加权系数	极小值	全距	作业概率单位	估计概率单位
x	n	p	$\hat{y}_0$	w	α	β	y'	$\hat{y}_1$
(1)	(2)	(3)	(4)	(5)	(6)	(7)	(8)	(9)
1.7324	20	0.2	4.1	0.47144	3.4083	3.7582	4.15994	4.1
1.803	20	0.3	4.5	0.58099	3.6236	2.8404	4.47572	4.5
1.8736	20	0.4	4.9	0.63431	3.7407	2.5192	4.74838	4.9
1.9441	20	0.6	5.3	0.61609	3.6798	2.6220	5.25300	5.3
2.0147	20	0.7	5.7	0.53159	3.2724	3.2025	5.51415	5.7
2.0855	20	0.9	6.1	0.40474	2.1325	4.5903	6.26377	6.1

注:表 5 第(1)~(3)栏为原始数据(见表 1),第(4)栏由直线回归方程①求得(见表 3),第(5)~(7)栏由第(4)栏查表 4 得到,第(8)栏由公式(6)算得,第(9)栏由第一轮加权回归方程②求得。

计算 $\sum nw$、$\sum nwx$、$\sum nwx^2$、$\sum nwy'$、$\sum nwxy'$ 等得

$\sum nw = 64.7832$,$\sum nwx = 123.3102$,$\sum nwx^2 = 235.5369$,$\sum nwy' = 325.5248$,$\sum nwx(y')^2 = 1662.847$,$\sum nwxy' = 624.2727$。

(2)计算直线回归方程　将数据分别代入公式得:

$$\bar{x} = \frac{\sum nwx}{\sum nw} = 123.3102/64.7832 = 1.9034$$

$$\overline{y}' = \frac{\sum mwy'}{\sum mw} = 325.5248/64.7832 = 5.0248$$

$$\sum mw(x-\overline{x})^2 = \frac{\sum mwx^2 - (\sum mwx)^2}{\sum mw}$$

$$= 235.5369 - (123.3102)^2/64.7832 = 0.8247$$

$$\sum mw(y'-\overline{y}')^2 = \frac{\sum mw(y')^2 - (\sum mwy')^2}{\sum mw}$$

$$= 1662.847 - (325.5248)^2/64.7832 = 27.1390$$

$$\sum mw(x-\overline{x})(y'-\overline{y}') = \frac{\sum mwxy' - (\sum mwx)(\sum mwy')}{\sum mw}$$

$$= 624.2727 - 123.3102 \times 325.5248/64.7832 = 4.6595$$

$$b = \frac{\sum mw(x-\overline{x})(y'-\overline{y}')}{\sum mw(x-\overline{x})^2}$$

$$= 4.6595/0.8247 = 5.6499$$

$$a = \overline{y}' - b\overline{x}$$

$$= 5.0248 - 5.6499 \times 1.9034 = -5.7292$$

$$\hat{y}'_1 = -5.7292 + 5.6499x \qquad \qquad ②$$

将表 5 第(1)栏数据代入公式②得第(9)栏,第(9)栏与第(4)栏比较,前后估计概率单位均相同,直线拟合较满意。

(3)计算 LD_{50} 及其 95% 可信区间:

$$\lg LD_{50} = \overline{x} + \frac{y_{50} - \overline{y}'}{b} = 1.9034 + (5 - 5.0248) \div 5.6499 = 1.8990$$

$$LD_{50} = \lg^{-1} 1.8990 = 79.25 \text{mg/kg}$$

$$s_{\lg LD_k} = \sqrt{\frac{1}{b^2}\left[\frac{1}{\sum mw} + \frac{(\lg LD_k - \overline{x})^2}{\sum mw(x-\overline{x})^2}\right]}$$

$$= \sqrt{\frac{1}{5.6499}\left[\frac{1}{64.7832} + \frac{(1.8990 - 1.9034)^2}{0.8247}\right]} = 0.0523$$

95% 可信区间为 $\lg LD_k \pm 1.96 s_{\lg LD_k} = 1.8990 \pm 1.96 \times 0.0523$ 即 $(1.7965, 2.0015)$,取反对数得 $62.59 \sim 100.35 \text{mg/kg}$。

小鼠腹腔注射复方苦豆子浸膏的急性毒性实验结果 LD_{50} 为 79.25mg/kg,其 95% 可信区间为 $62.59 \sim 100.35 \text{mg/kg}$。

3 简化概率单位法

本法计算简便,结果精确,适用于等比级数排列、剂量分组为 $2 \sim 5$ 组的资料。实验设计要求每组动物数相等,一般每组动物 $10 \sim 20$ 只。根据剂量分组多少不同,$\lg LD_{50}$ 及其标准误的计算公式也不同。

二个剂量组:

$$lgLD_{50} = \frac{d(y_{50} - \overline{y})}{(y_2 - y_1)} + \frac{1}{2}d + x_1 \qquad (17)$$

$$s_{lgLD_{50}} = \frac{d}{(y_2 - y_1)^2} \sqrt{\frac{4(y_{50} - \overline{y})^2 + (y_2 - y_1)^2}{\sum nw}} \qquad (18)$$

三个剂量组:

$$lgLD_{50} = \frac{2d(y_{50} - \overline{y})}{(y_3 - y_1)} + x_2 \qquad (19)$$

$$s_{lgLD_{50}} = \frac{2d}{(y_3 - y_1)^2} \sqrt{\frac{6(y_{50} - \overline{y})^2 + (y_3 - y_1)^2}{\sum nw}} \qquad (20)$$

四个剂量组:

$$lgLD_{50} = \frac{10d(y_{50} - \overline{y})}{3(y_4 - y_1) + (y_3 - y_2)} + \frac{3}{2}d + x_1 \qquad (21)$$

$$s_{lgLD_{50}} = \frac{5d}{[3(y_4 - y_1) + (y_3 - y_2)]^2} \times \sqrt{\frac{80(y_{50} - \overline{y})^2 + [3(y_4 - y_1) + (y_3 - y_2)]^2}{\sum nw}} \qquad (22)$$

五个剂量组:

$$lgLD_{50} = \frac{10d(y_{50} - \overline{y})}{2(y_5 - y_1) + (y_4 - y_2)} + x_3 \qquad (23)$$

$$s_{lgLD_{50}} = \frac{10d}{[2(y_5 - y_1) + (y_4 - y_2)]^2} \times \sqrt{\frac{50(y_{50} - \overline{y})^2 + [2(y_5 - y_1) + (y_4 - y_2)]^2}{\sum nw}} \qquad (24)$$

式中 d 为相邻两剂量对数值的差值,其余符号与前述相同。

例3 用苯腈进行小白鼠腹腔注射急性毒性实验结果见表1第(1)～(5)栏,试求 LD_{50} 及其可信区间。

表6 小白鼠腹腔注射苯腈急性毒性实验结果

剂量 (mg/kg)	对数剂量 x	实验动物 n	死亡数 r	死亡率 p	概率单位 y	加权系数 w	权数 nw
(1)	(2)	(3)	(4)	(5)	(6)	(7)	(8)
256	2.4082	20	2	10	3.7184	0.88589	17.7178
320	2.5051	20	6	30	4.5756	0.60052	12.0104
400	2.6021	20	14	70	5.5244	0.58099	11.6198
500	2.6990	20	16	80	5.8416	0.50260	10.052
625	2.7959	20	18	90	6.2816	0.33589	6.7178
					25.9416		58.1178

注:表中第(1)～(5)栏为原始数据,第(6)栏是根据第(5)栏查"百分率与概率单位换算表"所得,第(7)栏是根据第(6)栏查表4加权系数所得。

列计算表如表 6，有 5 个剂量组，$d = 0.0969$，$\overline{y} = \sum y /$ 组数 $= 25.9416/5 = 5.1883$，代入公式(23)与(24)得：

$$\lg LD_{50} = \frac{10 \times 0.0969(5 - 5.1883)}{2(6.2816 - 3.7184) + (5.8416 - 4.5756)} + 2.6021 = 2.5736$$

$$LD_{50} = \lg^{-1} 2.5736 = 375 (\text{mg/kg})$$

$$s_{\lg LD_{50}} = \frac{10 \times 0.0969}{[2(6.2816 - 3.1784) + (5.8416 - 4.5756)]^2}$$

$$\times \sqrt{\frac{50(5 - 5.1883)^2 + [2(6.2816 - 3.1784) + (5.8416 - 4.5756)]^2}{58.1178}}$$

$$= 0.0173$$

$\lg LD_{50}$ 的 95% 可信区间为 $2.5736 \pm 1.96 \times 0.0173 = (2.5397, 2.6075)$，取反对数得 346 ~405mg/kg。

小白鼠腹腔注射苯腈急性毒性实验结果 LD_{50} 为 375mg/kg，其 95% 可信区间为 346 ~405mg/kg。

（罗家洪）

剂量反应面积法(寇氏法)

剂量反应面积法(area method)是一种计算半数效量的有效方法。最先由 G. Karber 提出，故称 Karber 法(寇氏法)。后经 D. J. Finnery 等修正。

1　实验设计要求

(1)各剂量组等比级数或等差级数均可；

(2)各剂量组动物数应相等，每组 5~20 只为宜；

(3)反应情况要基本符合正态分布，使最小剂量的反应率为 0%(或近于 0%)，最大剂量的反应率为 100%(或近于 100%)。

2　方法步骤

以公式(1)计算：

$$\lg LD_{50} = \frac{1}{2} \sum (x_i + x_{i+1})(p_{i+1} - p_i) \tag{1}$$

式中，i 为组号，$(x_i + x_{i+1})$ 为相邻两组剂量对数之和，$(p_{i+1} - p_i)$ 为相应的两组死亡率之差。

当各剂量组为等比级数时，式（1）可简化为式（2）；求半数致死量的标准误 $s_{\lg LD_{50}}$ 可用式（3）。

$$\lg LD_{50} = x_m - \frac{d}{2} \sum (p_i + p_{i+1}) \tag{2}$$

$$s_{\lg LD_{50}} = d \sqrt{\frac{\sum p(1-p)}{n-1}} \tag{3}$$

式中，x_m 为最高剂量的对数，d 为 LD_{50} 相邻两剂量对数的差值，p 为各剂量组死亡率，n 为每组受试动物数。求出 $\lg LD_{50}$ 及 $s_{\lg LD_{50}}$ 后，尚可由正态近似原理，按式（4）求总体 LD_{50} 的 95％可信区间的对数值，取反对数即得最大值。

$$(\lg LD_{50} \pm 1.96 s_{\lg LD_{50}}) \tag{4}$$

例　小鼠腹腔注射浙贝乙素的急性毒性实验结果资料见表 1，试求 LD_{50}。

表 1　小鼠腹腔注射浙贝乙素的急性毒性实验结果

剂量（mg/kg）	实验动物	死亡数	死亡率
4.02	10	0	0.00
5.03	10	2	0.20
6.29	10	3	0.30
7.86	10	7	0.70
9.83	10	9	0.90
12.29	10	10	1.00

在表 1 基础上，列剂量反应面积法求 LD_{50} 计算表，见表 2。

表 2　剂量反应面积法求 LD_{50} 计算表

剂量 （mg/kg） （1）	对数剂量 x （2）	实验动物 n （3）	死亡数 d （4）	死亡率 p （5）	$x_i + x_{i+1}$ （6）	$p_{i+1} - p_i$ （7）	$(x_i + x_{i+1})$ $\times (p_{i+1} - p_i)$ （8）＝（6）×（7）	$p_i + p_{i+1}$ （9）
4.02	0.6042	10	0	0.00	1.3058	0.20	0.26116	0.20
5.03	0.7016	10	2	0.20	1.5003	0.10	0.15003	0.50
6.29	0.7987	10	3	0.30	1.6941	0.40	0.67764	1.00
7.86	0.8954	10	7	0.70	1.8880	0.20	0.37760	1.60
9.83	0.9926	10	9	0.90	2.0822	0.10	0.20822	1.90
12.29	1.0896	10	10	1.00	—	—	—	—
				3.10			1.67465	5.20

（1）按式（1）计算 LD_{50}。列上述计算表，将表 2 中第（8）栏计代入（1），得：

$$\lg LD_{50} = \frac{1}{2} \times (1.67465) = 0.8373$$

$$LD_{50} = \lg^{-1} 0.8373 = 6.88 (\text{mg/kg})$$

或按式（2）计算 LD_{50}。今 $x_m = 1.0896, d = x_4 - x_3 = 0.0967$，由表 2 第（9）栏合计得 $\sum (p_i + p_{i+1}) = 5.20$，故：

$$\lg LD_{50} = 1.0896 - \frac{0.0967}{2}(5.20) = 0.83818,$$

$$LD_{50} = \lg^{-1} 0.83818 = 6.8894 \approx 6.89 (\text{mg/kg})$$

与按式（1）计算结果基本相等。

（2）求 LD_{50} 的 95％可信区间。今 $\sum p(1-p) = 0.67, n = 10$，代入式（3）及（4）：

$$s_{\lg LD_{50}} = 0.0967 \sqrt{\frac{0.67}{10-1}} = 0.02638$$

$$(0.83818 - 1.96 \times 0.02638, 0.83818 + 1.96 \times 0.02638) = (0.786475, 0.889885)$$

取反对数得（6.12, 7.76）。

故此浙贝乙素的 LD_{50} 为 6.89mg/kg，其 95％可信区间为 6.12～7.76mg/kg。

（罗家洪）

剂量反应点斜法

剂量反应点斜法（point-slope method）是我国孙瑞元于 1963 年提出的一种计算半数效量（半数致死量）的简捷而比较精确的近似方法，它综合了面积法及概率单位法的优点，适用范围更广泛。可用于计算 LD_{50} 与任何 LD_k 及其 95％可信区间。本法要求：（1）剂量必须为等比级数；（2）各组动物数相等或相近；（3）反应情况符合或接近正态，不要求最低死亡率必须为 0％，最高死亡率必须为 100％，但二者之和最好在 80 至 120 范围内。

方法步骤：以计算 LD_{50} 为例。

1 求 LD_{50} 及其可信区间

当死亡率包括或接近 0％及 100％时，按公式（1）计算 $\lg LD_{50}$，取反对数即得 LD_{50}。

$$\lg LD_{50} = x_m - d(\sum p - 0.5) \tag{1}$$

式中,x_m 为最高剂量的对数,d 为相邻两剂量对数的差值,p 为各剂量组死亡率。

例 1 上述用小鼠腹腔注射浙贝乙素的急性毒性实验结果资料(见"剂量反应面积法"条目中表 2)中,$x_m=1.0896$,$d=0.0967$,$\sum p = 3.10$,代入(1)得

$$\lg LD_{50} = 1.0896 - 0.0967(3.10 - 0.5) = 0.83818$$

取反对数得 6.89mg/kg,与寇氏法相同。

当最高死亡率 $p_m \neq 100\%$,或最低死亡率 $p_n \neq 0\%$ 时,可改用式(2)的校正公式计算 $\lg LD_{50}$,按式(3)求 $\lg LD_{50}$ 的标准误 $s_{\lg LD_{50}}$。

$$\lg LD_{50} = x_m - d\left(\sum p - \frac{3 - p_m - p_n}{4}\right) \tag{2}$$

$$s_{\lg LD_{50}} = d\sqrt{\frac{\sum p - \sum p^2}{n-1}} \tag{3}$$

式中,n 为每组的动物数,其余符号同式(1)。

上面求出的 LD_{50} 是总体的点估计,按正态近似原理,总体 LD_{50} 的 95% 可信区间的对数值按式(4)计算:

$$(\lg LD_{50} - 1.96 s_{\lg LD_{50}}, \lg LD_{50} + 1.96 s_{\lg LD_{50}}) \tag{4}$$

取反对数即得真数值。

2　求剂量(对数)反应(概率单位)回归方程

按式(5)及式(6)计算:

$$\hat{y} = 5 + b(x - \lg LD_{50}) \tag{5}$$

$$b = \frac{y_U - y_L}{d(k - H)} \tag{6}$$

式中,$\hat{y}$ 为概率单位的估计值,x 为剂量对数,b 为回归系数,k 为组数,H 为组数之半取整 $[k/2]$(k 为偶数时,$H=k/2$;k 为奇数时,$H=(k-1)/2$),y_U 为剂量较高的 H 组中各概率单位额均数,y_L 为剂量较低的 H 组中各概率单位的均数。

3　求 LD_k

按式(7)可求任何死亡率 $k\%$ 时的致死剂量对数 $\lg LD_k$,按式(8)求其标准误:

$$\lg LD_k = \lg LD_{50} - \frac{5 - y_k}{b} \tag{7}$$

$$s_{\lg LD_k} = \sqrt{s_{\lg LD_{50}}^2 + \frac{2}{nH(k-H)}\left(\frac{5 - y_k}{b^2 d}\right)^2} \tag{8}$$

式中:y_k 是死亡率为 $k\%$ 时的概率单位,其余符号同上。总体 LD_k 的 95% 可信区间的对数值按式(9)计算:

$$(\lg LD_k - 1.96 s_{\lg LD_k}, \lg LD_k + 1.96 s_{\lg LD_k}) \tag{9}$$

取反对数即得真数值。

例2 舒血宁注射液对大鼠急性静脉给药毒性试验结果资料见表1,试计算 LD_{50}、LD_5 及二者的 95% 可信区间,并求剂量反应回归方程。

表1 舒血宁注射液对大鼠急性静脉给药毒性试验结果

剂量(mg/kg)	实验动物	死亡数	死亡率(%)
3	10	2	0.20
3.5	10	4	0.40
4	10	6	0.60
5	10	8	0.80
6	10	9	0.90

本例在表1基础上列出表2,计算 p^2,根据(5)栏查得(7)栏。

表2 剂量反应点斜法求 LD_{50} 计算表

剂量 (mg/kg) (1)	对数剂量 x (2)	实验动物 n (3)	死亡数 d (4)	死亡率 p (5)	P^2 (6)	概率单位 y (7)
3	0.4771	10	2	0.20	0.04	4.1584
3.5	0.5441	10	4	0.40	0.16	4.7467
4	0.6021	10	6	0.60	0.36	5.2533
5	0.6990	10	8	0.80	0.64	5.8416
6	0.7782	10	9	1.00	1.00	6.9600
				3.00	2.20	—

注:表中第(1)~(5)栏为原始数据,第(7)按第(5)由"百分率 p 与概率单位换算表"查得。而 $p=1$ 时是按($p-0.25/n$)校正后由详表查出。本例$(1.00-0.25/10)=0.975$查表得6.9600。

(1)求 LD_{50} 及其 95% 可信区间:

$H=(5-1)/2=2, x_m=\lg6=0.7782, d=0.0969, p_n=0.20, p_m=1.00,$

$\sum p=3.00, \sum p^2=2.20$

$\bar{y}_L=(4.1584+4.7467)/2=4.45255$

$y_U=(5.8416+6.9600)/2=6.4008$

按式(2)~(4)计算:

$$\lg LD_{50} = x_m - d\left(\sum p - \frac{3-p_m-p_n}{4}\right)$$

$$= 0.7782 - 0.0969\left(3.00 - \frac{3-1-0.2}{4}\right)$$

$$= 0.5311$$

$$LD_{50} = \lg^{-1} 0.5311 = 3.3970 \approx 3.40 (\text{mg/kg})$$

$$s_{\lg LD_{50}} = d\sqrt{\frac{\sum p - \sum p^2}{n-1}}$$

$$= (0.0969)\sqrt{\frac{3.00 - 2.20}{10-1}}$$

$$= 0.0289$$

$$\lg^{-1}(\lg LD_{50} \pm 1.96 s_{\lg LD_{50}})$$

$$= \lg^{-1}(0.7782 \pm 1.96 \times 0.0289)$$

$$= \lg^{-1}(0.7216 \sim 0.8348)$$

$$LD_{50} = \lg^{-1}(0.7216 \sim 0.8348)$$

$$= 5.27 \sim 6.84 (\text{mg/kg})$$

取反对数得(5.27,6.84)。

(2)求剂量反应回归方程。

按式(6)及式(5)计算:

$$b = \frac{y_U - y_L}{d(k-H)}$$

$$= \frac{6.4008 - 4.45255}{0.0969 \times (5-2)}$$

$$= 6.7019$$

$$\hat{y} = 5 + b(x - \lg LD_{50})$$

$$= 5 + 6.7019(x - 0.7782)$$

$$= -3.5135 + 6.7019x$$

(3)求 LD_5 及其 95% 可信区间 查"百分率与概率单位换算表"得 $p=5\%$ 时,概率单位为 $y_5 = 3.3551$,分别代入公式(7)~(9)计算:

$$\lg LD_5 = \lg LD_{50} - \frac{5 - y_5}{b}$$

$$= 0.5311 - \frac{5 - 3.3551}{6.7019}$$

$$= 0.2857$$

$$LD_5 = \lg^{-1} 0.2857 = 1.93 (\text{mg/kg})$$

$$s_{\lg LD_5} = \sqrt{s_{\lg LD_{50}}^2 + \frac{2}{nH(k-H)}\left(\frac{5-y_5}{b^2 d}\right)^2}$$

$$= \sqrt{0.0289^2 + \frac{2}{10 \times 2(5-2)}\left(\frac{5-3.3551}{6.7019^2 \times 0.0969}\right)^2}$$

$$= 0.0748$$

$$\lg^{-1}(\lg LD_5 \pm 1.96 s_{\lg LD_5})$$
$$= \lg^{-1}(0.2857 \pm 1.96 \times 0.0748)$$
$$= \lg^{-1}(0.1391 \sim 0.4323)$$
$$= 1.3775 \sim 2.7058$$

(4)求 LD_{95} 及其 95％可信区间　查百分率与概率单位换算表(附表 12)得 $p = 95\%$ 时,概率单位为 $y_{95} = 6.6449$,分别代入公式(7)～(9)计算:

$$\lg LD_{95} = \lg LD_{50} - \frac{5 - y_{95}}{b}$$
$$= 0.5311 - \frac{5 - 6.6449}{6.7019}$$
$$= 0.7765$$

$$LD_{95} = \lg^{-1} 0.7765 = 5.9772 (\text{mg/kg})$$

$$s_{\lg LD_K} = \sqrt{s_{\lg LD_{50}}^2 + \frac{2}{nH(k-H)} (\frac{5 - y_k}{b^2 d})^2}$$
$$= \sqrt{0.0289^2 + \frac{2}{10 \times 2(95-2)} (\frac{5 - 6.6449}{6.7019^2 \times 0.0969})^2} = 0.03145$$

$$\lg^{-1}(\lg LD_{95} \pm 1.96 s_{\lg LD_{95}})$$
$$= \lg^{-1}(0.7765 \pm 1.96 \times 0.03145)$$
$$= \lg^{-1}(0.7149 \sim 0.8393)$$
$$= 5.1863 \sim 6.9070 (\text{mg/kg})$$

舒血宁注射液对大鼠急性静脉给药毒性试验结果得 LD_{50} 为 3.40mg/kg,其 95％可信区间为 $5.27 \sim 6.84$mg/kg;LD_5 为 1.93mg/kg,其 95％可信区间为 $1.38 \sim 2.71$mg/kg;LD_{95} 为 5.98mg/kg,其 95％可信区间为 $5.19 \sim 6.91$mg/kg;剂量(对数)反应(概率单位)回归方程为 $\hat{y} = -3.5135 + 6.7019x$。

(罗家洪)

剂量反应移动平均法

剂量反应移动平均法(moving average method)是一种计算半数效量或半数致死量的简便方法,首先由 R. Thompson 提出,故又称 Thompson 法。C. S. Weil 和 H. J. Horn 根据 Thompson 法编制成了便查表,用查表代替计算,更加简便,但不够精确;E. K. Harris 又提出角变换法。本条目将以半数致死量为例来说明。其基本原理是在围绕

50％死亡率的移动平均剂量之间,用直线内插法确定半数致死量的对数值,其反对数即半数致死量的估计值。

本法要求:(1)每一剂量组的受试动物数相等,一般只用4~5只。因实验动物数较少,实验设计时应严格选择动物。(2)剂量按等级排列,取剂量组数为 $k+1$,k 为移动平均的跨度组数,如 $k=3$,剂量组数即为4。

1 Thpomson 法

按式(1)、(2)计算 $\lg LD_{50}$(取反对数即 LD_{50})极其标准误 $s_{\lg LD_{50}}$

$$\lg LD_{50}=x_1+d\left(f+\frac{k-1}{2}\right)$$

$$f=\frac{nk/2-r_1-\cdots-r_k}{r_{k+1}-r_1} \tag{1}$$

$$s_{\lg LD_{50}}=d\times\sqrt{\frac{(1-f)^2 r_1 s_1+\cdots+r_k s_k+f^2 r_{k+1}s_{k+1}}{(n-1)(r_{k+1}-r_1)^2}} \tag{2}$$

式中 x_1 为所用剂量组中的最低剂量对数,d 为两相邻剂量对数的差值,n 为每组受试动物数,r 为每组死亡动物数,s 为每组存活动物数($s=n-r$),f 为 r 的函数,其变化范围为 $0\leqslant f\leqslant 1$。

按正态近似原理,总体 LD_{50} 的95％可信区间的对数值用式(3)计算:

$$(\lg LD_{50}-1.96s_{\lg LD_{50}}, \ \lg LD_{50}+1.96s_{\lg LD_{50}}) \tag{3}$$

计算结果取反对数即可。

2 角变换法

方法步骤:(1)将反应率作平方根反正弦变换(见条目"平方根反正弦变换"),目的是使剂量(对数)反应曲线直线化。(2)计算移动平均角度。k 为3或5个剂量组。(3)按式(4)作线性内插求 LD_{50}。平均角度45°(相当于反应率为50％)所对应的剂量对数即 $\lg LD_{50}$,取反对数即 LD_{50}。

$$\lg LD_{50}=x+(x'-x)\left(\frac{45-y}{y'-y}\right) \tag{4}$$

式中,y'、y 分别为45°上下的移动平均角度,x'、x 分别为其相应的剂量对数。

例 90％甲胺基阿维菌素苯甲酸盐原药对大鼠急性经皮毒性试验结果资料见表1,试求 LD_{50}。

表1 90％甲胺基阿维菌素苯甲酸盐原药对大鼠急性经皮毒性试验结果

剂量(mg/kg)	实验动物	死亡数	死亡率
464	10	0	0.00
1000	10	4	0.40
2150	10	8	0.80
4640	10	10	1.00

在表 1 的基础上,列出表 2,根据公式可用移动平均法求 LD_{50}。

表 2　移动平均法求 LD_{50} 计算表

剂量 (mg/kg) (1)	剂量对数 x (2)	受试动物数 n (3)	死亡动物数 r (4)	死亡率 p (5)	$\sin^{-1}\sqrt{p}$ (6)	移动平均($k=3$) y (7)
464	2.6650	10	0	0.05*	12.9210	
1000	3.0000	10	4	0.40	39.2315	38.5291
2150	3.3324	10	8	0.80	63.4349	64.2221
4640	3.6665	10	10	1.00	90.0000	

注:r 为 0 时校正 $p=0.25/5=0.05$。

(1)Thompson 法计算 LD_{50} 及其 95% 可信区间。

今 $n=10,k=3,d=0.3324$,代入公式(1)~(3)得:

$$f=\frac{nk/2-r_1-\cdots-r_k}{r_{k+1}-r_1}$$

$$=\frac{10\times3/2-0-4-8}{12-1}$$

$$=0.2727$$

$$\lg LD_{50}=x_1+d\left(f+\frac{k-1}{2}\right)$$

$$=2.6665+0.3324\left[0.2727+\frac{3-1}{2}\right]$$

$$=3.0895$$

$$LD_{50}=\lg^{-1}3.0895=1229(\text{mg/kg})$$

按式(2)及式(3):

$$s_{\lg LD_{50}}=d\times\sqrt{\frac{(1-f)^2r_1s_1+\cdots+r_ks_k+f^2r_{k+1}s_{k+1}}{(n-1)(r_{k+1}-r_1)^2}}$$

$$s_{\lg LD_{50}}=0.3324\times\sqrt{\frac{(1-0.2727)^2\times0\times5+4\times6+8\times2+(0.2727)^2\times10\times0}{(10-1)(8-0)^2}}=0.0876$$

$$\lg^{-1}(\lg LD_{50}\pm1.96s_{\lg LD_{50}})=\lg^{-1}(3.0895\pm1.96\times0.0876)=\lg^{-1}(2.9178\sim3.2612)$$

取反对数得(828,1825)。

该毒物的 LD_{50} 为 1229mg/kg,其 95% 可信区间为 828~1825mg/kg。

(2)用角变换法求 LD_{50}。

用计算器直接计算第(6)栏 $\sin^{-1}\sqrt{p}$。

取 $k=3$,计算移动平均数 y,见表第(7)栏。

$$y=(12.9210+39.2315+63.4349)/3=38.5291$$

$$y'=(39.2315+63.4349+90.0000)/3=64.2221$$

由表第(2)栏得相应的 $x=3.0000$，$x'=3.3324$，带入式(4)：

$$\lg LD_{50}=x+(x'-x)\left(\frac{45-y}{y'-y}\right)$$

$$\lg LD_{50}=3.0000+(3.3324-3.0000)\left(\frac{45-38.5291}{64.2221-38.5291}\right)=3.0837$$

$$LD_{50}=\lg^{-1}3.0837=1213(\mathrm{mg/kg})$$

计算结果与 Thompson 法基本相同。

（罗家洪）

剂量反应序贯法

　　剂量反应序贯法(sequential method)又称上下法，是剂量反应中一种简便、快速、粗略计算半数效量或半数致死量的方法。适用于快速发生反应的药物。由 W. J. Dixon 首先提出，后经 K. Brownlee 改进。本法特点是受试动物逐只地序贯地进行实验，根据前一只受试动物的反应，决定后一只受试动物的使用剂量，使剂量进程集中在反应率 50% 附近，最后用加权均数法计算半数致死量。其优点是避免出现效率不高的反应率，可大量节省实验动物。

　　剂量组按等比级数分为 4～6 组。实验从最可能接近半数致死量的剂量组开始，一只一只动物进行。如果出现动物死亡反应，下一只动物用低一级的剂量，如果出现动物没有死亡反应，则下一只动物用高一级剂量。实验动物数 n 从反应发生改变的前一个动物开始计算。一般本法需要动物 10～20 只。按公式(1)～(3)分别计算 LD_{50}、$s_{\lg LD_{50}}$ 及其 95% 可信区间的对数值，再取反对数即可。

$$\lg LD_{50}=\frac{\sum nx}{\sum n} \tag{1}$$

$$s_{\lg LD_{50}}=d\times\sqrt{\sum\frac{p(1-p)}{n-1}} \tag{2}$$

$$(\lg LD_{50}-1.96s_{\lg LD_{50}},\ \lg LD_{50}+1.96s_{\lg LD_{50}}) \tag{3}$$

式中 n 为每组实验动物，x 为每组剂量对数，nx 为每组实验动物与剂量对数之乘积，p 为每组实验动物死亡率，d 为两相邻剂量对数的差值。

　　例　某有机磷农药对小白鼠灌胃序贯急性毒性实验，设计及实验结果见表1，计算其半数致死量及 95% 可信区间。

根据表 1 资料列出表 2 计算表，$d = 0.0969$。

表 1　某有机磷农药急性毒性实验序贯法动物存(0)亡(1)记录

剂量 (mg/kg)	剂量对数 x	动物编号																	
		1	2	3	4	5	6	7	8	9	10	11	12	13	14	15	16	17	18
500	2.6990			0					0				0				0		
650	2.8129		1		0		1		0		1		0		1		0		
845	2.9269	1				1				1				1					1
1098.5	3.0408	1																	

表 2　某有机磷农药急性毒性实验序贯法结果分析

剂量 (mg/kg) (1)	剂量对数 x (2)	受试动物数 n (3)	死亡动物数 r (4)	死亡率 p (5)	xn (6)=(2)×(3)	$\dfrac{p(1-p)}{n-1}$ (7)
500	2.6990	4	0	0.0000	10.7960	0.0000
625	2.7959	8	4	50.0000	22.3672	0.0357
781.3	2.8928	5	5	100.0000	14.4640	0.0000
976.6	2.9897	1	1	100.0000	2.9897	0.0000
合计	—	18	10	—	50.6169	0.0357

将表 2 资料代入公式(1)～(3)得：

$$\lg LD_{50} = \frac{50.6169}{18} = 2.8121$$

$$LD_{50} = \lg^{-1} 2.8121 = 648.7838 \approx 649 (mg/kg)$$

$$s_{\lg LD_{50}} = 0.0969 \times \sqrt{0.0357} = 0.0183$$

$\lg LD_{50}$ 的 95% 可信区间为 $2.8121 \pm 1.96 \times 0.0183 = (2.7762, 2.8480)$。

取反对数得 597～705mg/kg。

故某有机磷农药对小白鼠灌胃序贯急性毒性实验的 LD_{50} 为 649mg/kg，其 95% 可信区间为 597～705mg/kg。

（罗家洪）

剂量反应累计法

剂量反应累计法(cumulative method)亦称 Reed-Muench 法,是一种简便的粗略的估计剂量反应半数效量的方法。由于在理论上存在缺陷,又不够精确,目前已少用。本条目将以半数致死量为例来说明。其基本原理是假定凡死于低剂量的动物必死于高剂量,凡存活于高剂量的动物必存活于低剂量,于是将死亡动物数与存活动物数分别顺次累计,用图解求半数致死量。

本法要求各剂量组受试单位数相等,作图时必须将剂量变换成对数。

先对死亡动物数按剂量对数由小到大累计,存活动物数按剂量对数由大到小累计;再在方格坐标纸上,以横轴表示剂量对数,纵轴表示累计动物数,绘制累计死亡曲线和累计存活曲线;由两曲线交点作垂线与横轴相交的读数即 $\lg LD_{50}$。

例 某有机磷农药对大白鼠灌胃的急性毒性实验,资料见表 1 第(1)~(5)栏,用累计法求半数致死量。

列累计法求 LD_{50} 计算表如表 1,计算累计死亡数和累计存活数如表 1 第(6)、(7)栏,在直角坐标纸上绘制累计死亡数和累计存活数曲线如图 1,过两曲线相交点作垂线与 x 轴相交的读数为 3.1,取反对数得 1259mg/kg,即 LD_{50} 为 1259mg/kg。计算结果与 Thompson 法基本相同。

表 1 累计法求 LD_{50} 计算表

剂量(mg/kg) (1)	剂量对数 (2)	受试动物数 (3)	死亡动物数 (4)	存活动物数 (5)	累计死亡数 (6)	累计存活数 (7)
464	2.6650	10	0	10	0	18
1000	3.0000	10	4	6	4	8
2150	3.3324	10	8	2	12	2
4640	3.6665	10	10	0	22	0

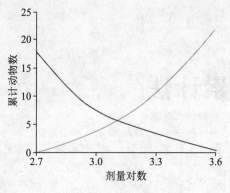

图1 累计法求 LD_{50} 计算表

（罗家洪）

急性毒性等级法

急性毒性等级法（acute toxic class procedure, ATC）是由 Sumiey 在 1990 年提出，是一种评估化学物质急性毒性经典的 LD_{50} 测试修正方法，是一种评估化学物质急性毒性的简单方法。由于它仍是以死亡作为毒性终点，所以仍能提供粗略的 LD_{50} 值。

方法步骤：依照固定剂量的判别格式，每次选用设定剂量（5、50、300、2000mg/kg）之一，单性别 3 只动物进行试验，确定动物的生死后再进行下一步试验。一般首先用 2000mg/kg 剂量处理，如无死亡即可结束试验，无需进一步试验。如有动物死亡则应采用 300 或 50mg/kg 剂量继续试验流程。根据在某一染毒剂量下，死亡发生的数量来判定大致的 LD_{50} 值范围，直接进行危害评估和毒性分级。按全球统一毒性分级系统（Globally Harmonised Classification System, GHS），1 类：$>0.5\sim5mg/kg$；2 类：$>5\sim50mg/kg$；3 类：$>50\sim300mg/kg$；4 类：$>300\sim2000mg/kg$；5 类：$>2000\sim5000mg/kg$；$>5000mg/kg$ 归为毒性未分类。

传统的急性经口毒性试验需用 40 只动物，而急性毒性等级法所用动物不超过 12 只，因而有效地节省了实验动物用量。

（罗家洪）

剂量反应固定剂量法

剂量反应固定剂量法(fixed dose procedure, FDP)是由英国毒理学会(BTS)于 1984 年提出的,经布鲁塞尔协议后,欧洲委员会曾出资 50 万英镑,由欧洲、日本、美国等地 33 个研究室共同进行了 20 个化合物的新旧方法急性试验,其毒性分级一致率为 87.2%,结果证实可以用其代替从 1927 年以来一直沿用的 LD_{50} 法,而且可为危险度评价提供较为足够的急性毒性试验资料,包括中毒作用性质、中毒发生时间、持续时间和结果等。布鲁塞尔委员会也承认了固定剂量法的实际应用价值。

方法步骤分 2 个阶段进行。固定剂量:5、50、300 或 2000mg/kg。结果判定分为高毒(T+)、有毒(T)、有害(H)和毒性未分类(U)(欧盟分级标准)。观察指标是"明显毒性"(clear sign on toxicity),而非死亡,故结果不是具体的 LD_{50} 值。

1 预试验

预试验(sighting study)采用 1 只动物(多为雌性)顺次间隔一定时间进行 5、50、500、2000mg/kg 固定剂量的毒性测试,接受试验的前后 2 只动物间隔至少 24h,然后以此剂量对雄雌动物分别进行观察,结果不满意则再做另一个剂量以评价其毒性。如 1 个剂量无中毒表现,其上一个剂量动物死亡,则需在其间插入剂量。

2 正式试验

正式试验(main study)是根据预试验结果进行,一般只需 1 个剂量,5 只动物(包括预试验在该剂量水平做过的动物)。如动物出现严重反应时应出于人道观念处死动物,并利用下一只动物继续较低剂量的试验,将直至确认出现毒性又无死亡时的剂量作为可行的正式试验剂量。

3 限量试验

如果 2000mg/kg 预试验和正式试验都不出现中毒体征,试验可终止。

(罗家洪)

剂量反应上下增减剂量法

剂量反应上下增减剂量法（up and down procedure，UDP）是由 Dixon 和 Mood 等于 1985 年利用优选法提出的 LD_{50} 推测法，即用少数动物来推测大概半数致死剂量（approximate LD_{50}），经济合作与发展组织（OECD）经多次修订，于 2001 年正式采纳 UDP 法（TG425）以评价受试物的急性经口毒性而不要求得到精确的致死剂量。其方法是先设一个剂量试验，根据有无死亡（反应），再按等比级数将设计剂量上下移动，一般以 1.3 倍级差上升或下降，这样进行 5～10 次试验即可推定 LD_{50} 值。试验仅需用 5～10 只动物，且所得到的 LD_{50} 值与传统方法的结果基本相似。目前 FDA、EPA 及美国实验材料协会（ASTM）已接受其作为标准的试验方法。日本也主张采用大概致死量，但强调经口致死剂量在 300mg/kg 以下的剧毒物质还应做精确的 LD_{50} 值测定。国家食品药品监督管理局颁布的化学药物急性毒性试验技术指导原则也推荐使用该方法。

UDP 由限度试验和主试验组成。限度试验分为 2000mg/kg 剂量水平和 5000mg/kg 剂量水平，用于受试物毒性可能较小的情况。两种剂量的限度试验具体步骤有细微差别，但最多仅用 5 只动物。主试验是一个预先设计的给药程序，在此程序中，每次给药 1 只动物，若该动物存活，第 2 只动物给予高一级剂量，若第 1 只动物死亡或出现濒死状态，第 2 只动物给予低一级剂量。在对每只给药动物仔细观察 48h 后，可以决定是否对下 1 只动物给药，以及给药剂量。当出现在最高剂量下有连续 3 只动物存活，或在 6 只动物中有 5 只连续发生在高一级剂量死亡、在低一级剂量生存的生死转换等情况时，可以停止试验。根据终止时所有动物的状态，用最大可能性法计算 LD_{50} 值。

例 用 UDP 法对某有机磷农药进行急性毒性试验，按照 OECD425 方法，选择雌性小鼠 6 只，以估算的 LD_{50} 值给首只动物染毒，后 1 只动物根据前 1 只动物的结果，增加或减少 1.3 倍染毒剂量：如果动物存活，则增加下 1 只动物的染毒剂量，如死亡，则应减少下 1 只动物的染毒量。染毒剂量组间成倍数关系。试验结果见表 1，采用美国国家环保局（EPA）统计软件 AOT425 计算 LD_{50}，得 LD_{50} 为 175mg/kg，95% 可信区间为 42.89～1040.00mg/kg。

表 1 上下增减剂量法(UDP)对某有机磷农药进行急性毒性试验结果

试验序列	动物编号	剂量(mg/kg)	短期结果(48h)	长期结果(14d)
1	1	175	○	○
2	2	550	×	×
4	4	175		×
5	5	55	○	○
5	5	550	×	×
6	6	192	×	×

注:×表示死亡,○表示存活。

(罗家洪)

剂量反应实验设计要求

1 确定染毒剂量范围和各组剂量

根据以往经验或作预备实验或参考有关资料,找出实验动物死亡率为0%和100%的剂量范围,并进一步分为5～8组,要求50%死亡率的上下各有一半组数。剂量分组常取等比级数,而等差级数较少用。等比级数分组的比值可按公式(1)计算:

$$相邻两组剂量的比值 = \sqrt[组数-1]{\frac{最高剂量}{最低剂量}}$$

或

$$相邻两组剂量的比值 = lg^{-1}\left(\frac{lg\,最高剂量 - lg\,最低剂量}{组数-1}\right) \tag{1}$$

求得比值后,从最低剂量组开始乘以比值,即得相邻的高组剂量,余类推。

2 实验动物的选择与分组

根据实验的性质合理选择动物的种属。在同一实验中,动物的种类、品系、窝别、性别、年龄、体重和营养状况等应尽可能一致。若雌雄混合编组时,每组雌雄各半。一般每组10～20只动物,如系粗略估计,每组动物可少一些,但至少应在5只以上。动物分组应严格遵守随机化的原则,具体分组时,应采用随机数字排列表或统计软件包。以昆虫作实验时,因考虑昆虫易产生自然死亡,如对照组死亡率在10%以下,可按式(2)对实验组死亡率进行校正后再计算 LD_{50}。

$$实验组昆虫校正死亡率 = \frac{实验组死亡率 - 对照组死亡率}{1 - 对照组死亡率} \tag{2}$$

3 实验操作规程与记录等应有统一标准

在实验过程中,应严格遵守实验设计的要求,注意实验条件、方法和操作人员的一致。对于动物的种类、给药途径、实验药物或毒物、实验记录等应进行标准化。

(罗家洪)

剂量反应用途

剂量反应(半数有效量(ED_{50})与半数致死量(LD_{50}))除用于描述某药物的效应强弱,毒力大小外,还可用于药物间的相互比较,以及毒物的蓄集作用和联合作用分析等。

1 相对效力比与相对毒力比

相对效力比是两药物 ED_{50} 之比,相对毒力比则是两毒物 LD_{50} 之比。算式如下:

$$相对效力比 = \frac{A \; 药 \; ED_{50}}{B \; 药 \; ED_{50}} \tag{1}$$

$$相对毒力比 = \frac{A \; 药 \; LD_{50}}{B \; 药 \; LD_{50}} \tag{2}$$

当比值大于1,说明 A 药效力(毒力)小于 B 药;相反,当比值小于1,说明 A 药的效力(毒力)大于 B 药。在实际工作中,A 药是受检药物,B 药常为已知的标准药物,相对效力(毒力)比表示受检药物的效力(毒力)为标准药物的倍数或百分比。

例1 甲农药的 LD_{50} 为 653mg/kg,乙农药的 LD_{50} 为 1223mg/kg。试比较其相对毒效力。

$$相对毒力比 = \frac{甲药 \; LD_{50}}{乙药 \; LD_{50}} = \frac{653}{1223} = 53.39\%$$

即乙农药的毒力为甲农药的 53.39% 或甲农药的毒力为乙农药的 1.87 倍。

2 治疗指数(TI)

治疗指数(TI)为 LD_{50} 与 ED_{50} 之比,即:

$$治疗指数\ TI = \frac{LD_{50}}{ED_{50}} \qquad (3)$$

治疗指数 TI 大,表示药物毒力低,疗效高,实用价值大。

3　毒物蓄积系数(K)

系分 n 次染毒的 $LD_{50(n)}$ 总量与一次染毒(急性毒性实验)的 $LD_{50(1)}$ 的比值,即

$$K = \frac{LD_{50(n)}}{LD_{50(1)}} \qquad (4)$$

常用 K 值大小表示蓄积的程度:

K 值	蓄积程度
<1	高度
$1\sim$	明显
$3\sim$	中等
$5\sim$	轻度
$7\sim$	不明显

4　毒物联合作用

通过急性实验,测定单项毒物和混合毒物的 LD_{50},可以判断联合作用的特征:协调作用、拮抗作用或相加作用(见"联合作用分析")。方法有二:比值法与等效应图解法。

比值法是先根据单项单位的 LD_{50},按式(5)计算混合毒物的"预期 LD_{50}";再按式(5)计算它与"实测 LD_{50}"的比值 R。

$$预期\ LD_{50} = 1/\left(\frac{\pi_1}{LD_{50(1)}} + \frac{\pi_2}{LD_{50(2)}} + \cdots + \frac{\pi_n}{LD_{50(n)}}\right) \qquad (5)$$

式中 $\pi_1, \pi_2, \cdots, \pi_n$ 分别为混合毒物中 n 个单项毒物各占的比重,$\pi_1 + \pi_2 + \cdots + \pi_n = 1$。$LD_{50(1)}, LD_{50(2)}, \cdots, LD_{50(n)}$ 分别为 n 个单项毒物的 LD_{50}。

$$R = \frac{预期\ LD_{50}}{实测\ LD_{50}} \qquad (6)$$

常以 $R<0.4$ 为拮抗作用,$0.4 \leqslant R < 2.5$ 为相加作用,$R \geqslant 2.5$ 为协同作用。

等效应图解法是先分别测出 A、B 两种毒物的 LD_{50} 及其 95% 可信区间的上、下限,并分别将 A、B 毒物的上限、LD_{50} 及下限的相应坐标点联成三条直线,构成等效应区(如图);将 A 与 B 毒物按各自的 LD_{50} 水平之比混合后,测定混合毒物的 LD_{50};在将此 LD_{50} 按原混合比例分成两部分,分别以 A 与 B 毒物的剂量表示。按此剂量点在图中的位置,判断 A 与 B 毒物的联合作用的特征:如剂量点在等效应区之内,则表示 A 与 B 为相加作用,在该区下方表示协同作用,在该区上方表示拮抗作用。

例 2　A 毒物的 LD_{50} 为 200mg/kg,其 95% 可信区间为 $150 \sim 267$mg/kg;B 毒物的 LD_{50} 为 800mg/kg,其 95% 可信区间为 $650 \sim 985$mg/kg;A 与 B LD_{50} 之比为 1∶4,又测

得按此比例的混合毒物的 LD_{50} 为 500mg/kg。试分析 A、B 的联合作用为相加作用。

绘出图 1 等效应区。将混合物的 LD_{50} 500 按 1：4 分开,得 A 为 100,B 为 400。分别过 100 及 400 处作直线平行于 x 轴及 y 轴,两直线相交于 C。今 C 点落在等效应区内,故 A 与 B 两毒物的联合作用为相加作用。

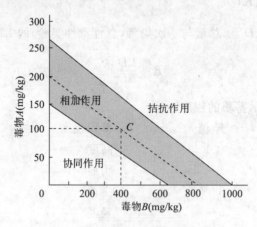

图 1　毒物联合作用的等效应区

参考文献

[1]　徐天和 . 中国医学统计百科全书 . 单变量推断统计分册 . 北京:人民卫生出版社:147－168.

[2]　罗家洪,薛茜 . 医学统计学(供医学硕士研究生使用). 北京:科学出版社,2008:252－267.

[3]　罗家洪,徐天和 . 医学统计学(供临床医学、口腔、法医、检验、麻醉、视光等专业本科生使用). 北京:科学出版社,2006:203－216.

[4]　罗家洪,唐军 . 医学统计学学习指导(供临床医学、口腔、法医、检验、麻醉、视光等专业本科生使用). 北京:科学出版社,2007:190－204.

[5]　肖经纬,李斌,张星 . 急性经口毒性评价试验方法的研究进展 . 国外医学卫生学分册,2007,34(2):84－87.

[6]　连勇,徐培渝,孙强 . 上－下法替代实验与 Horn's 法测定 LD_{50} 的试验研究 . 现代预防医学,2008,35(18):3591－3593.

[7]　李佳,金晶,黄芝瑛 . 上下法在急性毒性试验中的应用进展 . 中国比较医学杂志,2008,18(6):70－72.

[8]　黄雅丽,顾刘金,杨校华,等 . 急性经口毒性 UDP 法与传统方法的比较 . 浙江省医学科学院学报,2007,(总 70):31－32.

[9]　王庆利,王海学,马磊 . 急性毒性试验的研究进展 . 中国新药杂志,2009,18(21):2024－2027.

（罗家洪）

附录一　统计用表

附表 1　正态分布表

（说明：表中 P 为标准正态曲线下正态离差左侧的面积，表中数字为该 P 值所对应的标准正态离差即 u 值）

P	0.000	0.001	0.002	0.003	0.004	0.005	0.006	0.007	0.008	0.009
0.00		−3.0902	−2.8782	−2.7478	−2.6521	−2.5758	−2.5121	−2.4573	−2.4089	−2.3656
0.01	−2.3263	−2.2904	−2.2571	−2.2262	−2.1973	−2.1701	−2.1444	−2.1201	−2.0969	−2.0749
0.02	−2.0537	−2.0335	−2.0141	−1.9954	−1.9774	−1.9600	−1.9431	−1.9268	−1.9110	−1.8957
0.03	−1.8808	−1.8663	−1.8522	−1.8384	−1.8250	−1.8119	−1.7991	−1.7866	−1.7744	−1.7624
0.04	−1.7507	−1.7392	−1.7279	−1.7169	−1.7060	−1.6954	−1.6849	−1.6747	−1.6646	−1.6546
0.05	−1.6449	−1.6352	−1.6258	−1.6164	−1.6072	−1.5982	−1.5893	−1.5805	−1.5718	−1.5632
0.06	−1.5548	−1.5464	−1.5382	−1.5301	−1.5220	−1.5141	−1.5063	−1.4985	−1.4909	−1.4833
0.07	−1.4758	−1.4684	−1.4611	−1.4538	−1.4466	−1.4395	−1.4325	−1.4255	−1.4187	−1.4118
0.08	−1.4051	−1.3984	−1.3917	−1.3852	−1.3787	−1.3722	−1.3658	−1.3595	−1.3532	−1.3469
0.09	−1.3408	−1.3346	−1.3285	−1.3225	−1.3165	−1.3106	−1.3047	−1.2988	−1.2930	−1.2873
0.10	−1.2816	−1.2759	−1.2702	−1.2646	−1.2591	−1.2536	−1.2481	−1.2426	−1.2372	−1.2319
0.11	−1.2265	−1.2212	−1.2160	−1.2107	−1.2055	−1.2004	−1.1952	−1.1901	−1.1850	−1.1800
0.12	−1.1750	−1.1700	−1.1650	−1.1601	−1.1552	−1.1503	−1.1455	−1.1407	−1.1359	−1.1311
0.13	−1.1264	−1.1217	−1.1170	−1.1123	−1.1077	−1.1031	−1.0985	−1.0939	−1.0893	−1.0848
0.14	−1.0803	−1.0758	−1.0714	−1.0669	−1.0625	−1.0581	−1.0537	−1.0494	−1.0450	−1.0407
0.15	−1.0364	−1.0322	−1.0279	−1.0237	−1.0194	−1.0152	−1.0110	−1.0069	−1.0027	−0.9986
0.16	−0.9945	−0.9904	−0.9863	−0.9822	−0.9782	−0.9741	−0.9701	−0.9661	−0.9621	−0.9581
0.17	−0.9542	−0.9502	−0.9463	−0.9424	−0.9385	−0.9346	−0.9307	−0.9269	−0.9230	−0.9192
0.18	−0.9154	−0.9116	−0.9078	−0.9040	−0.9002	−0.8965	−0.8927	−0.8890	−0.8853	−0.8816
0.19	−0.8779	−0.8742	−0.8705	−0.8669	−0.8633	−0.8596	−0.8560	−0.8524	−0.8488	−0.8452
0.20	−0.8416	−0.8381	−0.8345	−0.8310	−0.8274	−0.8239	−0.8204	−0.8169	−0.8134	−0.8099
0.21	−0.8064	−0.8030	−0.7995	−0.7961	−0.7926	−0.7892	−0.7858	−0.7824	−0.7790	−0.7756
0.22	−0.7722	−0.7688	−0.7655	−0.7621	−0.7588	−0.7554	−0.7521	−0.7488	−0.7454	−0.7421
0.23	−0.7388	−0.7356	−0.7323	−0.7290	−0.7257	−0.7225	−0.7192	−0.7160	−0.7128	−0.7095
0.24	−0.7063	−0.7031	−0.6999	−0.6967	−0.6935	−0.6903	−0.6871	−0.6840	−0.6808	−0.6776
0.25	−0.6745	−0.6713	−0.6682	−0.6651	−0.6620	−0.6588	−0.6557	−0.6526	−0.6495	−0.6464
0.26	−0.6433	−0.6403	−0.6372	−0.6341	−0.6311	−0.6280	−0.6250	−0.6219	−0.6189	−0.6158
0.27	−0.6128	−0.6098	−0.6068	−0.6038	−0.6008	−0.5978	−0.5948	−0.5918	−0.5888	−0.5858
0.28	−0.5828	−0.5799	−0.5769	−0.5740	−0.5710	−0.5681	−0.5651	−0.5622	−0.5592	−0.5563
0.29	−0.5534	−0.5505	−0.5476	−0.5446	−0.5417	−0.5388	−0.5359	−0.5330	−0.5302	−0.5273
0.30	−0.5244	−0.5215	−0.5187	−0.5158	−0.5129	−0.5101	−0.5072	−0.5044	−0.5015	−0.4987
0.31	−0.4959	−0.4930	−0.4902	−0.4874	−0.4845	−0.4817	−0.4789	−0.4761	−0.4733	−0.4705

续附表 1 正态分布表

（说明：表中 P 为标准正态曲线下正态离差左侧的面积，表中数字为该 P 值所对应的标准正态离差即 u 值）

P	0.000	0.001	0.002	0.003	0.004	0.005	0.006	0.007	0.008	0.009
0.32	−0.4677	−0.4649	−0.4621	−0.4593	−0.4565	−0.4538	−0.4510	−0.4482	−0.4454	−0.4427
0.33	−0.4399	−0.4372	−0.4344	−0.4316	−0.4289	−0.4261	−0.4234	−0.4207	−0.4179	−0.4152
0.34	−0.4125	−0.4097	−0.4070	−0.4043	−0.4016	−0.3989	−0.3961	−0.3934	−0.3907	−0.3880
0.35	−0.3853	−0.3826	−0.3799	−0.3772	−0.3745	−0.3719	−0.3692	−0.3665	−0.3638	−0.3611
0.36	−0.3585	−0.3558	−0.3531	−0.3505	−0.3478	−0.3451	−0.3425	−0.3398	−0.3372	−0.3345
0.37	−0.3319	−0.3292	−0.3266	−0.3239	−0.3213	−0.3186	−0.3160	−0.3134	−0.3107	−0.3081
0.38	−0.3055	−0.3029	−0.3002	−0.2976	−0.2950	−0.2924	−0.2898	−0.2871	−0.2845	−0.2819
0.39	−0.2793	−0.2767	−0.2741	−0.2715	−0.2689	−0.2663	−0.2637	−0.2611	−0.2585	−0.2559
0.40	−0.2533	−0.2508	−0.2482	−0.2456	−0.2430	−0.2404	−0.2378	−0.2353	−0.2327	−0.2301
0.41	−0.2275	−0.2250	−0.2224	−0.2198	−0.2173	−0.2147	−0.2121	−0.2096	−0.2070	−0.2045
0.42	−0.2019	−0.1993	−0.1968	−0.1942	−0.1917	−0.1891	−0.1866	−0.1840	−0.1815	−0.1789
0.43	−0.1764	−0.1738	−0.1713	−0.1687	−0.1662	−0.1637	−0.1611	−0.1586	−0.1560	−0.1535
0.44	−0.1510	−0.1484	−0.1459	−0.1434	−0.1408	−0.1383	−0.1358	−0.1332	−0.1307	−0.1282
0.45	−0.1257	−0.1231	−0.1206	−0.1181	−0.1156	−0.1130	−0.1105	−0.1080	−0.1055	−0.1030
0.46	−0.1004	−0.0979	−0.0954	−0.0929	−0.0904	−0.0878	−0.0853	−0.0828	−0.0803	−0.0778
0.47	−0.0753	−0.0728	−0.0702	−0.0677	−0.0652	−0.0627	−0.0602	−0.0577	−0.0552	−0.0527
0.48	−0.0502	−0.0476	−0.0451	−0.0426	−0.0401	−0.0376	−0.0351	−0.0326	−0.0301	−0.0276
0.49	−0.0251	−0.0226	−0.0201	−0.0175	−0.0150	−0.0125	−0.0100	−0.0075	−0.0050	−0.0025
0.50	0.0000	0.0025	0.0050	0.0075	0.0100	0.0125	0.0150	0.0175	0.0201	0.0226
0.51	0.0251	0.0276	0.0301	0.0326	0.0351	0.0376	0.0401	0.0426	0.0451	0.0476
0.52	0.0502	0.0527	0.0552	0.0577	0.0602	0.0627	0.0652	0.0677	0.0702	0.0728
0.53	0.0753	0.0778	0.0803	0.0828	0.0853	0.0878	0.0904	0.0929	0.0954	0.0979
0.54	0.1004	0.1030	0.1055	0.1080	0.1105	0.1130	0.1156	0.1181	0.1206	0.1231
0.55	0.1257	0.1282	0.1307	0.1332	0.1358	0.1383	0.1408	0.1434	0.1459	0.1484
0.56	0.1510	0.1535	0.1560	0.1586	0.1611	0.1637	0.1662	0.1687	0.1713	0.1738
0.57	0.1764	0.1789	0.1815	0.1840	0.1866	0.1891	0.1917	0.1942	0.1968	0.1993
0.58	0.2019	0.2045	0.2070	0.2096	0.2121	0.2147	0.2173	0.2198	0.2224	0.2250
0.59	0.2275	0.2301	0.2327	0.2353	0.2378	0.2404	0.2430	0.2456	0.2482	0.2508
0.60	0.2533	0.2559	0.2585	0.2611	0.2637	0.2663	0.2689	0.2715	0.2741	0.2767
0.61	0.2793	0.2819	0.2845	0.2871	0.2898	0.2924	0.2950	0.2976	0.3002	0.3029
0.62	0.3055	0.3081	0.3107	0.3134	0.3160	0.3186	0.3213	0.3239	0.3266	0.3292
0.63	0.3319	0.3345	0.3372	0.3398	0.3425	0.3451	0.3478	0.3505	0.3531	0.3558
0.64	0.3585	0.3611	0.3638	0.3665	0.3692	0.3719	0.3745	0.3772	0.3799	0.3826
0.65	0.3853	0.3880	0.3907	0.3934	0.3961	0.3989	0.4016	0.4043	0.4070	0.4097

续附表 1　正态分布表

（说明：表中 P 为标准正态曲线下正态离差左侧的面积，表中数字为该 P 值所对应的标准正态离差即 u 值）

P	0.000	0.001	0.002	0.003	0.004	0.005	0.006	0.007	0.008	0.009
0.66	0.4125	0.4152	0.4179	0.4207	0.4234	0.4261	0.4289	0.4316	0.4344	0.4372
0.67	0.4399	0.4427	0.4454	0.4482	0.4510	0.4538	0.4565	0.4593	0.4621	0.4649
0.68	0.4677	0.4705	0.4733	0.4761	0.4789	0.4817	0.4845	0.4874	0.4902	0.4930
0.69	0.4959	0.4987	0.5015	0.5044	0.5072	0.5101	0.5129	0.5158	0.5187	0.5215
0.70	0.5244	0.5273	0.5302	0.5330	0.5359	0.5388	0.5417	0.5446	0.5476	0.5505
0.71	0.5534	0.5563	0.5592	0.5622	0.5651	0.5681	0.5710	0.5740	0.5769	0.5799
0.72	0.5828	0.5858	0.5888	0.5918	0.5948	0.5978	0.6008	0.6038	0.6068	0.6098
0.73	0.6128	0.6158	0.6189	0.6219	0.6250	0.6280	0.6311	0.6341	0.6372	0.6403
0.74	0.6433	0.6464	0.6495	0.6526	0.6557	0.6588	0.6620	0.6651	0.6682	0.6713
0.75	0.6745	0.6776	0.6808	0.6840	0.6871	0.6903	0.6935	0.6967	0.6999	0.7031
0.76	0.7063	0.7095	0.7128	0.7160	0.7192	0.7225	0.7257	0.7290	0.7323	0.7356
0.77	0.7388	0.7421	0.7454	0.7488	0.7521	0.7554	0.7588	0.7621	0.7655	0.7688
0.78	0.7722	0.7756	0.7790	0.7824	0.7858	0.7892	0.7926	0.7961	0.7995	0.8030
0.79	0.8064	0.8099	0.8134	0.8169	0.8204	0.8239	0.8274	0.8310	0.8345	0.8381
0.80	0.8416	0.8452	0.8488	0.8524	0.8560	0.8596	0.8633	0.8669	0.8705	0.8742
0.81	0.8779	0.8816	0.8853	0.8890	0.8927	0.8965	0.9002	0.9040	0.9078	0.9116
0.82	0.9154	0.9192	0.9230	0.9269	0.9307	0.9346	0.9385	0.9424	0.9463	0.9502
0.83	0.9542	0.9581	0.9621	0.9661	0.9701	0.9741	0.9782	0.9822	0.9863	0.9904
0.84	0.9945	0.9986	1.0027	1.0069	1.0110	1.0152	1.0194	1.0237	1.0279	1.0322
0.85	1.0364	1.0407	1.0450	1.0494	1.0537	1.0581	1.0625	1.0669	1.0714	1.0758
0.86	1.0803	1.0848	1.0893	1.0939	1.0985	1.1031	1.1077	1.1123	1.1170	1.1217
0.87	1.1264	1.1311	1.1359	1.1407	1.1455	1.1503	1.1552	1.1601	1.1650	1.1700
0.88	1.1750	1.1800	1.1850	1.1901	1.1952	1.2004	1.2055	1.2107	1.2160	1.2212
0.89	1.2265	1.2319	1.2372	1.2426	1.2481	1.2536	1.2591	1.2646	1.2702	1.2759
0.90	1.2816	1.2873	1.2930	1.2988	1.3047	1.3106	1.3165	1.3225	1.3285	1.3346
0.91	1.3408	1.3469	1.3532	1.3595	1.3658	1.3722	1.3787	1.3852	1.3917	1.3984
0.92	1.4051	1.4118	1.4187	1.4255	1.4325	1.4395	1.4466	1.4538	1.4611	1.4684
0.93	1.4758	1.4833	1.4909	1.4985	1.5063	1.5141	1.5220	1.5301	1.5382	1.5464
0.94	1.5548	1.5632	1.5718	1.5805	1.5893	1.5982	1.6072	1.6164	1.6258	1.6352
0.95	1.6449	1.6546	1.6646	1.6747	1.6849	1.6954	1.7060	1.7169	1.7279	1.7392
0.96	1.7507	1.7624	1.7744	1.7866	1.7991	1.8119	1.8250	1.8384	1.8522	1.8663
0.97	1.8808	1.8957	1.9110	1.9268	1.9431	1.9600	1.9774	1.9954	2.0141	2.0335
0.98	2.0537	2.0749	2.0969	2.1201	2.1444	2.1701	2.1973	2.2262	2.2571	2.2904
0.99	2.3263	2.3656	2.4089	2.4573	2.5121	2.5758	2.6521	2.7478	2.8782	3.0902

附表 2 t 分布界值表

自由度 ν		概率 P									
	单侧	0.25	0.20	0.10	0.05	0.025	0.010	0.005	0.0025	0.001	0.0005
	双侧	0.50	0.40	0.20	0.10	0.050	0.020	0.010	0.0050	0.002	0.0010
1		1.00000	1.37638	3.07768	6.31375	12.70620	31.82052	63.65674	127.32134	318.30884	636.61925
2		0.81650	1.06066	1.88562	2.91999	4.30265	6.96456	9.92484	14.08905	22.32712	31.59905
3		0.76489	0.97847	1.63774	2.35336	3.18245	4.54070	5.84091	7.45332	10.21453	12.92398
4		0.74070	0.94096	1.53321	2.13185	2.77645	3.74695	4.60409	5.59757	7.17318	8.61030
5		0.72669	0.91954	1.47588	2.01505	2.57058	3.36493	4.03214	4.77334	5.89343	6.86883
6		0.71756	0.90570	1.43976	1.94318	2.44691	3.14267	3.70743	4.31683	5.20763	5.95882
7		0.71114	0.89603	1.41492	1.89458	2.36462	2.99795	3.49948	4.02934	4.78529	5.40788
8		0.70639	0.88889	1.39682	1.85955	2.30600	2.89646	3.35539	3.83252	4.50079	5.04131
9		0.70272	0.88340	1.38303	1.83311	2.26216	2.82144	3.24984	3.68966	4.29681	4.78091
10		0.69981	0.87906	1.37218	1.81246	2.22814	2.76377	3.16927	3.58141	4.14370	4.58689
11		0.69745	0.87553	1.36343	1.79588	2.20099	2.71808	3.10581	3.49661	4.02470	4.43698
12		0.69548	0.87261	1.35622	1.78229	2.17881	2.68100	3.05454	3.42844	3.92963	4.31779
13		0.69383	0.87015	1.35017	1.77093	2.16037	2.65031	3.01228	3.37247	3.85198	4.22083
14		0.69242	0.86805	1.34503	1.76131	2.14479	2.62449	2.97684	3.32570	3.78739	4.14045
15		0.69120	0.86624	1.34061	1.75305	2.13145	2.60248	2.94671	3.28604	3.73283	4.07277
16		0.69013	0.86467	1.33676	1.74588	2.11991	2.58349	2.92078	3.25199	3.68615	4.01500
17		0.68920	0.86328	1.33338	1.73961	2.10982	2.56693	2.89823	3.22245	3.64577	3.96513
18		0.68836	0.86205	1.33039	1.73406	2.10092	2.55238	2.87844	3.19657	3.61048	3.92165
19		0.68762	0.86095	1.32773	1.72913	2.09302	2.53948	2.86093	3.17372	3.57940	3.88341
20		0.68695	0.85996	1.32534	1.72472	2.08596	2.52798	2.84534	3.15340	3.55181	3.84952
21		0.68635	0.85907	1.32319	1.72074	2.07961	2.51765	2.83136	3.13521	3.52715	3.81928
22		0.68581	0.85827	1.32124	1.71714	2.07387	2.50832	2.81876	3.11882	3.50499	3.79213
23		0.68531	0.85753	1.31946	1.71387	2.06866	2.49987	2.80734	3.10400	3.48496	3.76763
24		0.68485	0.85686	1.31784	1.71088	2.06390	2.49216	2.79694	3.09051	3.46678	3.74540
25		0.68443	0.85624	1.31635	1.70814	2.05954	2.48511	2.78744	3.07820	3.45019	3.72514
26		0.68404	0.85567	1.31497	1.70562	2.05553	2.47863	2.77871	3.06691	3.43500	3.70661
27		0.68368	0.85514	1.31370	1.70329	2.05183	2.47266	2.77068	3.05652	3.42103	3.68959
28		0.68335	0.85465	1.31253	1.70113	2.04841	2.46714	2.76326	3.04693	3.40816	3.67391
29		0.68304	0.85419	1.31143	1.69913	2.04523	2.46202	2.75639	3.03805	3.39624	3.65941
30		0.68276	0.85377	1.31042	1.69726	2.04227	2.45726	2.75000	3.02980	3.38518	3.64596
31		0.68249	0.85337	1.30946	1.69552	2.03951	2.45282	2.74404	3.02212	3.37490	3.63346
32		0.68223	0.85300	1.30857	1.69389	2.03693	2.44868	2.73848	3.01495	3.36531	3.62180
33		0.68200	0.85265	1.30774	1.69236	2.03452	2.44479	2.73328	3.00824	3.35634	3.61091
34		0.68177	0.85232	1.30695	1.69092	2.03224	2.44115	2.72839	3.00195	3.34793	3.60072

续附表 2 *t* 分布界值表

自由度 ν	单侧	0.25	0.20	0.10	0.05	0.025	0.010	0.005	0.0025	0.001	0.0005
	双侧	0.50	0.40	0.20	0.10	0.050	0.020	0.010	0.0050	0.002	0.0010
35		0.68156	0.85201	1.30621	1.68957	2.03011	2.43772	2.72381	2.99605	3.34005	3.59115
36		0.68137	0.85172	1.30551	1.68830	2.02809	2.43449	2.71948	2.99049	3.33262	3.58215
37		0.68118	0.85144	1.30485	1.68709	2.02619	2.43145	2.71541	2.98524	3.32563	3.57367
38		0.68100	0.85118	1.30423	1.68595	2.02439	2.42857	2.71156	2.98029	3.31903	3.56568
39		0.68083	0.85094	1.30364	1.68488	2.02269	2.42584	2.70791	2.97561	3.31279	3.55812
40		0.68067	0.85070	1.30308	1.68385	2.02108	2.42326	2.70446	2.97117	3.30688	3.55097
41		0.68052	0.85048	1.30254	1.68288	2.01954	2.42080	2.70118	2.96696	3.30127	3.54418
42		0.68038	0.85026	1.30204	1.68195	2.01808	2.41847	2.69807	2.96296	3.29595	3.53775
43		0.68024	0.85006	1.30155	1.68107	2.01669	2.41625	2.69510	2.95916	3.29089	3.53163
44		0.68011	0.84987	1.30109	1.68023	2.01537	2.41413	2.69228	2.95553	3.28607	3.52580
45		0.67998	0.84968	1.30065	1.67943	2.01410	2.41212	2.68959	2.95208	3.28148	3.52025
46		0.67986	0.84951	1.30023	1.67866	2.01290	2.41019	2.68701	2.94878	3.27710	3.51496
47		0.67975	0.84934	1.29982	1.67793	2.01174	2.40835	2.68456	2.94563	3.27291	3.50990
48		0.67964	0.84917	1.29944	1.67722	2.01063	2.40658	2.68220	2.94262	3.26891	3.50507
49		0.67953	0.84902	1.29907	1.67655	2.00958	2.40489	2.67995	2.93973	3.26508	3.50044
50		0.67943	0.84887	1.29871	1.67591	2.00856	2.40327	2.67779	2.93696	3.26141	3.49601
60		0.67860	0.84765	1.29582	1.67065	2.00030	2.39012	2.66028	2.91455	3.23171	3.46020
70		0.67801	0.84679	1.29376	1.66691	1.99444	2.38081	2.64790	2.89873	3.21079	3.43501
80		0.67757	0.84614	1.29222	1.66412	1.99006	2.37387	2.63869	2.88697	3.19526	3.41634
90		0.67723	0.84563	1.29103	1.66196	1.98667	2.36850	2.63157	2.87788	3.18327	3.40194
100		0.67695	0.84523	1.29007	1.66023	1.98397	2.36422	2.62589	2.87065	3.17374	3.39049
120		0.67654	0.84463	1.28865	1.65765	1.97993	2.35782	2.61742	2.85986	3.15954	3.37345
140		0.67625	0.84420	1.28763	1.65581	1.97705	2.35328	2.61140	2.85221	3.14947	3.36138
160		0.67603	0.84387	1.28687	1.65443	1.97490	2.34988	2.60691	2.84649	3.14195	3.35237
180		0.67586	0.84362	1.28627	1.65336	1.97323	2.34724	2.60342	2.84205	3.13612	3.34540
200		0.67572	0.84342	1.28580	1.65251	1.97190	2.34514	2.60063	2.83851	3.13148	3.33984
220		0.67561	0.84326	1.28541	1.65181	1.97081	2.34342	2.59836	2.83562	3.12769	3.33530
240		0.67551	0.84312	1.28509	1.65123	1.96990	2.34199	2.59647	2.83322	3.12454	3.33152
260		0.67543	0.84301	1.28482	1.65074	1.96913	2.34078	2.59487	2.83119	3.12187	3.32834
280		0.67537	0.84291	1.28458	1.65031	1.96847	2.33974	2.59350	2.82945	3.11959	3.32561
300		0.67531	0.84282	1.28438	1.64995	1.96790	2.33884	2.59232	2.82795	3.11762	3.32325
500		0.67498	0.84234	1.28325	1.64791	1.96472	2.33383	2.58570	2.81955	3.10661	3.31009
1000		0.67474	0.84198	1.28240	1.64638	1.96234	2.33008	2.58075	2.81328	3.09840	3.30028
∞		0.67449	0.84163	1.28157	1.64488	1.96001	2.32642	2.57593	2.80716	3.09040	3.29072

附表 3　百分率的置信区间

上行:95%置信区间　　　下行:99%置信区间

n	0	1	2	3	4	5	6	7	8	9	10	11	12	13
1	0~98													
	0~100													
2	0~84	1~99												
	0~93	0~100												
3	0~71	1~91	9~99											
	0~83	0~96	4~100											
4	0~60	1~81	7~93											
	0~73	0~89	3~97											
5	0~52	1~72	5~85	15~95										
	0~65	0~81	2~92	8~98										
6	0~46	0~64	4~78	12~88										
	0~59	0~75	2~86	7~93										
7	0~41	0~58	4~71	10~82	18~90									
	0~53	0~68	2~80	6~88	12~94									
8	0~37	0~53	3~65	9~76	16~84									
	0~48	0~63	1~74	5~83	10~90									
9	0~34	0~48	3~60	7~70	14~79	21~86								
	0~45	0~59	1~69	4~78	9~85	15~91								
10	0~31	0~45	3~56	7~65	12~74	19~81								
	0~41	0~54	1~65	4~74	8~81	13~87								
11	0~28	0~41	2~52	6~61	11~69	17~77	23~83							
	0~38	0~51	1~61	3~69	7~77	11~83	17~89							
12	0~26	0~38	2~48	5~57	10~65	15~72	21~79							
	0~36	0~48	1~57	3~66	6~73	10~79	15~85							
13	0~25	0~36	2~45	5~54	9~61	14~68	19~75	25~81						
	0~34	0~45	1~54	3~62	6~69	9~76	14~81	19~86						
14	0~23	0~34	2~43	5~51	8~58	13~65	18~71	23~77						
	0~32	0~42	1~51	3~59	5~66	9~72	13~78	17~83						
15	0~22	0~32	2~41	4~48	8~55	12~62	16~68	21~73	27~79					
	0~30	0~40	1~49	2~56	5~63	8~69	12~74	16~79	21~84					
16	0~21	0~30	2~38	4~46	7~52	11~59	15~65	20~70	25~75					
	0~28	0~38	1~46	2~53	5~60	8~66	11~71	15~76	19~81					
17	0~20	0~29	2~36	4~43	7~50	10~56	14~62	18~67	23~72	28~77				
	0~27	0~36	1~44	2~51	4~57	7~63	10~69	14~74	18~78	22~82				
18	0~19	0~27	1~35	4~41	6~48	10~54	13~59	17~64	22~69	26~74				
	0~26	0~35	1~42	2~49	4~55	7~61	10~66	13~71	17~75	21~79				
19	0~18	0~26	1~33	3~40	6~46	9~51	13~57	16~62	20~67	24~71	29~76			
	0~24	0~33	1~40	2~47	4~53	6~58	9~63	12~68	16~73	19~77	23~81			
20	0~17	0~25	1~32	3~38	6~44	9~49	12~54	15~59	19~64	23~69	27~73			
	0~23	0~32	1~39	2~45	4~51	6~56	9~61	11~66	15~70	18~74	22~78			
21	0~16	0~24	1~30	3~36	5~42	8~47	11~52	15~57	18~62	22~66	26~70	30~74		
	0~22	0~30	1~37	2~43	3~49	6~54	8~59	11~63	14~68	17~71	21~76	24~80		
22	0~15	0~23	1~29	3~35	5~40	8~45	11~50	14~55	17~59	21~64	24~68	28~72		
	0~21	0~29	1~36	2~42	3~47	5~52	8~57	10~61	13~66	16~70	20~73	23~77		
23	0~15	0~22	1~28	3~34	5~39	8~44	10~48	13~53	16~57	20~62	23~66	27~69	31~73	
	0~21	0~28	1~35	2~40	3~45	5~50	7~55	10~59	13~63	15~67	19~71	22~75	25~78	
24	0~14	0~21	1~27	3~32	5~37	7~42	10~47	13~51	16~55	19~59	22~63	26~67	29~71	
	0~20	0~27	0~33	2~39	3~44	5~49	7~53	9~57	12~61	15~65	18~69	21~73	24~76	
25	0~14	0~20	1~26	3~31	5~36	7~41	9~45	12~49	15~54	18~58	21~61	24~65	28~69	31~72
	0~19	0~26	0~32	1~37	3~42	5~47	7~51	9~56	11~60	14~63	17~67	20~71	23~74	26~77

续附表3　百分率的置信区间

上行:95％置信区间　　　下行:99％置信区间

n							x							
	0	1	2	3	4	5	6	7	8	9	10	11	12	13
26	0～13	0～20	1～25	2～30	4～35	7～39	9～44	12～48	14～52	17～56	20～60	23～63	27～67	30～70
	0～18	0～25	0～31	1～36	3～41	4～46	6～50	9～54	11～58	13～62	16～65	19～69	22～72	25～75
27	0～13	0～19	1～24	2～29	4～34	6～38	9～42	11～46	14～50	17～54	19～58	22～61	26～65	29～68
	0～18	0～25	0～30	1～35	3～40	4～44	6～48	8～52	10～56	13～60	15～63	18～67	21～70	24～73
28	0～12	0～18	1～24	2～28	4～33	6～37	8～41	11～45	13～49	16～52	19～56	22～59	25～63	28～66
	0～17	0～24	0～29	1～34	3～39	4～43	6～47	8～51	10～55	12～58	15～62	17～65	20～68	23～71
29	0～12	0～18	1～23	2～27	4～32	6～36	8～40	10～44	13～47	15～51	18～54	21～58	24～61	26～64
	0～17	0～23	0～28	1～33	2～37	4～42	6～46	8～49	10～53	12～57	14～60	17～63	19～66	22～70
30	0～12	0～17	1～22	2～27	4～31	6～35	8～39	10～42	12～46	15～49	17～53	20～56	23～59	26～63
	0～16	0～22	0～27	1～32	2～36	4～40	5～44	7～48	9～52	11～55	14～58	16～62	19～65	21～68
31	0～11	0～17	1～22	2～26	4～30	6～34	8～38	10～41	12～45	14～48	17～51	19～55	22～58	25～61
	0～16	0～22	0～27	1～31	2～35	4～39	5～43	7～47	9～50	11～54	13～57	16～60	18～63	20～66
32	0～11	0～16	1～21	2～25	4～29	5～33	7～36	9～40	12～43	14～47	16～50	19～53	21～56	24～59
	0～15	0～21	0～26	1～30	2～34	4～38	5～42	7～46	9～49	11～52	13～56	15～59	17～62	20～65
33	0～11	0～15	1～20	2～24	3～28	5～32	7～36	9～39	11～42	13～46	16～49	18～52	20～55	23～58
	0～15	0～20	0～25	1～30	2～34	3～37	5～41	7～44	8～48	10～51	12～54	14～57	17～60	19～63
34	0～10	0～15	1～19	2～23	3～28	5～31	7～35	9～38	11～41	13～44	15～48	17～51	20～54	22～56
	0～14	0～20	0～25	1～29	2～33	3～36	5～40	6～43	8～47	10～50	12～53	14～56	16～59	18～62
35	0～10	0～15	1～19	2～23	3～27	5～30	7～34	8～37	10～40	13～43	15～46	17～49	19～52	22～55
	0～14	0～20	0～24	1～28	2～32	3～35	5～39	6～42	8～45	10～49	12～52	14～55	16～57	18～60
36	0～10	0～15	1～18	2～22	3～26	5～29	6～33	8～36	10～39	12～42	14～45	16～48	19～51	21～54
	0～14	0～19	0～23	1～27	2～31	3～35	5～38	6～41	8～44	9～47	11～50	13～53	15～56	17～59
37	0～10	0～14	1～18	2～22	3～25	5～28	6～32	8～35	10～38	12～41	14～44	16～47	18～50	20～53
	0～13	0～18	0～23	1～27	2～30	3～34	4～37	6～40	7～43	9～46	11～49	13～52	15～55	17～58
38	0～10	0～14	1～18	2～21	3～25	5～28	6～32	8～34	10～37	11～40	13～43	15～46	18～49	20～51
	0～13	0～18	0～22	1～26	2～30	3～33	4～36	6～39	7～42	9～45	11～48	12～51	14～54	16～56
39	0～9	0～14	1～17	2～21	3～24	4～27	6～31	8～33	9～36	11～39	13～42	15～45	17～48	19～50
	0～13	0～18	0～21	1～25	2～29	3～32	4～35	6～38	7～41	9～44	10～47	12～50	14～53	16～55
40	0～9	0～13	1～17	2～21	3～24	4～27	6～30	8～33	9～35	11～38	13～41	15～44	17～47	19～49
	0～12	0～17	0～21	1～25	2～28	3～32	4～35	5～38	7～40	9～43	10～46	12～49	13～52	15～54
41	0～9	0～13	1～17	2～20	3～23	4～26	6～29	7～32	9～35	11～37	12～40	14～43	16～46	18～48
	0～12	0～17	0～21	1～24	2～28	3～31	4～34	5～37	7～40	8～42	10～45	11～48	13～50	15～53
42	0～9	0～13	1～16	2～20	3～23	4～26	6～28	7～31	9～34	10～37	12～39	14～42	16～45	18～47
	0～12	0～17	0～20	1～24	2～27	3～30	4～33	5～36	7～39	8～42	9～44	11～47	13～49	15～52
43	0～9	0～12	1～16	2～19	3～23	4～25	5～28	7～31	8～33	10～36	12～39	14～41	15～44	17～45
	0～12	0～16	0～20	1～23	2～26	3～30	4～33	5～35	6～38	8～41	9～43	11～46	13～49	14～51
44	0～9	0～12	1～15	2～19	3～22	4～25	5～28	7～30	8～33	10～35	11～38	13～40	15～43	17～45
	0～11	0～16	0～19	1～23	2～26	3～29	4～32	5～35	6～37	8～40	9～42	11～45	12～47	14～51
45	0～8	0～12	1～15	2～18	3～21	4～24	5～27	7～30	8～32	9～34	11～37	13～39	15～42	16～44
	0～11	0～15	0～19	1～22	2～25	3～28	4～31	5～34	6～37	8～39	9～42	10～44	12～47	14～49
46	0～8	0～12	1～15	2～18	3～21	4～24	5～26	7～29	8～31	9～34	11～36	13～39	14～41	16～43
	0～11	0～15	0～19	1～22	2～25	3～28	4～31	5～33	6～36	7～39	9～41	10～43	12～46	13～48
47	0～8	0～12	1～15	2～17	3～20	4～23	6～26	6～28	8～31	9～34	11～36	12～38	14～40	16～43
	0～11	0～15	0～18	1～21	2～24	2～27	3～30	5～33	6～35	7～38	9～40	10～42	11～45	13～47
48	0～8	0～11	1～14	2～17	3～20	4～22	5～25	6～28	8～30	9～33	11～35	12～37	14～39	15～42
	0～10	0～14	0～18	1～21	2～24	2～27	3～29	5～32	6～35	7～37	8～40	10～42	11～44	13～47
49	0～8	0～11	1～14	2～17	2～20	4～22	5～25	6～27	7～30	9～32	10～35	12～37	13～39	15～41
	0～10	0～14	0～17	1～20	1～24	2～26	3～29	4～32	6～34	7～36	8～39	9～41	11～44	12～16
50	0～7	0～11	1～14	2～17	2～19	3～22	5～24	6～26	7～29	9～31	10～34	11～36	13～38	15～41
	0～10	0～14	0～17	1～20	1～23	2～26	3～28	4～31	5～33	7～36	8～38	9～40	11～43	12～45

续附表3 百分率的置信区间

上行:95%置信区间   下行:99%置信区间

n	14	15	16	17	18	19	20	21	22	23	24	25
26												
27	32~71											
	27~76											
28	31~69											
	26~74											
29	30~68	33~71										
	25~72	28~75										
30	28~66	31~69										
	24~71	27~74										
31	27~64	30~67	33~70									
	23~69	26~72	28~75									
32	26~62	29~65	32~68									
	22~67	25~70	27~73									
33	26~61	28~64	31~67	34~69								
	21~66	24~69	26~71	29~74								
34	25~59	27~62	30~65	32~68								
	21~64	24~67	25~70	28~72								
35	24~58	26~61	29~63	31~66	34~69							
	20~63	22~66	24~68	27~71	29~73							
36	23~57	26~59	28~62	30~65	33~67							
	19~62	22~64	23~67	26~69	28~72							
37	23~55	25~58	27~61	30~63	32~66	34~68						
	19~60	21~63	23~65	25~68	28~70	30~73						
38	22~54	24~57	26~59	29~62	31~64	33~67						
	18~59	20~61	22~64	25~66	27~69	29~71						
39	21~53	23~55	26~58	28~60	30~63	32~65	35~68					
	18~58	20~60	22~63	24~65	26~68	28~70	30~72					
40	21~52	23~54	25~57	27~59	29~62	32~64	34~66					
	17~57	19~59	21~61	23~64	25~66	27~68	30~71					
41	20~51	22~53	24~56	26~58	29~60	31~63	33~65	35~67				
	17~55	19~58	21~60	23~63	25~65	27~67	29~69	31~71				
42	20~50	22~52	24~54	26~57	28~59	30~61	32~64	34~66				
	16~54	18~57	20~59	22~61	24~64	26~66	28~67	30~70				
43	19~49	21~51	23~53	25~56	27~58	29~60	31~62	33~65	36~67			
	16~53	18~56	19~58	21~60	23~62	25~65	27~66	29~69	31~71			
44	19~48	21~50	22~52	24~55	26~57	28~59	30~61	33~63	35~65			
	15~52	17~55	19~57	21~59	23~61	25~63	26~65	28~68	30~70			
45	18~47	20~49	22~51	24~54	26~56	28~58	30~60	32~62	34~64	36~66		
	15~51	17~54	19~56	20~58	22~60	24~62	26~64	28~66	30~68	32~70		
46	18~46	20~48	21~50	23~53	25~55	27~57	29~59	31~61	33~63	35~65		
	15~50	16~53	18~55	20~57	22~59	23~61	25~63	27~65	29~67	31~69		
47	18~45	19~47	21~49	23~52	25~54	26~56	28~58	30~60	32~62	34~64	36~66	
	14~19	16~52	18~54	19~56	21~58	23~60	25~62	26~64	28~66	30~68	32~70	
48	17~44	19~46	21~48	22~51	24~53	26~53	28~57	30~59	31~61	33~63	35~65	
	14~49	16~51	17~53	19~55	21~27	22~59	24~61	26~63	28~65	29~67	31~69	
49	17~43	18~45	20~47	22~50	24~52	25~54	27~56	29~58	31~60	33~62	34~64	36~66
	14~48	15~50	17~52	19~54	20~56	22~58	23~60	25~62	27~64	29~66	31~68	32~70
50	16~43	18~45	20~47	21~49	23~51	25~53	26~55	28~57	30~59	32~61	34~63	36~65
	14~47	15~49	17~51	18~53	20~55	21~57	23~59	25~61	26~63	28~65	30~67	32~68

续附表3　百分率的置信区间(50≤n≤100)

上行:95%置信区间　　　　下行:99%置信区间

x	n=50	60	70	80	90	100
1	0~11	0~9	0~8	0~7	0~6	0~5
	0~14	0~12	0~10	0~9	0~8	0~7
2	0~14	1~11	0~10	1~9	0~8	0~7
	0~17	0~14	0~13	0~11	0~10	0~9
3	1~17	1~14	1~12	1~11	1~10	1~8
	1~20	1~17	1~15	1~13	0~12	0~10
4	2~19	2~16	2~14	2~13	1~11	1~10
	1~23	1~20	1~17	1~15	1~14	1~12
5	3~22	3~18	3~16	2~14	2~13	2~11
	2~26	2~22	2~19	1~17	1~15	1~13
6	5~24	4~20	3~18	3~16	3~14	2~12
	3~29	3~24	2~21	2~19	2~17	2~14
7	6~27	5~23	4~20	4~17	3~15	3~14
	4~31	4~26	3~23	3~21	2~18	2~16
8	7~29	6~25	5~21	5~19	4~17	4~15
	6~33	4~29	4~25	3~22	3~20	3~17
9	9~31	7~26	6~23	5~20	5~18	4~16
	7~36	5~30	5~27	4~24	4~21	3~18
10	10~34	8~29	7~25	6~22	6~20	5~18
	8~38	7~32	6~28	5~25	4~22	4~19
11	12~36	10~30	8~26	7~23	6~21	5~19
	10~40	8~34	7~30	6~21	5~24	4~20
12	13~38	11~32	9~28	8~25	7~22	6~20
	11~43	9~36	7~32	6~28	6~25	5~21
13	15~41	12~34	10~30	9~26	8~23	7~21
	12~45	10~38	8~33	7~30	6~27	6~23
14	16~43	13~36	11~31	10~27	9~25	8~22
	14~47	11~40	9~35	8~31	7~28	6~24
15	18~44	15~38	13~33	11~29	10~26	9~24
	15~49	12~42	10~37	9~33	8~30	7~26
16	20~46	16~40	14~34	12~30	11~27	9~25
	17~51	14~44	11~38	10~34	9~31	8~27
17	21~48	18~41	15~36	13~32	12~28	10~26
	18~53	15~46	12~40	11~35	10~32	9~29
18	23~50	19~43	16~37	14~33	12~30	11~27
	20~55	16~47	14~41	12~37	10~33	9~30
19	25~53	20~45	17~38	15~34	13~31	12~28
	21~57	17~49	15~43	13~38	11~35	10~31
20	27~55	22~47	18~40	16~36	14~32	13~29
	23~59	19~51	16~44	14~39	12~36	11~32
21	28~57	23~49	20~41	17~37	15~33	14~30
	24~61	20~52	17~46	15~41	13~37	12~33
22	30~59	25~50	21~43	18~39	16~35	14~31
	26~63	22~54	18~47	16~48	14~38	12~34
23	32~61	26~52	22~46	19~40	17~36	15~32
	28~65	23~56	19~49	17~44	15~39	13~35
24	34~63	28~53	23~46	20~41	18~37	16~33
	29~67	24~58	21~50	18~45	16~41	14~36
25	36~64	29~55	25~48	21~43	19~38	17~35
	31~69	26~59	22~52	19~46	17~42	15~38

x	n=60	70	80	90	100
26	31~57	26~49	22~44	20~39	18~36
	27~61	23~53	20~48	17~43	16~39
27	32~58	27~51	24~45	21~40	19~37
	29~62	24~55	21~49	18~44	16~40
28	34~60	29~52	25~46	22~42	20~38
	30~64	25~56	22~50	19~45	17~41
29	35~62	30~54	26~48	23~43	20~39
	32~65	27~57	23~51	20~46	18~42
30	37~63	31~55	27~49	24~44	21~40
	33~67	28~59	24~53	21~47	19~43
31		33~57	28~50	25~45	22~41
		29~60	25~45	22~49	20~44
32		34~58	29~51	26~46	23~42
		30~62	26~55	23~50	21~45
33		35~59	31~53	27~47	24~43
		32~63	27~56	24~51	21~46
34		36~61	32~54	28~48	25~44
		33~64	28~58	25~52	22~47
35		38~62	33~55	29~50	26~45
		34~66	30~59	26~53	23~48
36			34~56	30~51	27~46
			31~60	27~54	24~49
37			35~58	31~52	28~47
			32~61	28~55	25~50
38			36~59	32~53	29~48
			33~62	29~56	26~51
39			37~60	33~54	29~49
			34~64	30~57	27~52
40			39~61	34~55	30~50
			35~65	31~59	28~53
41				35~56	31~51
				32~60	29~54
42				36~57	32~52
				33~61	30~55
43				37~59	33~53
				34~62	30~56
44				38~60	34~54
				35~63	31~57
45				39~61	35~55
				36~64	32~58
46					36~56
					33~59
47					37~57
					34~60
48					38~58
					35~61
49					39~59
					36~62
50					40~60
					37~63

附表 4 χ^2 分布界值表

自由度						概　率　P							
ν	0.995	0.990	0.975	0.950	0.900	0.750	0.500	0.250	0.100	0.050	0.025	0.010	0.005
1	0.000	0.000	0.001	0.004	0.016	0.102	0.455	1.323	2.706	3.841	5.024	6.635	7.879
2	0.010	0.020	0.051	0.103	0.211	0.575	1.386	2.773	4.605	5.991	7.378	9.210	10.597
3	0.072	0.115	0.216	0.352	0.584	1.213	2.366	4.108	6.251	7.815	9.348	11.345	12.838
4	0.207	0.297	0.484	0.711	1.064	1.923	3.357	5.385	7.779	9.488	11.143	13.277	14.860
5	0.412	0.554	0.831	1.145	1.610	2.675	4.351	6.626	9.236	11.070	12.833	15.086	16.750
6	0.676	0.872	1.237	1.635	2.204	3.455	5.348	7.841	10.645	12.592	14.449	16.812	18.548
7	0.989	1.239	1.690	2.167	2.833	4.255	6.346	9.037	12.017	14.067	16.013	18.475	20.278
8	1.344	1.646	2.180	2.733	3.490	5.071	7.344	10.219	13.362	15.507	17.535	20.090	21.955
9	1.735	2.088	2.700	3.325	4.168	5.899	8.343	11.389	14.684	16.919	19.023	21.666	23.589
10	2.156	2.558	3.247	3.940	4.865	6.737	9.342	12.549	15.987	18.307	20.483	23.209	25.188
11	2.603	3.053	3.816	4.575	5.578	7.584	10.341	13.701	17.275	19.675	21.920	24.725	26.757
12	3.074	3.571	4.404	5.226	6.304	8.438	11.340	14.845	18.549	21.026	23.337	26.217	28.300
13	3.565	4.107	5.009	5.892	7.042	9.299	12.340	15.984	19.812	22.362	24.736	27.688	29.819
14	4.075	4.660	5.629	6.571	7.790	10.165	13.339	17.117	21.064	23.685	26.119	29.141	31.319
15	4.601	5.229	6.262	7.261	8.547	11.037	14.339	18.245	22.307	24.996	27.488	30.578	32.801
16	5.142	5.812	6.908	7.962	9.312	11.912	15.338	19.369	23.542	26.296	28.845	32.000	34.267
17	5.697	6.408	7.564	8.672	10.085	12.792	16.338	20.489	24.769	27.587	30.191	33.409	35.718
18	6.265	7.015	8.231	9.390	10.865	13.675	17.338	21.605	25.989	28.869	31.526	34.805	37.156
19	6.844	7.633	8.907	10.117	11.651	14.562	18.338	22.718	27.204	30.144	32.852	36.191	38.582
20	7.434	8.260	9.591	10.851	12.443	15.452	19.337	23.828	28.412	31.410	34.170	37.566	39.997
21	8.034	8.897	10.283	11.591	13.240	16.344	20.337	24.935	29.615	32.671	35.479	38.932	41.401
22	8.643	9.542	10.982	12.338	14.041	17.240	21.337	26.039	30.813	33.924	36.781	40.289	42.796
23	9.260	10.196	11.689	13.091	14.848	18.137	22.337	27.141	32.007	35.172	38.076	41.638	44.181
24	9.886	10.856	12.401	13.848	15.659	19.037	23.337	28.241	33.196	36.415	39.364	42.980	45.559
25	10.520	11.524	13.120	14.611	16.473	19.939	24.337	29.339	34.382	37.652	40.646	44.314	46.928
26	11.160	12.198	13.844	15.379	17.292	20.843	25.336	30.435	35.563	38.885	41.923	45.642	48.290
27	11.808	12.879	14.573	16.151	18.114	21.749	26.336	31.528	36.741	40.113	43.195	46.963	49.645
28	12.461	13.565	15.308	16.928	18.939	22.657	27.336	32.620	37.916	41.337	44.461	48.278	50.993
29	13.121	14.256	16.047	17.708	19.768	23.567	28.336	33.711	39.087	42.557	45.722	49.588	52.336
30	13.787	14.953	16.791	18.493	20.599	24.478	29.336	34.800	40.256	43.773	46.979	50.892	53.672
31	14.458	15.655	17.539	19.281	21.434	25.390	30.336	35.887	41.422	44.985	48.232	52.191	55.003
32	15.134	16.362	18.291	20.072	22.271	26.304	31.336	36.973	42.585	46.194	49.480	53.486	56.328
33	15.815	17.074	19.047	20.867	23.110	27.219	32.336	38.058	43.745	47.400	50.725	54.776	57.648
34	16.501	17.789	19.806	21.664	23.952	28.136	33.336	39.141	44.903	48.602	51.966	56.061	58.964

续附表 4　χ^2 分布界值表

自由度						概　率　P							
ν	0.995	0.990	0.975	0.950	0.900	0.750	0.500	0.250	0.100	0.050	0.025	0.010	0.005
35	17.192	18.509	20.569	22.465	24.797	29.054	34.336	40.223	46.059	49.802	53.203	57.342	60.275
36	17.887	19.233	21.336	23.269	25.643	29.973	35.336	41.304	47.212	50.998	54.437	58.619	61.581
37	18.586	19.960	22.106	24.075	26.492	30.893	36.336	42.383	48.363	52.192	55.668	59.893	62.883
38	19.289	20.691	22.878	24.884	27.343	31.815	37.335	43.462	49.513	53.384	56.896	61.162	64.181
39	19.996	21.426	23.654	25.695	28.196	32.737	38.335	44.539	50.660	54.572	58.120	62.428	65.476
40	20.707	22.164	24.433	26.509	29.051	33.660	39.335	45.616	51.805	55.758	59.342	63.691	66.766
41	21.421	22.906	25.215	27.326	29.907	34.585	40.335	46.692	52.949	56.942	60.561	64.950	68.053
42	22.138	23.650	25.999	28.144	30.765	35.510	41.335	47.766	54.090	58.124	61.777	66.206	69.336
43	22.859	24.398	26.785	28.965	31.625	36.436	42.335	48.840	55.230	59.304	62.990	67.459	70.616
44	23.584	25.148	27.575	29.787	32.487	37.363	43.335	49.913	56.369	60.481	64.201	68.710	71.893
45	24.311	25.901	28.366	30.612	33.350	38.291	44.335	50.985	57.505	61.656	65.410	69.957	73.166
46	25.041	26.657	29.160	31.439	34.215	39.220	45.335	52.056	58.641	62.830	66.617	71.201	74.437
47	25.775	27.416	29.956	32.268	35.081	40.149	46.335	53.127	59.774	64.001	67.821	72.443	75.704
48	26.511	28.177	30.755	33.098	35.949	41.079	47.335	54.196	60.907	65.171	69.023	73.683	76.969
49	27.249	28.941	31.555	33.930	36.818	42.010	48.335	55.265	62.038	66.339	70.222	74.919	78.231
50	27.991	29.707	32.357	34.764	37.689	42.942	49.335	56.334	63.167	67.505	71.420	76.154	79.490
51	28.735	30.475	33.162	35.600	38.560	43.874	50.335	57.401	64.295	68.669	72.616	77.386	80.747
52	29.481	31.246	33.968	36.437	39.433	44.808	51.335	58.468	65.422	69.832	73.810	78.616	82.001
53	30.230	32.018	34.776	37.276	40.308	45.741	52.335	59.534	66.548	70.993	75.002	79.843	83.253
54	30.981	32.793	35.586	38.116	41.183	46.676	53.335	60.600	67.673	72.153	76.192	81.069	84.502
55	31.735	33.570	36.398	38.958	42.060	47.610	54.335	61.665	68.796	73.311	77.380	82.292	85.749
56	32.490	34.350	37.212	39.801	42.937	48.546	55.335	62.729	69.919	74.468	78.567	83.513	86.994
57	33.248	35.131	38.027	40.646	43.816	49.482	56.335	63.793	71.040	75.624	79.752	84.733	88.236
58	34.008	35.913	38.844	41.492	44.696	50.419	57.335	64.857	72.160	76.778	80.936	85.950	89.477
59	34.770	36.698	39.662	42.339	45.577	51.356	58.335	65.919	73.279	77.931	82.117	87.166	90.715
60	35.534	37.485	40.482	43.188	46.459	52.294	59.335	66.981	74.397	79.082	83.298	88.379	91.952
61	36.301	38.273	41.303	44.038	47.342	53.232	60.335	68.043	75.514	80.232	84.476	89.591	93.186
62	37.068	39.063	42.126	44.889	48.226	54.171	61.335	69.104	76.630	81.381	85.654	90.802	94.419
63	37.838	39.855	42.950	45.741	49.111	55.110	62.335	70.165	77.745	82.529	86.830	92.010	95.649
64	38.610	40.649	43.776	46.595	49.996	56.050	63.335	71.225	78.860	83.675	88.004	93.217	96.878
65	39.383	41.444	44.603	47.450	50.883	56.990	64.335	72.285	79.973	84.821	89.177	94.422	98.105
66	40.158	42.240	45.431	48.305	51.770	57.931	65.335	73.344	81.085	85.965	90.349	95.626	99.330
67	40.935	43.038	46.261	49.162	52.659	58.872	66.335	74.403	82.197	87.108	91.519	96.828	100.554
68	41.713	43.838	47.092	50.020	53.548	59.814	67.335	75.461	83.308	88.250	92.689	98.028	101.776

续附表 4　χ^2 分布界值表

自由度							概　率　P						
ν	0.995	0.990	0.975	0.950	0.900	0.750	0.500	0.250	0.100	0.050	0.025	0.010	0.005
69	42.494	44.639	47.924	50.879	54.438	60.756	68.334	76.519	84.418	89.391	93.856	99.228	102.996
70	43.275	45.442	48.758	51.739	55.329	61.698	69.334	77.577	85.527	90.531	95.023	100.425	104.215
71	44.058	46.246	49.592	52.600	56.221	62.641	70.334	78.634	86.635	91.670	96.189	101.621	105.432
72	44.843	47.051	50.428	53.462	57.113	63.585	71.334	79.690	87.743	92.808	97.353	102.816	106.648
73	45.629	47.858	51.265	54.325	58.006	64.528	72.334	80.747	88.850	93.945	98.516	104.010	107.862
74	46.417	48.666	52.103	55.189	58.900	65.472	73.334	81.803	89.956	95.081	99.678	105.202	109.074
75	47.206	49.475	52.942	56.054	59.795	66.417	74.334	82.858	91.061	96.217	100.839	106.393	110.286
76	47.997	50.286	53.782	56.920	60.690	67.362	75.334	83.913	92.166	97.351	101.999	107.583	111.495
77	48.788	51.097	54.623	57.786	61.586	68.307	76.334	84.968	93.270	98.484	103.158	108.771	112.704
78	49.582	51.910	55.466	58.654	62.483	69.252	77.334	86.022	94.374	99.617	104.316	109.958	113.911
79	50.376	52.725	56.309	59.522	63.380	70.198	78.334	87.077	95.476	100.749	105.473	111.144	115.117
80	51.172	53.540	57.153	60.391	64.278	71.145	79.334	88.130	96.578	101.879	106.629	112.329	116.321
81	51.969	54.357	57.998	61.261	65.176	72.091	80.334	89.184	97.680	103.010	107.783	113.512	117.524
82	52.767	55.174	58.845	62.132	66.076	73.038	81.334	90.237	98.780	104.139	108.937	114.695	118.726
83	53.567	55.993	59.692	63.004	66.976	73.985	82.334	91.289	99.880	105.267	110.090	115.876	119.927
84	54.368	56.813	60.540	63.876	67.876	74.933	83.334	92.342	100.980	106.395	111.242	117.057	121.126
85	55.170	57.634	61.389	64.749	68.777	75.881	84.334	93.394	102.079	107.522	112.393	118.236	122.325
86	55.973	58.456	62.239	65.623	69.679	76.829	85.334	94.446	103.177	108.648	113.544	119.414	123.522
87	56.777	59.279	63.089	66.498	70.581	77.777	86.334	95.497	104.275	109.773	114.693	120.591	124.718
88	57.582	60.103	63.941	67.373	71.484	78.726	87.334	96.548	105.372	110.898	115.841	121.767	125.913
89	58.389	60.928	64.793	68.249	72.387	79.675	88.334	97.599	106.469	112.022	116.989	122.942	127.106
90	59.196	61.754	65.647	69.126	73.291	80.625	89.334	98.650	107.565	113.145	118.136	124.116	128.299
91	60.005	62.581	66.501	70.003	74.196	81.574	90.334	99.700	108.661	114.268	119.282	125.289	129.491
92	60.815	63.409	67.356	70.882	75.100	82.524	91.334	100.750	109.756	115.390	120.427	126.462	130.681
93	61.625	64.238	68.211	71.760	76.006	83.474	92.334	101.800	110.850	116.511	121.571	127.633	131.871
94	62.437	65.068	69.068	72.640	76.912	84.425	93.334	102.850	111.944	117.632	122.715	128.803	133.059
95	63.250	65.898	69.925	73.520	77.818	85.376	94.334	103.899	113.038	118.752	123.858	129.973	134.247
96	64.063	66.730	70.783	74.401	78.725	86.327	95.334	104.948	114.131	119.871	125.000	131.141	135.433
97	64.878	67.562	71.642	75.282	79.633	87.278	96.334	105.997	115.223	120.990	126.141	132.309	136.619
98	65.694	68.396	72.501	76.164	80.541	88.229	97.334	107.045	116.315	122.108	127.282	133.476	137.803
99	66.510	69.230	73.361	77.046	81.449	89.181	98.334	108.093	117.407	123.225	128.422	134.642	138.987
100	67.328	70.065	74.222	77.929	82.358	90.133	99.334	109.141	118.498	124.342	129.561	135.807	140.169

附表 5　　**Kolmogorov-Smirnov 检验用 *D* 界值表**

n	P					n	P				
	0.2	0.1	0.05	0.02	0.01		0.2	0.1	0.05	0.02	0.01
1	0.900	0.950	0.975	0.990	0.995	21	0.226	0.259	0.287	0.321	0.344
2	0.684	0.776	0.842	0.900	0.929	22	0.221	0.253	0.281	0.314	0.337
3	0.565	0.636	0.708	0.785	0.829	23	0.216	0.247	0.275	0.307	0.330
4	0.493	0.565	0.624	0.689	0.734	24	0.212	0.242	0.269	0.301	0.323
5	0.477	0.509	0.563	0.627	0.669	25	0.208	0.238	0.264	0.295	0.317
6	0.410	0.468	0.519	0.577	0.617	26	0.204	0.233	0.259	0.290	0.311
7	0.381	0.436	0.483	0.538	0.576	27	0.200	0.229	0.254	0.284	0.305
8	0.358	0.410	0.454	0.507	0.542	28	0.197	0.225	0.250	0.279	0.300
9	0.339	0.387	0.430	0.480	0.513	29	0.193	0.221	0.246	0.275	0.295
10	0.323	0.369	0.409	0.457	0.489	30	0.190	0.218	0.242	0.270	0.290
11	0.308	0.352	0.391	0.437	0.468	31	0.187	0.214	0.238	0.266	0.285
12	0.296	0.338	0.375	0.419	0.449	32	0.184	0.211	0.234	0.262	0.281
13	0.285	0.325	0.361	0.404	0.432	33	0.182	0.208	0.231	0.258	0.277
14	0.275	0.314	0.349	0.390	0.418	34	0.179	0.205	0.227	0.254	0.273
15	0.266	0.304	0.338	0.377	0.404	35	0.177	0.202	0.224	0.251	0.269
16	0.258	0.295	0.327	0.366	0.392	36	0.174	0.199	0.221	0.247	0.265
17	0.250	0.286	0.318	0.355	0.381	37	0.172	0.196	0.218	0.244	0.262
18	0.244	0.279	0.309	0.346	0.371	38	0.170	0.194	0.215	0.241	0.258
19	0.237	0.271	0.301	0.337	0.361	39	0.168	0.191	0.213	0.238	0.255
20	0.232	0.265	0.294	0.329	0.352	40	0.165	0.189	0.210	0.235	0.252
						$n>40$	$\dfrac{1.0730}{\sqrt{n}}$	$\dfrac{1.2239}{\sqrt{n}}$	$\dfrac{1.3581}{\sqrt{n}}$	$\dfrac{1.5174}{\sqrt{n}}$	$\dfrac{1.6276}{\sqrt{n}}$

附表 6-1 F 分布界值表（方差分析用，P=0.05）

分母的自由度 n_2	分子的自由度，n_1											
	1	2	3	4	5	6	7	8	9	10	11	12
1	161.4476	199.5000	215.7073	224.5832	230.1619	233.9860	236.7684	238.8827	240.5433	241.8817	242.9835	243.9060
2	18.5128	19.0000	19.1643	19.2468	19.2964	19.3295	19.3532	19.3710	19.3848	19.3959	19.4050	19.4125
3	10.1280	9.5521	9.2766	9.1172	9.0135	8.9406	8.8867	8.8452	8.8123	8.7855	8.7633	8.7446
4	7.7086	6.9443	6.5914	6.3882	6.2561	6.1631	6.0942	6.0410	5.9988	5.9644	5.9358	5.9117
5	6.6079	5.7861	5.4095	5.1922	5.0503	4.9503	4.8759	4.8183	4.7725	4.7351	4.7040	4.6777
6	5.9874	5.1433	4.7571	4.5337	4.3874	4.2839	4.2067	4.1468	4.0990	4.0600	4.0274	3.9999
7	5.5914	4.7374	4.3468	4.1203	3.9715	3.8660	3.7870	3.7257	3.6767	3.6365	3.6030	3.5747
8	5.3177	4.4590	4.0662	3.8379	3.6875	3.5806	3.5005	3.4381	3.3881	3.3472	3.3130	3.2839
9	5.1174	4.2565	3.8625	3.6331	3.4817	3.3738	3.2927	3.2296	3.1789	3.1373	3.1025	3.0729
10	4.9646	4.1028	3.7083	3.4780	3.3258	3.2172	3.1355	3.0717	3.0204	2.9782	2.9430	2.9130
11	4.8443	3.9823	3.5874	3.3567	3.2039	3.0946	3.0123	2.9480	2.8962	2.8536	2.8179	2.7876
12	4.7472	3.8853	3.4903	3.2592	3.1059	2.9961	2.9134	2.8486	2.7964	2.7534	2.7173	2.6866
13	4.6672	3.8056	3.4105	3.1791	3.0254	2.9153	2.8321	2.7669	2.7144	2.6710	2.6347	2.6037
14	4.6001	3.7389	3.3439	3.1122	2.9582	2.8477	2.7642	2.6987	2.6458	2.6022	2.5655	2.5342
15	4.5431	3.6823	3.2874	3.0556	2.9013	2.7905	2.7066	2.6408	2.5876	2.5437	2.5068	2.4753
16	4.4940	3.6337	3.2389	3.0069	2.8524	2.7413	2.6572	2.5911	2.5377	2.4935	2.4564	2.4247
17	4.4513	3.5915	3.1968	2.9647	2.8100	2.6987	2.6143	2.5480	2.4943	2.4499	2.4126	2.3807
18	4.4139	3.5546	3.1599	2.9277	2.7729	2.6613	2.5767	2.5102	2.4563	2.4117	2.3742	2.3421
19	4.3807	3.5219	3.1274	2.8951	2.7401	2.6283	2.5435	2.4768	2.4227	2.3779	2.3402	2.3080
20	4.3512	3.4928	3.0984	2.8661	2.7109	2.5990	2.5140	2.4471	2.3928	2.3479	2.3100	2.2776
21	4.3248	3.4668	3.0725	2.8401	2.6848	2.5727	2.4876	2.4205	2.3660	2.3210	2.2829	2.2504
22	4.3009	3.4434	3.0491	2.8167	2.6613	2.5491	2.4638	2.3965	2.3419	2.2967	2.2585	2.2258
23	4.2793	3.4221	3.0280	2.7955	2.6400	2.5277	2.4422	2.3748	2.3201	2.2747	2.2364	2.2036
24	4.2597	3.4028	3.0088	2.7763	2.6207	2.5082	2.4226	2.3551	2.3002	2.2547	2.2163	2.1834
25	4.2417	3.3852	2.9912	2.7587	2.6030	2.4904	2.4047	2.3371	2.2821	2.2365	2.1979	2.1649
26	4.2252	3.3690	2.9752	2.7426	2.5868	2.4741	2.3883	2.3205	2.2655	2.2197	2.1811	2.1479
27	4.2100	3.3541	2.9604	2.7278	2.5719	2.4591	2.3732	2.3053	2.2501	2.2043	2.1655	2.1323
28	4.1960	3.3404	2.9467	2.7141	2.5581	2.4453	2.3593	2.2913	2.2360	2.1900	2.1512	2.1179
29	4.1830	3.3277	2.9340	2.7014	2.5454	2.4324	2.3463	2.2783	2.2229	2.1768	2.1379	2.1045
30	4.1709	3.3158	2.9223	2.6896	2.5336	2.4205	2.3343	2.2662	2.2107	2.1646	2.1256	2.0921
31	4.1596	3.3048	2.9113	2.6787	2.5225	2.4094	2.3232	2.2549	2.1994	2.1532	2.1141	2.0805
32	4.1491	3.2945	2.9011	2.6684	2.5123	2.3991	2.3127	2.2444	2.1888	2.1425	2.1033	2.0697
33	4.1393	3.2849	2.8916	2.6589	2.5026	2.3894	2.3030	2.2346	2.1789	2.1325	2.0933	2.0595
34	4.1300	3.2759	2.8826	2.6499	2.4936	2.3803	2.2938	2.2253	2.1696	2.1231	2.0838	2.0500
35	4.1213	3.2674	2.8742	2.6415	2.4851	2.3718	2.2852	2.2167	2.1608	2.1143	2.0750	2.0411
36	4.1132	3.2594	2.8663	2.6335	2.4772	2.3638	2.2771	2.2085	2.1526	2.1061	2.0666	2.0327
37	4.1055	3.2519	2.8588	2.6261	2.4696	2.3562	2.2695	2.2008	2.1449	2.0982	2.0587	2.0248
38	4.0982	3.2448	2.8517	2.6190	2.4625	2.3490	2.2623	2.1936	2.1375	2.0909	2.0513	2.0173
39	4.0913	3.2381	2.8451	2.6123	2.4558	2.3423	2.2555	2.1867	2.1306	2.0839	2.0443	2.0102
40	4.0847	3.2317	2.8387	2.6060	2.4495	2.3359	2.2490	2.1802	2.1240	2.0772	2.0376	2.0035
42	4.0727	3.2199	2.8270	2.5943	2.4377	2.3240	2.2371	2.1681	2.1119	2.0650	2.0252	1.9910
44	4.0617	3.2093	2.8165	2.5837	2.4270	2.3133	2.2263	2.1572	2.1009	2.0539	2.0140	1.9797
46	4.0517	3.1996	2.8068	2.5740	2.4174	2.3035	2.2164	2.1473	2.0909	2.0438	2.0039	1.9695
48	4.0427	3.1907	2.7981	2.5652	2.4085	2.2946	2.2074	2.1382	2.0817	2.0346	1.9946	1.9601
50	4.0343	3.1826	2.7900	2.5572	2.4004	2.2864	2.1992	2.1299	2.0734	2.0261	1.9861	1.9515

续附表 6—1　**F** 分布界值表（方差分析用，P＝0.05）

分母的自由度 n_2	\multicolumn{12}{c}{分子的自由度，n_1}
	14	16	20	24	30	40	50	75	100	200	500	∞
1	245.3640	246.4639	248.0131	249.0518	250.0951	251.1432	251.7742	252.6180	253.0411	253.6770	254.0593	254.3132
2	19.4244	19.4333	19.4458	19.4541	19.4624	19.4707	19.4757	19.4824	19.4857	19.4907	19.4937	19.4957
3	8.7149	8.6923	8.6602	8.6385	8.6166	8.5944	8.5810	8.5630	8.5539	8.5402	8.5320	8.5265
4	5.8733	5.8441	5.8025	5.7744	5.7459	5.7170	5.6995	5.6759	5.6641	5.6461	5.6353	5.6281
5	4.6358	4.6038	4.5581	4.5272	4.4957	4.4638	4.4444	4.4183	4.4051	4.3851	4.3731	4.3650
6	3.9559	3.9223	3.8742	3.8415	3.8082	3.7743	3.7537	3.7258	3.7117	3.6904	3.6775	3.6689
7	3.5292	3.4944	3.4445	3.4105	3.3758	3.3404	3.3189	3.2897	3.2749	3.2525	3.2389	3.2298
8	3.2374	3.2016	3.1503	3.1152	3.0794	3.0428	3.0204	2.9901	2.9747	2.9513	2.9371	2.9276
9	3.0255	2.9890	2.9365	2.9005	2.8637	2.8259	2.8028	2.7715	2.7556	2.7313	2.7166	2.7067
10	2.8647	2.8276	2.7740	2.7372	2.6996	2.6609	2.6371	2.6048	2.5884	2.5634	2.5481	2.5379
11	2.7386	2.7009	2.6464	2.6090	2.5705	2.5309	2.5066	2.4734	2.4566	2.4308	2.4151	2.4045
12	2.6371	2.5989	2.5436	2.5055	2.4663	2.4259	2.4010	2.3671	2.3498	2.3233	2.3071	2.2963
13	2.5536	2.5149	2.4589	2.4202	2.3803	2.3392	2.3138	2.2791	2.2614	2.2343	2.2176	2.2065
14	2.4837	2.4446	2.3879	2.3487	2.3082	2.2664	2.2405	2.2051	2.1870	2.1592	2.1422	2.1308
15	2.4244	2.3849	2.3275	2.2878	2.2468	2.2043	2.1780	2.1419	2.1234	2.0950	2.0776	2.0659
16	2.3733	2.3335	2.2756	2.2354	2.1938	2.1507	2.1240	2.0873	2.0685	2.0395	2.0217	2.0097
17	2.3290	2.2888	2.2304	2.1898	2.1477	2.1040	2.0769	2.0396	2.0204	1.9909	1.9727	1.9604
18	2.2900	2.2496	2.1906	2.1497	2.1071	2.0629	2.0354	1.9975	1.9780	1.9479	1.9294	1.9169
19	2.2556	2.2149	2.1555	2.1141	2.0712	2.0264	1.9986	1.9601	1.9403	1.9097	1.8909	1.8781
20	2.2250	2.1840	2.1242	2.0825	2.0391	1.9938	1.9656	1.9267	1.9066	1.8755	1.8562	1.8432
21	2.1975	2.1563	2.0960	2.0540	2.0102	1.9645	1.9360	1.8965	1.8761	1.8446	1.8250	1.8118
22	2.1727	2.1313	2.0707	2.0283	1.9842	1.9380	1.9092	1.8692	1.8486	1.8165	1.7966	1.7832
23	2.1502	2.1086	2.0476	2.0050	1.9605	1.9139	1.8848	1.8444	1.8234	1.7909	1.7708	1.7571
24	2.1298	2.0880	2.0267	1.9838	1.9390	1.8920	1.8625	1.8217	1.8005	1.7675	1.7470	1.7331
25	2.1111	2.0691	2.0075	1.9643	1.9192	1.8718	1.8421	1.8008	1.7794	1.7460	1.7252	1.7111
26	2.0939	2.0518	1.9898	1.9464	1.9010	1.8533	1.8233	1.7816	1.7599	1.7261	1.7050	1.6907
27	2.0781	2.0358	1.9736	1.9299	1.8842	1.8361	1.8059	1.7638	1.7419	1.7077	1.6863	1.6718
28	2.0635	2.0210	1.9586	1.9147	1.8687	1.8203	1.7898	1.7473	1.7251	1.6905	1.6689	1.6542
29	2.0500	2.0073	1.9446	1.9005	1.8543	1.8055	1.7748	1.7320	1.7096	1.6746	1.6527	1.6377
30	2.0374	1.9946	1.9317	1.8874	1.8409	1.7918	1.7609	1.7176	1.6950	1.6597	1.6375	1.6223
31	2.0257	1.9828	1.9196	1.8751	1.8283	1.7790	1.7478	1.7043	1.6814	1.6457	1.6233	1.6079
32	2.0147	1.9717	1.9083	1.8636	1.8166	1.7670	1.7356	1.6917	1.6687	1.6326	1.6099	1.5943
33	2.0045	1.9613	1.8977	1.8528	1.8056	1.7557	1.7241	1.6799	1.6567	1.6202	1.5973	1.5816
34	1.9949	1.9516	1.8877	1.8427	1.7953	1.7451	1.7134	1.6688	1.6454	1.6086	1.5854	1.5695
35	1.9858	1.9424	1.8784	1.8332	1.7856	1.7351	1.7032	1.6583	1.6347	1.5976	1.5742	1.5581
36	1.9773	1.9338	1.8696	1.8242	1.7764	1.7257	1.6936	1.6484	1.6246	1.5872	1.5635	1.5472
37	1.9692	1.9256	1.8612	1.8157	1.7678	1.7168	1.6845	1.6390	1.6151	1.5773	1.5534	1.5370
38	1.9616	1.9179	1.8534	1.8077	1.7596	1.7084	1.6759	1.6301	1.6060	1.5679	1.5438	1.5272
39	1.9545	1.9107	1.8459	1.8001	1.7518	1.7004	1.6678	1.6217	1.5974	1.5590	1.5347	1.5179
40	1.9476	1.9037	1.8389	1.7929	1.7444	1.6928	1.6600	1.6137	1.5892	1.5505	1.5260	1.5090
42	1.9350	1.8910	1.8258	1.7796	1.7308	1.6787	1.6456	1.5988	1.5740	1.5347	1.5097	1.4924
44	1.9236	1.8794	1.8139	1.7675	1.7184	1.6659	1.6325	1.5852	1.5601	1.5203	1.4948	1.4772
46	1.9132	1.8688	1.8031	1.7564	1.7070	1.6542	1.6206	1.5728	1.5474	1.5070	1.4812	1.4632
48	1.9037	1.8592	1.7932	1.7464	1.6967	1.6435	1.6096	1.5614	1.5357	1.4948	1.4686	1.4503
50	1.8949	1.8503	1.7841	1.7371	1.6872	1.6337	1.5995	1.5508	1.5249	1.4835	1.4569	1.4384

续附表 6-1　F 分布界值表（方差分析用，$P=0.05$）

分母的自由度 n_2	分子的自由度，n_1											
	1	2	3	4	5	6	7	8	9	10	11	12
60	4.0012	3.1504	2.7581	2.5252	2.3683	2.2541	2.1665	2.0970	2.0401	1.9926	1.9522	1.9174
70	3.9778	3.1277	2.7355	2.5027	2.3456	2.2312	2.1435	2.0737	2.0166	1.9689	1.9283	1.8932
80	3.9604	3.1108	2.7188	2.4859	2.3287	2.2142	2.1263	2.0564	1.9991	1.9512	1.9105	1.8753
90	3.9469	3.0977	2.7058	2.4729	2.3157	2.2011	2.1131	2.0430	1.9856	1.9376	1.8967	1.8613
100	3.9361	3.0873	2.6955	2.4626	2.3053	2.1906	2.1025	2.0323	1.9748	1.9267	1.8857	1.8503
110	3.9274	3.0788	2.6871	2.4542	2.2969	2.1821	2.0939	2.0236	1.9661	1.9178	1.8767	1.8412
120	3.9201	3.0718	2.6802	2.4472	2.2899	2.1750	2.0868	2.0164	1.9588	1.9105	1.8693	1.8337
130	3.9140	3.0658	2.6743	2.4414	2.2839	2.1690	2.0807	2.0103	1.9526	1.9042	1.8630	1.8273
140	3.9087	3.0608	2.6693	2.4363	2.2789	2.1639	2.0756	2.0051	1.9473	1.8989	1.8576	1.8219
150	3.9042	3.0564	2.6649	2.4320	2.2745	2.1595	2.0711	2.0006	1.9428	1.8943	1.8530	1.8172
160	3.9002	3.0525	2.6611	2.4282	2.2707	2.1557	2.0672	1.9967	1.9388	1.8903	1.8489	1.8131
170	3.8967	3.0491	2.6578	2.4248	2.2673	2.1523	2.0638	1.9932	1.9353	1.8868	1.8453	1.8095
180	3.8936	3.0461	2.6548	2.4218	2.2643	2.1492	2.0608	1.9901	1.9322	1.8836	1.8422	1.8063
190	3.8909	3.0435	2.6521	2.4192	2.2616	2.1466	2.0580	1.9874	1.9294	1.8808	1.8393	1.8034
200	3.8884	3.0411	2.6498	2.4168	2.2592	2.1441	2.0556	1.9849	1.9269	1.8783	1.8368	1.8008
210	3.8861	3.0389	2.6476	2.4146	2.2571	2.1419	2.0534	1.9827	1.9247	1.8760	1.8345	1.7985
220	3.8841	3.0369	2.6456	2.4127	2.2551	2.1400	2.0514	1.9807	1.9226	1.8739	1.8324	1.7964
230	3.8822	3.0351	2.6438	2.4109	2.2533	2.1381	2.0495	1.9788	1.9207	1.8720	1.8304	1.7944
240	3.8805	3.0334	2.6422	2.4093	2.2516	2.1365	2.0479	1.9771	1.9190	1.8703	1.8287	1.7927
250	3.8789	3.0319	2.6407	2.4078	2.2501	2.1350	2.0463	1.9756	1.9174	1.8687	1.8271	1.7910
260	3.8775	3.0305	2.6393	2.4064	2.2487	2.1335	2.0449	1.9741	1.9160	1.8672	1.8256	1.7895
270	3.8761	3.0292	2.6380	2.4051	2.2474	2.1322	2.0436	1.9728	1.9146	1.8659	1.8242	1.7881
280	3.8749	3.0280	2.6368	2.4039	2.2462	2.1310	2.0424	1.9715	1.9134	1.8646	1.8229	1.7869
290	3.8737	3.0269	2.6357	2.4028	2.2451	2.1299	2.0412	1.9704	1.9122	1.8634	1.8218	1.7857
300	3.8726	3.0258	2.6347	2.4017	2.2441	2.1289	2.0402	1.9693	1.9112	1.8623	1.8206	1.7845
310	3.8716	3.0249	2.6337	2.4008	2.2431	2.1279	2.0392	1.9683	1.9101	1.8613	1.8196	1.7835
320	3.8707	3.0240	2.6328	2.3999	2.2422	2.1269	2.0382	1.9674	1.9092	1.8603	1.8186	1.7825
330	3.8698	3.0231	2.6320	2.3990	2.2413	2.1261	2.0374	1.9665	1.9083	1.8594	1.8177	1.7816
340	3.8690	3.0223	2.6312	2.3982	2.2405	2.1253	2.0365	1.9657	1.9075	1.8586	1.8169	1.7807
350	3.8682	3.0215	2.6304	2.3975	2.2398	2.1245	2.0358	1.9649	1.9067	1.8578	1.8161	1.7799
360	3.8674	3.0208	2.6297	2.3967	2.2391	2.1238	2.0350	1.9641	1.9059	1.8570	1.8153	1.7791
370	3.8667	3.0201	2.6290	2.3961	2.2384	2.1231	2.0343	1.9634	1.9052	1.8563	1.8146	1.7784
380	3.8660	3.0195	2.6284	2.3954	2.2377	2.1224	2.0337	1.9628	1.9045	1.8556	1.8139	1.7777
390	3.8654	3.0189	2.6278	2.3948	2.2371	2.1218	2.0331	1.9622	1.9039	1.8550	1.8132	1.7770
400	3.8648	3.0183	2.6272	2.3942	2.2366	2.1212	2.0325	1.9616	1.9033	1.8544	1.8126	1.7764
420	3.8637	3.0172	2.6261	2.3932	2.2355	2.1202	2.0314	1.9605	1.9022	1.8533	1.8115	1.7753
440	3.8627	3.0162	2.6252	2.3922	2.2345	2.1192	2.0304	1.9594	1.9012	1.8522	1.8104	1.7742
460	3.8618	3.0153	2.6243	2.3913	2.2336	2.1183	2.0295	1.9585	1.9002	1.8513	1.8095	1.7732
480	3.8609	3.0145	2.6235	2.3905	2.2328	2.1175	2.0286	1.9577	1.8994	1.8504	1.8086	1.7724
500	3.8601	3.0138	2.6227	2.3898	2.2320	2.1167	2.0279	1.9569	1.8986	1.8496	1.8078	1.7715
600	3.8570	3.0107	2.6198	2.3868	2.2290	2.1137	2.0248	1.9538	1.8955	1.8465	1.8046	1.7683
700	3.8548	3.0086	2.6176	2.3847	2.2269	2.1115	2.0226	1.9516	1.8932	1.8442	1.8023	1.7660
800	3.8531	3.0070	2.6160	2.3831	2.2253	2.1099	2.0210	1.9500	1.8916	1.8425	1.8006	1.7643
900	3.8518	3.0057	2.6148	2.3818	2.2240	2.1086	2.0197	1.9487	1.8903	1.8412	1.7993	1.7629
1000	3.8508	3.0047	2.6138	2.3808	2.2231	2.1076	2.0187	1.9476	1.8892	1.8402	1.7982	1.7618
∞	3.8416	2.9958	2.6050	2.3720	2.2142	2.0987	2.0097	1.9385	1.8800	1.8308	1.7887	1.7523

续附表 6-1　F 分布界值表（方差分析用，P=0.05）

分母的自由度 n_2	分子的自由度，n_1											
	14	16	20	24	30	40	50	75	100	200	500	∞
60	1.8602	1.8151	1.7480	1.7001	1.6491	1.5943	1.5590	1.5085	1.4814	1.4377	1.4093	1.3894
70	1.8357	1.7902	1.7223	1.6738	1.6220	1.5661	1.5300	1.4779	1.4498	1.4042	1.3743	1.3530
80	1.8174	1.7716	1.7032	1.6542	1.6017	1.5449	1.5081	1.4548	1.4259	1.3786	1.3472	1.3248
90	1.8032	1.7571	1.6883	1.6389	1.5859	1.5284	1.4910	1.4366	1.4070	1.3582	1.3256	1.3021
100	1.7919	1.7456	1.6764	1.6267	1.5733	1.5151	1.4772	1.4220	1.3917	1.3416	1.3079	1.2833
110	1.7827	1.7363	1.6667	1.6167	1.5630	1.5043	1.4660	1.4099	1.3791	1.3279	1.2931	1.2675
120	1.7750	1.7285	1.6587	1.6084	1.5543	1.4952	1.4565	1.3998	1.3685	1.3162	1.2804	1.2540
130	1.7686	1.7219	1.6519	1.6014	1.5470	1.4875	1.4485	1.3912	1.3595	1.3062	1.2695	1.2422
140	1.7630	1.7162	1.6460	1.5954	1.5408	1.4809	1.4416	1.3838	1.3517	1.2975	1.2600	1.2319
150	1.7582	1.7113	1.6410	1.5902	1.5354	1.4752	1.4357	1.3773	1.3448	1.2899	1.2516	1.2227
160	1.7540	1.7071	1.6366	1.5856	1.5306	1.4702	1.4304	1.3716	1.3388	1.2832	1.2442	1.2145
170	1.7504	1.7033	1.6327	1.5816	1.5264	1.4657	1.4258	1.3666	1.3335	1.2772	1.2375	1.2071
180	1.7471	1.7000	1.6292	1.5780	1.5227	1.4618	1.4217	1.3621	1.3288	1.2718	1.2315	1.2004
190	1.7441	1.6970	1.6261	1.5748	1.5194	1.4583	1.4180	1.3581	1.3245	1.2670	1.2260	1.1943
200	1.7415	1.6943	1.6233	1.5720	1.5164	1.4551	1.4146	1.3545	1.3206	1.2626	1.2211	1.1887
210	1.7391	1.6919	1.6208	1.5694	1.5136	1.4522	1.4116	1.3512	1.3171	1.2586	1.2165	1.1835
220	1.7370	1.6897	1.6185	1.5670	1.5112	1.4496	1.4088	1.3482	1.3139	1.2549	1.2123	1.1787
230	1.7350	1.6876	1.6164	1.5648	1.5089	1.4472	1.4063	1.3454	1.3110	1.2515	1.2084	1.1743
240	1.7332	1.6858	1.6145	1.5628	1.5069	1.4450	1.4040	1.3429	1.3083	1.2484	1.2049	1.1701
250	1.7315	1.6841	1.6127	1.5610	1.5049	1.4430	1.4019	1.3405	1.3058	1.2456	1.2015	1.1663
260	1.7300	1.6825	1.6111	1.5593	1.5032	1.4411	1.3999	1.3384	1.3035	1.2429	1.1985	1.1627
270	1.7285	1.6811	1.6096	1.5578	1.5016	1.4394	1.3981	1.3364	1.3014	1.2404	1.1956	1.1593
280	1.7272	1.6797	1.6082	1.5563	1.5001	1.4378	1.3964	1.3345	1.2994	1.2381	1.1929	1.1561
290	1.7260	1.6785	1.6069	1.5550	1.4986	1.4363	1.3948	1.3328	1.2975	1.2359	1.1903	1.1530
300	1.7249	1.6773	1.6057	1.5537	1.4973	1.4349	1.3934	1.3312	1.2958	1.2339	1.1879	1.1502
310	1.7238	1.6762	1.6045	1.5526	1.4961	1.4336	1.3920	1.3296	1.2942	1.2320	1.1857	1.1475
320	1.7228	1.6752	1.6035	1.5515	1.4949	1.4323	1.3907	1.3282	1.2926	1.2302	1.1835	1.1449
330	1.7218	1.6742	1.6025	1.5504	1.4939	1.4312	1.3895	1.3269	1.2912	1.2285	1.1815	1.1424
340	1.7209	1.6733	1.6015	1.5494	1.4928	1.4301	1.3883	1.3256	1.2898	1.2269	1.1796	1.1401
350	1.7201	1.6725	1.6006	1.5485	1.4919	1.4291	1.3873	1.3244	1.2885	1.2254	1.1778	1.1379
360	1.7193	1.6717	1.5998	1.5477	1.4910	1.4281	1.3862	1.3233	1.2873	1.2239	1.1761	1.1358
370	1.7186	1.6709	1.5990	1.5468	1.4901	1.4272	1.3853	1.3222	1.2862	1.2226	1.1745	1.1337
380	1.7179	1.6702	1.5983	1.5461	1.4893	1.4263	1.3844	1.3212	1.2851	1.2213	1.1729	1.1318
390	1.7172	1.6695	1.5976	1.5453	1.4885	1.4255	1.3835	1.3202	1.2840	1.2200	1.1714	1.1299
400	1.7166	1.6688	1.5969	1.5446	1.4878	1.4247	1.3827	1.3193	1.2831	1.2189	1.1700	1.1281
420	1.7154	1.6676	1.5956	1.5433	1.4864	1.4232	1.3811	1.3176	1.2812	1.2167	1.1673	1.1248
440	1.7143	1.6665	1.5945	1.5421	1.4852	1.4219	1.3797	1.3161	1.2796	1.2147	1.1649	1.1216
460	1.7133	1.6655	1.5934	1.5411	1.4841	1.4207	1.3784	1.3147	1.2780	1.2128	1.1627	1.1187
480	1.7124	1.6646	1.5925	1.5401	1.4830	1.4196	1.3773	1.3134	1.2766	1.2111	1.1606	1.1160
500	1.7116	1.6638	1.5916	1.5392	1.4821	1.4186	1.3762	1.3122	1.2753	1.2096	1.1587	1.1135
600	1.7083	1.6604	1.5881	1.5355	1.4782	1.4145	1.3719	1.3073	1.2701	1.2033	1.1508	1.1029
700	1.7059	1.6580	1.5856	1.5329	1.4755	1.4116	1.3688	1.3039	1.2664	1.1987	1.1450	1.0947
800	1.7041	1.6562	1.5837	1.5310	1.4735	1.4094	1.3665	1.3013	1.2635	1.1953	1.1406	1.0882
900	1.7028	1.6548	1.5822	1.5294	1.4719	1.4077	1.3647	1.2993	1.2613	1.1925	1.1371	1.0829
1000	1.7017	1.6536	1.5811	1.5282	1.4706	1.4063	1.3632	1.2976	1.2596	1.1903	1.1342	1.0784
∞	1.6919	1.6436	1.5706	1.5174	1.4592	1.3941	1.3502	1.2830	1.2436	1.1702	1.1066	1.0105

附表 6-2 F 分布界值表（方差分析用，$P=0.01$）

分母的自由度 n_2	分子的自由度，n_1											
	1	2	3	4	5	6	7	8	9	10	11	12
1	4052.1807	4999.5000	5403.3520	5624.5833	5763.6496	5858.9861	5928.3557	5981.0703	6022.4732	6055.8467	6083.3168	6106.3207
2	98.5025	99.0000	99.1662	99.2494	99.2993	99.3326	99.3564	99.3742	99.3881	99.3992	99.4083	99.4159
3	34.1162	30.8165	29.4567	28.7099	28.2371	27.9107	27.6717	27.4892	27.3452	27.2287	27.1326	27.0518
4	21.1977	18.0000	16.6944	15.9770	15.5219	15.2069	14.9758	14.7989	14.6591	14.5459	14.4523	14.3736
5	16.2582	13.2739	12.0600	11.3919	10.9670	10.6723	10.4555	10.2893	10.1578	10.0510	9.9626	9.8883
6	13.7450	10.9248	9.7795	9.1483	8.7459	8.4661	8.2600	8.1017	7.9761	7.8741	7.7896	7.7183
7	12.2464	9.5466	8.4513	7.8466	7.4604	7.1914	6.9928	6.8400	6.7188	6.6201	6.5382	6.4691
8	11.2586	8.6491	7.5910	7.0061	6.6318	6.3707	6.1776	6.0289	5.9106	5.8143	5.7343	5.6667
9	10.5614	8.0215	6.9919	6.4221	6.0569	5.8018	5.6129	5.4671	5.3511	5.2565	5.1779	5.1114
10	10.0443	7.5594	6.5523	5.9943	5.6363	5.3858	5.2001	5.0567	4.9424	4.8491	4.7715	4.7059
11	9.6460	7.2057	6.2167	5.6683	5.3160	5.0692	4.8861	4.7445	4.6315	4.5393	4.4624	4.3974
12	9.3302	6.9266	5.9525	5.4120	5.0643	4.8206	4.6395	4.4994	4.3875	4.2961	4.2198	4.1553
13	9.0738	6.7010	5.7394	5.2053	4.8616	4.6204	4.4410	4.3021	4.1911	4.1003	4.0245	3.9603
14	8.8616	6.5149	5.5639	5.0354	4.6950	4.4558	4.2779	4.1399	4.0297	3.9394	3.8640	3.8001
15	8.6831	6.3589	5.4170	4.8932	4.5556	4.3183	4.1415	4.0045	3.8948	3.8049	3.7299	3.6662
16	8.5310	6.2262	5.2922	4.7726	4.4374	4.2016	4.0259	3.8896	3.7804	3.6909	3.6162	3.5527
17	8.3997	6.1121	5.1850	4.6690	4.3359	4.1015	3.9267	3.7910	3.6822	3.5931	3.5185	3.4552
18	8.2854	6.0129	5.0919	4.5790	4.2479	4.0146	3.8406	3.7054	3.5971	3.5082	3.4338	3.3706
19	8.1849	5.9259	5.0103	4.5003	4.1708	3.9386	3.7653	3.6305	3.5225	3.4338	3.3596	3.2965
20	8.0960	5.8489	4.9382	4.4307	4.1027	3.8714	3.6987	3.5644	3.4567	3.3682	3.2941	3.2311
21	8.0166	5.7804	4.8740	4.3688	4.0421	3.8117	3.6396	3.5056	3.3981	3.3098	3.2359	3.1730
22	7.9454	5.7190	4.8166	4.3134	3.9880	3.7583	3.5867	3.4530	3.3458	3.2576	3.1837	3.1209
23	7.8811	5.6637	4.7649	4.2636	3.9392	3.7102	3.5390	3.4057	3.2986	3.2106	3.1368	3.0740
24	7.8229	5.6136	4.7181	4.2184	3.8951	3.6667	3.4959	3.3629	3.2560	3.1681	3.0944	3.0316
25	7.7698	5.5680	4.6755	4.1774	3.8550	3.6272	3.4568	3.3239	3.2172	3.1294	3.0558	2.9931
26	7.7213	5.5263	4.6366	4.1400	3.8183	3.5911	3.4210	3.2884	3.1818	3.0941	3.0205	2.9578
27	7.6767	5.4881	4.6009	4.1056	3.7848	3.5580	3.3882	3.2558	3.1494	3.0618	2.9882	2.9256
28	7.6356	5.4529	4.5681	4.0740	3.7539	3.5276	3.3581	3.2259	3.1195	3.0320	2.9585	2.8959
29	7.5977	5.4204	4.5378	4.0449	3.7254	3.4995	3.3303	3.1982	3.0920	3.0045	2.9311	2.8685
30	7.5625	5.3903	4.5097	4.0179	3.6990	3.4735	3.3045	3.1726	3.0665	2.9791	2.9057	2.8431
31	7.5298	5.3624	4.4837	3.9928	3.6745	3.4493	3.2806	3.1489	3.0428	2.9555	2.8821	2.8195
32	7.4993	5.3363	4.4594	3.9695	3.6517	3.4269	3.2583	3.1267	3.0208	2.9335	2.8602	2.7976
33	7.4708	5.3120	4.4368	3.9477	3.6305	3.4059	3.2376	3.1061	3.0003	2.9130	2.8397	2.7771
34	7.4441	5.2893	4.4156	3.9273	3.6106	3.3863	3.2182	3.0868	2.9810	2.8938	2.8205	2.7580
35	7.4191	5.2679	4.3957	3.9082	3.5919	3.3679	3.2000	3.0687	2.9630	2.8758	2.8026	2.7400
36	7.3956	5.2479	4.3771	3.8903	3.5744	3.3507	3.1829	3.0517	2.9461	2.8589	2.7857	2.7232
37	7.3734	5.2290	4.3595	3.8734	3.5579	3.3344	3.1668	3.0357	2.9302	2.8431	2.7698	2.7073
38	7.3525	5.2112	4.3430	3.8575	3.5424	3.3191	3.1516	3.0207	2.9151	2.8281	2.7549	2.6923
39	7.3328	5.1944	4.3274	3.8425	3.5277	3.3047	3.1373	3.0064	2.9010	2.8139	2.7407	2.6782
40	7.3141	5.1785	4.3126	3.8283	3.5138	3.2910	3.1238	2.9930	2.8876	2.8005	2.7274	2.6648
42	7.2796	5.1491	4.2853	3.8021	3.4882	3.2658	3.0988	2.9681	2.8628	2.7758	2.7027	2.6402
44	7.2484	5.1226	4.2606	3.7784	3.4651	3.2430	3.0762	2.9457	2.8405	2.7536	2.6804	2.6179
46	7.2200	5.0986	4.2383	3.7570	3.4442	3.2224	3.0558	2.9254	2.8203	2.7334	2.6602	2.5977
48	7.1942	5.0767	4.2180	3.7374	3.4251	3.2036	3.0372	2.9069	2.8018	2.7150	2.6418	2.5793
50	7.1706	5.0566	4.1993	3.7195	3.4077	3.1864	3.0202	2.8900	2.7850	2.6981	2.6250	2.5625

续附表 6-2　F 分布界值表（方差分析用，$P=0.01$）

分母的自由度 n_2	分子的自由度，n_1											
	14	16	20	24	30	40	50	75	100	200	500	∞
1	6142.6740	6170.1012	6208.7302	6234.6309	6260.6486	6286.7821	6302.5172	6323.5610	6334.1100	6349.9672	6359.5007	6365.8326
2	99.4278	99.4367	99.4492	99.4575	99.4658	99.4742	99.4792	99.4858	99.4892	99.4942	99.4972	99.4992
3	26.9238	26.8269	26.6898	26.5975	26.5045	26.4108	26.3542	26.2784	26.2402	26.1828	26.1483	26.1253
4	14.2486	14.1539	14.0196	13.9291	13.8377	13.7454	13.6896	13.6147	13.5770	13.5202	13.4859	13.4632
5	9.7700	9.6802	9.5526	9.4665	9.3793	9.2912	9.2378	9.1660	9.1299	9.0754	9.0424	9.0205
6	7.6049	7.5186	7.3958	7.3127	7.2285	7.1432	7.0915	7.0218	6.9867	6.9336	6.9015	6.8801
7	6.3590	6.2750	6.1554	6.0743	5.9920	5.9084	5.8577	5.7892	5.7547	5.7024	5.6707	5.6496
8	5.5589	5.4766	5.3591	5.2793	5.1981	5.1156	5.0654	4.9976	4.9633	4.9114	4.8799	4.8589
9	5.0052	4.9240	4.8080	4.7290	4.6486	4.5666	4.5167	4.4492	4.4150	4.3631	4.3317	4.3107
10	4.6008	4.5204	4.4054	4.3269	4.2469	4.1653	4.1155	4.0479	4.0137	3.9617	3.9302	3.9091
11	4.2932	4.2134	4.0990	4.0209	3.9411	3.8596	3.8097	3.7421	3.7077	3.6555	3.6238	3.6025
12	4.0518	3.9724	3.8584	3.7805	3.7008	3.6192	3.5692	3.5014	3.4668	3.4143	3.3823	3.3609
13	3.8573	3.7783	3.6646	3.5868	3.5070	3.4253	3.3752	3.3070	3.2723	3.2194	3.1871	3.1655
14	3.6975	3.6187	3.5052	3.4274	3.3476	3.2656	3.2153	3.1468	3.1118	3.0585	3.0260	3.0041
15	3.5639	3.4852	3.3719	3.2940	3.2141	3.1319	3.0814	3.0124	2.9772	2.9235	2.8906	2.8685
16	3.4506	3.3720	3.2587	3.1808	3.1007	3.0182	2.9675	2.8981	2.8627	2.8084	2.7752	2.7529
17	3.3533	3.2748	3.1615	3.0835	3.0032	2.9205	2.8694	2.7996	2.7639	2.7092	2.6757	2.6531
18	3.2689	3.1904	3.0771	2.9990	2.9185	2.8354	2.7841	2.7139	2.6779	2.6227	2.5889	2.5661
19	3.1949	3.1165	3.0031	2.9249	2.8442	2.7608	2.7093	2.6386	2.6023	2.5467	2.5124	2.4894
20	3.1296	3.0512	2.9377	2.8594	2.7785	2.6947	2.6430	2.5718	2.5353	2.4792	2.4446	2.4213
21	3.0715	2.9931	2.8796	2.8010	2.7200	2.6359	2.5838	2.5123	2.4755	2.4189	2.3840	2.3604
22	3.0195	2.9411	2.8274	2.7488	2.6675	2.5831	2.5308	2.4588	2.4217	2.3646	2.3294	2.3056
23	2.9727	2.8943	2.7805	2.7017	2.6202	2.5355	2.4829	2.4105	2.3732	2.3156	2.2800	2.2560
24	2.9303	2.8519	2.7380	2.6591	2.5773	2.4923	2.4395	2.3667	2.3291	2.2710	2.2351	2.2108
25	2.8917	2.8133	2.6993	2.6203	2.5383	2.4530	2.3999	2.3267	2.2888	2.2303	2.1941	2.1695
26	2.8566	2.7781	2.6640	2.5848	2.5026	2.4170	2.3637	2.2900	2.2519	2.1930	2.1564	2.1316
27	2.8243	2.7458	2.6316	2.5522	2.4699	2.3840	2.3304	2.2564	2.2180	2.1586	2.1217	2.0966
28	2.7946	2.7160	2.6017	2.5223	2.4397	2.3535	2.2997	2.2253	2.1867	2.1268	2.0896	2.0643
29	2.7672	2.6886	2.5742	2.4946	2.4118	2.3253	2.2714	2.1965	2.1577	2.0974	2.0598	2.0343
30	2.7418	2.6632	2.5487	2.4689	2.3860	2.2992	2.2450	2.1698	2.1307	2.0700	2.0321	2.0064
31	2.7182	2.6396	2.5249	2.4451	2.3619	2.2749	2.2205	2.1449	2.1056	2.0444	2.0063	1.9803
32	2.6963	2.6176	2.5029	2.4229	2.3395	2.2523	2.1976	2.1217	2.0821	2.0206	1.9821	1.9559
33	2.6758	2.5971	2.4822	2.4021	2.3186	2.2311	2.1762	2.0999	2.0602	1.9982	1.9594	1.9330
34	2.6566	2.5779	2.4629	2.3827	2.2990	2.2112	2.1562	2.0795	2.0396	1.9772	1.9381	1.9114
35	2.6387	2.5599	2.4448	2.3645	2.2806	2.1926	2.1374	2.0604	2.0202	1.9574	1.9180	1.8911
36	2.6218	2.5430	2.4278	2.3473	2.2633	2.1751	2.1197	2.0423	2.0019	1.9387	1.8991	1.8720
37	2.6059	2.5270	2.4118	2.3312	2.2470	2.1585	2.1030	2.0253	1.9847	1.9211	1.8812	1.8538
38	2.5909	2.5120	2.3967	2.3160	2.2317	2.1430	2.0872	2.0092	1.9684	1.9045	1.8642	1.8366
39	2.5768	2.4978	2.3824	2.3016	2.2171	2.1282	2.0723	1.9940	1.9530	1.8887	1.8481	1.8203
40	2.5634	2.4844	2.3689	2.2880	2.2034	2.1142	2.0581	1.9795	1.9383	1.8737	1.8329	1.8048
42	2.5387	2.4596	2.3439	2.2629	2.1780	2.0884	2.0319	1.9528	1.9112	1.8458	1.8045	1.7760
44	2.5164	2.4373	2.3214	2.2401	2.1550	2.0650	2.0083	1.9285	1.8866	1.8205	1.7786	1.7498
46	2.4962	2.4170	2.3009	2.2195	2.1341	2.0438	1.9867	1.9065	1.8642	1.7974	1.7550	1.7258
48	2.4777	2.3985	2.2823	2.2007	2.1150	2.0244	1.9670	1.8862	1.8436	1.7762	1.7333	1.7037
50	2.4609	2.3816	2.2652	2.1835	2.0976	2.0066	1.9490	1.8677	1.8248	1.7567	1.7133	1.6833

续附表 6-2　F 分布界值表（方差分析用，$P=0.01$）

分母的自由度 n_2	分子的自由度，n_1											
	1	2	3	4	5	6	7	8	9	10	11	12
60	7.0771	4.9774	4.1259	3.6490	3.3389	3.1187	2.9530	2.8233	2.7185	2.6318	2.5587	2.4961
70	7.0114	4.9219	4.0744	3.5996	3.2907	3.0712	2.9060	2.7765	2.6719	2.5852	2.5122	2.4496
80	6.9627	4.8807	4.0363	3.5631	3.2550	3.0361	2.8713	2.7420	2.6374	2.5508	2.4777	2.4151
90	6.9251	4.8491	4.0070	3.5350	3.2276	3.0091	2.8445	2.7154	2.6109	2.5243	2.4513	2.3886
100	6.8953	4.8239	3.9837	3.5127	3.2059	2.9877	2.8233	2.6943	2.5898	2.5033	2.4302	2.3676
110	6.8710	4.8035	3.9648	3.4946	3.1882	2.9703	2.8061	2.6771	2.5727	2.4862	2.4132	2.3505
120	6.8509	4.7865	3.9491	3.4795	3.1735	2.9559	2.7918	2.6629	2.5586	2.4721	2.3990	2.3363
130	6.8339	4.7722	3.9359	3.4669	3.1612	2.9437	2.7797	2.6509	2.5466	2.4602	2.3871	2.3244
140	6.8194	4.7600	3.9246	3.4561	3.1507	2.9333	2.7695	2.6407	2.5365	2.4500	2.3769	2.3142
150	6.8069	4.7495	3.9149	3.4467	3.1416	2.9244	2.7606	2.6319	2.5277	2.4412	2.3681	2.3053
160	6.7960	4.7403	3.9064	3.4386	3.1336	2.9166	2.7528	2.6242	2.5200	2.4335	2.3604	2.2977
170	6.7863	4.7322	3.8989	3.4314	3.1267	2.9097	2.7460	2.6174	2.5132	2.4268	2.3537	2.2909
180	6.7778	4.7250	3.8923	3.4251	3.1205	2.9036	2.7400	2.6114	2.5072	2.4208	2.3477	2.2849
190	6.7702	4.7186	3.8863	3.4194	3.1149	2.8982	2.7346	2.6061	2.5019	2.4154	2.3423	2.2795
200	6.7633	4.7129	3.8810	3.4143	3.1100	2.8933	2.7298	2.6012	2.4971	2.4106	2.3375	2.2747
210	6.7571	4.7077	3.8762	3.4097	3.1055	2.8888	2.7254	2.5969	2.4927	2.4063	2.3332	2.2704
220	6.7515	4.7029	3.8719	3.4055	3.1014	2.8848	2.7214	2.5929	2.4888	2.4023	2.3292	2.2664
230	6.7463	4.6986	3.8679	3.4017	3.0977	2.8812	2.7178	2.5893	2.4852	2.3988	2.3256	2.2628
240	6.7417	4.6947	3.8642	3.3982	3.0943	2.8778	2.7145	2.5860	2.4819	2.3955	2.3223	2.2595
250	6.7373	4.6911	3.8609	3.3950	3.0912	2.8748	2.7114	2.5830	2.4789	2.3925	2.3193	2.2565
260	6.7334	4.6877	3.8578	3.3921	3.0883	2.8719	2.7086	2.5802	2.4761	2.3897	2.3165	2.2537
270	6.7297	4.6846	3.8549	3.3893	3.0856	2.8693	2.7060	2.5776	2.4735	2.3871	2.3140	2.2511
280	6.7263	4.6817	3.8523	3.3868	3.0832	2.8669	2.7036	2.5752	2.4711	2.3847	2.3116	2.2487
290	6.7231	4.6791	3.8498	3.3845	3.0809	2.8646	2.7014	2.5730	2.4689	2.3825	2.3093	2.2465
300	6.7201	4.6766	3.8475	3.3823	3.0787	2.8625	2.6993	2.5709	2.4668	2.3804	2.3073	2.2444
310	6.7173	4.6743	3.8454	3.3802	3.0767	2.8605	2.6973	2.5690	2.4649	2.3785	2.3053	2.2425
320	6.7147	4.6721	3.8434	3.3783	3.0748	2.8587	2.6955	2.5671	2.4631	2.3766	2.3035	2.2407
330	6.7123	4.6700	3.8415	3.3765	3.0731	2.8569	2.6938	2.5654	2.4614	2.3749	2.3018	2.2389
340	6.7100	4.6681	3.8397	3.3748	3.0714	2.8553	2.6922	2.5638	2.4598	2.3733	2.3002	2.2373
350	6.7078	4.6663	3.8380	3.3732	3.0699	2.8538	2.6906	2.5623	2.4582	2.3718	2.2987	2.2358
360	6.7058	4.6646	3.8364	3.3716	3.0684	2.8523	2.6892	2.5609	2.4568	2.3704	2.2973	2.2344
370	6.7039	4.6630	3.8350	3.3702	3.0670	2.8509	2.6878	2.5595	2.4555	2.3690	2.2959	2.2330
380	6.7020	4.6614	3.8335	3.3689	3.0657	2.8496	2.6865	2.5582	2.4542	2.3678	2.2946	2.2318
390	6.7003	4.6600	3.8322	3.3676	3.0644	2.8484	2.6853	2.5570	2.4530	2.3666	2.2934	2.2305
400	6.6987	4.6586	3.8309	3.3664	3.0632	2.8472	2.6842	2.5559	2.4518	2.3654	2.2923	2.2294
420	6.6956	4.6560	3.8286	3.3641	3.0610	2.8451	2.6820	2.5537	2.4497	2.3633	2.2901	2.2272
440	6.6928	4.6537	3.8264	3.3620	3.0590	2.8431	2.6801	2.5518	2.4478	2.3613	2.2882	2.2253
460	6.6903	4.6516	3.8244	3.3602	3.0572	2.8413	2.6783	2.5500	2.4460	2.3596	2.2864	2.2235
480	6.6880	4.6496	3.8226	3.3584	3.0555	2.8396	2.6766	2.5484	2.4444	2.3579	2.2848	2.2219
500	6.6858	4.6478	3.8210	3.3569	3.0540	2.8381	2.6751	2.5469	2.4429	2.3565	2.2833	2.2204
600	6.6773	4.6407	3.8144	3.3505	3.0478	2.8321	2.6691	2.5409	2.4369	2.3505	2.2773	2.2144
700	6.6712	4.6356	3.8097	3.3460	3.0434	2.8277	2.6649	2.5367	2.4327	2.3463	2.2731	2.2102
800	6.6667	4.6318	3.8062	3.3427	3.0401	2.8245	2.6617	2.5335	2.4295	2.3431	2.2699	2.2070
900	6.6631	4.6288	3.8034	3.3400	3.0376	2.8220	2.6592	2.5310	2.4270	2.3406	2.2674	2.2045
1000	6.6603	4.6264	3.8012	3.3380	3.0355	2.8200	2.6572	2.5290	2.4250	2.3386	2.2655	2.2025
∞	6.6351	4.6054	3.7818	3.3194	3.0174	2.8022	2.6395	2.5115	2.4075	2.3211	2.2479	2.1849

续附表 6—2　**F 分布界值表**（方差分析用，$P=0.01$）

分母的自由度 n_2	分子的自由度，n_1											
	14	16	20	24	30	40	50	75	100	200	500	∞
60	2.3943	2.3148	2.1978	2.1154	2.0285	1.9360	1.8772	1.7937	1.7493	1.6784	1.6327	1.6008
70	2.3477	2.2679	2.1504	2.0674	1.9797	1.8861	1.8263	1.7410	1.6954	1.6220	1.5743	1.5406
80	2.3131	2.2332	2.1153	2.0318	1.9435	1.8489	1.7883	1.7015	1.6548	1.5792	1.5296	1.4944
90	2.2865	2.2064	2.0882	2.0044	1.9155	1.8201	1.7588	1.6707	1.6231	1.5456	1.4943	1.4576
100	2.2654	2.1852	2.0666	1.9826	1.8933	1.7972	1.7353	1.6461	1.5977	1.5184	1.4656	1.4274
110	2.2482	2.1679	2.0491	1.9648	1.8751	1.7784	1.7160	1.6258	1.5767	1.4960	1.4417	1.4022
120	2.2339	2.1536	2.0346	1.9500	1.8600	1.7628	1.7000	1.6090	1.5592	1.4770	1.4215	1.3807
130	2.2219	2.1415	2.0223	1.9376	1.8473	1.7497	1.6865	1.5946	1.5443	1.4609	1.4041	1.3622
140	2.2117	2.1312	2.0119	1.9269	1.8364	1.7384	1.6748	1.5823	1.5315	1.4469	1.3890	1.3459
150	2.2028	2.1223	2.0028	1.9177	1.8270	1.7286	1.6648	1.5716	1.5204	1.4347	1.3757	1.3316
160	2.1951	2.1145	1.9949	1.9097	1.8187	1.7201	1.6559	1.5623	1.5106	1.4240	1.3640	1.3188
170	2.1883	2.1076	1.9879	1.9026	1.8115	1.7125	1.6482	1.5540	1.5020	1.4144	1.3535	1.3073
180	2.1823	2.1016	1.9818	1.8963	1.8050	1.7059	1.6413	1.5466	1.4942	1.4059	1.3440	1.2969
190	2.1769	2.0961	1.9763	1.8907	1.7993	1.6999	1.6351	1.5400	1.4873	1.3982	1.3355	1.2874
200	2.1721	2.0913	1.9713	1.8857	1.7941	1.6945	1.6295	1.5341	1.4811	1.3912	1.3277	1.2788
210	2.1677	2.0869	1.9668	1.8811	1.7894	1.6896	1.6244	1.5287	1.4754	1.3848	1.3206	1.2709
220	2.1637	2.0829	1.9628	1.8770	1.7851	1.6852	1.6199	1.5238	1.4702	1.3790	1.3141	1.2636
230	2.1601	2.0792	1.9590	1.8732	1.7813	1.6811	1.6157	1.5193	1.4655	1.3737	1.3081	1.2567
240	2.1568	2.0759	1.9556	1.8697	1.7777	1.6774	1.6118	1.5151	1.4611	1.3688	1.3026	1.2504
250	2.1537	2.0728	1.9525	1.8665	1.7744	1.6740	1.6083	1.5113	1.4571	1.3643	1.2974	1.2445
260	2.1509	2.0700	1.9496	1.8636	1.7714	1.6709	1.6050	1.5078	1.4534	1.3601	1.2926	1.2390
270	2.1483	2.0674	1.9470	1.8609	1.7686	1.6680	1.6020	1.5046	1.4500	1.3562	1.2882	1.2338
280	2.1459	2.0649	1.9445	1.8584	1.7660	1.6653	1.5992	1.5016	1.4468	1.3525	1.2840	1.2289
290	2.1437	2.0627	1.9422	1.8560	1.7636	1.6627	1.5966	1.4987	1.4438	1.3491	1.2801	1.2243
300	2.1416	2.0606	1.9401	1.8538	1.7614	1.6604	1.5942	1.4961	1.4410	1.3459	1.2764	1.2200
310	2.1396	2.0586	1.9380	1.8518	1.7593	1.6582	1.5919	1.4936	1.4384	1.3430	1.2729	1.2159
320	2.1378	2.0567	1.9362	1.8499	1.7573	1.6561	1.5897	1.4913	1.4360	1.3401	1.2697	1.2120
330	2.1361	2.0550	1.9344	1.8481	1.7555	1.6542	1.5877	1.4892	1.4337	1.3375	1.2666	1.2083
340	2.1344	2.0534	1.9327	1.8464	1.7537	1.6524	1.5858	1.4871	1.4315	1.3350	1.2637	1.2048
350	2.1329	2.0518	1.9312	1.8448	1.7521	1.6507	1.5840	1.4852	1.4295	1.3326	1.2609	1.2014
360	2.1315	2.0504	1.9297	1.8433	1.7505	1.6490	1.5824	1.4834	1.4275	1.3304	1.2582	1.1982
370	2.1301	2.0490	1.9283	1.8419	1.7490	1.6475	1.5808	1.4816	1.4257	1.3283	1.2557	1.1952
380	2.1288	2.0477	1.9270	1.8405	1.7477	1.6461	1.5792	1.4800	1.4239	1.3262	1.2534	1.1923
390	2.1276	2.0465	1.9257	1.8392	1.7463	1.6447	1.5778	1.4784	1.4223	1.3243	1.2511	1.1895
400	2.1264	2.0453	1.9245	1.8380	1.7451	1.6434	1.5764	1.4770	1.4207	1.3225	1.2489	1.1868
420	2.1243	2.0431	1.9223	1.8358	1.7428	1.6409	1.5739	1.4742	1.4178	1.3191	1.2449	1.1817
440	2.1223	2.0412	1.9203	1.8337	1.7406	1.6387	1.5716	1.4717	1.4151	1.3160	1.2412	1.1770
460	2.1205	2.0394	1.9185	1.8318	1.7387	1.6367	1.5695	1.4694	1.4127	1.3131	1.2377	1.1727
480	2.1189	2.0377	1.9168	1.8301	1.7370	1.6349	1.5676	1.4673	1.4105	1.3105	1.2346	1.1687
500	2.1174	2.0362	1.9152	1.8285	1.7353	1.6332	1.5658	1.4654	1.4084	1.3081	1.2317	1.1649
600	2.1114	2.0301	1.9091	1.8222	1.7288	1.6263	1.5587	1.4577	1.4001	1.2983	1.2198	1.1491
700	2.1071	2.0258	1.9047	1.8177	1.7242	1.6215	1.5536	1.4521	1.3942	1.2913	1.2110	1.1370
800	2.1039	2.0226	1.9013	1.8144	1.7207	1.6178	1.5498	1.4480	1.3897	1.2860	1.2043	1.1274
900	2.1014	2.0201	1.8988	1.8117	1.7180	1.6150	1.5468	1.4447	1.3863	1.2818	1.1990	1.1196
1000	2.0994	2.0180	1.8967	1.8096	1.7158	1.6127	1.5445	1.4421	1.3835	1.2784	1.1947	1.1130
∞	2.0817	2.0002	1.8785	1.7910	1.6966	1.5925	1.5233	1.4188	1.3583	1.2475	1.1535	1.0148

附表 6—3 F 分布界值表（方差齐性检验用，双侧 $P=0.05$）

分子的自由度，n_1

分母的自由度 n_2	1	2	3	4	5	6	7	8	9	10	12	15	20	30	60	∞
1	647.7890	799.5000	864.1630	899.5833	921.8479	937.1111	948.2169	956.6562	963.2846	968.6274	976.7079	984.8668	993.1028	1001.4144	1009.8001	1018.2552
2	38.5063	39.0000	39.1655	39.2484	39.2982	39.3315	39.3552	39.3730	39.3869	39.3980	39.4146	39.4313	39.4479	39.4646	39.4812	39.4979
3	17.4434	16.0441	15.4392	15.1010	14.8848	14.7347	14.6244	14.5399	14.4731	14.4189	14.3366	14.2527	14.1674	14.0805	13.9921	13.9021
4	12.2179	10.6491	9.9792	9.6045	9.3645	9.1973	9.0741	8.9796	8.9047	8.8439	8.7512	8.6565	8.5599	8.4613	8.3604	8.2574
5	10.0070	8.4336	7.7636	7.3879	7.1464	6.9777	6.8531	6.7572	6.6811	6.6192	6.5245	6.4277	6.3286	6.2269	6.1225	6.0154
6	8.8131	7.2599	6.5988	6.2272	5.9876	5.8198	5.6955	5.5996	5.5234	5.4613	5.3662	5.2687	5.1684	5.0652	4.9589	4.8492
7	8.0727	6.5415	5.8898	5.5226	5.2852	5.1186	4.9949	4.8993	4.8232	4.7611	4.6658	4.5678	4.4667	4.3624	4.2544	4.1424
8	7.5709	6.0595	5.4160	5.0526	4.8173	4.6517	4.5286	4.4333	4.3572	4.2951	4.1997	4.1012	3.9995	3.8940	3.7844	3.6702
9	7.2093	5.7147	5.0781	4.7181	4.4844	4.3197	4.1970	4.1020	4.0260	3.9639	3.8682	3.7694	3.6669	3.5604	3.4493	3.3329
10	6.9367	5.4564	4.8256	4.4683	4.2361	4.0721	3.9498	3.8549	3.7790	3.7168	3.6209	3.5217	3.4185	3.3110	3.1984	3.0799
11	6.7241	5.2559	4.6300	4.2751	4.0440	3.8807	3.7586	3.6638	3.5879	3.5257	3.4296	3.3299	3.2261	3.1176	3.0035	2.8829
12	6.5538	5.0959	4.4742	4.1212	3.8911	3.7283	3.6065	3.5118	3.4358	3.3736	3.2773	3.1772	3.0728	2.9633	2.8478	2.7250
13	6.4143	4.9653	4.3472	3.9959	3.7667	3.6043	3.4827	3.3880	3.3120	3.2497	3.1532	3.0527	2.9477	2.8372	2.7204	2.5955
14	6.2979	4.8567	4.2417	3.8919	3.6634	3.5014	3.3799	3.2853	3.2093	3.1469	3.0502	2.9493	2.8437	2.7324	2.6142	2.4873
15	6.1995	4.7650	4.1528	3.8043	3.5764	3.4147	3.2934	3.1987	3.1227	3.0602	2.9633	2.8621	2.7559	2.6437	2.5242	2.3954
16	6.1151	4.6867	4.0768	3.7294	3.5021	3.3406	3.2194	3.1248	3.0488	2.9862	2.8890	2.7875	2.6808	2.5678	2.4471	2.3163
17	6.0420	4.6189	4.0112	3.6648	3.4379	3.2767	3.1556	3.0610	2.9849	2.9222	2.8249	2.7230	2.6158	2.5020	2.3801	2.2475

续附表 6—3 F 分布界值表（方差齐性检验用，双侧 P＝0.05）

分母的自由度 n_2	分子的自由度, n_1															
	1	2	3	4	5	6	7	8	9	10	12	15	20	30	60	∞
18	5.9781	4.5597	3.9539	3.6083	3.3820	3.2209	3.0999	3.0053	2.9291	2.8664	2.7689	2.6667	2.5590	2.4445	2.3214	2.1870
19	5.9216	4.5075	3.9034	3.5587	3.3327	3.1718	3.0509	2.9563	2.8801	2.8172	2.7196	2.6171	2.5089	2.3937	2.2696	2.1334
20	5.8715	4.4613	3.8587	3.5147	3.2891	3.1283	3.0074	2.9128	2.8365	2.7737	2.6758	2.5731	2.4645	2.3486	2.2234	2.0854
21	5.8266	4.4199	3.8188	3.4754	3.2501	3.0895	2.9686	2.8740	2.7977	2.7348	2.6368	2.5338	2.4247	2.3082	2.1819	2.0423
22	5.7863	4.3828	3.7829	3.4401	3.2151	3.0546	2.9338	2.8392	2.7628	2.6998	2.6017	2.4984	2.3890	2.2718	2.1446	2.0033
23	5.7498	4.3492	3.7505	3.4083	3.1835	3.0232	2.9023	2.8077	2.7313	2.6682	2.5699	2.4665	2.3567	2.2389	2.1107	1.9678
24	5.7166	4.3187	3.7211	3.3794	3.1548	2.9946	2.8738	2.7791	2.7027	2.6396	2.5411	2.4374	2.3273	2.2090	2.0799	1.9354
25	5.6864	4.2909	3.6943	3.3530	3.1287	2.9685	2.8478	2.7531	2.6766	2.6135	2.5149	2.4110	2.3005	2.1816	2.0516	1.9056
26	5.6586	4.2655	3.6697	3.3289	3.1048	2.9447	2.8240	2.7293	2.6528	2.5896	2.4908	2.3867	2.2759	2.1565	2.0257	1.8782
27	5.6331	4.2421	3.6472	3.3067	3.0828	2.9228	2.8021	2.7074	2.6309	2.5676	2.4688	2.3644	2.2533	2.1334	2.0018	1.8528
28	5.6096	4.2205	3.6264	3.2863	3.0626	2.9027	2.7820	2.6872	2.6106	2.5473	2.4484	2.3438	2.2324	2.1121	1.9797	1.8292
29	5.5878	4.2006	3.6072	3.2674	3.0438	2.8840	2.7633	2.6686	2.5919	2.5286	2.4295	2.3248	2.2131	2.0923	1.9591	1.8073
30	5.5675	4.1821	3.5894	3.2499	3.0265	2.8667	2.7460	2.6513	2.5746	2.5112	2.4120	2.3072	2.1952	2.0739	1.9400	1.7868
40	5.4239	4.0510	3.4633	3.1261	2.9037	2.7444	2.6238	2.5289	2.4519	2.3882	2.2882	2.1819	2.0677	1.9429	1.8028	1.6372
60	5.2856	3.9253	3.3425	3.0077	2.7863	2.6274	2.5068	2.4117	2.3344	2.2702	2.1692	2.0613	1.9445	1.8152	1.6668	1.4823
120	5.1523	3.8046	3.2269	2.8943	2.6740	2.5154	2.3948	2.2994	2.2217	2.1570	2.0548	1.9450	1.8249	1.6899	1.5299	1.3106
∞	5.0240	3.6890	3.1163	2.7859	2.5666	2.4084	2.2877	2.1919	2.1138	2.0484	1.9449	1.8327	1.7086	1.5661	1.3885	1.0125

附表 7 多重比较的 q 界值表

（表中横行数字，上行 $P=0.05$，下行 $P=0.01$）

自由度 (ν)	比较的两组之间包括的组数(含比较组)a								
	2	3	4	5	6	7	8	9	10
5	3.64	4.60	5.22	5.67	6.03	6.33	6.58	6.80	6.99
	5.70	6.98	7.80	8.42	8.91	9.32	9.67	9.97	10.24
6	3.46	4.34	4.90	5.30	5.63	5.90	6.12	6.32	6.49
	5.24	6.33	7.03	7.56	7.97	8.32	8.61	8.87	9.10
7	3.34	4.16	4.68	5.06	5.36	5.61	5.82	6.00	6.16
	4.95	5.92	6.54	7.01	7.37	7.68	7.94	8.17	8.37
8	3.26	4.04	4.53	4.89	5.17	5.40	5.60	5.77	5.92
	4.75	5.64	6.20	6.62	6.96	7.24	7.47	7.68	7.86
9	3.20	3.95	4.41	4.76	5.02	5.24	5.43	5.59	5.74
	4.60	5.43	5.96	6.35	6.66	6.91	7.13	7.33	7.49
10	3.15	3.88	4.33	4.65	4.91	5.12	5.30	5.46	5.60
	4.48	5.27	5.77	6.14	6.43	6.67	6.87	7.05	7.21
12	3.08	3.77	4.20	4.51	4.75	4.95	5.12	5.27	5.39
	4.32	5.05	5.50	5.84	6.10	6.32	6.51	6.67	6.81
14	3.03	3.70	4.11	4.41	4.64	4.83	4.99	5.13	5.25
	4.21	4.89	5.32	5.63	5.88	6.08	6.26	6.41	6.54
16	3.00	3.65	4.05	4.33	4.56	4.74	4.90	5.03	5.15
	4.13	4.79	5.19	5.49	5.72	5.92	6.08	6.22	6.35
18	2.97	3.61	4.00	4.28	4.49	4.67	4.82	4.96	5.07
	4.07	4.70	5.09	5.38	5.60	5.79	5.94	6.08	6.20
20	2.95	3.58	3.96	4.23	4.45	4.62	4.77	4.90	5.01
	4.02	4.64	5.02	5.29	5.51	5.69	5.84	5.97	6.09
24	2.92	3.53	3.90	4.17	4.37	4.54	4.68	4.81	4.92
	3.96	4.54	4.91	5.17	5.37	5.54	5.69	5.81	5.92
30	2.89	3.49	3.85	4.10	4.30	4.46	4.60	4.72	4.82
	3.89	4.45	4.80	5.05	5.24	5.40	5.54	5.65	5.76
40	2.86	3.44	3.79	4.04	4.23	4.39	4.52	4.63	4.73
	3.82	4.37	4.70	4.93	5.11	5.26	5.39	5.50	5.60
60	2.83	3.40	3.74	3.98	4.16	4.31	4.44	4.55	4.65
	3.76	4.28	4.59	4.82	4.99	5.13	5.25	5.36	5.45
120	2.80	3.36	3.68	3.92	4.10	4.24	4.36	4.47	4.56
	3.70	4.20	4.50	4.71	4.87	5.01	5.12	5.21	5.30
∞	2.77	3.31	3.63	3.86	4.03	4.17	4.29	4.39	4.47
	3.64	4.12	4.40	4.60	4.76	4.88	4.99	5.08	5.16

附表 8 多重比较的 q' 界值表（Duncan 法用）

（表中横行数字，上行 $P=0.05$，下行 $P=0.01$）

自由度 (ν)	比较的两组之间包括的组数（含比较组）a								
	2	3	4	5	6	7	8	9	10
5	3.64	3.74	3.79	3.83	3.83	3.83	3.83	3.83	3.83
	5.70	5.96	6.11	6.18	6.26	6.33	6.40	6.44	6.50
6	3.46	3.58	3.64	3.68	3.68	3.68	3.68	3.68	3.68
	5.24	5.51	5.65	5.73	5.81	5.88	5.95	6.00	6.00
7	3.35	3.47	3.54	3.58	3.60	3.61	3.61	3.61	3.61
	4.95	5.22	5.37	5.45	5.53	5.61	5.69	5.73	5.80
8	3.26	3.39	3.47	3.52	3.55	3.56	3.56	3.56	3.56
	4.74	5.00	5.14	5.23	5.32	5.40	5.47	5.51	5.50
9	3.20	3.34	3.41	3.47	3.50	3.52	3.52	3.52	3.52
	4.60	4.86	4.99	5.08	5.17	5.25	5.32	5.36	5.40
10	3.15	3.30	3.37	3.43	3.46	3.47	3.47	3.47	3.47
	4.48	4.73	4.88	4.96	5.06	5.13	5.20	5.24	5.28
12	3.08	3.23	3.33	3.36	3.40	3.42	3.44	3.44	3.46
	4.32	4.55	4.68	4.76	4.84	4.92	4.96	5.02	5.07
14	3.03	3.18	3.27	3.33	3.37	3.39	3.41	3.42	3.44
	4.21	4.42	4.55	4.63	4.70	4.78	4.83	4.87	4.91
16	3.00	3.15	3.23	3.30	3.34	3.37	3.39	3.41	3.43
	4.13	4.34	4.45	4.54	4.60	4.67	4.72	4.76	4.79
18	2.97	3.12	3.21	3.27	3.32	3.35	3.37	3.39	3.41
	4.07	4.27	4.38	4.46	4.53	4.59	4.64	4.68	4.71
20	2.95	3.10	3.18	3.25	3.30	3.34	3.36	3.38	3.40
	4.02	4.22	4.33	4.40	4.47	4.53	4.58	4.61	4.65
24	2.92	3.07	3.15	3.22	3.28	3.31	3.34	3.37	3.38
	3.96	4.14	4.24	4.33	4.39	4.44	4.49	4.53	4.57
30	2.89	3.04	3.12	3.20	3.25	2.29	3.32	3.35	3.37
	3.89	4.06	4.16	4.22	4.32	4.36	4.41	4.45	4.48
40	2.86	3.01	3.10	3.17	3.22	3.27	3.30	3.33	3.35
	3.82	3.99	4.10	4.17	4.24	4.30	4.34	4.37	4.41
60	2.83	2.98	3.08	3.14	3.20	3.24	3.28	3.31	3.33
	3.76	3.92	4.03	4.12	4.17	4.23	4.27	4.31	4.34
100	2.80	2.95	3.05	3.12	3.18	3.22	3.26	3.29	3.32
	3.71	3.86	3.98	4.06	4.11	4.17	4.21	4.25	4.29
∞	2.77	2.92	3.02	3.09	3.15	3.19	3.23	3.26	3.29
	3.64	3.80	3.90	3.98	4.04	4.09	4.14	4.17	4.20

附表 9-1 多重比较的 Dunnett-t 法检验用界值表(单侧)

(表中横行数字,上行 $P=0.05$,下行 $P=0.01$)

自由度 (ν)	比较的两组之间包括的组数(含比较组)a								
	2	3	4	5	6	7	8	9	10
5	2.02	2.44	2.68	2.85	2.98	3.08	3.16	3.24	3.30
	3.37	3.90	4.21	4.43	4.60	4.73	4.85	4.94	5.03
6	1.94	2.34	2.56	2.71	2.83	2.92	3.00	3.07	3.12
	3.14	3.61	3.88	4.07	4.21	4.33	4.43	4.51	4.59
7	1.89	2.27	2.48	2.62	2.73	2.82	2.89	2.95	3.01
	3.00	3.42	3.66	3.83	3.96	4.07	4.15	4.23	4.30
8	1.86	2.22	2.42	2.55	2.66	2.74	2.81	2.87	2.92
	2.90	3.29	3.51	3.67	3.79	3.88	3.96	4.03	4.09
9	1.83	2.18	2.37	2.50	2.60	2.68	2.75	2.81	2.86
	2.82	3.19	3.40	3.55	3.66	3.75	3.82	3.89	3.94
10	1.81	2.15	2.34	2.47	2.56	2.64	2.70	2.76	2.81
	2.76	3.11	3.31	3.45	3.56	3.64	3.71	3.78	3.83
11	1.80	2.13	2.31	2.44	2.53	2.60	2.67	2.72	2.77
	2.72	3.06	3.25	3.38	3.48	3.56	3.63	3.69	3.74
12	1.78	2.11	2.29	2.41	2.50	2.58	2.64	2.69	2.74
	2.68	3.01	3.19	3.32	3.42	3.50	3.56	3.62	3.67
13	1.77	2.09	2.27	2.39	2.48	2.55	2.61	2.66	2.71
	2.65	2.97	3.15	3.27	3.37	3.44	3.51	3.56	3.61
14	1.76	2.08	2.25	2.37	2.46	2.53	2.59	2.64	2.69
	2.62	2.94	3.11	3.23	3.32	3.40	3.46	3.51	3.56
15	1.75	2.07	2.24	2.36	2.44	2.51	2.57	2.62	2.67
	2.60	2.91	3.08	3.20	3.29	3.36	3.42	3.47	3.52
16	1.75	2.06	2.23	2.34	2.43	2.50	2.56	2.61	2.65
	2.58	2.88	3.05	3.17	3.26	3.33	3.39	3.44	3.48
17	1.74	2.05	2.22	2.33	2.42	2.49	2.54	2.59	2.64
	2.57	2.86	3.03	3.14	3.23	3.30	3.36	3.41	3.45
18	1.73	2.04	2.21	2.32	2.41	2.48	2.53	2.58	2.62
	2.55	2.84	3.01	3.12	3.21	3.27	3.33	3.38	3.42
19	1.73	2.03	2.20	2.31	2.40	2.47	2.52	2.57	2.61
	2.54	2.83	2.99	3.10	3.18	3.25	3.31	3.36	3.40
20	1.72	2.03	2.19	2.30	2.39	2.46	2.51	2.56	2.60
	2.53	2.81	2.97	3.08	3.17	3.23	3.29	3.34	3.38
24	1.71	2.01	2.17	2.28	2.36	2.43	2.48	2.53	2.57
	2.49	2.77	2.92	3.03	3.11	3.17	3.22	3.27	3.31
30	1.70	1.99	2.15	2.25	2.33	2.40	2.45	2.50	2.54
	2.46	2.72	2.87	2.97	3.05	3.11	3.16	3.21	3.24
40	1.68	1.97	2.13	2.23	2.31	2.37	2.42	2.47	2.51
	2.42	2.68	2.82	2.92	2.99	3.05	3.10	3.14	3.18
60	1.67	1.95	2.10	2.21	2.28	2.35	2.39	2.44	2.48
	2.39	2.64	2.78	2.87	2.94	3.00	3.04	3.08	3.12
120	1.66	1.93	2.08	2.18	2.26	2.32	2.37	2.41	2.45
	2.36	2.60	2.73	2.82	2.89	2.94	2.99	3.03	3.06
∞	1.64	1.92	2.06	2.16	2.23	2.29	2.34	2.38	2.42
	2.33	2.56	2.68	2.77	2.84	2.89	2.93	2.97	3.00

附表 9-2 多重比较的 Dunnett-t 法检验用界值表(双侧)

(表中横行数字,上行 $P=0.05$,下行 $P=0.01$)

自由度 (ν)	比较的两组之间包括的组数(含比较组)a								
	2	3	4	5	6	7	8	9	10
5	2.57	3.03	3.39	3.66	3.88	4.06	4.22	4.36	4.49
	4.03	4.63	5.09	5.44	5.73	5.97	6.18	6.36	6.53
6	2.45	2.86	3.18	3.41	3.60	3.75	3.88	4.00	4.11
	3.71	4.22	4.60	4.88	5.11	5.30	5.47	5.61	5.74
7	2.36	2.75	3.04	3.24	3.41	3.54	3.66	3.76	3.86
	3.50	3.95	4.28	4.52	4.71	4.87	5.01	5.13	5.24
8	2.31	2.67	2.94	3.13	3.28	3.40	3.51	3.60	3.68
	3.36	3.77	4.06	4.27	4.44	4.58	4.70	4.81	4.90
9	2.26	2.61	2.86	3.04	3.18	3.29	3.39	3.48	3.55
	3.25	3.63	3.90	4.09	4.24	4.37	4.48	4.57	4.65
10	2.23	2.57	2.81	2.97	3.11	3.21	3.31	3.39	3.46
	3.17	3.53	3.78	3.95	4.10	4.21	4.31	4.40	4.47
11	2.20	2.53	2.76	2.92	3.05	3.15	3.24	3.31	3.38
	3.11	3.45	3.68	3.85	3.98	4.09	4.18	4.26	4.33
12	2.18	2.50	2.72	2.88	3.00	3.10	3.18	3.25	3.32
	3.05	3.39	3.61	3.76	3.89	3.99	4.08	4.15	4.22
13	2.16	2.48	2.69	2.84	2.96	3.06	3.14	3.21	3.27
	3.01	3.33	3.54	3.69	3.81	3.91	3.99	4.06	4.13
14	2.14	2.46	2.67	2.81	2.93	3.02	3.10	3.17	3.23
	2.98	3.29	3.49	3.64	3.75	3.84	3.92	3.99	4.05
15	2.13	2.44	2.64	2.79	2.90	2.99	3.07	3.13	3.19
	2.95	3.25	3.45	3.59	3.70	3.79	3.86	3.93	3.99
16	2.12	2.42	2.63	2.77	2.88	2.96	3.04	3.10	3.16
	2.92	3.22	3.41	3.55	3.65	3.74	3.82	3.88	3.93
17	2.11	2.41	2.61	2.75	2.85	2.94	3.01	3.08	3.13
	2.90	3.19	3.38	3.51	3.62	3.70	3.77	3.83	3.89
18	2.10	2.40	2.59	2.73	2.84	2.92	2.99	3.05	3.11
	2.88	3.17	3.35	3.48	3.58	3.67	3.74	3.80	3.85
19	2.09	2.39	2.58	2.72	2.82	2.90	2.97	3.04	3.69
	2.86	3.15	3.33	3.46	3.55	3.64	3.70	3.76	3.81
20	2.09	2.38	2.57	2.70	2.81	2.89	2.96	3.02	3.07
	2.85	3.13	3.31	3.43	3.53	3.61	3.67	3.73	3.78
24	2.06	2.35	2.53	2.66	2.76	2.84	2.91	2.96	3.01
	2.80	3.07	3.24	3.36	3.45	3.52	3.58	3.64	3.69
30	2.04	2.32	2.50	2.62	2.72	2.79	2.86	2.91	2.96
	2.75	3.01	3.17	3.28	3.37	3.44	3.50	3.55	3.59
40	2.02	2.29	2.47	2.58	2.67	2.75	2.81	2.86	2.90
	2.70	2.95	3.10	3.21	3.29	3.36	3.41	3.46	3.50
60	2.00	2.27	2.43	2.55	2.63	2.70	2.76	2.81	2.85
	2.66	2.90	3.04	3.14	3.22	3.28	3.33	3.38	3.42
120	1.98	2.24	2.40	2.51	2.59	2.66	2.71	2.76	2.80
	2.62	2.84	2.98	3.08	3.15	3.21	3.25	3.30	3.33
∞	1.96	2.21	2.37	2.47	2.55	2.62	2.67	2.71	2.75
	2.58	2.79	2.92	3.01	3.08	3.14	3.18	3.22	3.25

附表 10　随机排列表($n=20$)

编号	1	2	3	4	5	6	7	8	9	10	11	12	13	14	15	16	17	18	19	20	r_k
1	8	6	19	13	5	18	12	1	4	3	9	2	17	14	11	7	16	15	10	0	−0.0632
2	8	19	7	6	11	14	2	13	5	17	9	12	0	16	15	1	4	10	18	3	−0.0632
3	18	1	10	13	17	2	0	3	8	15	7	4	19	12	5	14	9	11	6	16	0.1053
4	6	19	1	5	18	12	4	0	13	10	16	17	7	14	11	15	8	3	9	2	−0.0842
5	1	2	7	4	18	0	15	13	5	12	19	10	9	14	16	8	6	11	3	17	0.2000
6	11	19	2	15	14	10	8	12	1	17	4	3	0	9	16	6	13	7	18	5	−0.1053
7	14	3	16	7	9	2	15	12	11	4	13	19	8	1	18	6	0	5	17	10	−0.0526
8	3	2	16	6	1	13	17	19	8	14	0	15	9	18	11	5	4	10	7	12	0.0526
9	16	9	10	3	15	0	11	2	1	5	18	8	19	13	6	12	17	4	7	14	0.0947
10	4	11	18	6	0	8	12	16	17	3	2	9	5	7	19	10	15	13	14	1	0.0947
11	5	15	18	13	7	3	10	14	16	1	2	6	17	8	9	4	0	12	19	11	−0.0526
12	0	18	10	15	11	2	3	13	14	1	17	12	6	9	16	4	7	8	19	5	−0.0105
13	10	9	14	18	12	17	15	3	5	2	11	19	8	0	1	4	7	13	6	16	−0.1579
14	11	9	13	0	14	12	18	7	2	10	4	17	19	6	5	8	3	15	1	16	−0.0526
15	17	1	0	16	9	12	2	4	5	18	14	15	7	19	6	8	11	3	10	13	0.1053
16	17	1	5	2	8	12	15	13	19	14	7	16	6	3	9	10	4	11	0	18	0.0105
17	5	16	15	12	18	10	7	9	11	6	13	17	14	1	0	4	3	2	19	8	−0.2000
18	16	19	0	8	6	10	13	17	4	3	15	18	11	1	12	9	5	7	2	14	−0.1368
19	13	9	17	12	15	4	3	1	16	2	10	18	8	6	7	19	14	11	0	5	−0.1263
20	11	12	8	16	3	19	14	7	9	17	4	1	10	0	18	15	6	5	13	2	−0.2105
21	19	12	13	8	4	15	16	7	0	11	1	5	14	18	3	6	10	9	2	17	−0.1368
22	2	18	8	14	6	11	1	9	15	0	17	10	4	7	13	3	12	5	16	19	0.1158
23	9	16	17	18	5	7	12	2	4	10	0	3	8	13	14	15	6	11	1	19	−0.0632
24	15	0	14	6	1	2	9	8	18	4	10	17	3	12	16	11	19	13	7	5	0.1789
25	14	0	9	18	19	16	10	4	5	1	6	2	12	3	11	13	7	8	17	15	0.0526

附表 11　平衡不完全配伍组设计

$v=4,k=2,r=3,b=6,\lambda=1$

配伍组	处理组 1	2	3	4
1	X_{11}	X_{21}		
2			X_{32}	X_{43}
3	X_{13}		X_{33}	
4		X_{24}		X_{44}
5	X_{15}			X_{45}
6		X_{26}	X_{36}	

$v=5,k=2,r=3,b=10,\lambda=1$

配伍组	处理组 1	2	3	4	5
1	X_{11}	X_{21}			
2		X_{22}	X_{32}		
3			X_{33}	X_{43}	
4				X_{44}	X_{54}
5	X_{15}				X_{55}
6	X_{16}		X_{36}		
7		X_{27}		X_{47}	
8			X_{38}		X_{58}
9	X_{19}			X_{49}	
10		X_{210}			X_{510}

$v=6,k=2,r=5,b=15,\lambda=1$

配伍组	处理组 1	2	3	4	5	6
1	X_{11}	X_{21}				
2			X_{32}	X_{42}		
3					X_{53}	X_{63}
4	X_{14}		X_{34}			
5		X_{25}			X_{55}	
6				X_{46}		X_{66}
7	X_{17}			X_{47}		
8		X_{28}				X_{68}
9			X_{39}		X_{59}	
10	X_{110}				X_{510}	
11		X_{211}		X_{411}		
12			X_{312}			X_{612}
13	X_{113}					X_{613}
14		X_{214}	X_{314}			
15				X_{415}	X_{515}	

$v=6,k=3,r=5,b=10,\lambda=2$

配伍组	处理组 1	2	3	4	5	6
1	X_{11}	X_{21}			X_{51}	
2	X_{12}	X_{22}				X_{62}
3	X_{13}		X_{33}	X_{43}		
4	X_{14}		X_{34}			X_{64}
5		X_{25}			X_{55}	X_{65}
6		X_{26}	X_{36}	X_{46}		
7		X_{27}	X_{37}		X_{57}	
8		X_{28}		X_{48}		X_{68}
9			X_{39}		X_{59}	X_{69}
10				X_{410}	X_{510}	X_{610}

$v=5,k=3,r=6,b=10,\lambda=3$

配伍组	处理组 1	2	3	4	5
1	X_{11}	X_{21}	X_{31}		
2		X_{22}	X_{32}	X_{42}	
3			X_{33}	X_{43}	X_{53}
4	X_{14}			X_{44}	X_{54}
5	X_{15}	X_{25}			X_{55}
6	X_{16}	X_{26}		X_{46}	
7		X_{27}	X_{37}		X_{57}
8	X_{18}		X_{38}	X_{48}	
9		X_{29}		X_{49}	X_{59}
10	X_{110}		X_{310}		X_{510}

$v=6,k=4,r=10,b=15,\lambda=6$

配伍组	处理组 1	2	3	4	5	6
1	X_{11}	X_{21}	X_{31}	X_{41}		
2	X_{12}			X_{42}	X_{52}	X_{62}
3		X_{23}	X_{33}		X_{53}	X_{63}
4	X_{14}	X_{24}	X_{34}	X_{54}		
5	X_{15}	X_{25}		X_{45}		X_{65}
6			X_{36}	X_{46}	X_{56}	X_{66}
7	X_{17}	X_{27}	X_{37}			X_{67}
8	X_{18}		X_{38}	X_{48}	X_{58}	
9		X_{29}		X_{49}	X_{59}	X_{69}
10	X_{110}	X_{210}		X_{410}	X_{510}	
11	X_{111}		X_{311}		X_{511}	X_{611}
12		X_{212}	X_{312}	X_{412}		X_{612}
13	X_{113}	X_{213}			X_{513}	X_{613}
14	X_{114}		X_{314}	X_{414}		X_{614}
15		X_{215}	X_{315}	X_{415}	X_{515}	

$v=7,k=3,r=3,b=7,\lambda=1$

配伍组	处理组						
	1	2	3	4	5	6	7
1	X_{11}	X_{21}		X_{41}			
2		X_{22}	X_{32}		X_{52}		
3			X_{33}	X_{43}		X_{63}	
4				X_{44}	X_{54}		X_{74}
5	X_{15}				X_{55}	X_{65}	
6		X_{26}				X_{66}	X_{76}
7	X_{17}		X_{37}				X_{77}

$v=7,k=4,r=4,b=7,\lambda=2$

配伍组	处理组						
	1	2	3	4	5	6	7
1	X_{11}	X_{21}	X_{31}			X_{61}	
2		X_{22}	X_{32}	X_{42}			X_{72}
3	X_{13}		X_{33}	X_{43}	X_{53}		
4		X_{24}		X_{44}	X_{54}	X_{64}	
5			X_{35}		X_{55}	X_{65}	X_{75}
6	X_{16}			X_{46}		X_{66}	X_{76}
7	X_{17}	X_{27}			X_{57}		X_{77}

$v=8,k=4,r=7,b=14,\lambda=3$

配伍组	处理组							
	1	2	3	4	5	6	7	8
1	X_{11}	X_{21}	X_{31}	X_{41}				
2					X_{52}	X_{62}	X_{72}	X_{82}
3	X_{13}	X_{23}			X_{53}	X_{63}		
4			X_{34}	X_{44}			X_{74}	X_{84}
5	X_{15}	X_{25}					X_{75}	X_{85}
6			X_{36}	X_{46}	X_{56}	X_{66}		
7	X_{17}		X_{37}		X_{57}		X_{77}	
8		X_{28}		X_{48}		X_{68}		X_{88}
9	X_{19}		X_{39}			X_{69}		X_{89}
10		X_{210}		X_{410}	X_{510}		X_{710}	
11	X_{111}			X_{411}	X_{511}			X_{811}
12		X_{212}	X_{312}			X_{612}	X_{712}	
13	X_{113}			X_{413}		X_{613}	X_{713}	
14		X_{214}	X_{314}		X_{514}			X_{814}

$v=9,k=3,r=4,b=12,\lambda=1$

配伍组	处理组								
	1	2	3	4	5	6	7	8	9
1	X_{11}	X_{21}	X_{31}						
2				X_{42}	X_{52}	X_{62}			
3							X_{73}	X_{83}	X_{93}
4	X_{14}			X_{44}			X_{74}		
5		X_{25}			X_{55}			X_{85}	
6			X_{36}			X_{66}			X_{96}
7	X_{17}				X_{57}				X_{97}
8		X_{28}				X_{68}	X_{78}		
9			X_{39}	X_{49}				X_{89}	
10	X_{110}					X_{610}		X_{810}	
11		X_{211}		X_{411}					X_{911}
12			X_{312}		X_{512}		X_{712}		

$v=9,k=6,r=8,b=12,\lambda=5$

配伍组	处理组								
	1	2	3	4	5	6	7	8	9
1	X_{11}	X_{21}	X_{31}	X_{41}	X_{51}	X_{61}			
2	X_{12}	X_{22}	X_{32}				X_{72}	X_{82}	X_{92}
3				X_{43}	X_{53}	X_{63}	X_{73}	X_{83}	X_{93}
4	X_{14}	X_{24}		X_{44}	X_{54}		X_{74}	X_{84}	
5	X_{15}		X_{35}	X_{45}		X_{65}	X_{75}		X_{95}
6		X_{26}	X_{36}		X_{56}	X_{66}		X_{86}	X_{96}
7	X_{17}	X_{27}		X_{47}		X_{67}		X_{87}	X_{97}
8	X_{18}		X_{38}		X_{58}	X_{68}	X_{78}	X_{88}	
9		X_{29}	X_{39}	X_{49}	X_{59}		X_{79}		X_{99}
10	X_{110}	X_{210}			X_{510}	X_{610}	X_{710}		X_{910}
11	X_{111}		X_{311}	X_{411}	X_{511}			X_{811}	X_{911}
12		X_{212}	X_{312}	X_{412}		X_{612}	X_{712}	X_{812}	

$$v=10, k=4, r=6, b=15, \lambda=2$$

配伍组	处理组									
	1	2	3	4	5	6	7	8	9	10
1	X_{11}	X_{21}	X_{31}	X_{41}						
2	X_{12}	X_{22}			X_{52}	X_{62}				
3	X_{13}		X_{33}				X_{73}	X_{83}		
4	X_{14}			X_{44}					X_{94}	X_{104}
5	X_{15}				X_{55}		X_{75}		X_{95}	
6	X_{16}					X_{66}		X_{86}		X_{106}
7		X_{27}	X_{37}			X_{67}			X_{97}	
8		X_{28}		X_{48}			X_{78}			X_{108}
9		X_{29}			X_{59}			X_{89}		X_{109}
10		X_{210}					X_{710}	X_{810}	X_{910}	
11			X_{311}	X_{411}	X_{511}			X_{811}		
12			X_{312}		X_{512}				X_{912}	X_{1012}
13			X_{313}			X_{613}	X_{713}			X_{1013}
14				X_{414}	X_{514}	X_{614}	X_{714}			
15				X_{415}		X_{615}		X_{815}	X_{915}	

$$v=10, k=6, r=9, b=15, \lambda=5$$

配伍组	处理组									
	1	2	3	4	5	6	7	8	9	10
1	X_{11}	X_{21}	X_{31}		X_{51}		X_{71}			X_{101}
2	X_{12}	X_{22}	X_{32}					X_{82}	X_{92}	X_{102}
3	X_{13}	X_{23}		X_{43}	X_{53}			X_{83}	X_{93}	
4	X_{14}	X_{24}		X_{44}		X_{64}	X_{74}	X_{84}		
5	X_{15}	X_{25}				X_{65}	X_{75}		X_{95}	X_{105}
6	X_{16}		X_{36}	X_{46}	X_{56}	X_{66}				X_{106}
7	X_{17}		X_{37}	X_{47}		X_{67}	X_{77}		X_{97}	
8	X_{18}		X_{38}		X_{58}	X_{68}		X_{88}	X_{98}	
9	X_{19}			X_{49}	X_{59}		X_{79}	X_{89}		X_{109}
10		X_{210}	X_{310}	X_{410}	X_{510}		X_{710}		X_{910}	
11		X_{211}	X_{311}	X_{411}		X_{611}		X_{811}		X_{1011}
12		X_{212}	X_{312}		X_{512}	X_{612}	X_{712}	X_{812}		
13		X_{213}		X_{413}	X_{513}	X_{613}			X_{913}	X_{1013}
14			X_{314}	X_{414}			X_{714}	X_{814}	X_{914}	X_{1014}
15					X_{515}	X_{615}	X_{715}	X_{815}	X_{915}	X_{1015}

附表 12　百分数与概率单位对照

%	0.0	0.1	0.2	0.3	0.4	0.5	0.6	0.7	0.8	0.9
0	—	1.9098	2.1218	2.2522	2.3479	2.4242	2.4879	2.5427	2.5911	2.6344
1	2.6737	2.7096	2.7429	2.7738	2.8027	2.8299	2.8556	2.8799	2.9031	2.9251
2	2.9463	2.9665	2.9859	3.0046	3.0226	3.0400	3.0569	3.0732	3.0890	3.1043
3	3.1192	3.1337	3.1478	3.1616	3.1750	3.1881	3.2009	3.2134	3.2256	3.2376
4	3.2493	3.2608	3.2721	3.2831	3.2940	3.3046	3.3151	3.3253	3.3354	3.3454
5	3.3551	3.3648	3.3742	3.3836	3.3928	3.4018	3.4107	3.4195	3.4282	3.4368
6	3.4452	3.4536	3.4618	3.4699	3.4780	3.4859	3.4937	3.5015	3.5091	3.5167
7	3.5242	3.5316	3.5389	3.5462	3.5534	3.5605	3.5675	3.5745	3.5813	3.5882
8	3.5949	3.6016	3.6083	3.6148	3.6213	3.6278	3.6342	3.6405	3.6468	3.6531
9	3.6592	3.6654	3.6715	3.6775	3.6835	3.6894	3.6953	3.7012	3.7070	3.7127
10	3.7184	3.7241	3.7298	3.7354	3.7409	3.7464	3.7519	3.7574	3.7628	3.7681
11	3.7735	3.7788	3.7840	3.7893	3.7945	3.7996	3.8048	3.8099	3.8150	3.8200
12	3.8250	3.8300	3.8350	3.8399	3.8448	3.8497	3.8545	3.8593	3.8641	3.8689
13	3.8736	3.8783	3.8830	3.8877	3.8923	3.8969	3.9015	3.9061	3.9107	3.9152
14	3.9197	3.9242	3.9286	3.9331	3.9375	3.9419	3.9463	3.9506	3.9550	3.9593
15	3.9636	3.9678	3.9721	3.9763	3.9806	3.9848	3.9890	3.9931	3.9973	4.0014
16	4.0055	4.0096	4.0137	4.0178	4.0218	4.0259	4.0299	4.0339	4.0379	4.0419
17	4.0458	4.0498	4.0537	4.0576	4.0615	4.0654	4.0693	4.0731	4.0770	4.0808
18	4.0846	4.0884	4.0922	4.0960	4.0998	4.1035	4.1073	4.1110	4.1147	4.1184
19	4.1221	4.1258	4.1295	4.1331	4.1367	4.1404	4.1440	4.1476	4.1512	4.1548
20	4.1584	4.1619	4.1655	4.1690	4.1726	4.1761	4.1796	4.1831	4.1866	4.1901
21	4.1936	4.1970	4.2005	4.2039	4.2074	4.2108	4.2142	4.2176	4.2210	4.2244
22	4.2278	4.2312	4.2345	4.2379	4.2412	4.2446	4.2479	4.2512	4.2546	4.2579
23	4.2612	4.2644	4.2677	4.2710	4.2743	4.2775	4.2808	4.2840	4.2872	4.2905
24	4.2937	4.2969	4.3001	4.3033	4.3065	4.3097	4.3129	4.3160	4.3192	4.3224
25	4.3255	4.3287	4.3318	4.3349	4.3380	4.3412	4.3443	4.3474	4.3505	4.3536
26	4.3567	4.3597	4.3628	4.3659	4.3689	4.3720	4.3750	4.3781	4.3811	4.3842
27	4.3872	4.3902	4.3932	4.3962	4.3992	4.4022	4.4052	4.4082	4.4112	4.4142
28	4.4172	4.4201	4.4231	4.4260	4.4290	4.4319	4.4349	4.4378	4.4408	4.4437
29	4.4466	4.4495	4.4524	4.4554	4.4583	4.4612	4.4641	4.4670	4.4698	4.4727
30	4.4756	4.4785	4.4813	4.4842	4.4871	4.4899	4.4928	4.4956	4.4985	4.5013
31	4.5041	4.5070	4.5098	4.5126	4.5155	4.5183	4.5211	4.5239	4.5267	4.5295
32	4.5323	4.5351	4.5379	4.5407	4.5435	4.5462	4.5490	4.5518	4.5546	4.5573
33	4.5601	4.5628	4.5656	4.5684	4.5711	4.5739	4.5766	4.5793	4.5821	4.5848
34	4.5875	4.5903	4.5930	4.5957	4.5984	4.6011	4.6039	4.6066	4.6093	4.6120
35	4.6147	4.6174	4.6201	4.6228	4.6255	4.6281	4.6308	4.6335	4.6362	4.6389
36	4.6415	4.6442	4.6469	4.6495	4.6522	4.6549	4.6575	4.6602	4.6628	4.6655
37	4.6681	4.6708	4.6734	4.6761	4.6787	4.6814	4.6840	4.6866	4.6893	4.6919
38	4.6945	4.6971	4.6998	4.7024	4.7050	4.7076	4.7102	4.7129	4.7155	4.7181
39	4.7207	4.7233	4.7259	4.7285	4.7311	4.7337	4.7363	4.7389	4.7415	4.7441
40	4.7467	4.7492	4.7518	4.7544	4.7570	4.7596	4.7622	4.7647	4.7673	4.7699
41	4.7725	4.7750	4.7776	4.7802	4.7827	4.7853	4.7879	4.7904	4.7930	4.7955
42	4.7981	4.8007	4.8032	4.8058	4.8083	4.8109	4.8134	4.8160	4.8185	4.8211
43	4.8236	4.8262	4.8287	4.8313	4.8338	4.8363	4.8389	4.8414	4.8440	4.8465
44	4.8490	4.8516	4.8541	4.8566	4.8592	4.8617	4.8642	4.8668	4.8693	4.8718
45	4.8743	4.8769	4.8794	4.8819	4.8844	4.8870	4.8895	4.8920	4.8945	4.8970
46	4.8996	4.9021	4.9046	4.9071	4.9096	4.9122	4.9147	4.9172	4.9197	4.9222
47	4.9247	4.9272	4.9298	4.9323	4.9348	4.9373	4.9398	4.9423	4.9448	4.9473
48	4.9498	4.9524	4.9549	4.9574	4.9599	4.9624	4.9649	4.9674	4.9699	4.9724

续附表 12　百分数与概率单位对照

％	0.0	0.1	0.2	0.3	0.4	0.5	0.6	0.7	0.8	0.9
49	4.9749	4.9774	4.9799	4.9825	4.9850	4.9875	4.9900	4.9925	4.9950	4.9975
50	5.0000	5.0025	5.0050	5.0075	5.0100	5.0125	5.0150	5.0175	5.0201	5.0226
51	5.0251	5.0276	5.0301	5.0326	5.0351	5.0376	5.0401	5.0426	5.0451	5.0476
52	5.0502	5.0527	5.0552	5.0577	5.0602	5.0627	5.0652	5.0677	5.0702	5.0728
53	5.0753	5.0778	5.0803	5.0828	5.0853	5.0878	5.0904	5.0929	5.0954	5.0979
54	5.1004	5.1030	5.1055	5.1080	5.1105	5.1130	5.1156	5.1181	5.1206	5.1231
55	5.1257	5.1282	5.1307	5.1332	5.1358	5.1383	5.1408	5.1434	5.1459	5.1484
56	5.1510	5.1535	5.1560	5.1586	5.1611	5.1637	5.1662	5.1687	5.1713	5.1738
57	5.1764	5.1789	5.1815	5.1840	5.1866	5.1891	5.1917	5.1942	5.1968	5.1993
58	5.2019	5.2045	5.2070	5.2096	5.2121	5.2147	5.2173	5.2198	5.2224	5.2250
59	5.2275	5.2301	5.2327	5.2353	5.2378	5.2404	5.2430	5.2456	5.2482	5.2508
60	5.2533	5.2559	5.2585	5.2611	5.2637	5.2663	5.2689	5.2715	5.2741	5.2767
61	5.2793	5.2819	5.2845	5.2871	5.2898	5.2924	5.2950	5.2976	5.3002	5.3029
62	5.3055	5.3081	5.3107	5.3134	5.3160	5.3186	5.3213	5.3239	5.3266	5.3292
63	5.3319	5.3345	5.3372	5.3398	5.3425	5.3451	5.3478	5.3505	5.3531	5.3558
64	5.3585	5.3611	5.3638	5.3665	5.3692	5.3719	5.3745	5.3772	5.3799	5.3826
65	5.3853	5.3880	5.3907	5.3934	5.3961	5.3989	5.4016	5.4043	5.4070	5.4097
66	5.4125	5.4152	5.4179	5.4207	5.4234	5.4261	5.4289	5.4316	5.4344	5.4372
67	5.4399	5.4427	5.4454	5.4482	5.4510	5.4538	5.4565	5.4593	5.4621	5.4649
68	5.4677	5.4705	5.4733	5.4761	5.4789	5.4817	5.4845	5.4874	5.4902	5.4930
69	5.4959	5.4987	5.5015	5.5044	5.5072	5.5101	5.5129	5.5158	5.5187	5.5215
70	5.5244	5.5273	5.5302	5.5330	5.5359	5.5388	5.5417	5.5446	5.5476	5.5505
71	5.5534	5.5563	5.5592	5.5622	5.5651	5.5681	5.5710	5.5740	5.5769	5.5799
72	5.5828	5.5858	5.5888	5.5918	5.5948	5.5978	5.6008	5.6038	5.6068	5.6098
73	5.6128	5.6158	5.6189	5.6219	5.6250	5.6280	5.6311	5.6341	5.6372	5.6403
74	5.6433	5.6464	5.6495	5.6526	5.6557	5.6588	5.6620	5.6651	5.6682	5.6713
75	5.6745	5.6776	5.6808	5.6840	5.6871	5.6903	5.6935	5.6967	5.6999	5.7031
76	5.7063	5.7095	5.7128	5.7160	5.7192	5.7225	5.7257	5.7290	5.7323	5.7356
77	5.7388	5.7421	5.7454	5.7488	5.7521	5.7554	5.7588	5.7621	5.7655	5.7688
78	5.7722	5.7756	5.7790	5.7824	5.7858	5.7892	5.7926	5.7961	5.7995	5.8030
79	5.8064	5.8099	5.8134	5.8169	5.8204	5.8239	5.8274	5.8310	5.8345	5.8381
80	5.8416	5.8452	5.8488	5.8524	5.8560	5.8596	5.8633	5.8669	5.8705	5.8742
81	5.8779	5.8816	5.8853	5.8890	5.8927	5.8965	5.9002	5.9040	5.9078	5.9116
82	5.9154	5.9192	5.9230	5.9269	5.9307	5.9346	5.9385	5.9424	5.9463	5.9502
83	5.9542	5.9581	5.9621	5.9661	5.9701	5.9741	5.9782	5.9822	5.9863	5.9904
84	5.9945	5.9986	6.0027	6.0069	6.0110	6.0152	6.0194	6.0237	6.0279	6.0322
85	6.0364	6.0407	6.0450	6.0494	6.0537	6.0581	6.0625	6.0669	6.0714	6.0758
86	6.0803	6.0848	6.0893	6.0939	6.0985	6.1031	6.1077	6.1123	6.1170	6.1217
87	6.1264	6.1311	6.1359	6.1407	6.1455	6.1503	6.1552	6.1601	6.1650	6.1700
88	6.1750	6.1800	6.1850	6.1901	6.1952	6.2004	6.2055	6.2107	6.2160	6.2212
89	6.2265	6.2319	6.2372	6.2426	6.2481	6.2536	6.2591	6.2646	6.2702	6.2759
90	6.2816	6.2873	6.2930	6.2988	6.3047	6.3106	6.3165	6.3225	6.3285	6.3346
91	6.3408	6.3469	6.3532	6.3595	6.3658	6.3722	6.3787	6.3852	6.3917	6.3984
92	6.4051	6.4118	6.4187	6.4255	6.4325	6.4395	6.4466	6.4538	6.4611	6.4684
93	6.4758	6.4833	6.4909	6.4985	6.5063	6.5141	6.5220	6.5301	6.5382	6.5464
94	6.5548	6.5632	6.5718	6.5805	6.5893	6.5982	6.6072	6.6164	6.6258	6.6352
95	6.6449	6.6546	6.6646	6.6747	6.6849	6.6954	6.7060	6.7169	6.7279	6.7392
96	6.7507	6.7624	6.7744	6.7866	6.7991	6.8119	6.8250	6.8384	6.8522	6.8663
97	6.8808	6.8957	6.9110	6.9268	6.9431	6.9600	6.9774	6.9954	7.0141	7.0335

续附表 12　百分数与概率单位对照

%	0.00	0.01	0.02	0.03	0.04	0.05	0.06	0.07	0.08	0.09
98.0	7.0537	7.0558	7.0579	7.0600	7.0621	7.0642	7.0663	7.0684	7.0706	7.0727
98.1	7.0749	7.0770	7.0792	7.0814	7.0836	7.0858	7.0880	7.0902	7.0924	7.0947
98.2	7.0969	7.0992	7.1015	7.1038	7.1061	7.1084	7.1107	7.1130	7.1154	7.1177
98.3	7.1201	7.1224	7.1248	7.1272	7.1297	7.1321	7.1345	7.1370	7.1394	7.1419
98.4	7.1444	7.1469	7.1494	7.1520	7.1545	7.1571	7.1596	7.1622	7.1648	7.1675
98.5	7.1701	7.1727	7.1754	7.1781	7.1808	7.1835	7.1862	7.1890	7.1917	7.1945
98.6	7.1973	7.2001	7.2029	7.2058	7.2086	7.2115	7.2144	7.2173	7.2203	7.2232
98.7	7.2262	7.2292	7.2322	7.2353	7.2383	7.2414	7.2445	7.2476	7.2508	7.2539
98.8	7.2571	7.2603	7.2636	7.2668	7.2701	7.2734	7.2768	7.2801	7.2835	7.2869
98.9	7.2904	7.2938	7.2973	7.3009	7.3044	7.3080	7.3116	7.3152	7.3189	7.3226
99.0	7.3263	7.3301	7.3339	7.3378	7.3416	7.3455	7.3495	7.3535	7.3575	7.3615
99.1	7.3656	7.3698	7.3739	7.3781	7.3824	7.3867	7.3911	7.3954	7.3999	7.4044
99.2	7.4089	7.4135	7.4181	7.4228	7.4276	7.4324	7.4372	7.4422	7.4471	7.4522
99.3	7.4573	7.4624	7.4677	7.4730	7.4783	7.4838	7.4893	7.4949	7.5006	7.5063
99.4	7.5121	7.5181	7.5241	7.5302	7.5364	7.5427	7.5491	7.5556	7.5622	7.5690
99.5	7.5758	7.5828	7.5899	7.5972	7.6045	7.6121	7.6197	7.6276	7.6356	7.6437
99.6	7.6521	7.6606	7.6693	7.6783	7.6874	7.6968	7.7065	7.7164	7.7266	7.7370
99.7	7.7478	7.7589	7.7703	7.7822	7.7944	7.8070	7.8202	7.8338	7.8480	7.8627
99.8	7.8782	7.8943	7.9112	7.9290	7.9478	7.9677	7.9889	8.0115	8.0357	8.0618
99.9	8.0902	8.1214	8.1559	8.1947	8.2389	8.2905	8.3528	8.4316	8.5401	8.7190

附表 13　圆形分布 r 界值表

n	P								
	0.50	0.20	0.10	0.05	0.02	0.01	0.005	0.002	0.001
6	0.3497	0.5227	0.6157	0.6910	0.7720	0.8224	0.8652	0.9115	0.9396
7	0.3224	0.4832	0.5705	0.6419	0.7198	0.7693	0.8122	0.8603	0.8909
8	0.3000	0.4515	0.5340	0.6020	0.6768	0.7250	0.7673	0.8151	0.8473
9	0.2827	0.4254	0.5037	0.5686	0.6406	0.6873	0.7288	0.7761	0.8086
10	0.2677	0.4033	0.4781	0.5403	0.6096	0.6549	0.6953	0.7426	0.7743
11	0.2549	0.3843	0.4560	0.5156	0.5827	0.6266	0.6660	0.7124	0.7437
12	0.2437	0.3678	0.4367	0.4943	0.5500	0.6017	0.6401	0.6854	0.7163
13	0.2339	0.3532	0.4196	0.4753	0.5380	0.5795	0.6169	0.6613	0.6917
14	0.2252	0.3403	0.4045	0.4584	0.5192	0.5595	0.5960	0.6095	0.6693
15	0.2174	0.3287	0.3908	0.4431	0.5022	0.5415	0.5771	0.6196	0.6489
16	0.2103	0.3182	0.3785	0.4293	0.4868	0.5251	0.5599	0.6015	0.6302
17	0.2039	0.3080	0.3672	0.4166	0.4727	0.5101	0.5441	0.5845	0.6130
18	0.1980	0.2999	0.3569	0.4051	0.4598	0.4963	0.5296	0.5695	0.5971
19	0.1927	0.2918	0.3474	0.3944	0.4479	0.4836	0.5161	0.5553	0.5824
20	0.1877	0.2844	0.3387	0.3846	0.4368	0.4718	0.5037	0.5421	0.5687
21	0.1831	0.2775	0.3305	0.3754	0.4266	0.4608	0.4921	0.5297	0.5560
22	0.1788	0.7711	0.3230	0.3669	0.4170	0.4505	0.4812	0.5182	0.5440
23	0.1748	0.2651	0.3159	0.3589	0.4080	0.4409	0.4711	0.5074	0.5328
24	0.1711	0.2595	0.3093	0.3514	0.3996	0.4319	0.4615	0.4973	0.5272
25	0.1676	0.2542	0.3030	0.3444	0.3917	0.4235	0.4525	0.4877	0.5122
26	0.1643	0.2493	0.2972	0.3378	0.3843	0.4154	0.4440	0.4786	0.5028
27	0.1612	0.2446	0.2916	0.3315	0.3772	0.4079	0.4360	0.4701	0.4939
28	0.1583	0.2402	0.2864	0.3256	0.3705	0.4007	0.4284	0.4620	0.4554
29	0.1555	0.2360	0.2814	0.3200	0.3642	0.3939	0.4212	0.4542	0.4774
30	0.1528	0.2320	0.2767	0.3147	0.3582	0.3874	0.4143	0.4469	0.4697
32	0.1479	0.2246	0.2679	0.3048	0.3470	0.3754	0.4015	0.4332	0.4554
34	0.1435	0.2179	0.2599	0.2957	0.3368	0.3644	0.3899	0.4207	0.4424
36	0.1394	0.2117	0.2526	0.2875	0.3274	0.3544	0.3791	0.4093	0.4304
38	0.1356	0.2061	0.2459	0.2798	0.3188	0.3451	0.3693	0.3987	0.4193
40	0.1322	0.2008	0.2397	0.2728	0.3108	0.3365	0.3601	0.3889	0.4090
42	0.1290	0.1960	0.2339	0.2663	0.3034	0.3285	0.3516	0.3797	0.3995
44	0.1260	0.1915	0.2286	0.2602	0.2965	0.3211	0.3437	0.3712	0.3906
46	0.1232	0.1873	0.2235	0.2545	0.2901	0.3141	0.3363	0.3637	0.3822
48	0.1206	0.1833	0.2188	0.2492	0.2840	0.3076	0.3293	0.3558	0.3744
50	0.1181	0.1796	0.2144	0.2442	0.2784	0.3015	0.3228	0.3488	0.3670
55	0.1126	0.1712	0.2045	0.2329	0.2655	0.2876	0.3080	0.3329	0.3504
60	0.1078	0.1639	0.1958	0.2230	0.2543	0.2755	0.2951	0.3190	0.3358
65	0.1035	0.1375	0.1881	0.2143	0.2444	0.2648	0.2837	0.3067	0.3229
70	0.0997	0.1517	0.1813	0.2065	0.2356	0.2553	0.2735	0.2957	0.3113
75	0.0963	0.1466	0.1751	0.1995	0.2277	0.2467	0.2643	0.2858	0.3010
80	0.0933	0.1419	0.1696	0.1932	0.2205	0.2389	0.2560	0.2769	0.2916
90	0.0879	0.1338	0.1599	0.1822	0.2079	0.2254	0.2415	0.2612	0.2751
100	0.0834	0.1269	0.1517	0.1729	0.1973	0.2139	0.2292	0.2480	0.2612
120	0.0761	0.1159	0.1355	0.1578	0.1802	0.1954	0.2094	0.2266	0.2387
140	0.0704	0.1073	0.1282	0.1462	0.1660	0.1809	0.1940	0.2099	0.2211
160	0.0659	0.1003	0.1199	0.1367	0.1561	0.1693	0.1815	0.1954	0.2070
180	0.0621	0.0946	0.1131	0.1289	0.1472	0.1597	0.1712	0.1853	0.1952
200	0.0589	0.0897	0.1073	0.1223	0.1397	0.1515	0.1624	0.1753	0.1853
300	0.0481	0.0733	0.0876	0.0999	0.1141	0.1238	0.1327	0.1437	0.1514
500	0.0372	0.0567	0.0679	0.0774	0.0884	0.0959	0.1029	0.1114	0.1174

附表 14 平均角可信区间的 δ(度)值表

上行 $P=0.05$ 下行 $P=0.01$

r	8	10	12	14	16	18	20	30	40	50	100	200
0.10												90
0.15											65	41
												60
0.20										75	42	29
										67	40
0.25									61	49	32	21
									90	46	30
0.30								58	46	38	27	18
								74	58	38	24
0.35					90	67	60	43	37	31	22	15
							67	53	44	31	21
0.40				60	59	54	49	37	31	28	19	13
							56	44	39	27	18
0.45		78	61	54	48	44	41	32	27	24	17	12
					90	72	63	47	38	34	23	16
0.50	86	60	52	47	42	39	37	28	24	22	14	11
				74	64	59	53	40	34	30	21	14
0.55	63	51	45	40	37	34	33	26	22	20	13	10
			70	60	53	49	46	35	30	27	19	13
0.60	52	44	40	36	33	31	29	23	20	17	11	9
		72	58	52	47	43	40	31	27	24	17	12
0.65	46	39	35	31	28	27	26	20	17	16	10	8
	59	53	50	44	40	38	36	28	24	22	14	11
0.70	41	36	31	28	26	24	23	18	16	14	9	7
	62	51	44	39	36	33	31	24	21	19	13	9
0.75	36	31	27	24	22	21	20	16	13	12	8	6
	54	44	39	34	32	29	28	22	19	17	12	8
0.80	32	28	24	22	20	19	18	14	12	11	7	6
	48	39	34	30	28	26	24	19	17	14	10	7
0.85	29	24	21	18	17	16	14	12	10	9	5	4
	41	34	29	26	24	22	20	16	14	12	9	6
0.90	24	20	17	14	14	12	12	9	8	7	4	3
	36	29	24	21	20	18	17	13	11	10	8	5
0.95	16	13	11	9	8	8	7	7	6	4	2	2
	28	20	17	15	13	12	11	8	7	6	4	3

附表 15 Rayleigh's z 的临界值表

n	P								
	0.50	0.20	0.10	0.05	0.02	0.01	0.005	0.002	0.001
6	0.734	1.639	2.274	2.865	3.576	4.058	4.491	4.985	5.297
7	0.727	1.634	2.278	2.885	3.627	4.143	4.617	5.181	5.556
8	0.723	1.631	2.281	2.899	3.665	4.205	4.710	5.322	5.743
9	0.719	1.628	2.283	2.910	3.694	4.252	4.780	5.430	5.885
10	0.717	1.626	2.285	2.919	3.716	4.289	4.835	5.514	5.996
11	0.715	1.625	2.287	2.926	3.735	4.319	4.879	5.582	6.085
12	0.713	1.623	2.288	2.932	3.750	4.344	4.916	5.638	6.158
13	0.711	1.622	2.289	2.937	3.763	4.365	4.947	5.685	6.219
14	0.710	1.621	2.290	2.941	3.774	4.383	4.973	5.725	6.271
15	0.709	1.620	2.291	2.945	3.784	4.398	4.996	5.759	6.316
16	0.708	1.620	2.292	2.948	3.792	4.412	5.015	5.789	6.354
17	0.707	1.619	2.292	2.951	3.799	4.423	5.033	5.815	6.388
18	0.706	1.619	2.293	2.954	3.806	4.434	5.048	5.838	6.418
19	0.705	1.618	2.293	2.956	3.811	4.443	5.061	5.858	6.445
20	0.705	1.618	2.294	2.958	3.816	4.451	5.074	5.877	6.469
21	0.704	1.617	2.294	2.960	3.821	4.459	5.085	5.893	6.491
22	0.704	1.617	2.295	2.961	3.825	4.466	5.095	5.908	6.510
23	0.703	1.616	2.295	2.963	3.829	4.472	5.104	5.922	6.528
24	0.703	1.616	2.295	2.964	3.833	4.478	5.112	5.935	6.544
25	0.702	1.616	2.296	2.966	3.836	4.483	5.120	5.946	6.559
26	0.702	1.616	2.296	2.967	3.839	4.488	5.127	5.957	6.573
27	0.702	1.615	2.296	2.968	3.842	4.492	5.133	5.966	6.586
28	0.701	1.615	2.296	2.969	3.844	4.496	5.139	5.975	6.598
29	0.701	1.615	2.297	2.970	3.847	4.500	5.145	5.984	6.609
30	0.701	1.615	2.297	2.971	3.849	4.504	5.150	5.992	6.619
32	0.700	1.614	2.297	2.972	3.853	4.510	5.159	6.006	6.637
34	0.700	1.614	2.297	2.974	3.856	4.516	5.168	6.018	8.654
36	0.700	1.614	2.298	2.975	3.859	4.521	5.175	6.030	6.668
38	0.699	1.614	2.298	2.976	3.862	4.525	5.182	6.039	6.681
40	0.699	1.613	2.298	2.977	3.865	4.529	5.188	6.048	6.692
42	0.699	1.613	2.298	2.978	3.867	4.533	5.193	6.056	6.703
44	0.698	1.613	2.299	2.979	3.869	4.536	5.198	6.064	6.712
46	0.698	1.613	2.299	2.979	3.871	4.539	5.202	6.070	6.721
48	0.698	1.613	2.299	2.980	3.873	4.542	5.206	6.076	6.729
50	0.698	1.613	2.299	2.981	3.874	4.545	5.210	6.082	6.736
55	0.697	1.612	2.299	2.982	3.878	4.550	5.218	6.094	6.752
60	0.697	1.612	2.300	2.983	3.881	4.555	5.225	6.104	6.765
65	0.697	1.612	2.300	2.984	3.883	4.559	5.231	6.113	6.776
70	0.696	1.612	2.300	2.985	3.885	4.562	5.235	6.120	6.786
75	0.696	1.612	2.300	2.986	3.887	4.565	5.240	6.127	6.794
80	0.696	1.611	2.300	2.986	3.889	4.567	5.243	6.132	6.801
90	0.696	1.611	2.301	2.987	3.891	4.572	5.249	6.141	6.813
100	0.695	1.611	2.301	2.988	3.893	4.575	5.254	6.149	6.822
120	0.695	1.611	2.301	2.990	3.896	4.580	5.262	6.160	6.837
140	0.695	1.611	2.301	2.990	3.899	4.584	5.267	6.168	6.847
160	0.695	1.610	2.301	2.991	3.900	4.586	5.271	6.174	6.855
180	0.694	1.610	2.302	2.992	3.902	4.588	5.274	6.178	6.861
200	0.694	1.610	2.302	2.992	3.903	4.590	5.276	6.182	6.865
300	0.694	1.610	2.302	2.993	3.906	4.595	5.284	6.193	6.879
500	0.694	1.610	2.302	2.994	3.908	4.599	5.290	6.201	6.891
∞	0.6931	1.6094	2.3026	2.9957	3.9120	4.6052	5.2983	6.2146	6.9078

附表 16　Watson-Williams 检验用校正因子 K 值表

r	k	r	k	r	k	r	k
0.00	∞	0.25	1.7261	0.50	1.3235	0.75	1.1583
0.01	19.7500	0.26	1.6962	0.51	1.3148	0.76	1.1528
0.02	10.3727	0.27	1.6685	0.52	1.3065	0.77	1.1472
0.03	7.2469	0.28	1.6427	0.53	1.2984	0.78	1.1417
0.04	5.6840	0.29	1.6186	0.54	1.2905	0.79	1.1362
0.05	4.7451	0.30	1.5960	0.55	1.2829	0.80	1.1306
0.06	4.1193	0.31	1.5748	0.56	1.2754	0.81	1.1250
0.07	3.6721	0.32	1.5548	0.57	1.2682	0.82	1.1193
0.08	3.3363	0.33	1.5360	0.58	1.2611	0.83	1.1136
0.09	3.0749	0.34	1.5183	0.59	1.2542	0.84	1.1078
0.10	2.8656	0.35	1.5015	0.60	1.2474	0.85	1.1019
0.11	2.6942	0.36	1.4855	0.61	1.2408	0.86	1.0959
0.12	2.5512	0.37	1.4703	0.62	1.2343	0.87	1.0898
0.13	2.4300	0.38	1.4559	0.63	1.2280	0.88	1.0835
0.14	2.3261	0.39	1.4422	0.64	1.2217	0.89	1.0772
0.15	2.2358	0.40	1.4290	0.65	1.2156	0.90	1.0707
0.16	2.1567	0.41	1.4165	0.66	1.2096	0.91	1.0641
0.17	2.0869	0.42	1.4044	0.67	1.2036	0.92	1.0573
0.18	2.0246	0.43	1.3929	0.68	1.1977	0.93	1.0505
0.19	1.9688	0.44	1.3818	0.69	1.1920	0.94	1.0436
0.20	1.9185	0.45	1.3712	0.70	1.1862	0.95	1.0365
0.21	1.8729	0.46	1.3610	0.71	1.1806	0.96	1.0294
0.22	1.8313	0.47	1.3511	0.72	1.1749	0.97	1.0222
0.23	1.7933	0.48	1.3416	0.73	1.1694	0.98	1.0149
0.24	1.7583	0.49	1.3324	0.74	1.1638	0.99	1.0075
						1.00	1.0000

附表 17 Watson's U^2 检验用临界值表

n_1	n_2	P								
		0.50	0.20	0.10	0.05	0.02	0.01	0.005	0.002	0.001
4	4	0.1172	0.1875							
4	5	0.0815	0.2037	0.2037						
4	6	0.0875	0.1333	0.2167	0.2167					
4	7	0.0844	0.1299	0.1688	0.2273					
4	8	0.0903	0.1319	0.1632	0.2361					
4	9	0.0855	0.1282	0.1752	0.2436	0.2436				
4	10	0.0804	0.1232	0.1571	0.2018	0.2500				
4	11	0.0828	0.1253	0.1556	0.1949	0.2556				
4	12	0.0781	0.1302	0.1563	0.2031	0.2604	0.2604			
4	13	0.0792	0.1244	0.1538	0.1855	0.2647	0.2647			
4	14	0.0780	0.1227	0.1534	0.1931	0.2298	0.2685			
4	15	0.0789	0.1228	0.1561	0.1807	0.2228	0.2719	0.2719		
4	16	0.0781	0.1250	0.1531	0.1836	0.2281	0.2750	0.2750		
4	17	0.0775	0.1223	0.1531	0.1839	0.2330	0.2778	0.2778		
4	18	0.0764	0.1212	0.1490	0.1818	0.2197	0.2481	0.2803		
4	19	0.0755	0.1213	0.1533	0.1796	0.2220	0.2517	0.2826		
4	20	0.0764	0.1201	0.1535	0.1842	0.2264	0.2451	0.2847		
4	21	0.0752	0.1200	0.1514	0.1819	0.2143	0.2486	0.2867	0.2367	
4	22	0.0756	0.1211	0.1508	0.1523	0.2185	0.2517	0.2885	0.2885	
4	23	0.0751	0.1194	0.1508	0.1814	0.2177	0.2394	0.2636	0.2901	
4	24	0.0755	0.1202	0.1499	0.1797	0.2184	0.2411	0.2660	0.2917	
4	25	0.0752	0.1200	0.1497	0.1814	0.2152	0.2441	0.2600	0.2931	
4	26	0.0752	0.1191	0.1486	0.1816	0.2175	0.2396	0.2624	0.2944	
4	27	0.0753	0.1189	0.1505	0.1786	0.2151	0.2360	0.2646	0.2957	0.2957
4	28	0.0748	0.1203	0.1496	0.1775	0.2165	0.2388	0.2667	0.2969	0.2969
4	29	0.0749	0.1198	0.1491	0.1794	0.2165	0.2369	0.2557	0.2980	0.2980
4	30	0.0745	0.1196	0.1193	0.1797	0.2140	0.2395	0.2578	0.2990	0.2990
5	5	0.0890	0.1610	0.2250	0.2250					
5	6	0.0848	0.1333	0.1818	0.2424					
5	7	0.0855	0.1284	0.1712	0.1998	0.2569				
5	8	0.0846	0.1308	0.1654	0.2154	0.2692				
5	9	0.0798	0.1242	0.1591	0.1909	0.2798	0.2798			
5	10	0.0836	0.1236	0.1609	0.1956	0.2409	0.2889	0.2889		
5	11	0.0810	0.1241	0.1560	0.1901	0.2287	0.2909	0.2969		
5	12	0.0784	0.1235	0.1549	0.1863	0.2255	0.2608	0.3039		
5	13	0.0777	0.1256	0.1563	0.1837	0.2298	0.2692	0.3102		
5	14	0.0782	0.1218	0.1534	0.1820	0.2211	0.2571	0.2767	0.3158	
5	15	0.0782	0.1235	0.1515	0.1835	0.2248	0.2515	0.2835	0.3208	
5	16	0.0766	0.1206	0.1552	0.1325	0.2230	0.2552	0.2897	0.3254	
5	17	0.0761	0.1199	0.1520	0.1820	0.2205	0.2472	0.2782	0.3295	0.3295
5	18	0.0763	0.1208	0.1536	0.1797	0.2164	0.2464	0.9715	0.3333	0.3333
5	19	0.0754	0.1201	0.1517	0.1824	0.2193	0.2526	0.2745	0.3052	0.3368
5	20	0.0760	0.1216	0.1520	0.1824	0.2200	0.2416	0.2664	0.3096	0.3400
5	21	0.0755	0.1195	0.1510	0.1810	0.2206	0.2448	0.1712	0.2990	0.3429
5	22	0.0756	0.1201	0.1524	0.1820	0.2191	0.2426	0.2689	0.3033	0.3457
5	23	0.0755	0.1196	0.1513	0.1811	0.2178	0.2451	0.2737	0.2960	0.3209
5	24	0.0747	0.1195	0.1511	0.1810	0.2190	0.2437	0.9736	0.2983	0.3241
5	25	0.0754	0.1197	0.1517	0.1810	0.2168	0.2461	0.2674	0.3021	0.3279
5	26	0.0749	0.1186	0.1514	0.1806	0.2189	0.2447	0.2675	0.2943	0.3176
5	27	0.0748	0.1193	0.1508	0.1804	0.2165	0.2443	0.2674	0.2975	0.3207
5	28	0.0746	0.1188	0.1512	0.1802	0.2170	0.2417	0.2694	0.2937	0.3136
5	29	0.0743	0.1189	0.1510	0.1802	0.2171	0.2443	0.2666	0.2970	0.3153
5	30	0.0743	0.1189	0.1512	0.1802	0.2160	0.2419	0.2678	0.2979	0.3181

续附表 17   Watson's U^2 检验用临界值表

n_1	n_2	P								
		0.50	0.20	0.10	0.05	0.02	0.01	0.005	0.002	0.001
6	6	0.0880	0.1319	0.1713	0.2060	0.2639				
6	7	0.0806	0.1209	0.1538	0.1941	0.2821	0.2821			
6	8	0.0833	0.1265	0.1607	0.1964	0.2455	0.2976	0.2976		
6	9	0.0815	0.1259	0.1556	0.1926	0.2321	0.2617	0.3111		
6	10	0.0771	0.1260	0.1563	0.1896	0.2313	0.2479	0.3229	0.3229	
6	11	0.0784	0.1212	0.1569	0.1872	0.2246	0.2620	0.2888	0.3333	
6	12	0.0802	0.1242	0.1551	0.1829	0.2261	0.2593	0.2747	0.3426	0.3426
6	13	0.0769	0.1215	0.1538	0.1849	0.2213	0.2497	0.2780	0.3509	0.3509
6	14	0.0768	0.1220	0.1536	0.1839	0.2250	0.2506	0.2821	0.3196	0.3583
6	15	0.0762	0.1217	0.1524	0.1852	0.2201	0.2487	0.2730	0.3058	0.3651
6	16	0.0758	0.1212	0.1534	0.1823	0.2235	0.2500	0.2789	0.3073	0.3357
6	17	0.0750	0.1211	0.1526	0.1833	0.2199	0.2472	0.2745	0.3129	0.3427
6	18	0.0760	0.1211	0.1535	0.1840	0.2199	0.2461	0.2739	0.2998	0.3295
6	19	0.0751	0.1200	0.1523	0.1832	0.2204	0.2498	0.2744	0.3060	0.3298
6	20	0.0747	0.1196	0.1526	0.1824	0.2196	0.2490	0.2734	0.3077	0.3333
6	21	0.0758	0.1205	0.1523	0.1834	0.2205	0.2475	0.2734	0.3057	0.3369
6	22	0.0749	0.1204	0.1518	0.1824	0.2202	0.2473	0.2752	0.3036	0.3260
7	7	0.0791	0.1345	0.1578	0.1986	0.2511	0.3036	0.3036		
7	8	0.0794	0.1198	0.1556	0.1817	0.2246	0.2722	0.3222		
7	9	0.0786	0.1223	0.1560	0.1818	0.2215	0.2552	0.2909	0.3385	
7	10	0.0773	0.1227	0.1546	0.1866	0.2269	0.2622	0.2773	0.3529	0.3529
7	11	0.0771	0.1219	0.1551	0.1839	0.2214	0.2532	0.2806	0.3225	0.3657
7	12	0.0764	0.1216	0.1541	0.1855	0.2256	0.2519	0.2757	0.3083	0.3772
7	13	0.0765	0.1216	0.1545	0.1842	0.2227	0.2523	0.2776	0.3150	0.3479
7	14	0.0761	0.1228	0.1568	0.1840	0.2248	0.2530	0.2744	0.3210	0.3337
7	15	0.0754	0.1213	0.1525	0.1845	0.2235	0.2503	0.2780	0.3118	0.3378
7	16	0.0753	0.1203	0.1530	0.1848	0.2236	0.2508	0.2772	0.3113	0.3432
7	17	0.0749	0.1204	0.1526	0.1827	0.2227	0.2500	0.2752	0.3109	0.3340
7	18	0.0749	0.1200	0.1524	0.1841	0.2235	0.2502	0.2768	0.3117	0.3346
7	20	0.0743	0.1198	0.1526	0.1832	0.2219	0.2499	0.2780	0.3081	0.3330
8	8	0.0781	0.1250	0.1563	0.1836	0.2256	0.2500	0.2959	0.3428	
8	9	0.0784	0.1225	0.1552	0.1863	0.2255	0.2582	0.2827	0.3627	0.3627
8	10	0.0775	0.1220	0.1546	0.1852	0.2220	0.2491	0.2796	0.3359	0.3796
8	11	0.0766	0.1208	0.1543	0.1842	0.2249	0.2524	0.2799	0.3194	0.3529
8	12	0.0766	0.1208	0.1557	0.1854	0.2229	0.2521	0.2807	0.3167	0.3396
8	13	0.0754	0.1212	0.1532	0.1853	0.2237	0.2531	0.2778	0.3135	0.3446
8	14	0.0751	0.1205	0.1530	0.1855	0.2224	0.2516	0.2796	0.3137	0.2381
8	15	0.0746	0.1210	0.1536	0.1855	0.2232	0.2507	0.2783	0.3130	0.3341
8	16	0.0761	0.1220	0.1542	0.1854	0.2222	0.2531	0.2795	0.3156	0.3417
9	9	0.0770	0.1250	0.1552	0.1867	0.2251	0.2663	0.2855	0.3404	0.3843
9	10	0.0760	0.1216	0.1544	0.1860	0.2257	0.2538	0.2865	0.3205	0.3614
9	11	0.0764	0.1208	0.1542	0.1845	0.2249	0.2552	0.2814	0.3168	0.3410
9	12	0.0767	0.1217	0.1543	0.1852	0.2257	0.2540	0.2804	0.3157	0.3395
9	13	0.0755	0.1205	0.1532	0.1850	0.2247	0.2526	0.2798	0.3187	0.3389
9	14	0.0752	0.1201	0.1532	0.1843	0.2243	0.2526	0.2809	0.3168	0.3409
9	15	0.0757	0.1201	0.1535	0.1850	0.2245	0.2541	0.2831	0.3152	0.3393
10	10	0.0750	0.1225	0.1545	0.1850	0.2250	0.2545	0.2825	0.3170	0.3450
10	11	0.0756	0.1215	0.1544	0.1856	0.2237	0.2548	0.2791	0.3172	0.3405
10	12	0.0758	0.1212	0.1534	0.1848	0.2246	0.2545	0.2818	0.3155	0.3409
10	13	0.0749	0.1204	0.1532	0.1853	0.2254	0.2542	0.2816	0.3184	0.3452
∞	∞	0.0710	0.1167	0.1518	0.1869	0.2333	0.2684	0.3035	0.3500	0.3851

附表 18　圆形均匀 V 检验的临界值 u 值表

n　α:	0.25	0.10	0.05	0.025	0.01	0.005	0.0025	0.001	0.0005
8	0.688	1.296	1.649	1.947	2.280	2.498	2.691	2.916	3.066
9	0.687	1.294	1.649	1.948	2.286	2.507	2.705	2.937	3.094
10	0.685	1.293	1.648	1.950	2.290	2.514	2.716	2.954	3.115
11	0.684	1.292	1.648	1.950	2.293	2.520	2.725	2.967	3.133
12	0.634	1.291	1.648	1.951	2.296	2.525	2.732	2.978	3.147
13	0.683	1.290	1.647	1.952	2.299	2.529	2.738	2.987	3.159
14	0.682	1.290	1.647	1.953	2.301	2.532	2.743	2.995	3.169
15	0.682	1.289	1.647	1.953	2.302	2.535	2.748	3.002	3.177
16	0.681	1.289	1.647	1.953	2.304	2.538	2.751	3.008	3.185
17	0.681	1.288	1.647	1.954	2.305	2.540	2.755	3.013	3.191
18	0.681	1.288	1.647	1.954	2.306	2.542	2.758	3.017	3.197
19	0.680	1.287	1.647	1.954	2.308	2.544	2.761	3.021	3.202
20	0.680	1.287	1.646	1.955	2.308	2.546	2.763	3.025	3.207
21	0.680	1.287	1.646	1.955	2.309	2.547	2.765	3.028	3.211
22	0.679	1.287	1.646	1.955	2.310	2.549	2.767	3.031	3.215
23	0.679	1.286	1.646	1.955	2.311	2.550	2.769	3.034	3.218
24	0.679	1.286	1.646	1.956	2.311	2.551	2.770	3.036	3.221
25	0.679	1.286	1.646	1.956	2.312	2.552	2.772	3.038	3.224
26	0.679	1.286	1.646	1.956	2.313	2.553	2.773	3.040	3.227
27	0.678	1.286	1.646	1.956	2.313	2.554	2.775	3.042	3.229
28	0.678	1.285	1.646	1.956	2.314	2.555	2.776	3.044	3.231
29	0.678	1.285	1.646	1.956	2.314	2.555	2.777	3.046	3.233
30	0.678	1.285	1.646	1.957	2.315	2.556	2.778	3.047	3.235
32	0.678	1.285	1.646	1.957	2.315	2.557	2.780	3.050	3.239
34	0.678	1.285	1.646	1.957	2.316	2.558	2.781	3.052	3.242
36	0.677	1.285	1.646	1.957	2.316	2.559	2.783	3.054	3.245
38	0.677	1.284	1.646	1.957	2.317	2.560	2.784	3.056	3.247
40	0.677	1.284	1.646	1.957	2.317	2.561	2.785	3.058	3.249
42	0.677	1.284	1.646	1.958	2.318	2.562	2.786	3.060	3.251
44	0.677	1.284	1.646	1.958	2.318	2.562	2.787	3.061	3.253
46	0.677	1.284	1.646	1.958	2.319	2.563	2.788	3.062	3.255
48	0.677	1.284	1.645	1.958	2.319	2.564	2.789	3.063	3.256
50	0.677	1.284	1.645	1.958	2.319	2.564	2.790	3.065	3.258
55	0.676	1.284	1.645	1.958	2.320	2.565	2.791	3.067	3.261
60	0.676	1.283	1.645	1.958	2.320	2.566	2.793	3.069	3.263
65	0.676	1.283	1.645	1.958	2.321	2.567	2.794	3.071	3.265
70	0.676	1.283	1.645	1.958	2.321	2.567	2.795	3.072	3.267
75	0.676	1.283	1.645	1.959	2.322	2.568	2.796	3.073	3.269
80	0.676	1.283	1.645	1.959	2.322	2.568	2.796	3.074	3.270
90	0.676	1.283	1.645	1.959	2.322	2.569	2.797	3.076	3.272
100	0.676	1.283	1.645	1.959	2.323	2.570	2.798	3.077	3.274
120	0.675	1.282	1.645	1.959	2.323	2.571	2.800	3.080	3.277
140	0.675	1.282	1.645	1.959	2.324	2.572	2.801	3.081	3.279
160	0.675	1.282	1.645	1.959	2.324	2.572	2.802	3.082	3.280
180	0.675	1.282	1.645	1.959	2.324	2.573	2.802	3.083	3.282
200	0.675	1.282	1.645	1.959	2.325	2.573	2.803	3.084	3.282
300	0.675	1.282	1.645	1.960	2.325	2.574	2.804	3.086	3.285
∞	0.6747	1.2818	1.6449	1.9598	2.3256	2.5747	2.8053	3.0877	3.2873

附表 19 Hodges-Ajne 检验 m 临界值表

n	$\alpha\leqslant$ 0.05	0.20	0.10	0.05	0.02	0.01	0.005	0.002	0.001
4	0								
5	0								
6	0	0							
7	0	0							
8	1	0	0						
9	1	0	0	0					
10	1	1	0	0	0				
11	2	1	1	0	0				
12	2	1	1	0	0	0			
13	3	2	1	1	0	0	0		
14	3	2	1	1	0	0	0	0	
15	3	2	2	1	1	0	0	0	0
16	4	3	2	2	1	1	0	0	0
17	4	3	2	2	1	1	1	0	0
18	4	3	3	2	2	1	1	0	0
19	5	4	3	3	2	2	1	1	0
20	5	4	3	3	2	2	1	1	1
21	6	4	4	3	3	2	2	1	1
22	6	5	4	4	3	2	2	2	1
23	6	5	4	4	3	3	2	2	1
24	7	6	5	4	3	3	3	2	2
25	7	6	5	5	4	3	3	2	2
26	8	6	6	5	4	4	3	3	2
27	8	7	6	5	4	4	4	3	3
28	8	7	6	6	5	4	4	3	3
29	9	7	7	6	5	5	4	4	3
30	9	8	7	6	6	5	4	4	3
31	10	8	7	7	6	5	5	4	4
32	10	9	8	7	6	6	5	4	4
33	11	9	8	7	7	6	5	5	4
34	11	9	9	8	7	6	6	5	5
35	11	10	9	8	7	7	6	5	5
36	12	10	9	9	8	7	6	6	5
37	12	11	10	9	8	7	7	6	6
38	13	11	10	9	8	8	7	6	6
39	13	11	10	10	9	8	7	7	6
40	13	12	11	10	9	8	8	7	7
41	14	12	11	10	9	9	8	7	7
42	14	13	12	11	10	9	9	8	7
43	15	13	12	11	10	9	9	8	8
44	15	13	12	12	11	10	9	8	8
45	16	14	13	12	11	10	10	9	8
46	16	14	13	12	11	11	10	9	9
47	16	15	14	13	12	11	10	10	9
48	17	15	14	13	12	11	11	10	9
49	17	15	14	13	12	12	11	10	10
50	18	16	15	14	13	12	11	11	10

附表 20 圆形分布均匀性 Moore 检验 R' 临界值表

n	α: 0.50	0.10	0.05	0.025	0.01	0.005	0.001
2	0.791	1.049	1.058	1.060	1.061	1.061	1.061
3	0.693	1.039	1.095	1.124	1.143	1.149	1.154
4	0.620	1.008	1.090	1.146	1.192	1.212	1.238
5	0.588	0.988	1.084	1.152	1.216	1.250	1.298
6	0.568	0.972	1.074	1.152	1.230	1.275	1.345
7	0.556	0.959	1.066	1.150	1.238	1.291	1.373
8	0.546	0.949	1.059	1.148	1.242	1.300	1.397
9	0.538	0.940	1.053	1.146	1.245	1.307	1.416
10	0.532	0.934	1.048	1.144	1.248	1.313	1.432
12	0.523	0.926	1.042	1.140	1.252	1.322	1.456
14	0.518	0.920	1.037	1.136	1.252	1.325	1.470
16	0.514	0.914	1.031	1.132	1.250	1.327	1.480
18	0.510	0.910	1.027	1.129	1.248	1.328	1.487
20	0.507	0.906	1.024	1.127	1.247	1.329	1.492
22	0.505	0.903	1.022	1.126	1.246	1.330	1.496
24	0.503	0.901	1.021	1.125	1.246	1.331	1.499
26	0.502	0.899	1.019	1.124	1.246	1.332	1.501
28	0.500	0.897	1.018	1.124	1.246	1.333	1.502
30	0.499	0.896	1.016	1.123	1.245	1.334	1.502
40	0.494	0.891	1.012	1.119	1.243	1.332	1.504
60	0.489	0.887	1.007	1.115	1.241	1.329	1.506
80	0.487	0.883	1.005	1.113	1.240	1.329	1.508
100	0.485	0.881	1.004	1.112	1.240	1.329	1.509
∞	0.481	0.876	0.999	1.109	1.239	1.329	1.517

附表 21　二项分布表

n	y	P=0.05	0.10	0.15	0.20	0.25	0.30	0.35	0.40	0.45	0.50	0.55	0.60	0.65	0.70	0.75	0.80	0.85	0.90	0.95
1	0	0.9500	0.9000	0.8500	0.8000	0.7500	0.7000	0.6500	0.6000	0.5500	0.5000	0.4500	0.4000	0.3500	0.3000	0.2500	0.2000	0.1500	0.1000	0.0500
	1	1.0000	1.0000	1.0000	1.0000	1.0000	1.0000	1.0000	1.0000	1.0000	1.0000	1.0000	1.0000	1.0000	1.0000	1.0000	1.0000	1.0000	1.0000	1.0000
2	0	0.9025	0.8100	0.7225	0.6400	0.5625	0.4900	0.4225	0.3600	0.3025	0.2500	0.2025	0.1600	0.1225	0.0900	0.0625	0.0400	0.0225	0.0100	0.0025
	1	0.9975	0.9900	0.9775	0.9600	0.9375	0.9100	0.8775	0.8400	0.7975	0.7500	0.6975	0.6400	0.5775	0.5100	0.4375	0.3600	0.2775	0.1900	0.0975
	2	1.0000	1.0000	1.0000	1.0000	1.0000	1.0000	1.0000	1.0000	1.0000	1.0000	1.0000	1.0000	1.0000	1.0000	1.0000	1.0000	1.0000	1.0000	1.0000
3	0	0.8574	0.7290	0.6141	0.5120	0.4219	0.3430	0.2746	0.2160	0.1664	0.1250	0.0911	0.0640	0.0429	0.0270	0.0156	0.0080	0.0034	0.0010	0.0001
	1	0.9928	0.9720	0.9392	0.8960	0.8438	0.7840	0.7182	0.6480	0.5748	0.5000	0.4252	0.3520	0.2818	0.2160	0.1562	0.1040	0.0608	0.0280	0.0072
	2	0.9999	0.9990	0.9966	0.9920	0.9844	0.9730	0.9571	0.9360	0.9089	0.8750	0.8336	0.7840	0.7254	0.6570	0.5781	0.4880	0.3859	0.2710	0.1426
	3	1.0000	1.0000	1.0000	1.0000	1.0000	1.0000	1.0000	1.0000	1.0000	1.0000	1.0000	1.0000	1.0000	1.0000	1.0000	1.0000	1.0000	1.0000	1.0000
4	0	0.8145	0.6561	0.5220	0.4096	0.3164	0.2401	0.1785	0.1296	0.0915	0.0625	0.0410	0.0256	0.0150	0.0081	0.0039	0.0016	0.0005	0.0001	0.0000
	1	0.9860	0.9477	0.8905	0.8192	0.7383	0.6517	0.5630	0.4752	0.3910	0.3125	0.2415	0.1792	0.1265	0.0837	0.0508	0.0272	0.0120	0.0037	0.0005
	2	0.9995	0.9963	0.9880	0.9728	0.9492	0.9163	0.8735	0.8208	0.7585	0.6875	0.6090	0.5248	0.4370	0.3483	0.2617	0.1808	0.1095	0.0523	0.0140
	3	1.0000	0.9999	0.9995	0.9984	0.9961	0.9919	0.9850	0.9744	0.9590	0.9375	0.9085	0.8704	0.8215	0.7599	0.6836	0.5904	0.4780	0.3439	0.1855
	4	1.0000	1.0000	1.0000	1.0000	1.0000	1.0000	1.0000	1.0000	1.0000	1.0000	1.0000	1.0000	1.0000	1.0000	1.0000	1.0000	1.0000	1.0000	1.0000
5	0	0.7738	0.5905	0.4437	0.3277	0.2373	0.1681	0.1160	0.0778	0.0503	0.0312	0.0185	0.0102	0.0053	0.0024	0.0010	0.0003	0.0001	0.0000	0.0000
	1	0.9774	0.9185	0.8352	0.7373	0.6328	0.5282	0.4284	0.3370	0.2562	0.1875	0.1312	0.0870	0.0540	0.0308	0.0156	0.0067	0.0022	0.0005	0.0000
	2	0.9988	0.9914	0.9734	0.9421	0.8965	0.8369	0.7648	0.6826	0.5931	0.5000	0.4069	0.3174	0.2352	0.1631	0.1035	0.0579	0.0266	0.0086	0.0012
	3	1.0000	0.9995	0.9978	0.9933	0.9844	0.9692	0.9460	0.9130	0.8688	0.8125	0.7438	0.6630	0.5716	0.4718	0.3672	0.2627	0.1648	0.0815	0.0226
	4	1.0000	1.0000	0.9999	0.9997	0.9990	0.9976	0.9947	0.9898	0.9815	0.9688	0.9497	0.9222	0.8840	0.8319	0.7627	0.6723	0.5563	0.4095	0.2262
	5	1.0000	1.0000	1.0000	1.0000	1.0000	1.0000	1.0000	1.0000	1.0000	1.0000	1.0000	1.0000	1.0000	1.0000	1.0000	1.0000	1.0000	1.0000	1.0000
6	0	0.7351	0.5314	0.3771	0.2621	0.1780	0.1176	0.0754	0.0467	0.0277	0.0156	0.0083	0.0041	0.0018	0.0007	0.0002	0.0001	0.0000	0.0000	0.0000
	1	0.9672	0.8857	0.7765	0.6554	0.5339	0.4202	0.3191	0.2333	0.1636	0.1094	0.0692	0.0410	0.0223	0.0109	0.0046	0.0016	0.0004	0.0001	0.0000
	2	0.9978	0.9842	0.9527	0.9011	0.8306	0.7443	0.6471	0.5443	0.4415	0.3438	0.2553	0.1792	0.1174	0.0705	0.0376	0.0170	0.0059	0.0013	0.0001
	3	0.9999	0.9987	0.9941	0.9830	0.9624	0.9295	0.8826	0.8208	0.7447	0.6562	0.5585	0.4557	0.3529	0.2557	0.1694	0.0989	0.0473	0.0158	0.0022
	4	1.0000	0.9999	0.9996	0.9984	0.9954	0.9891	0.9777	0.9590	0.9308	0.8906	0.8364	0.7667	0.6809	0.5798	0.4661	0.3446	0.2235	0.1143	0.0328
	5	1.0000	1.0000	1.0000	0.9999	0.9998	0.9993	0.9982	0.9959	0.9917	0.9844	0.9723	0.9533	0.9246	0.8824	0.8220	0.7379	0.6229	0.4686	0.2649
	6	1.0000	1.0000	1.0000	1.0000	1.0000	1.0000	1.0000	1.0000	1.0000	1.0000	1.0000	1.0000	1.0000	1.0000	1.0000	1.0000	1.0000	1.0000	1.0000
7	0	0.6983	0.4783	0.3206	0.2097	0.1335	0.0824	0.0490	0.0280	0.0152	0.0078	0.0037	0.0016	0.0006	0.0002	0.0001	0.0000	0.0000	0.0000	0.0000
	1	0.9556	0.8503	0.7166	0.5767	0.4449	0.3294	0.2338	0.1586	0.1024	0.0625	0.0357	0.0188	0.0090	0.0038	0.0013	0.0004	0.0001	0.0000	0.0000
	2	0.9962	0.9743	0.9262	0.8520	0.7564	0.6471	0.5323	0.4199	0.3164	0.2266	0.1529	0.0963	0.0556	0.0288	0.0129	0.0047	0.0012	0.0002	0.0000
	3	0.9998	0.9973	0.9879	0.9667	0.9294	0.8740	0.8002	0.7102	0.6083	0.5000	0.3917	0.2898	0.1998	0.1260	0.0706	0.0333	0.0121	0.0027	0.0002
	4	1.0000	0.9998	0.9988	0.9953	0.9871	0.9712	0.9444	0.9037	0.8471	0.7734	0.6836	0.5801	0.4677	0.3529	0.2436	0.1480	0.0738	0.0257	0.0038
	5	1.0000	1.0000	0.9999	0.9996	0.9987	0.9962	0.9910	0.9812	0.9643	0.9375	0.8976	0.8414	0.7662	0.6706	0.5551	0.4233	0.2834	0.1497	0.0444
	6	1.0000	1.0000	1.0000	1.0000	0.9999	0.9998	0.9994	0.9984	0.9963	0.9922	0.9848	0.9720	0.9510	0.9176	0.8665	0.7903	0.6794	0.5217	0.3017
	7	1.0000	1.0000	1.0000	1.0000	1.0000	1.0000	1.0000	1.0000	1.0000	1.0000	1.0000	1.0000	1.0000	1.0000	1.0000	1.0000	1.0000	1.0000	1.0000

续附表 21　二项分布表

n	y	P=0.05	0.10	0.15	0.20	0.25	0.30	0.35	0.40	0.45	0.50	0.55	0.60	0.65	0.70	0.75	0.80	0.85	0.90	0.95
8	0	0.6634	0.4305	0.2725	0.1678	0.1001	0.0576	0.0319	0.0168	0.0084	0.0039	0.0017	0.0007	0.0002	0.0001	0.0000	0.0000	0.0000	0.0000	0.0000
	1	0.9428	0.8131	0.6572	0.5033	0.3671	0.2553	0.1691	0.1064	0.0632	0.0352	0.0181	0.0085	0.0036	0.0013	0.0004	0.0001	0.0000	0.0000	0.0000
	2	0.9942	0.9619	0.8948	0.7969	0.6785	0.5518	0.4278	0.3154	0.2201	0.1445	0.0885	0.0498	0.0253	0.0113	0.0042	0.0012	0.0002	0.0000	0.0000
	3	0.9996	0.9950	0.9786	0.9437	0.8862	0.8059	0.7064	0.5941	0.4770	0.3633	0.2604	0.1737	0.1061	0.0580	0.0273	0.0104	0.0029	0.0004	0.0000
	4	1.0000	0.9996	0.9971	0.9896	0.9727	0.9420	0.8939	0.8263	0.7396	0.6367	0.5230	0.4059	0.2936	0.1941	0.1138	0.0563	0.0214	0.0050	0.0004
	5	1.0000	1.0000	0.9998	0.9988	0.9985	0.9887	0.9747	0.9502	0.9115	0.8555	0.7799	0.6846	0.5722	0.4482	0.3215	0.2031	0.1052	0.0381	0.0058
	6	1.0000	1.0000	1.0000	0.9999	0.9996	0.9987	0.9964	0.9915	0.9819	0.9648	0.9368	0.8936	0.8309	0.7447	0.6329	0.4967	0.3428	0.1869	0.0572
	7	1.0000	1.0000	1.0000	1.0000	1.0000	0.9999	0.9998	0.9993	0.9983	0.9961	0.9916	0.9832	0.9681	0.9424	0.8999	0.8322	0.7275	0.5695	0.3366
	8	1.0000	1.0000	1.0000	1.0000	1.0000	1.0000	1.0000	1.0000	1.0000	1.0000	1.0000	1.0000	1.0000	1.0000	1.0000	1.0000	1.0000	1.0000	1.0000
9	0	0.6302	0.3874	0.2316	0.1342	0.0751	0.0404	0.0207	0.0101	0.0046	0.0020	0.0008	0.0003	0.0001	0.0000	0.0000	0.0000	0.0000	0.0000	0.0000
	1	0.9288	0.7748	0.5995	0.4362	0.3003	0.1960	0.1211	0.0705	0.0385	0.0195	0.0091	0.0038	0.0014	0.0004	0.0001	0.0000	0.0000	0.0000	0.0000
	2	0.9916	0.9470	0.8591	0.7382	0.6007	0.4628	0.3373	0.2318	0.1495	0.0898	0.0498	0.0250	0.0112	0.0043	0.0013	0.0003	0.0000	0.0000	0.0000
	3	0.9994	0.9917	0.9661	0.9144	0.8343	0.7297	0.6089	0.4826	0.3614	0.2539	0.1653	0.0994	0.0536	0.0253	0.0100	0.0031	0.0006	0.0001	0.0000
	4	1.0000	0.9991	0.9944	0.9804	0.9511	0.9012	0.8283	0.7334	0.6214	0.5000	0.3786	0.2666	0.1717	0.0988	0.0489	0.0196	0.0056	0.0009	0.0000
	5	1.0000	0.9999	0.9994	0.9969	0.9900	0.9747	0.9464	0.9006	0.8342	0.7461	0.6386	0.5174	0.3911	0.2703	0.1657	0.0856	0.0339	0.0083	0.0006
	6	1.0000	1.0000	1.0000	0.9997	0.9987	0.9957	0.9888	0.9750	0.9502	0.9102	0.8505	0.7682	0.6627	0.5372	0.3993	0.2618	0.1409	0.0530	0.0084
	7	1.0000	1.0000	1.0000	1.0000	0.9999	0.9996	0.9986	0.9962	0.9909	0.9805	0.9615	0.9295	0.8789	0.8040	0.6997	0.5638	0.4005	0.2252	0.0712
	8	1.0000	1.0000	1.0000	1.0000	1.0000	1.0000	0.9999	0.9997	0.9992	0.9980	0.9954	0.9899	0.9793	0.9596	0.9249	0.8658	0.7684	0.6126	0.3698
	9	1.0000	1.0000	1.0000	1.0000	1.0000	1.0000	1.0000	1.0000	1.0000	1.0000	1.0000	1.0000	1.0000	1.0000	1.0000	1.0000	1.0000	1.0000	1.0000
10	0	0.5987	0.3487	0.1969	0.1074	0.0563	0.0282	0.0135	0.0060	0.0025	0.0010	0.0003	0.0001	0.0000	0.0000	0.0000	0.0000	0.0000	0.0000	0.0000
	1	0.9139	0.7361	0.5443	0.3758	0.2440	0.1493	0.0860	0.0464	0.0233	0.0107	0.0045	0.0017	0.0005	0.0001	0.0000	0.0000	0.0000	0.0000	0.0000
	2	0.9885	0.9298	0.8202	0.6778	0.5256	0.3828	0.2616	0.1673	0.0996	0.0547	0.0274	0.0123	0.0048	0.0016	0.0004	0.0001	0.0000	0.0000	0.0000
	3	0.9990	0.9872	0.9500	0.8791	0.7759	0.6496	0.5138	0.3823	0.2660	0.1719	0.1020	0.0548	0.0260	0.0106	0.0035	0.0009	0.0001	0.0000	0.0000
	4	0.9999	0.9984	0.9901	0.9672	0.9219	0.8497	0.7515	0.6331	0.5044	0.3770	0.2616	0.1662	0.0949	0.0473	0.0197	0.0064	0.0014	0.0001	0.0000
	5	1.0000	0.9999	0.9986	0.9936	0.9803	0.9527	0.9051	0.8338	0.7384	0.6230	0.4956	0.3669	0.2485	0.1503	0.0781	0.0328	0.0099	0.0016	0.0001
	6	1.0000	1.0000	0.9999	0.9991	0.9965	0.9894	0.9740	0.9452	0.8980	0.8281	0.7340	0.6177	0.4862	0.3504	0.2241	0.1209	0.0500	0.0128	0.0010
	7	1.0000	1.0000	1.0000	0.9999	0.9996	0.9984	0.9952	0.9877	0.9726	0.9453	0.9004	0.8327	0.7384	0.6172	0.4744	0.3222	0.1789	0.0702	0.0115
	8	1.0000	1.0000	1.0000	1.0000	1.0000	0.9999	0.9995	0.9983	0.9955	0.9893	0.9767	0.9536	0.9140	0.8507	0.7560	0.6242	0.4557	0.2639	0.0861
	9	1.0000	1.0000	1.0000	1.0000	1.0000	1.0000	1.0000	0.9999	0.9997	0.9990	0.9975	0.9940	0.9865	0.9718	0.9473	0.8926	0.8031	0.6513	0.4013
	10	1.0000	1.0000	1.0000	1.0000	1.0000	1.0000	1.0000	1.0000	1.0000	1.0000	1.0000	1.0000	1.0000	1.0000	1.0000	1.0000	1.0000	1.0000	1.0000
11	0	0.5688	0.3138	0.1673	0.0859	0.0422	0.0198	0.0088	0.0036	0.0014	0.0005	0.0002	0.0000	0.0000	0.0000	0.0000	0.0000	0.0000	0.0000	0.0000
	1	0.8981	0.6974	0.4922	0.3221	0.1971	0.1130	0.0606	0.0302	0.0139	0.0059	0.0022	0.0007	0.0002	0.0000	0.0000	0.0000	0.0000	0.0000	0.0000
	2	0.9848	0.9104	0.7788	0.6174	0.4552	0.3127	0.2001	0.1189	0.0652	0.0327	0.0148	0.0059	0.0020	0.0006	0.0001	0.0000	0.0000	0.0000	0.0000
	3	0.9984	0.9815	0.9306	0.8389	0.7133	0.5696	0.4256	0.2963	0.1911	0.1133	0.0610	0.0293	0.0122	0.0043	0.0012	0.0002	0.0000	0.0000	0.0000
	4	0.9999	0.9972	0.9841	0.9496	0.8854	0.7897	0.6683	0.5328	0.3971	0.2744	0.1738	0.0994	0.0501	0.0216	0.0076	0.0020	0.0003	0.0000	0.0000
	5	1.0000	0.9997	0.9973	0.9883	0.9657	0.9218	0.8513	0.7535	0.6331	0.5000	0.3669	0.2465	0.1487	0.0782	0.0343	0.0117	0.0027	0.0003	0.0000
	6	1.0000	1.0000	0.9997	0.9980	0.9924	0.9784	0.9499	0.9006	0.8262	0.7256	0.6029	0.4672	0.3317	0.2103	0.1146	0.0504	0.0159	0.0028	0.0001
	7	1.0000	1.0000	1.0000	0.9998	0.9988	0.9957	0.9878	0.9707	0.9390	0.8867	0.8089	0.7037	0.5744	0.4304	0.2867	0.1611	0.0694	0.0185	0.0016
	8	1.0000	1.0000	1.0000	1.0000	0.9999	0.9994	0.9980	0.9941	0.9852	0.9673	0.9348	0.8811	0.7999	0.6873	0.5448	0.3826	0.2212	0.0896	0.0152
	9	1.0000	1.0000	1.0000	1.0000	1.0000	1.0000	0.9998	0.9993	0.9978	0.9941	0.9861	0.9698	0.9394	0.8870	0.8029	0.6779	0.5078	0.3026	0.1019
	10	1.0000	1.0000	1.0000	1.0000	1.0000	1.0000	1.0000	1.0000	0.9998	0.9995	0.9986	0.9964	0.9912	0.9802	0.9578	0.9141	0.8327	0.6862	0.4312
	11	1.0000	1.0000	1.0000	1.0000	1.0000	1.0000	1.0000	1.0000	1.0000	1.0000	1.0000	1.0000	1.0000	1.0000	1.0000	1.0000	1.0000	1.0000	1.0000

续附表 21　二项分布表

n	y	P=0.05	0.10	0.15	0.20	0.25	0.30	0.35	0.40	0.45	0.50	0.55	0.60	0.65	0.70	0.75	0.80	0.85	0.90	0.95
12	0	0.5404	0.2824	0.1422	0.0687	0.0317	0.0138	0.0057	0.0022	0.0008	0.0002	0.0001	0.0000	0.0000	0.0000	0.0000	0.0000	0.0000	0.0000	0.0000
	1	0.8816	0.6590	0.4435	0.2749	0.1584	0.0850	0.0424	0.0196	0.0083	0.0032	0.0011	0.0003	0.0001	0.0000	0.0000	0.0000	0.0000	0.0000	0.0000
	2	0.9804	0.8891	0.7358	0.5583	0.3907	0.2528	0.1513	0.0834	0.0421	0.0193	0.0079	0.0028	0.0008	0.0002	0.0000	0.0000	0.0000	0.0000	0.0000
	3	0.9978	0.9744	0.9078	0.7946	0.6488	0.4925	0.3467	0.2253	0.1345	0.0730	0.0356	0.0153	0.0056	0.0017	0.0004	0.0001	0.0000	0.0000	0.0000
	4	0.9998	0.9957	0.9761	0.9274	0.8424	0.7237	0.5833	0.4382	0.3044	0.1938	0.1117	0.0573	0.0255	0.0095	0.0028	0.0006	0.0001	0.0000	0.0000
	5	1.0000	0.9995	0.9954	0.9806	0.9456	0.8822	0.7873	0.6652	0.5269	0.3872	0.2607	0.1582	0.0846	0.0386	0.0143	0.0039	0.0007	0.0001	0.0000
	6	1.0000	0.9999	0.9993	0.9961	0.9857	0.9614	0.9154	0.8418	0.7393	0.6128	0.4731	0.3348	0.2127	0.1178	0.0544	0.0194	0.0046	0.0005	0.0000
	7	1.0000	1.0000	0.9999	0.9994	0.9972	0.9905	0.9745	0.9427	0.8883	0.8062	0.6956	0.5618	0.4167	0.2763	0.1576	0.0726	0.0239	0.0043	0.0002
	8	1.0000	1.0000	1.0000	0.9999	0.9996	0.9983	0.9944	0.9847	0.9644	0.9270	0.8655	0.7747	0.6533	0.5075	0.3612	0.2054	0.0922	0.0256	0.0022
	9	1.0000	1.0000	1.0000	1.0000	1.0000	0.9998	0.9992	0.9972	0.9921	0.9807	0.9579	0.9166	0.8487	0.7472	0.6093	0.4417	0.2642	0.1109	0.0196
	10	1.0000	1.0000	1.0000	1.0000	1.0000	1.0000	0.9999	0.9997	0.9989	0.9968	0.9917	0.9804	0.9576	0.9150	0.8416	0.7251	0.5565	0.3410	0.1184
	11	1.0000	1.0000	1.0000	1.0000	1.0000	1.0000	1.0000	1.0000	0.9999	0.9998	0.9992	0.9978	0.9943	0.9862	0.9683	0.9313	0.8578	0.7176	0.4596
	12	1.0000	1.0000	1.0000	1.0000	1.0000	1.0000	1.0000	1.0000	1.0000	1.0000	1.0000	1.0000	1.0000	1.0000	1.0000	1.0000	1.0000	1.0000	1.0000
13	0	0.5133	0.2542	0.1209	0.0550	0.0236	0.0097	0.0037	0.0013	0.0004	0.0001	0.0000	0.0000	0.0000	0.0000	0.0000	0.0000	0.0000	0.0000	0.0000
	1	0.8646	0.6213	0.3983	0.2336	0.1267	0.0637	0.0296	0.0126	0.0049	0.0017	0.0005	0.0001	0.0000	0.0000	0.0000	0.0000	0.0000	0.0000	0.0000
	2	0.9755	0.8661	0.6920	0.5017	0.3326	0.2025	0.1132	0.0579	0.0269	0.0112	0.0041	0.0013	0.0003	0.0001	0.0000	0.0000	0.0000	0.0000	0.0000
	3	0.9969	0.9658	0.8820	0.7473	0.5843	0.4206	0.2783	0.1686	0.0929	0.0461	0.0203	0.0078	0.0025	0.0007	0.0001	0.0000	0.0000	0.0000	0.0000
	4	0.9997	0.9935	0.9658	0.9009	0.7940	0.6543	0.5005	0.3530	0.2279	0.1334	0.0698	0.0321	0.0126	0.0040	0.0010	0.0002	0.0000	0.0000	0.0000
	5	1.0000	0.9991	0.9925	0.9700	0.9198	0.8346	0.7159	0.5744	0.4268	0.2905	0.1788	0.0977	0.0462	0.0182	0.0056	0.0012	0.0002	0.0000	0.0000
	6	1.0000	0.9999	0.9987	0.9930	0.9757	0.9376	0.8705	0.7712	0.6437	0.5000	0.3563	0.2288	0.1295	0.0624	0.0243	0.0070	0.0013	0.0001	0.0000
	7	1.0000	1.0000	0.9998	0.9988	0.9944	0.9818	0.9538	0.9023	0.8212	0.7095	0.5732	0.4256	0.2841	0.1654	0.0802	0.0300	0.0075	0.0009	0.0000
	8	1.0000	1.0000	1.0000	0.9998	0.9990	0.9960	0.9874	0.9679	0.9302	0.8666	0.7721	0.6470	0.4995	0.3457	0.2060	0.0991	0.0342	0.0065	0.0003
	9	1.0000	1.0000	1.0000	1.0000	0.9999	0.9993	0.9975	0.9922	0.9797	0.9539	0.9071	0.8314	0.7217	0.5794	0.4157	0.2527	0.1180	0.0342	0.0031
	10	1.0000	1.0000	1.0000	1.0000	1.0000	0.9999	0.9997	0.9987	0.9959	0.9888	0.9731	0.9421	0.8868	0.7975	0.6674	0.4983	0.3080	0.1339	0.0245
	11	1.0000	1.0000	1.0000	1.0000	1.0000	1.0000	1.0000	0.9999	0.9995	0.9983	0.9951	0.9874	0.9704	0.9363	0.8733	0.7664	0.6017	0.3787	0.1354
	12	1.0000	1.0000	1.0000	1.0000	1.0000	1.0000	1.0000	1.0000	1.0000	0.9999	0.9996	0.9987	0.9963	0.9903	0.9762	0.9450	0.8791	0.7458	0.4867
	13	1.0000	1.0000	1.0000	1.0000	1.0000	1.0000	1.0000	1.0000	1.0000	1.0000	1.0000	1.0000	1.0000	1.0000	1.0000	1.0000	1.0000	1.0000	1.0000
14	0	0.4877	0.2288	0.1028	0.0440	0.0178	0.0068	0.0024	0.0008	0.0002	0.0001	0.0000	0.0000	0.0000	0.0000	0.0000	0.0000	0.0000	0.0000	0.0000
	1	0.8470	0.5846	0.3567	0.1979	0.1010	0.0475	0.0205	0.0081	0.0029	0.0009	0.0003	0.0001	0.0000	0.0000	0.0000	0.0000	0.0000	0.0000	0.0000
	2	0.9699	0.8416	0.6479	0.4481	0.2811	0.1608	0.0839	0.0398	0.0170	0.0065	0.0022	0.0006	0.0001	0.0000	0.0000	0.0000	0.0000	0.0000	0.0000
	3	0.9958	0.9559	0.8535	0.6982	0.5213	0.3552	0.2205	0.1243	0.0632	0.0287	0.0114	0.0039	0.0011	0.0002	0.0000	0.0000	0.0000	0.0000	0.0000
	4	0.9996	0.9908	0.9533	0.8702	0.7415	0.5842	0.4227	0.2793	0.1672	0.0898	0.0426	0.0175	0.0060	0.0017	0.0003	0.0000	0.0000	0.0000	0.0000
	5	1.0000	0.9985	0.9885	0.9561	0.8883	0.7805	0.6405	0.4859	0.3373	0.2120	0.1189	0.0583	0.0243	0.0083	0.0022	0.0004	0.0000	0.0000	0.0000
	6	1.0000	0.9998	0.9978	0.9884	0.9617	0.9067	0.8164	0.6925	0.5461	0.3953	0.2586	0.1501	0.0753	0.0315	0.0103	0.0024	0.0003	0.0000	0.0000
	7	1.0000	1.0000	0.9997	0.9976	0.9897	0.9685	0.9247	0.8499	0.7414	0.6047	0.4539	0.3075	0.1836	0.0933	0.0383	0.0116	0.0022	0.0002	0.0000
	8	1.0000	1.0000	1.0000	0.9996	0.9978	0.9917	0.9757	0.9417	0.8811	0.7880	0.6627	0.5141	0.3595	0.2195	0.1117	0.0439	0.0115	0.0015	0.0004
	9	1.0000	1.0000	1.0000	1.0000	0.9997	0.9983	0.9940	0.9825	0.9574	0.9102	0.8328	0.7207	0.5773	0.4158	0.2585	0.1298	0.0467	0.0092	0.0042
	10	1.0000	1.0000	1.0000	1.0000	1.0000	0.9998	0.9989	0.9961	0.9886	0.9713	0.9368	0.8757	0.7795	0.6448	0.4787	0.3018	0.1465	0.0441	0.0301
	11	1.0000	1.0000	1.0000	1.0000	1.0000	1.0000	0.9999	0.9994	0.9978	0.9935	0.9830	0.9602	0.9161	0.8392	0.7189	0.5519	0.3521	0.1584	0.1530
	12	1.0000	1.0000	1.0000	1.0000	1.0000	1.0000	1.0000	0.9999	0.9997	0.9991	0.9971	0.9919	0.9795	0.9525	0.8990	0.8021	0.6433	0.4154	0.5123
	13	1.0000	1.0000	1.0000	1.0000	1.0000	1.0000	1.0000	1.0000	1.0000	0.9999	0.9998	0.9992	0.9976	0.9932	0.9822	0.9560	0.8972	0.7712	0.5123
	14	1.0000	1.0000	1.0000	1.0000	1.0000	1.0000	1.0000	1.0000	1.0000	1.0000	1.0000	1.0000	1.0000	1.0000	1.0000	1.0000	1.0000	1.0000	1.0000

续附表 21 二项分布表

n	y	P=0.05	0.10	0.15	0.20	0.25	0.30	0.35	0.40	0.45	0.50	0.55	0.60	0.65	0.70	0.75	0.80	0.85	0.90	0.95
15	0	0.4633	0.2059	0.0874	0.0352	0.0134	0.0047	0.0016	0.0005	0.0001	0.0000	0.0000	0.0000	0.0000	0.0000	0.0000	0.0000	0.0000	0.0000	0.0000
	1	0.8290	0.5490	0.3186	0.1671	0.0802	0.0353	0.0142	0.0052	0.0017	0.0005	0.0001	0.0000	0.0000	0.0000	0.0000	0.0000	0.0000	0.0000	0.0000
	2	0.9638	0.8159	0.6042	0.3980	0.2361	0.1268	0.0617	0.0271	0.0107	0.0037	0.0011	0.0003	0.0001	0.0000	0.0000	0.0000	0.0000	0.0000	0.0000
	3	0.9945	0.9444	0.8227	0.6482	0.4613	0.2969	0.1727	0.0905	0.0424	0.0176	0.0063	0.0019	0.0005	0.0001	0.0000	0.0000	0.0000	0.0000	0.0000
	4	0.9994	0.9873	0.9383	0.8358	0.6865	0.5155	0.3519	0.2173	0.1204	0.0592	0.0255	0.0093	0.0028	0.0007	0.0001	0.0000	0.0000	0.0000	0.0000
	5	0.9999	0.9978	0.9832	0.9389	0.8516	0.7216	0.5643	0.4032	0.2608	0.1509	0.0769	0.0338	0.0124	0.0037	0.0008	0.0001	0.0000	0.0000	0.0000
	6	1.0000	0.9997	0.9964	0.9819	0.9434	0.8689	0.7548	0.6098	0.4522	0.3036	0.1818	0.0950	0.0422	0.0152	0.0042	0.0008	0.0001	0.0000	0.0000
	7	1.0000	1.0000	0.9994	0.9958	0.9827	0.9500	0.8868	0.7869	0.6535	0.5000	0.3465	0.2131	0.1132	0.0500	0.0173	0.0042	0.0006	0.0000	0.0000
	8	1.0000	1.0000	0.9999	0.9992	0.9958	0.9848	0.9578	0.9050	0.8182	0.6964	0.5478	0.3902	0.2452	0.1311	0.0566	0.0181	0.0036	0.0003	0.0000
	9	1.0000	1.0000	1.0000	0.9999	0.9992	0.9963	0.9876	0.9662	0.9231	0.8491	0.7392	0.5968	0.4357	0.2784	0.1484	0.0611	0.0168	0.0022	0.0001
	10	1.0000	1.0000	1.0000	1.0000	0.9999	0.9993	0.9972	0.9907	0.9745	0.9408	0.8796	0.7827	0.6481	0.4845	0.3135	0.1642	0.0617	0.0127	0.0006
	11	1.0000	1.0000	1.0000	1.0000	1.0000	0.9999	0.9995	0.9981	0.9937	0.9824	0.9576	0.9095	0.8273	0.7031	0.5387	0.3518	0.1773	0.0556	0.0055
	12	1.0000	1.0000	1.0000	1.0000	1.0000	1.0000	0.9999	0.9997	0.9989	0.9963	0.9893	0.9729	0.9383	0.8732	0.7639	0.6020	0.3958	0.1841	0.0362
	13	1.0000	1.0000	1.0000	1.0000	1.0000	1.0000	1.0000	1.0000	0.9999	0.9995	0.9983	0.9948	0.9858	0.9647	0.9198	0.8329	0.6814	0.4510	0.1710
	14	1.0000	1.0000	1.0000	1.0000	1.0000	1.0000	1.0000	1.0000	1.0000	1.0000	0.9999	0.9995	0.9984	0.9953	0.9866	0.9648	0.9126	0.7941	0.5367
	15	1.0000	1.0000	1.0000	1.0000	1.0000	1.0000	1.0000	1.0000	1.0000	1.0000	1.0000	1.0000	1.0000	1.0000	1.0000	1.0000	1.0000	1.0000	1.0000
16	0	0.4401	0.1853	0.0743	0.0281	0.0100	0.0033	0.0010	0.0003	0.0001	0.0000	0.0000	0.0000	0.0000	0.0000	0.0000	0.0000	0.0000	0.0000	0.0000
	1	0.8108	0.5147	0.2839	0.1407	0.0635	0.0261	0.0098	0.0033	0.0010	0.0003	0.0001	0.0000	0.0000	0.0000	0.0000	0.0000	0.0000	0.0000	0.0000
	2	0.9571	0.7892	0.5614	0.3518	0.1971	0.0994	0.0451	0.0183	0.0066	0.0021	0.0006	0.0001	0.0000	0.0000	0.0000	0.0000	0.0000	0.0000	0.0000
	3	0.9930	0.9316	0.7899	0.5981	0.4050	0.2459	0.1339	0.0651	0.0281	0.0106	0.0035	0.0009	0.0002	0.0000	0.0000	0.0000	0.0000	0.0000	0.0000
	4	0.9991	0.9830	0.9209	0.7982	0.6302	0.4499	0.2892	0.1666	0.0853	0.0384	0.0149	0.0049	0.0013	0.0003	0.0000	0.0000	0.0000	0.0000	0.0000
	5	0.9999	0.9967	0.9765	0.9183	0.8103	0.6598	0.4900	0.3288	0.1976	0.1051	0.0486	0.0191	0.0062	0.0016	0.0003	0.0000	0.0000	0.0000	0.0000
	6	1.0000	0.9995	0.9944	0.9733	0.9204	0.8247	0.6881	0.5272	0.3660	0.2272	0.1241	0.0583	0.0229	0.0071	0.0016	0.0002	0.0000	0.0000	0.0000
	7	1.0000	0.9999	0.9989	0.9930	0.9729	0.9256	0.8406	0.7161	0.5629	0.4018	0.2559	0.1423	0.0671	0.0257	0.0075	0.0015	0.0002	0.0000	0.0000
	8	1.0000	1.0000	0.9998	0.9985	0.9925	0.9743	0.9329	0.8577	0.7441	0.5982	0.4371	0.2839	0.1594	0.0744	0.0271	0.0070	0.0011	0.0001	0.0000
	9	1.0000	1.0000	1.0000	0.9998	0.9984	0.9929	0.9771	0.9417	0.8759	0.7728	0.6340	0.4728	0.3119	0.1753	0.0796	0.0267	0.0056	0.0005	0.0000
	10	1.0000	1.0000	1.0000	1.0000	0.9997	0.9984	0.9938	0.9809	0.9514	0.8949	0.8024	0.6712	0.5100	0.3402	0.1897	0.0817	0.0235	0.0033	0.0001
	11	1.0000	1.0000	1.0000	1.0000	1.0000	0.9997	0.9987	0.9951	0.9851	0.9616	0.9147	0.8334	0.7108	0.5501	0.3698	0.2018	0.0791	0.0170	0.0009
	12	1.0000	1.0000	1.0000	1.0000	1.0000	1.0000	0.9998	0.9991	0.9965	0.9894	0.9719	0.9349	0.8661	0.7541	0.5950	0.4019	0.2100	0.0684	0.0070
	13	1.0000	1.0000	1.0000	1.0000	1.0000	1.0000	1.0000	0.9999	0.9994	0.9979	0.9934	0.9817	0.9549	0.9006	0.8029	0.6482	0.4386	0.2108	0.0429
	14	1.0000	1.0000	1.0000	1.0000	1.0000	1.0000	1.0000	1.0000	0.9999	0.9997	0.9990	0.9967	0.9902	0.9739	0.9365	0.8593	0.7161	0.4853	0.1892
	15	1.0000	1.0000	1.0000	1.0000	1.0000	1.0000	1.0000	1.0000	1.0000	1.0000	0.9999	0.9997	0.9990	0.9967	0.9900	0.9719	0.9257	0.8147	0.5599
	16	1.0000	1.0000	1.0000	1.0000	1.0000	1.0000	1.0000	1.0000	1.0000	1.0000	1.0000	1.0000	1.0000	1.0000	1.0000	1.0000	1.0000	1.0000	1.0000

续附表 21　二项分布表

n	y	P=0.05	0.10	0.15	0.20	0.25	0.30	0.35	0.40	0.45	0.50	0.55	0.60	0.65	0.70	0.75	0.80	0.85	0.90	0.95
17	0	0.4181	0.1668	0.0631	0.0225	0.0075	0.0023	0.0007	0.0002	0.0000	0.0000	0.0000	0.0000	0.0000	0.0000	0.0000	0.0000	0.0000	0.0000	0.0000
	1	0.7922	0.4818	0.2525	0.1182	0.0501	0.0193	0.0067	0.0021	0.0006	0.0001	0.0000	0.0000	0.0000	0.0000	0.0000	0.0000	0.0000	0.0000	0.0000
	2	0.9497	0.7618	0.5198	0.3096	0.1637	0.0774	0.0327	0.0123	0.0041	0.0012	0.0003	0.0001	0.0000	0.0000	0.0000	0.0000	0.0000	0.0000	0.0000
	3	0.9912	0.9174	0.7556	0.5489	0.3530	0.2019	0.1028	0.0464	0.0184	0.0064	0.0019	0.0005	0.0001	0.0000	0.0000	0.0000	0.0000	0.0000	0.0000
	4	0.9988	0.9779	0.9013	0.7582	0.5739	0.3887	0.2348	0.1260	0.0596	0.0245	0.0086	0.0025	0.0006	0.0001	0.0000	0.0000	0.0000	0.0000	0.0000
	5	0.9999	0.9953	0.9681	0.8943	0.7653	0.5968	0.4197	0.2639	0.1471	0.0717	0.0301	0.0106	0.0030	0.0007	0.0001	0.0000	0.0000	0.0000	0.0000
	6	1.0000	0.9992	0.9917	0.9623	0.8929	0.7752	0.6188	0.4478	0.2902	0.1662	0.0826	0.0348	0.0120	0.0032	0.0006	0.0001	0.0000	0.0000	0.0000
	7	1.0000	0.9999	0.9983	0.9891	0.9598	0.8954	0.7872	0.6405	0.4743	0.3145	0.1834	0.0919	0.0383	0.0127	0.0031	0.0005	0.0001	0.0000	0.0000
	8	1.0000	1.0000	0.9997	0.9974	0.9876	0.9597	0.9006	0.8011	0.6626	0.5000	0.3374	0.1989	0.0994	0.0403	0.0124	0.0026	0.0003	0.0000	0.0000
	9	1.0000	1.0000	1.0000	0.9995	0.9969	0.9873	0.9617	0.9081	0.8166	0.6855	0.5257	0.3595	0.2128	0.1046	0.0402	0.0109	0.0017	0.0001	0.0000
	10	1.0000	1.0000	1.0000	0.9999	0.9994	0.9968	0.9880	0.9652	0.9174	0.8338	0.7098	0.5522	0.3812	0.2248	0.1071	0.0377	0.0083	0.0008	0.0000
	11	1.0000	1.0000	1.0000	1.0000	0.9999	0.9993	0.9970	0.9894	0.9699	0.9283	0.8529	0.7361	0.5803	0.4032	0.2347	0.1057	0.0319	0.0047	0.0001
	12	1.0000	1.0000	1.0000	1.0000	1.0000	0.9999	0.9994	0.9975	0.9914	0.9755	0.9404	0.8740	0.7652	0.6113	0.4261	0.2418	0.0987	0.0221	0.0012
	13	1.0000	1.0000	1.0000	1.0000	1.0000	1.0000	0.9999	0.9995	0.9981	0.9936	0.9816	0.9536	0.8972	0.7981	0.6470	0.4511	0.2444	0.0826	0.0088
	14	1.0000	1.0000	1.0000	1.0000	1.0000	1.0000	1.0000	0.9999	0.9997	0.9988	0.9959	0.9877	0.9673	0.9226	0.8363	0.6904	0.4802	0.2382	0.0503
	15	1.0000	1.0000	1.0000	1.0000	1.0000	1.0000	1.0000	1.0000	1.0000	0.9999	0.9994	0.9979	0.9933	0.9807	0.9499	0.8818	0.7475	0.5182	0.2073
	16	1.0000	1.0000	1.0000	1.0000	1.0000	1.0000	1.0000	1.0000	1.0000	1.0000	1.0000	0.9998	0.9993	0.9977	0.9925	0.9775	0.9369	0.8332	0.5819
	17	1.0000	1.0000	1.0000	1.0000	1.0000	1.0000	1.0000	1.0000	1.0000	1.0000	1.0000	1.0000	1.0000	1.0000	1.0000	1.0000	1.0000	1.0000	1.0000
18	0	0.3972	0.1501	0.0536	0.0180	0.0056	0.0016	0.0004	0.0001	0.0000	0.0000	0.0000	0.0000	0.0000	0.0000	0.0000	0.0000	0.0000	0.0000	0.0000
	1	0.7735	0.4503	0.2241	0.0991	0.0395	0.0142	0.0046	0.0013	0.0003	0.0001	0.0000	0.0000	0.0000	0.0000	0.0000	0.0000	0.0000	0.0000	0.0000
	2	0.9419	0.7338	0.4797	0.2713	0.1353	0.0600	0.0236	0.0082	0.0025	0.0007	0.0001	0.0000	0.0000	0.0000	0.0000	0.0000	0.0000	0.0000	0.0000
	3	0.9891	0.9018	0.7202	0.5010	0.3057	0.1646	0.0783	0.0328	0.0120	0.0038	0.0010	0.0002	0.0000	0.0000	0.0000	0.0000	0.0000	0.0000	0.0000
	4	0.9985	0.9718	0.8794	0.7164	0.5187	0.3327	0.1886	0.0942	0.0411	0.0154	0.0049	0.0013	0.0003	0.0000	0.0000	0.0000	0.0000	0.0000	0.0000
	5	0.9998	0.9936	0.9581	0.8671	0.7175	0.5344	0.3550	0.2088	0.1077	0.0481	0.0183	0.0058	0.0014	0.0003	0.0000	0.0000	0.0000	0.0000	0.0000
	6	1.0000	0.9988	0.9882	0.9487	0.8610	0.7217	0.5491	0.3743	0.2258	0.1189	0.0537	0.0203	0.0062	0.0014	0.0003	0.0000	0.0000	0.0000	0.0000
	7	1.0000	0.9998	0.9973	0.9837	0.9431	0.8593	0.7283	0.5634	0.3915	0.2403	0.1280	0.0576	0.0212	0.0061	0.0012	0.0002	0.0000	0.0000	0.0000
	8	1.0000	1.0000	0.9995	0.9957	0.9807	0.9404	0.8609	0.7368	0.5778	0.4073	0.2527	0.1347	0.0597	0.0210	0.0054	0.0009	0.0001	0.0000	0.0000
	9	1.0000	1.0000	0.9999	0.9991	0.9946	0.9790	0.9403	0.8653	0.7473	0.5927	0.4222	0.2632	0.1391	0.0596	0.0193	0.0043	0.0005	0.0000	0.0000
	10	1.0000	1.0000	1.0000	0.9998	0.9988	0.9939	0.9788	0.9424	0.8720	0.7597	0.6085	0.4366	0.2717	0.1407	0.0569	0.0163	0.0027	0.0002	0.0000
	11	1.0000	1.0000	1.0000	1.0000	0.9998	0.9986	0.9938	0.9797	0.9463	0.8811	0.7742	0.6257	0.4509	0.2783	0.1390	0.0513	0.0118	0.0012	0.0000
	12	1.0000	1.0000	1.0000	1.0000	1.0000	0.9997	0.9986	0.9942	0.9817	0.9519	0.8923	0.7912	0.6450	0.4656	0.2825	0.1329	0.0419	0.0064	0.0002
	13	1.0000	1.0000	1.0000	1.0000	1.0000	1.0000	0.9997	0.9987	0.9951	0.9846	0.9589	0.9058	0.8114	0.6673	0.4813	0.2836	0.1206	0.0282	0.0015
	14	1.0000	1.0000	1.0000	1.0000	1.0000	1.0000	1.0000	0.9998	0.9990	0.9962	0.9880	0.9672	0.9217	0.8354	0.6943	0.4990	0.2798	0.0982	0.0109
	15	1.0000	1.0000	1.0000	1.0000	1.0000	1.0000	1.0000	1.0000	0.9999	0.9993	0.9975	0.9918	0.9764	0.9400	0.8647	0.7287	0.5203	0.2662	0.0581
	16	1.0000	1.0000	1.0000	1.0000	1.0000	1.0000	1.0000	1.0000	1.0000	0.9999	0.9997	0.9987	0.9954	0.9858	0.9605	0.9009	0.7759	0.5497	0.2265
	17	1.0000	1.0000	1.0000	1.0000	1.0000	1.0000	1.0000	1.0000	1.0000	1.0000	1.0000	0.9999	0.9996	0.9984	0.9944	0.9820	0.9464	0.8499	0.6023
	18	1.0000	1.0000	1.0000	1.0000	1.0000	1.0000	1.0000	1.0000	1.0000	1.0000	1.0000	1.0000	1.0000	1.0000	1.0000	1.0000	1.0000	1.0000	1.0000

续附表 21　二项分布表

n	y	P=0.05	0.10	0.15	0.20	0.25	0.30	0.35	0.40	0.45	0.50	0.55	0.60	0.65	0.70	0.75	0.80	0.85	0.90	0.95
19	0	0.3774	0.1351	0.0456	0.0144	0.0042	0.0011	0.0003	0.0001	0.0000	0.0000	0.0000	0.0000	0.0000	0.0000	0.0000	0.0000	0.0000	0.0000	0.0000
	1	0.7547	0.4203	0.1985	0.0829	0.0310	0.0104	0.0031	0.0008	0.0002	0.0000	0.0000	0.0000	0.0000	0.0000	0.0000	0.0000	0.0000	0.0000	0.0000
	2	0.9335	0.7054	0.4413	0.2369	0.1113	0.0462	0.0170	0.0055	0.0015	0.0004	0.0001	0.0000	0.0000	0.0000	0.0000	0.0000	0.0000	0.0000	0.0000
	3	0.9869	0.8850	0.6841	0.4551	0.2631	0.1332	0.0591	0.0230	0.0077	0.0022	0.0005	0.0001	0.0000	0.0000	0.0000	0.0000	0.0000	0.0000	0.0000
	4	0.9980	0.9648	0.8556	0.6733	0.4654	0.2822	0.1500	0.0696	0.0280	0.0096	0.0028	0.0006	0.0001	0.0000	0.0000	0.0000	0.0000	0.0000	0.0000
	5	0.9998	0.9914	0.9463	0.8369	0.6678	0.4739	0.2968	0.1629	0.0777	0.0318	0.0109	0.0031	0.0007	0.0001	0.0000	0.0000	0.0000	0.0000	0.0000
	6	1.0000	0.9983	0.9837	0.9324	0.8251	0.6655	0.4812	0.3081	0.1727	0.0835	0.0342	0.0116	0.0031	0.0006	0.0001	0.0000	0.0000	0.0000	0.0000
	7	1.0000	0.9997	0.9959	0.9767	0.9225	0.8180	0.6656	0.4878	0.3169	0.1796	0.0871	0.0352	0.0114	0.0028	0.0005	0.0001	0.0000	0.0000	0.0000
	8	1.0000	1.0000	0.9992	0.9933	0.9713	0.9161	0.8145	0.6675	0.4940	0.3238	0.1841	0.0885	0.0347	0.0105	0.0023	0.0003	0.0000	0.0000	0.0000
	9	1.0000	1.0000	0.9999	0.9984	0.9911	0.9674	0.9125	0.8139	0.6710	0.5000	0.3290	0.1861	0.0875	0.0326	0.0089	0.0016	0.0001	0.0000	0.0000
	10	1.0000	1.0000	1.0000	0.9997	0.9977	0.9895	0.9653	0.9115	0.8159	0.6762	0.5060	0.3325	0.1855	0.0839	0.0287	0.0067	0.0008	0.0000	0.0000
	11	1.0000	1.0000	1.0000	1.0000	0.9995	0.9972	0.9886	0.9648	0.9129	0.8204	0.6831	0.5122	0.3344	0.1820	0.0775	0.0233	0.0041	0.0003	0.0000
	12	1.0000	1.0000	1.0000	1.0000	0.9999	0.9994	0.9969	0.9884	0.9658	0.9165	0.8273	0.6919	0.5188	0.3345	0.1749	0.0676	0.0163	0.0017	0.0000
	13	1.0000	1.0000	1.0000	1.0000	1.0000	0.9999	0.9993	0.9969	0.9891	0.9682	0.9223	0.8371	0.7032	0.5261	0.3322	0.1631	0.0537	0.0086	0.0002
	14	1.0000	1.0000	1.0000	1.0000	1.0000	1.0000	0.9999	0.9994	0.9972	0.9904	0.9720	0.9304	0.8500	0.7178	0.5346	0.3267	0.1444	0.0352	0.0020
	15	1.0000	1.0000	1.0000	1.0000	1.0000	1.0000	1.0000	0.9999	0.9995	0.9978	0.9923	0.9770	0.9409	0.8668	0.7369	0.5449	0.3159	0.1150	0.0132
	16	1.0000	1.0000	1.0000	1.0000	1.0000	1.0000	1.0000	1.0000	0.9999	0.9996	0.9985	0.9945	0.9830	0.9538	0.8887	0.7631	0.5587	0.2946	0.0665
	17	1.0000	1.0000	1.0000	1.0000	1.0000	1.0000	1.0000	1.0000	1.0000	1.0000	0.9998	0.9992	0.9969	0.9896	0.9690	0.9171	0.8015	0.5797	0.2453
	18	1.0000	1.0000	1.0000	1.0000	1.0000	1.0000	1.0000	1.0000	1.0000	1.0000	1.0000	0.9999	0.9997	0.9989	0.9958	0.9856	0.9544	0.8649	0.6226
	19	1.0000	1.0000	1.0000	1.0000	1.0000	1.0000	1.0000	1.0000	1.0000	1.0000	1.0000	1.0000	1.0000	1.0000	1.0000	1.0000	1.0000	1.0000	1.0000
20	0	0.3585	0.1216	0.0388	0.0115	0.0032	0.0008	0.0002	0.0000	0.0000	0.0000	0.0000	0.0000	0.0000	0.0000	0.0000	0.0000	0.0000	0.0000	0.0000
	1	0.7358	0.3917	0.1756	0.0692	0.0243	0.0076	0.0021	0.0005	0.0001	0.0000	0.0000	0.0000	0.0000	0.0000	0.0000	0.0000	0.0000	0.0000	0.0000
	2	0.9245	0.6769	0.4049	0.2061	0.0913	0.0355	0.0121	0.0036	0.0009	0.0002	0.0000	0.0000	0.0000	0.0000	0.0000	0.0000	0.0000	0.0000	0.0000
	3	0.9841	0.8670	0.6477	0.4114	0.2252	0.1071	0.0444	0.0160	0.0049	0.0013	0.0003	0.0000	0.0000	0.0000	0.0000	0.0000	0.0000	0.0000	0.0000
	4	0.9974	0.9568	0.8298	0.6296	0.4148	0.2375	0.1182	0.0510	0.0189	0.0059	0.0015	0.0003	0.0000	0.0000	0.0000	0.0000	0.0000	0.0000	0.0000
	5	0.9997	0.9887	0.9327	0.8042	0.6172	0.4164	0.2454	0.1256	0.0553	0.0207	0.0064	0.0016	0.0003	0.0000	0.0000	0.0000	0.0000	0.0000	0.0000
	6	1.0000	0.9976	0.9781	0.9133	0.7858	0.6080	0.4166	0.2500	0.1299	0.0577	0.0214	0.0065	0.0015	0.0003	0.0000	0.0000	0.0000	0.0000	0.0000
	7	1.0000	0.9996	0.9941	0.9679	0.8982	0.7723	0.6010	0.4159	0.2520	0.1316	0.0580	0.0210	0.0060	0.0013	0.0002	0.0000	0.0000	0.0000	0.0000
	8	1.0000	0.9999	0.9987	0.9900	0.9591	0.8867	0.7624	0.5956	0.4143	0.2517	0.1308	0.0565	0.0196	0.0051	0.0009	0.0001	0.0000	0.0000	0.0000
	9	1.0000	1.0000	0.9998	0.9974	0.9861	0.9520	0.8782	0.7553	0.5914	0.4119	0.2493	0.1275	0.0532	0.0171	0.0039	0.0006	0.0000	0.0000	0.0000
	10	1.0000	1.0000	1.0000	0.9994	0.9961	0.9829	0.9468	0.8725	0.7507	0.5881	0.4086	0.2447	0.1218	0.0480	0.0139	0.0026	0.0002	0.0000	0.0000
	11	1.0000	1.0000	1.0000	0.9999	0.9991	0.9949	0.9804	0.9435	0.8692	0.7483	0.5857	0.4044	0.2376	0.1133	0.0409	0.0100	0.0013	0.0000	0.0000
	12	1.0000	1.0000	1.0000	1.0000	0.9998	0.9987	0.9940	0.9790	0.9420	0.8684	0.7480	0.5841	0.3990	0.2277	0.1018	0.0321	0.0059	0.0004	0.0000
	13	1.0000	1.0000	1.0000	1.0000	1.0000	0.9997	0.9985	0.9935	0.9786	0.9423	0.8701	0.7500	0.5834	0.3920	0.2142	0.0867	0.0219	0.0024	0.0000
	14	1.0000	1.0000	1.0000	1.0000	1.0000	1.0000	0.9997	0.9984	0.9936	0.9793	0.9447	0.8744	0.7546	0.5836	0.3828	0.1958	0.0673	0.0113	0.0000
	15	1.0000	1.0000	1.0000	1.0000	1.0000	1.0000	1.0000	0.9997	0.9985	0.9941	0.9811	0.9490	0.8818	0.7625	0.5852	0.3704	0.1702	0.0432	0.0026
	16	1.0000	1.0000	1.0000	1.0000	1.0000	1.0000	1.0000	1.0000	0.9997	0.9987	0.9951	0.9840	0.9556	0.8929	0.7748	0.5886	0.3523	0.1330	0.0159
	17	1.0000	1.0000	1.0000	1.0000	1.0000	1.0000	1.0000	1.0000	1.0000	0.9998	0.9991	0.9964	0.9879	0.9645	0.9087	0.7939	0.5951	0.3231	0.0755
	18	1.0000	1.0000	1.0000	1.0000	1.0000	1.0000	1.0000	1.0000	1.0000	1.0000	0.9999	0.9995	0.9979	0.9924	0.9757	0.9308	0.8244	0.6083	0.2642
	19	1.0000	1.0000	1.0000	1.0000	1.0000	1.0000	1.0000	1.0000	1.0000	1.0000	1.0000	1.0000	0.9998	0.9992	0.9968	0.9885	0.9612	0.8784	0.6415
	20	1.0000	1.0000	1.0000	1.0000	1.0000	1.0000	1.0000	1.0000	1.0000	1.0000	1.0000	1.0000	1.0000	1.0000	1.0000	1.0000	1.0000	1.0000	1.0000

附表 22　Poisson 分布表

$$P\{\xi=r\}=\frac{\lambda^r}{r!}e^{-\lambda}$$

r	λ							
	0.1	0.2	0.3	0.4	0.5	0.6	0.7	0.8
0	0.904837	0.818731	0.740818	0.670320	0.606531	0.548812	0.496585	0.449329
1	0.090484	0.163746	0.222245	0.268128	0.303265	0.329287	0.347610	0.359463
2	0.004524	0.016375	0.033337	0.053626	0.075816	0.098786	0.121663	0.143785
3	0.000151	0.001092	0.003334	0.007150	0.012636	0.019757	0.028388	0.038343
4	0.000004	0.000055	0.000250	0.000715	0.001580	0.002964	0.004968	0.007669
5	—	0.000002	0.000015	0.000057	0.000158	0.000356	0.000696	0.001227
6	—	—	0.000001	0.000004	0.000013	0.000036	0.000081	0.000164
7	—	—	—	—	0.000001	0.000003	0.000008	0.000019
8	—	—	—	—	—	—	0.000001	0.000002

r	λ							
	0.9	1.0	1.5	2.0	2.5	3.0	3.5	4.0
0	0.406570	0.367879	0.223130	0.135335	0.082085	0.049787	0.030197	0.018316
1	0.365913	0.367879	0.334695	0.270671	0.205212	0.149361	0.150691	0.073263
2	0.164661	0.183940	0.251021	0.270671	0.256516	0.224042	0.184959	0.146525
3	0.049398	0.061313	0.125510	0.180447	0.213763	0.224042	0.215785	0.195367
4	0.011115	0.015328	0.047067	0.090224	0.133602	0.168031	0.188812	0.195367
5	0.002001	0.003066	0.014120	0.036089	0.066801	0.100819	0.132169	0.156293
6	0.000300	0.000511	0.003530	0.012030	0.027834	0.050409	0.077098	0.104196
7	0.000039	0.000073	0.000756	0.003437	0.009941	0.021604	0.038549	0.059540
8	0.000004	0.000009	0.000142	0.000859	0.003106	0.008102	0.016865	0.029770
9	—	0.000001	0.000024	0.000191	0.000863	0.002701	0.006559	0.013231
10	—	—	0.000004	0.000038	0.000216	0.000810	0.002296	0.005292
11	—	—	—	0.000007	0.000049	0.000221	0.000730	0.001925
12	—	—	—	0.000001	0.000010	0.000055	0.000213	0.000642
13	—	—	—	—	0.000002	0.000013	0.000057	0.000197
14	—	—	—	—	—	0.000003	0.000014	0.000056
15	—	—	—	—	—	0.000001	0.000003	0.000015
16	—	—	—	—	—	—	0.000001	0.000004
17	—	—	—	—	—	—	—	0.000001

r	λ						
	4.5	5.0	6.0	7.0	8.0	9.0	10.0
0	0.011109	0.006738	0.002479	0.000912	0.000335	0.000123	0.000045
1	0.049990	0.033690	0.014873	0.006383	0.002684	0.001111	0.000454
2	0.112479	0.084224	0.044618	0.022341	0.010735	0.004998	0.002270
3	0.168718	0.140374	0.089235	0.052129	0.028626	0.014994	0.007567
4	0.189808	0.175467	0.133853	0.091226	0.057252	0.033737	0.018917
5	0.170827	0.175467	0.160623	0.127717	0.091604	0.060727	0.037833
6	0.128120	0.146223	0.160623	0.149003	0.122138	0.091090	0.063055
7	0.082363	0.104445	0.137677	0.149003	0.139587	0.117116	0.090079
8	0.046329	0.065278	0.103258	0.130377	0.139587	0.131756	0.112599
9	0.023165	0.036266	0.068838	0.101405	0.124077	0.131756	0.125110
10	0.010424	0.018133	0.041303	0.070983	0.099262	0.118580	0.125110
11	0.004264	0.008242	0.022529	0.045171	0.072190	0.097020	0.113736
12	0.001599	0.003434	0.011264	0.026350	0.048127	0.072765	0.094780
13	0.000554	0.001321	0.005199	0.014188	0.029616	0.050376	0.072908
14	0.000178	0.000472	0.002288	0.007094	0.016924	0.032384	0.052077
15	0.000053	0.000157	0.000891	0.003311	0.009026	0.019431	0.034718
16	0.000015	0.000049	0.000334	0.001448	0.004513	0.010930	0.021699
17	0.000004	0.000014	0.000118	0.000596	0.002124	0.005786	0.012764
18	0.000001	0.000004	0.000039	0.000232	0.000944	0.002893	0.007091
19	—	0.000001	0.000012	0.000085	0.000397	0.001370	0.003732
20	—	—	0.000004	0.000030	0.000159	0.000617	0.001866
21	—	—	0.000001	0.000010	0.000061	0.000264	0.000889
22	—	—	—	0.000003	0.000022	0.000108	0.000404

附表 23　*P*＝0.5 时符号检验或二项检验 *C* 临界值表

n	α(2)： α(1)：	0.50 0.25	0.20 0.10	0.10 0.05	0.05 0.025	0.02 0.01	0.01 0.005	0.005 0.0025	0.002 0.001	0.001 0.0005
2		—	—	—	—	—	—	—	—	—
3		0	—	—	—	—	—	—	—	—
4		0	0	—	—	—	—	—	—	—
5		1	0	0	—	—	—	—	—	—
6		1	0	0	0	—	—	—	—	—
7		2	1	0	0	0	—	—	—	—
8		2	1	1	0	0	0	—	—	—
9		2	2	1	1	0	0	0	—	—
10		3	2	1	1	0	0	0	0	—
11		3	2	2	1	1	0	0	0	0
12		4	3	2	2	1	1	0	0	0
13		4	3	3	2	1	1	1	0	0
14		5	4	3	2	2	1	1	1	0
15		5	4	3	3	2	2	1	1	1
16		6	4	4	3	2	2	2	1	1
17		6	5	4	4	3	2	2	1	1
18		7	5	5	4	3	3	2	2	1
19		7	6	5	4	4	3	3	2	2
20		7	6	5	5	4	3	3	2	2
21		8	7	6	5	4	4	3	3	2
22		8	7	6	5	5	4	4	3	3
23		9	7	7	6	5	4	4	3	3
24		9	8	7	6	5	5	4	4	3
25		10	8	7	7	6	5	5	4	4
26		10	9	8	7	6	6	5	4	4
27		11	9	8	7	7	6	5	5	4
28		11	10	9	8	7	6	6	5	5
29		12	10	9	8	7	7	6	5	5
30		12	10	10	9	8	7	6	6	5
31		13	11	10	9	8	7	7	6	6
32		13	11	10	9	8	8	7	6	6
33		14	12	11	10	9	8	8	7	6
34		14	12	11	10	9	9	8	7	7
35		15	13	12	11	10	9	8	8	7
36		15	13	12	11	10	9	9	8	7
37		15	14	13	12	10	10	9	8	8
38		16	14	13	12	11	10	9	9	8
39		16	15	13	12	11	11	10	9	8
40		17	15	14	13	12	11	10	9	9
41		17	15	14	13	12	11	11	10	9
42		18	16	15	14	13	12	11	10	10
43		18	16	15	14	13	12	11	11	10
44		19	17	16	15	13	13	12	11	10
45		19	17	16	15	14	13	12	11	11
46		20	18	16	15	14	13	13	12	11
47		20	18	17	16	15	14	13	12	11
48		21	19	17	16	15	14	13	12	12
49		21	19	18	17	15	15	14	13	12
50		22	19	18	17	16	15	14	13	13

续附表 23 $P=0.5$ 时符号检验或二项检验 C 临界值表

n	$\alpha(2):$ 0.50 $\alpha(1):$ 0.25	0.20 0.10	0.10 0.05	0.05 0.025	0.02 0.01	0.01 0.005	0.005 0.0025	0.002 0.001	0.001 0.0005
51	22	20	19	18	16	15	15	14	13
52	23	20	19	18	17	16	15	14	13
53	23	21	20	18	17	16	15	14	14
54	24	21	20	19	18	17	16	15	14
55	24	22	20	19	18	17	16	15	14
56	24	22	21	20	18	17	17	16	15
57	25	23	21	20	19	18	17	16	15
58	25	23	22	21	19	18	17	16	16
59	26	24	22	21	20	19	18	17	16
60	26	24	23	21	20	19	18	17	16
61	27	24	23	22	20	20	19	18	17
62	27	25	24	22	21	20	19	18	17
63	28	25	24	23	21	20	19	18	18
64	28	26	24	23	22	21	20	19	18
65	29	26	25	24	22	21	20	19	18
66	29	27	25	24	23	22	21	20	19
67	30	27	26	25	23	22	21	20	19
68	30	28	26	25	23	22	22	20	20
69	31	28	27	25	24	23	22	21	20
70	31	29	27	26	24	23	22	21	20
71	32	29	28	26	25	24	23	22	21
72	32	30	28	27	25	24	23	22	21
73	33	30	28	27	26	25	24	22	22
74	33	30	29	28	26	25	24	23	22
75	34	31	29	28	26	25	24	23	22
76	34	21	30	28	27	26	25	24	23
77	35	32	30	29	27	26	25	24	23
78	35	32	31	29	28	27	26	24	24
79	36	33	31	30	28	27	26	25	24
80	36	33	32	30	29	28	27	25	24
81	36	34	32	31	29	28	27	26	25
82	37	34	33	31	30	28	27	26	25
83	37	35	33	32	30	29	28	27	26
84	38	35	33	32	30	29	28	27	26
85	38	36	34	32	31	30	29	27	26
86	39	36	34	33	31	30	29	28	27
87	39	37	35	33	32	31	29	28	27
88	40	37	35	34	32	31	30	29	28
89	40	37	36	34	33	31	30	29	28
90	41	38	36	35	33	32	31	29	29
91	41	38	37	35	33	32	31	30	29
92	42	39	37	36	34	33	32	30	29
93	42	39	38	36	34	33	32	31	30
94	43	40	38	37	35	34	32	31	30
95	43	40	38	37	35	34	33	32	31
96	44	41	39	37	36	34	33	32	31
97	44	41	39	38	36	35	34	32	31
98	45	42	40	38	37	35	34	33	32
99	45	42	40	39	37	36	35	33	32
100	46	43	41	39	37	36	35	34	33

续附表 23   P＝0.5 时符号检验或二项检验 C 临界值表

n	α(2): 0.50 α(1): 0.25	0.20 0.10	0.10 0.05	0.05 0.025	0.02 0.01	0.01 0.005	0.005 0.0025	0.002 0.001	0.001 0.0005
102	47	44	42	40	38	37	36	35	34
104	48	44	43	41	39	38	37	35	34
106	49	45	44	42	40	39	38	36	35
108	49	46	44	43	41	40	38	37	36
110	50	47	45	44	42	41	39	38	37
112	51	48	46	45	43	41	40	39	38
114	52	49	47	46	44	42	41	40	39
116	53	50	48	46	45	43	42	40	39
118	54	51	49	47	45	44	43	41	40
120	55	52	50	48	46	45	44	42	41
122	56	53	51	49	47	46	45	43	42
124	57	54	52	50	48	47	45	44	43
126	58	55	53	51	49	48	46	45	44
128	59	56	54	52	50	48	47	46	45
130	60	57	55	53	51	49	48	46	45
132	61	58	56	54	52	50	49	47	46
134	62	59	56	55	53	51	50	48	47
136	63	60	57	56	53	52	51	49	48
138	64	60	58	57	54	53	52	50	49
140	65	61	59	57	55	54	52	51	50
142	66	62	60	58	56	55	53	52	51
144	67	63	61	59	57	56	54	53	51
146	68	64	62	60	58	56	55	53	52
148	69	65	63	61	59	57	56	54	53
150	70	66	64	62	60	58	57	55	54
152	71	67	65	63	61	59	58	56	55
154	72	68	66	64	62	60	59	57	56
156	73	69	67	65	63	61	60	58	57
158	74	70	68	66	63	62	60	59	57
160	75	71	69	67	64	63	61	60	58
162	76	72	70	68	65	64	62	60	59
164	77	73	70	68	66	65	63	61	60
166	78	74	71	69	67	65	64	62	61
168	79	75	72	70	68	66	65	63	62
170	80	76	73	71	69	67	66	64	63
172	81	77	74	72	70	68	67	65	64
174	82	78	75	73	71	69	68	66	64
176	83	79	76	74	72	70	68	67	65
178	83	79	77	75	73	71	69	67	66
180	84	80	78	76	73	72	70	68	67
182	85	81	79	77	74	73	71	69	68
184	86	82	80	78	75	74	72	70	69
186	87	83	81	79	76	74	73	71	70
188	88	84	82	80	77	75	74	72	71
190	89	85	83	81	78	76	75	73	71
192	90	86	84	81	79	77	76	74	72
194	91	87	85	82	80	78	77	75	73
196	92	88	85	83	81	79	77	75	74
198	93	89	86	84	82	80	78	76	75
200	94	90	87	85	83	81	79	77	76

续附表 23 P＝0.5 时符号检验或二项检验 C 临界值表

n	$\alpha(2)$: 0.50	0.20	0.10	0.05	0.02	0.01	0.005	0.002	0.001
	$\alpha(1)$: 0.25	0.10	0.05	0.025	0.01	0.005	0.0025	0.001	0.0005
205	97	92	90	87	85	83	81	79	78
210	99	95	92	90	87	85	84	82	80
215	102	97	94	92	89	88	86	84	82
220	104	99	97	94	92	90	88	86	85
225	106	102	99	97	94	92	91	88	87
230	109	104	102	99	96	95	93	91	89
235	111	107	104	101	99	97	95	93	91
240	114	109	106	104	101	99	97	95	94
245	116	111	109	106	103	101	100	97	96
250	119	114	111	109	106	104	102	100	98
255	121	116	113	111	108	106	104	102	100
260	124	119	116	113	110	108	106	104	103
265	126	121	118	116	113	111	109	106	105
270	128	123	120	118	115	113	111	109	107
275	131	126	123	120	117	115	113	111	109
280	133	128	125	123	120	117	116	113	112
285	136	131	128	125	122	120	118	115	114
290	138	133	130	127	124	122	120	118	116
295	141	135	132	130	127	124	122	120	118
300	143	138	135	132	129	127	125	122	121
310	148	143	140	137	134	131	129	127	125
320	153	148	144	141	138	136	134	131	130
330	158	152	149	146	143	141	139	136	134
340	163	157	154	151	148	145	143	141	139
350	168	162	159	156	152	150	148	145	143
360	173	167	163	160	157	155	152	150	148
370	178	172	168	165	162	159	157	154	152
380	182	177	173	170	166	164	162	155	157
390	187	181	178	175	171	169	166	164	162
400	192	186	183	179	176	173	171	168	166
410	197	191	187	184	180	178	176	173	171
420	202	196	192	189	185	183	180	177	175
430	207	201	197	194	190	187	185	182	180
440	212	206	202	198	195	192	190	187	185
450	217	210	207	203	199	197	194	191	189
460	222	215	211	208	204	201	199	196	194
470	227	220	216	213	209	206	204	201	198
480	232	225	221	218	214	211	208	205	203
490	237	230	226	222	218	216	213	210	208
500	241	235	231	227	223	220	218	214	212
550	266	259	255	251	247	244	241	238	235
600	291	283	279	275	271	267	265	261	259
650	315	308	303	299	294	291	288	285	282
700	340	332	327	323	318	315	312	308	306
750	365	356	351	347	342	339	336	332	329
800	389	381	376	371	366	363	359	355	353
850	414	405	400	395	390	386	383	379	376
900	439	430	424	420	414	410	407	403	400
950	464	454	449	444	438	434	431	426	423
1000	488	479	473	468	462	458	455	450	447

附表 24　Mann-Whitney U 分布临界值表

n_1	p	$n_2=2$	3	4	5	6	7	8	9	10	11	12	13	14	15	16	17	18	19	20
2	0.001	0	0	0	0	0	0	0	0	0	0	0	0	0	0	0	0	0	0	0
	0.005	0	0	0	0	0	0	0	0	0	0	0	0	0	0	0	0	0	1	1
	0.01	0	0	0	0	0	0	0	0	0	0	0	1	1	1	1	1	1	2	2
	0.025	0	0	0	0	0	0	1	1	1	1	2	2	2	2	3	3	3	3	3
	0.05	0	0	0	1	1	1	2	2	2	2	3	3	4	4	4	4	5	5	5
	0.10	0	1	1	2	2	2	3	3	4	4	5	5	5	6	6	7	7	8	8
3	0.001	0	0	0	0	0	0	0	0	0	0	0	0	0	0	0	1	1	1	1
	0.005	0	0	0	0	0	0	0	1	1	1	2	2	2	3	3	3	3	4	4
	0.01	0	0	0	0	0	1	1	2	2	2	3	3	3	4	4	5	5	5	6
	0.025	0	0	0	1	2	2	3	3	4	4	5	5	6	6	7	7	8	8	9
	0.05	0	1	1	2	3	3	4	5	5	6	6	7	8	8	9	10	10	11	12
	0.10	1	2	2	3	4	5	6	6	7	8	9	10	11	11	12	13	14	15	16
4	0.001	0	0	0	0	0	0	0	0	1	1	1	2	2	2	3	3	4	4	4
	0.005	0	0	0	1	1	2	2	3	3	4	4	5	6	6	7	7	8	9	9
	0.01	0	0	0	1	2	2	3	4	4	5	6	7	8	9	9	10	10	11	12
	0.025	0	0	1	2	3	4	5	5	6	7	8	9	10	11	12	12	13	14	15
	0.05	0	1	2	3	4	5	6	7	8	9	10	11	12	13	15	16	17	18	19
	0.10	1	2	4	5	6	7	8	10	11	12	13	14	16	17	18	19	21	22	23
5	0.001	0	0	0	0	0	0	1	2	2	3	3	4	4	5	6	6	7	8	8
	0.005	0	0	0	1	2	2	3	4	5	6	7	8	8	9	10	11	12	13	14
	0.01	0	0	1	2	3	4	5	6	7	8	9	10	11	12	13	14	15	16	17
	0.025	0	1	2	3	4	6	7	8	9	10	12	13	14	15	16	18	19	20	21
	0.05	1	2	3	5	6	7	8	10	12	13	14	16	17	19	20	21	23	24	26
	0.10	2	3	5	6	8	9	11	13	14	16	18	19	21	23	24	26	28	29	31
6	0.001	0	0	0	0	0	0	2	3	4	5	5	6	7	8	9	10	11	12	13
	0.005	0	0	1	2	3	4	5	6	7	8	10	11	12	13	14	16	17	18	19
	0.01	0	0	2	3	4	5	7	8	9	10	12	13	14	16	17	19	20	21	23
	0.025	0	2	3	4	6	7	9	11	12	14	15	17	18	20	22	23	25	26	28
	0.05	1	3	4	6	8	9	11	13	15	17	18	20	22	24	26	27	29	31	33
	0.10	2	4	6	8	10	12	14	16	18	20	22	24	26	28	30	32	35	37	39
7	0.001	0	0	0	0	1	2	3	4	6	7	8	9	10	11	12	14	15	16	17
	0.005	0	0	1	2	4	5	7	8	10	11	13	14	16	17	19	20	22	23	25
	0.01	0	1	2	4	5	7	8	10	12	13	15	17	18	20	22	24	25	27	29
	0.025	0	2	4	6	7	9	11	13	15	17	19	21	23	25	27	29	31	33	35
	0.05	1	3	5	7	9	12	14	16	18	20	22	25	27	29	31	34	36	38	40
	0.10	2	5	7	9	12	14	17	19	22	24	27	29	32	34	37	39	42	44	47
8	0.001	0	0	0	1	2	3	5	6	7	9	10	12	13	15	16	18	19	21	22
	0.005	0	0	2	3	5	7	8	10	12	14	16	18	19	21	23	25	27	29	31
	0.01	0	1	3	5	7	8	10	12	14	16	18	21	23	25	27	29	31	33	35
	0.025	1	3	5	7	9	11	14	17	20	23	26	27	30	32	35	37	39	42	45
	0.05	2	4	6	9	11	14	16	19	21	24	27	29	32	34	37	40	42	45	48
	0.10	3	6	8	11	14	17	20	23	25	28	31	34	37	40	43	46	49	52	55
9	0.001	0	0	0	2	3	4	6	8	9	11	13	15	16	18	20	22	24	26	27
	0.005	0	1	2	4	6	8	10	12	14	17	19	21	23	25	28	30	32	34	37
	0.01	0	2	4	6	8	10	12	15	17	19	22	24	27	29	32	34	37	39	41
	0.025	1	3	5	7	11	13	16	18	21	24	27	29	32	35	38	40	43	46	49
	0.05	2	5	7	10	13	16	19	22	25	28	31	34	37	40	43	46	49	52	55
	0.10	3	6	10	13	16	19	23	26	29	32	36	39	42	46	49	53	56	59	63
10	0.001	0	0	1	2	4	6	7	9	11	13	15	18	20	22	24	26	28	30	33
	0.005	0	1	3	5	7	10	12	14	17	19	22	25	27	30	32	35	38	40	43
	0.01	0	2	4	7	9	12	14	17	20	23	25	28	31	34	37	39	42	45	48
	0.025	1	4	6	9	12	15	18	21	24	27	30	34	37	40	43	46	49	53	56
	0.05	2	5	8	12	15	18	21	25	28	32	35	38	42	45	49	52	56	59	63
	0.10	4	7	11	14	18	22	25	29	33	37	40	44	48	52	55	59	63	67	71

续附表 24　Mann-Whitney U 分布临界值表

n_1	p	$n_2=2$	3	4	5	6	7	8	9	10	11	12	13	14	15	16	17	18	19	20
	0.001	0	0	1	3	5	7	9	11	13	16	18	21	23	25	28	30	33	35	38
	0.005	0	1	3	6	8	11	14	17	19	22	25	28	31	34	37	40	43	46	49
11	0.01	0	2	5	8	10	13	16	19	23	26	29	32	35	38	42	45	48	51	54
	0.025	1	4	7	10	14	17	20	24	27	31	34	38	41	45	48	52	56	59	63
	0.05	2	6	9	13	17	20	24	28	32	35	39	43	47	51	55	58	62	66	70
	0.10	4	8	12	16	20	24	28	32	37	41	45	49	53	58	62	66	70	74	79
	0.001	0	0	1	3	5	8	10	13	15	18	21	24	26	29	32	35	38	41	43
	0.005	0	2	4	7	10	13	16	19	22	25	28	32	35	38	42	45	48	52	55
12	0.01	0	3	6	9	12	15	18	22	25	29	32	36	39	43	47	50	54	57	61
	0.025	2	5	8	12	15	19	23	27	30	34	38	42	46	50	54	58	62	66	70
	0.05	3	6	10	14	18	22	27	31	35	39	43	48	52	56	61	65	69	73	78
	0.10	5	9	13	18	22	27	31	36	40	45	50	54	59	64	68	73	78	82	87
	0.001	0	0	2	4	6	9	12	15	18	21	24	27	30	33	36	39	43	46	49
	0.005	0	2	4	8	11	14	18	21	25	28	32	35	39	43	46	50	54	58	61
13	0.01	1	3	6	10	13	17	21	24	28	32	36	40	44	48	52	56	60	64	68
	0.025	2	5	9	13	17	21	25	29	34	38	42	46	51	55	60	64	68	73	77
	0.05	3	7	11	16	20	25	29	34	38	43	48	52	57	62	66	71	76	81	85
	0.10	5	10	14	19	24	29	34	39	44	49	54	59	64	69	75	80	85	90	95
	0.001	0	0	2	4	7	10	13	16	20	23	26	30	33	37	40	44	47	51	55
	0.005	0	2	5	8	12	16	19	23	27	31	35	39	43	47	51	55	59	64	68
14	0.01	1	3	7	11	14	18	23	27	31	35	39	44	48	52	57	61	66	70	74
	0.025	2	6	10	14	18	23	27	32	37	41	46	51	56	60	65	70	75	79	84
	0.05	4	8	12	17	22	27	32	37	42	47	52	57	62	67	72	78	83	88	93
	0.10	5	11	16	21	26	32	37	42	48	53	59	64	70	75	81	86	92	98	103
	0.001	0	0	2	5	8	11	15	18	22	25	29	33	37	41	44	48	52	56	60
	0.005	0	3	6	9	13	17	21	25	29	34	38	42	47	52	56	61	65	70	74
15	0.01	1	4	8	12	16	20	25	29	34	38	43	48	52	57	62	67	71	76	81
	0.025	2	6	11	15	20	25	30	35	40	45	50	55	60	65	71	76	81	86	91
	0.05	4	8	13	19	24	29	34	40	45	51	56	62	67	73	78	84	89	95	101
	0.10	6	11	17	23	28	34	40	46	52	58	64	69	75	81	87	93	99	105	111
	0.001	0	0	3	6	9	12	16	20	24	28	32	36	40	44	49	53	57	61	66
	0.005	0	3	6	10	14	19	23	28	32	37	42	46	51	56	61	66	71	75	80
16	0.01	1	4	8	13	17	22	27	32	37	42	47	52	57	62	67	72	77	83	88
	0.025	2	7	12	16	22	27	32	38	43	48	54	60	65	71	76	82	87	93	99
	0.05	4	9	15	20	26	31	37	43	49	55	61	66	72	78	84	90	96	102	108
	0.10	6	12	18	24	30	37	43	49	55	62	68	75	81	87	94	100	107	113	120
	0.001	0	1	3	6	10	14	18	22	26	30	35	39	44	48	53	58	62	67	71
	0.005	0	3	7	11	16	20	25	30	35	40	45	50	55	61	66	71	76	82	87
17	0.01	1	5	9	14	19	24	29	34	39	45	50	56	61	67	72	78	83	89	94
	0.025	3	7	12	18	23	29	35	40	46	52	58	64	70	76	82	88	94	100	106
	0.05	4	10	16	21	27	34	40	46	52	58	65	71	78	84	90	97	103	110	116
	0.10	7	13	19	26	32	39	46	53	59	66	73	80	86	93	100	107	114	121	128
	0.001	0	1	4	7	11	15	19	24	28	33	38	43	47	52	57	62	67	72	77
	0.005	0	3	7	12	17	22	27	32	38	43	48	54	59	65	71	76	82	88	93
18	0.01	1	5	10	15	20	25	31	37	42	48	54	60	66	71	77	83	89	95	101
	0.025	3	8	13	19	25	31	37	43	49	56	62	68	75	81	87	94	100	107	113
	0.05	5	10	17	23	29	36	42	49	56	62	69	76	83	89	96	103	110	117	124
	0.10	7	14	21	28	35	42	49	56	63	70	78	85	92	99	107	114	121	129	136
	0.001	0	1	4	8	12	16	21	26	30	35	41	46	51	56	61	67	72	78	83
	0.005	1	4	8	13	18	23	29	34	40	46	52	58	64	70	75	82	88	94	100
19	0.01	2	5	10	16	21	27	33	39	45	51	57	64	70	76	83	89	95	102	108
	0.025	3	8	14	20	26	33	39	46	53	59	66	73	79	86	93	100	107	114	120
	0.05	5	11	18	24	31	38	45	52	59	66	73	81	88	95	102	110	117	124	131
	0.10	8	15	22	29	37	44	52	59	67	74	82	90	98	105	113	121	129	136	144
	0.001	0	1	4	8	13	17	22	27	33	38	43	49	55	60	66	71	77	83	89
	0.005	1	4	9	14	19	25	31	37	43	49	55	61	68	74	80	87	93	100	106
20	0.01	2	6	11	17	23	29	35	41	48	54	61	68	74	81	88	94	101	108	115
	0.025	3	9	15	21	28	35	42	49	56	63	70	77	84	91	99	106	113	120	128
	0.05	5	12	19	26	33	40	48	55	63	70	78	85	93	101	108	116	124	131	139
	0.10	8	16	23	31	39	47	55	63	71	79	87	95	103	111	120	128	136	144	152

（徐天和　高　永）

附录二　英汉医学统计学词汇

A

acute toxic class procedure　急性毒性等级法

alternative hypothesis　备择假设

analysis of variance　方差分析

angular deviation　角离差

angular dispersion　角离散度

antagonistic interaction　拮抗交互作用

analysis of covariance　协方差分析

approximate LD50　大概半数致死量

arcsine square root transformation　平方根反正弦变换

area method　面积法

B

binominal distribution　二项分布

block　区组

C

circular distribution　圆形分布

circular standard deviation　圆形标准差

coefficient of kurtosis　峰度系数

coefficient of skewness　偏度系数

completely random design　完全随机设计

confidence interval　可信区间

confidence level　置信度

continuity correction　连续性校正

coordinated interaction　协同交互作用

crossover experiment design　交叉实验设计

cumulative method　累计法

D

dose response　剂量反应

dose response curve　剂量反应曲线

E

estimation of parameter　参数估计

F

factorial experiment design　析因实验设计

first-order sample　一级样本

Fisher's exact probability test　Fisher 确切概率检验

fixed dose procedure，FDP　固定剂量法

Food，Drug and Cosmetic Act　食品、药品和化妆品法

G

goodness of fit test　拟合优度检验

Graeco-Latin square design　希腊拉丁方设计

grand median　总中位数

H

hypergeometric distribution　超几何分布

hypothesis test　假设检验

I

interaction　交互作用

interval estimation　区间估计

K

Karber　寇氏法

kurtosis　峰度

L

latin square design　拉丁方设计

least significant difference　最小显著性差异

附录三　汉英医学统计学词汇

Poisson 分布　Poisson distribution

Fisher 确切概率检验　Fisher's exact probability test

一画

一级样本　first-order sample

二画

二级分析　second-order analysis
二级平均角　second-order mean angle
二级样本　second-order sample
二项分布　binominal distribution

三画

大概半数致死量　approximate LD50
上下增减剂量法　up and down procedure

四画

方差分析　analysis of variance
区组　block
区间估计　interval estimation
无效假设　null hypothesis
分割试验设计　split experiment design
分位数-分位数图　quantile-quantile plot
双侧检验　two-sided test

五画

平方根反正弦变换　arcsine square root transformation
可信区间　confidence interval
正交设计　orthogonal design
正交表　orthogonal table
正式试验　main study

正态性检验　normality test
平均角　mean angle
平均角离差　mean angle deviation
半数效量　median effective dose
半数致死量　median lethal dose
可信上限　upper limit
可信下限　lower limit
对数变换　logarithm transformation
对数正态分布　lognormal distribution
平方根变换　square root transformation

六画

交叉实验设计　crossover experiment design
交互作用　interaction
多项分布　multinomial distribution
多重比较　multiple comparison
多重极差检验　multiple range test
负二项分布　negative binominal distribution
似然函数　likelihood function
向量长度　vector lengths
协同交互作用　coordinated interaction
协方差分析　analysis of covariance

七画

角离差　angular deviation
角离散度　angular dispersion
完全随机设计　completely random design
拟合优度检验　goodness of fit test
序贯法　sequential method
均匀设计　uniform design
连续性校正　continuity correction

八 画

剂量反应 dose response
剂量反应曲线 dose response curve
参数估计 estimation of parameter
拉丁方设计 latin square design
抽样误差 sampling error
析因实验设计 factorial experiment design
希腊拉丁方 Graeco-Latin square design
单侧检验 one-sided test
固定剂量法 fixed dose procedure
拉奥得分检验 Rao score test

九 画

总体平均角 population angle
总体参数 population parameter
总中位数 grand median
点估计 point estimation
点斜法 point-slope method
面积法 area method
拮抗交互作用 antagonistic interaction
标准误 standard error
标准化死亡比 standard mortality ratio
标准化率 standardized rate
矩 moment
显著性水平 significance level
显著性检验 significance test
食品、药品和化妆品法 Food，Drug and Cosmetic Act
欧洲经济合作和发展组织 OECD

十 画

配对设计 paired design

圆形分布 circular distribution
圆形标准差 circular standard deviation
预实验 sighting study
峰度 kurtosis
峰度系数 coefficient of kurtosis

十一画

假设检验 hypothesis test
第一类错误 type Ⅰ error
第二类错误 type Ⅱ error
检验功效 power of test
得分检验 score test
偏度 skewness
偏度系数 coefficient of skewness
移动平均法 moving average method
累计法 cumulative method
寇氏法 Karber

十二画

最小有意义差异 least significant difference
最小效量 minimum effective dose
最可能数 most probable number
超几何分布 hypergeometric distribution
嵌套设计 nested design

十三画

概率单位法 probability unit method
概率单位变换 probit transformation
随机区组设计 randomized block design
雷氏 z 检验 Rayleigh's z
置信度 confidence level
频率-频率图 proportion-proportion plot

（张风 张中文）

本书词条索引